*Michael Trede*

*Der
Rückkehrer*

*Für Ua*

Michael Trede

# Der Rückkehrer

## Skizzenbuch eines Chirurgen

2., durchgesehene Auflage

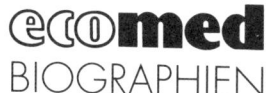
BIOGRAPHIEN

**ⓔⓒⓞmed** Umweltinformation
Dieses Buch wurde auf chlor- und säurefreiem Papier gedruckt.
Unsere Verlagsprodukte bestehen aus umweltfreundlichen und ressourcenschonenden Materialien.
Wir sind bemüht, die Umweltfreundlichkeit unserer Werke im Sinne wenig belastender Herstellverfahren der Ausgangsmaterialien sowie Verwendung ressourcenschonender Rohstoffe und einer umweltverträglichen Entsorgung ständig zu optimieren.
Dabei sind wir bestrebt, die Qualität beizubehalten bzw. zu verbessern.
Schreiben Sie uns, wenn Sie hierzu Anregungen oder Fragen haben.

Die Deutsche Bibliothek – CIP-Einheitsaufnahme

Trede, Michael:
Der Rückkehrer : Skizzenbuch eines Chirurgen / Michael Trede. – 2., durchges. Aufl.. – Landsberg : ecomed-Verl.-Ges., 2001
(ecomed-Biographien)
ISBN 3-609-16071-3

Der Rückkehrer – Skizzenbuch eines Chirugen
2., durchgesehene Auflage

© 2001 ecomed verlagsgesellschaft AG & Co. KG
Justus-von-Liebig-Straße 1, 86899 Landsberg
Telefon 08191/125-0, Telefax 08191/125-292, Internet: http://www.ecomed.de
Alle Rechte, insbesondere das Recht der Vervielfältigung und Verbreitung sowie der Übersetzung, vorbehalten. Kein Teil des Werkes darf in irgendeiner Form (durch Photokopie, Mikrofilm oder ein anderes Verfahren) ohne schriftliche Genehmigung des Verlages reproduziert oder unter Verwendung elektronischer Systeme gespeichert, verarbeitet, vervielfältigt oder verbreitet werden.
Satz: Satz + Litho Sporer KG, 86153 Augsburg
Druck: Druckerei Himmer, 86167 Augsburg
Printed in Germany 160071/1101105
ISBN 3-609-16071-3

# Inhalt

Vorwort .................................... 9
1. Kapitel: Die Eltern und andere Vorfahren ......... 10
   1. Die Mutter .............................. 10
   2. Der Vater ............................... 15
   3. Der Sohn ................................ 16
   4. Die Scheidung ............................ 18
   5. Nach Blankenese .......................... 21
   6. Ein Nachruf auf den Vater ................. 24
2. Kapitel: Eine Kindheit in Deutschland (1928 – 1939) ...... 28
   1. Die Volksschule .......................... 28
   2. Streiche und Albträume ................... 35
   3. Mutter und Sohn .......................... 38
   4. Großmutter Anna .......................... 40
   5. Braune Schatten .......................... 44
   6. Fluchtpläne – nach Italien? .............. 49
   7. Aufklärung und Auswanderung .............. 51
3. Kapitel: Die Emigration – eine Flüchtlingsschule
   in England (1939 – 1943) ..................... 61
   1. Anna Essinger und Bunce Court School ...... 61
   2. Auf fremden Treppen ...................... 65
   3. Die Mutter versucht Fuß zu fassen ........ 67
   4. Letzter Sommer vor dem Krieg ............. 70
   5. Die Haig-Familie in Birchington .......... 71
   6. Der Zweite Weltkrieg beginnt ............. 76
   7. Der erste Kriegswinter ................... 79
   8. Blitzkrieg ............................... 83
   9. Feindliche Ausländer ..................... 84
   10. Trench Hall ............................. 87
   11. Die Flucht nach „Woodlands" ............. 89
   12. Der Schultag und darüber hinaus ......... 92
   13. Berufswahl mit zwölf .................... 96
   14. Arbeitseifer ............................ 98
   15. Die Musik ............................... 101
   16. Spiele und Schauspiele .................. 104

# Inhalt

17. Mädchen .................................................. 106
18. Abschluss und Nachruf ................................. 111

4. **Kapitel: In englischen Eliteschulen –
   als Public School-Boy (1943 – 1947)** ............... 117
   1. Die Königsschule in Worcester ..................... 117
   2. Alec MacDonald, Gentleman ........................ 122
   3. Schularbeiten ........................................ 126
   4. Schulmusik ........................................... 128
   5. Schulsport ........................................... 133
   6. A Christian Gentleman .............................. 135
   7. Die Kehrseite des Krieges .......................... 137
   8. Was ist aus ihnen geworden? ....................... 141
   9. The Leys School in Schottland ..................... 148
   10. The Leys School in Cambridge ..................... 153
   11. „Mehr über meine Mutter" .......................... 161

5. **Kapitel: Medizinstudent in Cambridge (1947 – 1950)** ..... 169
   1. Die beste Universität der Welt ..................... 169
   2. Studentenalltag – das eigentliche Studium ........ 173
   3. Studentenleben – Ablenkungen ..................... 182
   4. Musik in Cambridge ................................. 187
   5. Frauengeschichten .................................. 191
   6. Bergsteigen in Cambridge .......................... 197
   7. Semesterferien ...................................... 202

6. **Kapitel: Medizinstudent und House Surgeon
   in London (1950 – 1954)** ............................ 211
   1. Das klinische Studium in London .................. 211
   2. Sieben vor sieben am siebten neunten einundfünfzig ..... 225
   3. Das Staatsexamen und andere Prüfungen des Jahres 1953 .. 229
   4. Erste Schritte im Beruf ............................. 235

7. **Kapitel: Als britischer Militärarzt zurück nach
   Deutschland (1955 – 1957)** .......................... 241
   1. Warum zurück? ...................................... 241
   2. Militärarzt in Osnabrück ........................... 251
   3. In Berlin! ............................................ 258
   4. Die Hochzeit ........................................ 266
   5. Das Schicksal nimmt seinen Lauf ................... 269

Inhalt

8. Kapitel: Assistenzarzt in Berlin (1957 – 1962) .......... 275
   1. Der Anfang im Westend-Krankenhaus ............... 275
   2. Die Herzchirurgie ............................ 280
   3. Research Fellow in Kalifornien ................. 288
   4. Hinter der Mauer ............................. 302

9. Kapitel: Assistent und Oberarzt
in Heidelberg (1962 – 1972) ...................... 309
   1. Umzug nach Heidelberg ........................ 309
   2. Musik in Heidelberg. ......................... 314
   3. Noch einmal Herzchirurgie .................... 316
   4. Gefäßchirurgie .............................. 330
   5. Familiäres Intermezzo. ....................... 334
   6. Kongress-Splitter ........................... 338
   7. Der Ruf .................................... 348

10. Kapitel: Direktor der Chirurgischen Universitätsklinik
in Mannheim (1972 – 1998) ...................... 354
   1. Die Kunst des Führens ....................... 354
   2. Das Spektrum der Klinik. .................... 360
   3. Zwei Tage im Leben des Michael T.. .......... 369
   4. „Papa, sind wir wohlhabend?". ............... 374
   5. Grabenkämpfe und Fettnäpfchen ............... 375
   6. Das Kongress(un)wesen ....................... 381
   7. Dürfen Chirurgen lachen? .................... 389
   8. Die Ambivalenz des Fortschritts – ist weniger mehr? ..... 395
   9. Bunte Blätter aus Mannheim .................. 402
  10. Was ist aus ihnen geworden? ................. 408

Ausklang ........................................ 417

Anhang .......................................... 422

Namensverzeichnis ............................... 431

*Dies ist ein aufrichtiges Buch, Leser, es warnt Dich schon beim Eintritt, dass ich mir darin kein anderes Ende vorgesetzt habe, als ein häusliches und privates .... Ich habe es dem persönlichen Gebrauch meiner Freunde und Angehörigen gewidmet, auf dass sie, wenn sie mich verloren haben, darin einige Züge meiner Lebensart und meiner Gemütsverfassung wiederfinden .... Denn ich bin es, den ich darstelle. Meine Fehler wird man hier finden, so wie sie sind und mein unbefangenes Wesen, so weit es nur die öffentliche Schicklichkeit erlaubt .... So bin ich selber, Leser, der einzige Inhalt meines Buches; es ist nicht billig, dass Du Deine Muße auf einen so eitlen und geringfügigen Gegenstand verwendest.*
*Montaigne, 1. März 1580*

# Vorwort

Dieser über 400 Jahre alten Einleitung habe ich nichts hinzuzufügen. Ihrer hat sich übrigens schon Max Frisch zu Beginn seiner Lebensbeichte „Montauk" bedient. Dabei bin ich mir nur allzu bewusst, welch schlüpfrig-steilen Pfad ich jetzt betrete. Es ist nicht das Schreiben – das hat mir gut getan; es ist nicht das Vorlesen – das hat meiner Familie und meinen Freunden meist gefallen; es ist dieser Schritt vor die Öffentlichkeit, der die Droge Hybris enthält. Aber waren es nicht gerade die Unbeteiligten, die Kollegen, mit ihren Fragen, die mich zum letzten Schritt ermutigten? Mit ihren Fragen: Wie war sie, die Emigration – wie war das in England – warum sind Sie zurückgekehrt?

Hier kann man nun die Geschichte lesen, so wie sie Abertausenden im vergangenen Jahrhundert widerfahren ist. Ich widme dieses Buch meiner lieben Frau und unserer Familie, meinen Lehrern und meinen Schülern – denn sie haben dazu beigetragen, dass alles eine gute Wende genommen hat.

31. Dezember 2000           Michael Trede

# 1. Kapitel

*Wer die Vergangenheit nicht ehrt, verliert die Zukunft.*
*Wer seine Wurzeln vernichtet, kann nicht wachsen.*

Friedensreich Hundertwasser

## 1. Kapitel
## Die Eltern und andere Vorfahren

### 1. Skizze: Die Mutter

Als sie mit 95 Jahren auf der Straße zusammengebrochen war – um nie wieder aufzustehen – da riefen alle: „Über das Leben dieser Frau sollte man einen Roman schreiben!" Gemeint war meine Mutter, von ihren Enkeln auch „Omu" genannt. Den Roman will ich jetzt nicht schreiben. Aber ich will versuchen, einiges festzuhalten, was man über diese „starke Frau" und ihre Familie weiß.

Geboren wurde sie Gertrud Margarethe Sophie (das sind die Taufnamen), am 19. August 1901 – mitten in die Blütezeit des deutschen Kaiserreichs, mitten in eine jüdische Arztfamilie in Hamburg. Eigentlich war die Familie Daus nicht (mehr) jüdischen Glaubens. Gertrud's Mutter, Anna Wilhelmine Daus, née Marcus (geb. 7.4.1868 in Hamburg), wurde bereits als Säugling getauft, während ihr Vater, Dr. James Daus (geb. 21.2.1864 in Stolp, Pommern), anlässlich der Trauung (1895) konvertierte. Gertrud's Geschwister Franz (geb. 16.11.1896) und Clara (geb. 30.10.1899) wurden auch getauft und konfirmiert. Und zwar alle von dem selben Pastor Otto Bahnson, der die evangelisch-lutherische St. Thomaskirche in Fuhlsbüttel leitete. Mein Onkel Franz war später Anthroposoph und Mitglied der Christengemeinschaft geworden.

In dieser Hamburger Arztfamilie wurde also Weihnachten gefeiert – nicht Chanukka – und eines ihrer ersten Photos zeigt Gertrud, ein-jährig, auf dem Schoß ihrer Mutter in einen Apfel beißend. Um sie herum die ganze Familie, einschließlich zweier

## Die Eltern und andere Vorfahren

Dienstmädchen in weißgestärkten Schürzen vor dem Christbaum mit vielen Kerzen und bunten Kugeln (Abb. 1).

Diese Familie zählte also zu jenen emanzipierten Juden, die sich im Laufe der Generationen ganz und gar mit Deutschland und seiner Kultur identifizierten. Mehr noch: Sie waren „deutscher als die Deutschen" oder wollten es sein – wie das eben so ist. Die Spuren der Familie Marcus lassen sich bis zu dem Arzt Dr. Levi Nathan Marcus (geb. 3.2.1814 in Schwerin, gest. 27.12.1879 in Altona) verfolgen. Und noch weiter: Zu dessen mütterlichen Großvater Abraham Goldschmidt (1. Vorsitzender der Altonaer Gemeinde, gest. 1807), ein Vetter von Samson Heine, dem Vater Heinrich Heines.

Die kleine Gertrud war ein hochintelligentes, lebhaftes Kind. Sehr musikalisch, bekam sie eine Geige vom Geigenbauer Winterling (dessen Geschäft es heute noch in Hamburg gibt) und ab Ostern 1916 Unterricht von Jan Gesterkamp, dem Konzertmeister des Hamburger Symphonieorchesters. Schon früh durfte sie in Schulkonzerten und auch öffentlich auftreten. In ihrem letzten Brief zu Ostern 1940, bevor die Falle endgültig zuschnappte, schrieb Großmutter Anna aus Hamburg (auf Umwegen über ihren Sohn Franz in Norwegen) an ihre Tochter Gertrud in England:

*"... Ich weiß genau, Du wirst von einem Mal zum andern immer größeren Erfolg haben. Musikhalle, kleiner Saal, die Brahms Sonate mit Gesterkamp's wundervoller Begleitung; – das hat Vater noch mit genossen. Der war stolz, als Jan Gesterkamp ihn zum Schluss ansprach: „Nun Herr Doktor, was sagen Sie zu unserer Gertrud? Auf dem Podium zehn mal so gut wie zuhause, nicht wahr?"* Und ganz zum Schluss desselben Briefes: *... „Könnte ich doch in Deinem Concert in der I. Reihe sitzen!!!"*[1] (Keine zwei Jahre später saß sie – in Theresienstadt und konnte vielleicht sogar dem Lagerorchester lauschen ...).

Gertruds zweite Leidenschaft war das Lesen, womit sie den Grundstein für das, was man heute abwertend eine „gut bürgerliche Bildung" nennt – und viel mehr – legte. Die Schule erledigte sie so nebenbei. In den Ferien fuhr man an die Nordsee oder gar bis nach Norwegen, wo freundschaftliche Bande geknüpft wurden, die ihrem Bruder Franz später fast das Leben gerettet hätten. Für die Leseratte Gertrud war es ein alljährliches Problem, dass die geliebte, aber auch strenge Mutter Anna lediglich die Mit-

# 1. Kapitel

nahme eines einzigen Buches in die Ferien zuließ – mehr nicht! Gertrud solle lieber im Meer schwimmen und sich körperlich ertüchtigen.

In die glückliche Kindheit platzte die Bombe des Ersten Weltkrieges. Getragen von einer (anfänglichen) Welle der Begeisterung, meldete sich der Bruder Franz – mit 17 Jahren – freiwillig, um für Kaiser und Vaterland zu kämpfen. Dabei war er alles andere als kämpferisch. Er interessierte sich mehr für die Philosophie (z. B. Rudolf Steiners), er spielte talentiert Cello und meisterlich Turnierschach. Schon 1915 geriet der junge Franz als Beobachter in gefährlich vorgeschobener Position in französische Gefangenschaft. Dass er für seine Tapferkeit das Eiserne Kreuz erhielt (wie auch übrigens der Gefreite Adolf Hitler) sollte ihm 20 Jahre später kaum helfen. Halbverhungert kehrte er erst 1921 nach Hause zurück.

Zwei Jahre nach Kriegsende bestand Gertrud ihr Abitur an den Unterrichtsanstalten des Klosters St. Johannis mit guten Noten („vom mündlichen befreit") und zog zu Ostern 1921 nach Freiburg, um Philosophie, Kunstgeschichte und Musikwissenschaft zu studieren. Hier hat die vitale, dunkle Schöne – aber eigentlich Scheue – einiges Aufsehen erregt. Mit ihrem schwarzen Haar, dunklen Augen, hohen Backenknochen und vollen Lippen hielt man sie für eine Südseeinsulanerin – wie etwa aus einem Gaugin-Gemälde. Bald war sie bekannt als die Konzertmeisterin des Collegium musicum. Aber man fand sie auch zusammen mit anderen „Wandervögeln", den Hochschwarzwald erkunden: Im Sommer zu Fuß, im Winter auf Skiern. Hierbei war sie auch mehrmals auf die Skihütte des Philosophen Martin Heidegger eingeladen. Bei ihm machte sie „phänomenologische Übungen für Anfänger".

Man munkelte, dass sie anfällig war für kommunistische Ideologien. Aber das hat sie später verneint mit der Bemerkung, interessiert haben sie nur die kunstvollen Spielzeuge in einem „linken Kinderladen" – und weniger die trockene Dialektik. Allerdings gibt es da doch die Geschichte von Karl Marxs „Kapital", das sie heimlich nachts bei Taschenlampenlicht las und das man irgendwie unter ihrem Kopfkissen fand. So kam es zu Unstimmigkeiten mit dem Vater.

## Die Eltern und andere Vorfahren

Dr. James Daus war nämlich auch politisch aktiv – als Abgeordneter der „Deutschen Demokraten" in der Hamburger Bürgerschaft. Meine Mutter erzählte später noch immer stolz von den Plakaten mit „Wählt James Daus", die überall in dem Hafenviertel Rothenburgsort klebten, in dem der Vater seine Allgemeinpraxis hatte (Billhorner Röhrendamm 36).

Man kann sie alle nachlesen, die Reden und Diskussionsbemerkungen des Abgeordneten Dr. Daus, in den „Stenographischen Berichten über die Sitzungen der Bürgerschaft zu Hamburg" aus den Jahrgängen 1909 bis 1920. Und der Großvater, den kennenzulernen mir nicht vergönnt war – (warum kennen alle Menschen meiner und vergangener Generationen nur ihre Großmütter und nie die Großväter?) – dieser Großvater ist mir bei dieser Lektüre etwas nähergerückt. Etwa, wenn er sich über die Einrichtung einer Hydrotherapeutischen Abteilung an der Medizinischen Fakultät der Hansestadt auslässt. Da klingt die ganze Problematik der Naturheilkunde an, so wie sie heute, 80 Jahre später, noch aktuell ist. Aber hören wir Dr. Daus (Deutsche Dem.) selber:

*„ ... Auf den Unterschied zwischen Schulmedizin und Naturheilkunde hier einzugehen, würde zu weit führen. Ich möchte nur das eine betonen, dass dasjenige, was bei der Naturheilkunde vernünftig und praktisch gut ist, auch von den praktischen Ärzten schon längst übernommen ist. Andererseits treten dagegen die Naturheilkundigen, ich möchte sagen, derart anmaßend auf, dass sie alle Erfolge der Schulmedizin bestreiten und ihre Heilmethode für alle Krankheiten als einzig maßgebend hinstellen; sobald einer anderer Meinung ist, wird er in der Zeitschrift „Gesundes Leben" – das ist ihr Name – nach allen Richtungen vermöbelt. Wenn nun vielleicht in Eppendorf eine Hydrotherapeutische Abteilung eingerichtet werden sollte, so muss sie selbstverständlich unter der Oberleitung des Direktors stehen, und es darf keine Rivalität mit den anderen bewährten Abteilungen einsetzen. Jedenfalls ist es unbedingt notwendig, dass der betreffende Leiter auf a l l e n Gebieten der Medizin Bescheid weiß und nicht deshalb, weil er eben Naturheilkundiger ist, alle anderen Methoden den Menschen zu heilen, ablehnt. Herr Dr. Knack hat schon erwähnt, dass insgeheim die naturheilkundigen Ärzte zu den Mitteln der Schulmedizin greifen, wenn sie sich nicht anders zu helfen wissen. Mit vollem Recht! ..."*.[2]

# 1. Kapitel

Bei seinem Engagement in der Bürgerschaft und seiner sozialen Einstellung seinem Hafenarbeiterklientel gegenüber, verdiente mein Großvater Daus nicht viel. Er starb im Juli 1922 mit 58 Jahren im Krankenhaus Barmbek an Bauchspeicheldrüsenkrebs – einer schlimmen Krankheit, der selbst heute, wo sie zu einem meiner Spezialgebiete zählt, kaum effektiver beizukommen ist, als dies vor 80 Jahren der Fall war. Gertrud tröstete sich damit, dass es noch kurz vor seinem Tode zu einer Aussöhnung zwischen Vater und Tochter gekommen war. Er hatte offenbar erkannt, dass sie nicht nur das bunte Studentenleben genoss, sondern auch richtig arbeitete.

Allerdings hat sie nie einen Universitätsabschluss gemacht – weder in Freiburg (1921 – 1923), noch in Heidelberg (1923) oder Leipzig, wo sie ihre Studien bis 1926 fortsetzte. Ihre Kollegienbücher wurden u. a. von Gelehrten wie Husserl, Gurlitt, Heidegger, Gundolf und Jaspers attestiert. Das Abgangszeugnis der „Badischen Albert-Ludwigs-Universität Freiburg" sei hier – schon wegen der mangelhaften „political correctness" im Wortlaut wiedergegeben:

„*Fräulein* Gertrud Daus von Hamburg wird hiermit bezeugt, dass ~~er~~ es sich nachdem ~~er~~ es in die Matrikel der Universität dahier eingeschrieben war, von Ostern 1921 bis heute dem Studium der Philosophie gewidmet ...". (Mögen ihre vier Enkelinnen erkennen, dass in 80 Jahren doch gewisse Fortschritte in Frauenfragen zu verzeichnen sind!)

Aber eben kein Abschluss. Und das war typisch für sie: Sie legte wenig Wert auf das Üben der Geigentechnik oder das Lernen von historischen Fakten. Sie spielte einfach genial drauf los – musikalisch-musikantisch, aber nicht immer perfekt. Sie sammelte ganze Berge von Wissen auf vielen Gebieten, aber unterzog sich nie einer Abschlussprüfung.

Nach dem Tod des Vaters kam die monatliche Unterstützung vom Schwager der Mutter, aus Berlin – und das bald wäschekorbweise. Es war die große Inflation in der Weimarer Republik ausgebrochen, bei der ein Brot heute tausend Mark, aber morgen schon eine Million kosten konnte.

## 2. Skizze: Der Vater

In Leipzig lernte Gertrud den Musikwissenschaftler Hilmar Ehlert Trede (geb. 28.12.1902 in Wankendorf bei Neumünster) kennen – ihn und seinen besten Freund Hans Boettcher (geb. 26.3.1903 in Stuttgart). Hilmar, ein Jahr jünger als Gertrud, war auch Sohn eines praktischen Arztes, Dr. Harald Adolf Heinrich Trede (10.11.1856 – 25.11.1906) in Wankendorf. Dessen Vorfahren wiederum lassen sich bis zu Eggert Trede (geb. zwischen 1610 und 1615), einem „Vollhufner" – also einem Bauern – in Schierensee zurückverfolgen.

Der Stammbaum der über 300 Jahre direkt von Eggert zu Hilmar Trede führt, wurde mit Akribie von einem Hamburger Ingenieur zusammengetragen. Darüber hinaus gibt es hartnäckige Familiengerüchte über Verbindungen meiner väterlichen Großmutter (von der noch die Rede sein wird) zu einem Stamm der Richter in Sachsen, wo sie herkam. Genauer gesagt, zum spät-romantischen Maler Ludwig Richter und dem Dichter Jean Paul (Richter). Direkte Verbindungen fehlen, zumal Richter's einziger Sohn Heinrich und seine beiden Brüder Julius und Willibald kinderlos blieben. Kein Tropfen seines Blutes fließt also in meinen Adern – aber vielleicht gibt es doch ein gemeinsames Gen (oder gar zwei?).

Alle die Hilmar kannten waren beeindruckt von seiner sanften, gütigen und weisen Art. Aber er war nicht sehr kräftig – eher leidend. Das machte sich unter anderem dadurch bemerkbar, dass er vor jeder Prüfung – oder *fast* jeder – einen Spontanpneumothorax bekam. Obgleich dies heute eine relativ harmlose Angelegenheit ist, hat es sich bei meinem Vater später zu einer Tuberkulose entwickelt, die kurz vor der Entdeckung des Streptomyzins zu seinem Tode führte.

Sie waren ein ungleiches Paar: Die vital-dominante, dunkle Gertrud und der introvertierte, vergeistigte Hilmar. Keine Frage: Gertrud war die Stärkere. Noch als Studenten sind sie in Leipzig zusammengezogen. Gertrud besorgte den kleinen Haushalt und pflegte ihn. Hilmar saß an seiner Doktorarbeit über Claudio Monteverdi, wobei ihm Gertrud half. Trotz Pneumothoraces hat Hilmar seine Examina dann doch immer geschafft – auch die Doktorarbeit, die er seinem Freunde Hans Boettcher widmete. (Umge-

# 1. Kapitel

kehrt hat dieser seine Dissertation über „Beethoven als Liederkomponist"[3] seinem besten Freunde Hilmar Trede gewidmet). Gertrud's Studien scheinen in dieser Zeit irgendwie in jene Hilmar's zu münden. Sie hatte auch kaum Zeit dafür, denn sie musste wohl auch das Geld für den Lebensunterhalt verdienen, z. B. durch Klavierimprovisationen für irgendwelche Tanz- und Ballettgruppen. Mir liegen noch zwei Zeugnisse vor von der „Dora Menzler Schule für Gymnastik und Gestaltete Bewegung" und der Schule für „Aufbau, Atmung und Gestaltung" – beide in Leipzig – an denen Gertrud von 1926 bis 1928 *„am Flügel und auf der Geige als hochgeschätzte Mitarbeiterin, aus ihrem großen musikalischen Wissen und Können heraus"* wirkte.

Und dann, irgendwann im Frühjahr 1928, kündigte sich ein Baby an. Nun musste schnell geheiratet werden – und zwar am 16. April 1928. Sie lebten inzwischen in Hamburg, wo Hilmar eine karg besoldete Stelle als Leiter der Hamburger Volksmusikschule (ähnlich wie Hans Boettcher in Berlin) und auch als Lektor beim avantgardistischen Ugrino Verlag hatte. „Avantgardistisch" ist gut! Dieser Verlag, von Hans Henny Jahnn und Gottlieb Harms gegründet spezialisierte sich auf die Herausgabe alter Musik: Gesualdo, Sweelinck, Buxtehude und Vincent Lübeck. Nach Bach gab es offenbar keine Musik mehr. Dieser Hans Henny Jahnn war ein überragender Mann, ein Universalgenie: Dichter, Orgelbauer, Hormonforscher und Pferdezüchter. Ja, er wurde zu einem der bedeutendsten Schriftsteller deutscher Sprache in diesem Jahrhundert („Das Holzschiff", „Fluss ohne Ufer"). Damals, 1928, traf man sich regelmäßig in seiner Wohnung an der Rothenbaumchaussee, wo er seinen staunenden Freunden die neuesten Kapitel (die Tinte war noch nass) aus seinem Monumentalwerk „Perrudja" vorlas. Gertrud und Hilmar waren dabei. Es wurde auch musiziert. Und hier war Hilmar ein guter Cellist, während Gertrud Geige, Bratsche und Klavier in gleichem Maße beherrschte.

## 3. Skizze: Der Sohn

Am 10. Oktober 1928 war es soweit. Mitten in einem Umzug in die Görnesstraße Nr. 4 in Hamburg-Eppendorf bekam Gertrud

## Die Eltern und andere Vorfahren

Wehen und brachte um zehneinviertel Uhr abends im Elim-Krankenhaus (Hohe Weide 17) einen gesunden Sohn zur Welt. Das Glück war groß. Sie nannten ihn Michael (Abb. 2).

Drei Persönlichkeiten standen bei Michaels Taufe Pate. Da war Onkel Hans Loop, ein Hamburger Architekt mit einem Schnurrbart. Sein Taufgeschenk habe ich heute noch. Es sind die Briefe in drei Bänden von Vincent van Gogh an seinen Bruder Theo. Nicht vergessen sei, dass er die Großmutter Anna und Tante Clara (seit dem 19.9.1941 mit Judenstern am Mantel) bis zuletzt in ihrem Meiendorfer Haus besuchte. Die Deportation im Juli 1942 konnte er allerdings auch nicht verhindern. Nach dem Krieg baute er die Hamburger U-Bahnstation „Schlump", mit viel Glas, Stahl und klaren Linien.

Dann war da die bildschöne Liese Sudeck, Tochter des berühmten Hamburger Ordinarius für Chirurgie, dessen Name in aller Welt in der „Sudeck'schen Atrophie" verewigt ist. Sie war Gertruds beste Schulfreundin. Ich erinnere mich heute noch an ihr schönes Gesicht, in dem man kaum erkennen konnte, dass ein plastischer Chirurg es nach einem schrecklichen Autounfall wiederhergestellt hatte. Sie heiratete den Oberarzt ihres Vaters, Helmut Remé, der 1953 nach seiner späten Rückkehr aus russischer Gefangenschaft der erste Ordinarius für Chirurgie in Lübeck wurde.

Und schließlich der Dritte war eben jener Dr. phil. Hans Boettcher. Auch er war Musikwissenschaftler und zusammen mit Paul Hindemith und Ernst Lothar von Knorr Gründer der Volksmusikschule in Berlin-Neukölln. Wer hätte gedacht, dass dieser Patenonkel einmal mein Schwiegervater werden würde – wenn er nur die letzten acht Tage des Krieges noch irgendwie überlebt hätte?

Wie das bei erstgeborenen Knaben vorkommen kann, bekam der kleine Säugling einen Magenpförtnerkrampf. Keine Nahrung behielt er bei sich – alles erbrach er in hohem Schwall. Man machte sich Sorgen. Aber der weise Rat des Professor Sudeck: „Nicht operieren!" stellte sich als richtig heraus. Der Kleine erholte sich auch so. Der Krampf löste sich und er gedieh.

Als Michael zwei Jahre alt war, am 1.10.1930, wurde Hilmar die Stelle eines Musikerziehers an der Schulgemeinde auf Gut Marienau (bei Lüneburg) angeboten (Abb. 3). Der Leiter war Dr. Max Bondy, der unter anderem ein begeisterter Bergsteiger war.

# 1. Kapitel

Und als er als Schulleiter unter den Nazis nicht mehr tragbar war, emigrierte er folgerichtig mit seiner Familie an den Genfer See, wo er eine neue Schule gründete.

Aber zurück zu Marienau. Dies war ein sehr freies und musisch orientiertes Landschulheim und die Musik spielte eine große Rolle. Mutter Gertrud stieg mit großer Energie in den Unterricht ein und inszenierte Aufführungen von Hindemith (Orchestersätze aus dem „Plöner Musiktag") und Bartok, neben Buxtehude, Schütz (Weihnachtsoratorium) und Bach. An eine Inszenierung meine ich mich noch erinnern zu können: An die Aufführung von Strawinskys „Geschichte vom Soldaten". Ein älterer Schüler, Hans Wulff, spielte den diffizilen Geigenpart, Hilmar das Schlagzeug und Gertrud dirigierte.

Es waren wunderschöne ein, zwei Jahre in der norddeutschen Heidelandschaft, mit einem großen See vor dem Schulhaus und ein glückliches Familienleben zu Dritt in einem kleinen Backsteinhäuschen mitten im Walde. Dieses Häuschen steht heute noch. Auch das Landschulheim floriert bis heute in Marienau und meine Mutter hat alles 60 Jahre später wiedergesehen.

Soweit ist dies eine schöne Geschichte – eine heile Welt. Aber dann kam (wie bei Hiob) für Gertrud ein Schicksalsschlag nach dem anderen:

Sie verlor ihren Mann – Scheidung;
sie verlor ihre Heimat – Emigration;
sie verlor ihre Familie – Auschwitz und
sie verlor ihr Gehör – als Musikerin.

Die Haltung, mit der sie alle diese Schicksalsschläge überwunden hat, verdient unsere Bewunderung. Auch darin war sie wie Hiob.

## 4. Skizze: Die Scheidung

Mitten in das Leben zwischen Unterricht, Musikaufführungen und Familie kam eine neue Schülerin in das Landschulheim Marienau. Die hübsche Pfarrerstochter Ursula Franz war drei Jahre jünger als Gertrud. Als gelernte Krankenschwester wollte sie auf dem zweiten Bildungsweg das Abitur nachholen. Aber auch so war sie durchdrungen von einem großen Wissensdurst, vom Streben nach Vergeistigung. Bis an ihr zu Ende gehendes Leben las sie – vor allem Heidegger. Natürlich trat sie damals in den Schulchor ein – und verliebte sich sofort in den Chorleiter Hilmar Trede. Sie wurde, wie das so üblich war, in das kleine Backsteinhäuschen zum Tee eingeladen, verstand sich wunderbar mit Gertrud und spielte mit deren kleinem Jungen. Hilmar spürte lange vor Gertrud, was los war und war seinerseits bald hin und hergerissen zwischen diesen beiden Frauen. Einerseits erwiderte er die Liebe der schönen jungen Ursula, andererseits wollte er seine Gertrud und den kleinen Michael nicht im Stich lassen.

Niemand kann sagen, wo die „Schuld" lag – wenn es in der Liebe überhaupt so etwas wie Schuld gibt. Schon möglich, dass diese Ehe durch Gertruds Dominanz und Hilmars Leiden auch ohne Ursulas Auftritt in Schwierigkeiten geraten wäre.

Hilmar schwebte so eine „Ménage à trois" vor. Er vertraute sich seinem Freunde Dr. Hans Boettcher an. Und der sagte zu seiner Musikschülerin und bald Verlobten – Hildegard von Larcher zu Eissegg (geb. 3.11.1908 in Hermannstadt, Siebenbürgen): „Fahr Du schnell mal hin. Ich hab' gerade überhaupt keine Zeit. Schau mal, was da in Marienau mit Hilmar und Gertrud los ist!".

Und so fuhr die Hilde nach Lüneburg, wurde von Gertrud vom Bahnhof abgeholt und im Bus bis nach Marienau gebracht. Dort erlebte sie die schwierige spannungsvolle Situation. Nur einer merkte nichts von der sich anbahnenden Tragödie. Das war der dreijährige Michael. Mit ihm unternahm Hilde kleine Wanderungen in die Heide. Wer hätte gedacht, dass dieser „herzige Knirps", der immer und immer wieder eine Böschung heruntersprang (als Mutprobe!), dass dieser Kleine einmal ihr Schwiegersohn werden würde?

Kaum war Hilde wieder abgereist, spann Hilmar an einem jener Phantasiepläne, wie sie im damaligen krisengeschüttelten Europa nahelagen und überhaupt charakteristisch für Hilmar erschienen. Mit einer Gruppe von Künstlern, Handwerkern und Bauern wollte er im fernen Hochland Perus am Titicacasee eine Siedlung – heute würde man sagen „Kommune" – gründen. Ursula und Gertrud sollten beide mitkommen. Das wollte Gertrud nicht mitmachen.

# 1. Kapitel

Sie blieb alleine mit Michael zurück. Im Juli 1932 wurde die Scheidung ihrer Ehe mit Hilmar „rechtskräftig".

Inzwischen schifften sich die abenteuerlichen Aussiedler in Hamburg ein, überquerten den Atlantik und fuhren den ganzen riesigen Amazonas stromaufwärts. 50 Jahre später unternahm ein Enkel von Hilmar – Nikolaus Sebastian Trede – dieselbe abenteuerliche Reise (allerdings mit einem sicheren Studienplatz für Medizin in der Tasche). Irgendwo im tiefen Urwald hinter Manaos, wurde Ursula schwer krank – erstaunlicherweise nicht Hilmar – und die beiden mussten umkehren. Ihr erstes gemeinsames Kind, Yngve, war bereits unterwegs und kam 1933 auf die Welt. Das war auch das Jahr, in dem Hans und Hilde Boettcher ihre erste Tochter Ursula bekamen (am 2. Januar 1933). Ursula Franz, inzwischen mit Hilmar Trede verheiratet, wurde Patentante der kleinen Ursula Boettcher. Wer hätte damals gedacht, dass diese kleine Ursula und Michael, der Knirps aus Marienau eines Tages ein Paar werden würden...?

Indessen bewältigte Gertrud nun den ganzen Musikunterricht im Landschulheim und ihren kleinen Haushalt tapfer alleine. Allerdings stellte die Schule ihr, neben der Wohnung im Waldhäuschen auch ein Kindermädchen, die Helga. Ihr gilt eine meiner allerersten Erinnerungen. Wie in einem kurzen Vorschaufilmstreifen sehe ich mich in meinem Kinderbettchen liegen. Am Fußende des Bettchens steht die anmutige Helga und ich rufe: „Ich fresse Dich auf!" (Hat Siegmund Freud eine Deutung parat?).

In einem zweiten derartigen Filmstreifen stehe ich mit meiner Mutter in einer kleinen Schülergruppe auf der Freitreppe des Gutes Marienau. Der Schulleiter, Dr. Max Bondy, fährt mit seiner Frau in einer schwarzen offenen Limousine vor – damals noch eine Sensation. Die Hintertür springt auf. Meine Mutter will einsteigen – da schnappt die Tür zu und quetscht ihren linken Daumen. Der Schmerz, das Blut und meine verzweifelten Tränen um die verletzte Mutter beenden diese Filmsequenz.

Am 31. März 1933 musste meine Mutter wegen ihrer Abstammung die Schule verlassen, irgendwie als „Alleinerziehende" eine neue Existenz aufbauen – und eine Wohnung suchen. Zunächst zog sie mit Michael zu ihrer Mutter nach Meiendorf (Abb. 4). Hier – am Volksdorfer Weg 141 – hatte Großmutter Anna ein großes

Die Eltern und andere Vorfahren

Haus mitten in einem großen Garten bauen lassen. Zwar hatte ihr Mann, der Arzt, keine Reichtümer ansammeln können. Sie selber war aber wohlhabend. Wie ihre beiden Geschwister, hat Anna Daus von ihrem Vater, dem Kaffeegroßkaufmann Hermann Marcus (geb. 1837 in Rehna) 100 000 Goldmark geerbt. Das war damals viel Geld.

Aber lange konnten wir in Meiendorf nicht bleiben, denn es gab – offenbar auch von jeher – Reibereien und Rivalitäten mit der Schwester Clara, die bei der Mutter wohnte. Clara hatte Jura studiert und war bis zu ihrer fristlosen Entlassung am 13.6.1933 als Verwaltungsassessorin an der Hamburger Finanzbehörde tätig.

## 5. Skizze: Nach Blankenese

So zog Gertrud mit Michael nach Blankenese, wo sie vorübergehend von Hans Henny Jahnn, seiner Frau Ellinor, sowie deren Schwester Monna Harms (ihr Mann Gottlieb Harms war 1931 gestorben) aufgenommen wurden. Diese drei bewohnten mit zwei kleinen Kindern Signe Jahnn (geb. 11.6.29) und Eduard Harms (geb. 11.7.29) das schmucke weiße reetgedeckte Haus im Hirschpark zu Blankenese.

Heute ist das „Wit Huus" ein hübsches Café. Nur eine Büste des genialen Dichters links vom Eingang erinnert noch an seine Vergangenheit. Damals war es ein skandalumwittertes Haus. Gerüchte machten die Runde unter Hamburg's biederen Bürgern von schaurigen „Orgien", die Jahnn und seine Anhänger im Rahmen ihrer quasi religiösen Glaubensgemeinde Ugrino abhielten. Und wenn sich die neugierigen Bürger auf ihren Nachmittagsspaziergängen zu einem der Fenster schlichen, um einen Blick in das Innere zu werfen, kam es wohl vor, dass das Fenster aufflog und eine Stimme herausbrüllte: „Ich bin kein Museum!" Aber das bestätigte nur die Vorurteile, dass es dort drinnen nicht mit rechten Dingen zugehe.[4] Nun, meine eigenen Erinnerungen reichen nur zu Ausflügen auf den „Schweinesand", einer Insel mitten in der Elbe, wo ich mit Eduard und Signe im Sand spielte. Jahnn selber hat immer wieder beteuert: „Ich selbst habe keine Ähnlichkeit mit den Gerüchten über mich!"

# 1. Kapitel

Die beiden Kinder in Jahnns Haus hatten offenbar Probleme mit dem Essen. Sie wollten nicht. Solche Hemmungen kannte der kleine Michael überhaupt nicht. So wurden von den Erwachsenen bei jeder gemeinsamen Mahlzeit Wettkämpfe ausgeschrieben: „Wer zuerst fertig ist, ist Kaiser!" Michael gewann mit schöner Regelmäßigkeit, bis diese Pädagogik auch bei Eduard und Signe Wirkung zeigte und bis Gertrud eine kleine Wohnung am Elbhang für sich und ihren Sohn fand. Aber schon bald mussten sie wieder umziehen, diesmal in die moderne helle Parterrewohnung „Zur Fernsicht 28" (heute Potosistraße).

Auch dieses weiße schlicht-quadratische Haus steht noch heute, umgeben von einer immer höher wachsenden Buchenhecke, welche das Parterregeschoss vor neugierigen Blicken schützt. Die Wohnung hatte Küche, Bad und drei Zimmer: Ein Schlafzimmer für die Mutter, ein kleineres für mich und ein großes helles Wohnzimmer. Hier stand gleich rechts der Eingangstür als Mittelpunkt unseres Lebens das Klavier (Marke „Feurich", Leipzig). An den Wänden hingen Bücherregale zwischen Bildern von Vincent Lübeck, Johann Sebastian Bach und zwei, die mein Vater selber gemalt hatte: Die maßstabgerechte Kopie einer griechischen Augenschale „Die Meerfahrt des Dionysos" auf rotem Grund und das „Das erste Weihnachten", eine Kollage aus Zitaten nach Albrecht Dürer, Stefan Lochner sowie Meister Franke. Von der Küche ging es hinaus auf eine kleine Terrasse, umgeben von einem winzigen Hintergarten (Abb. 5).

Eine frühe Erinnerung an diese Wohnung – in der wir bis zur Emigration 1939 blieben – war mein erstes ernstes Gespräch mit meiner Mutter:

„Wo ist Vati? Warum kommt er nicht nach Hause?" Da setzte sie sich feierlich mir gegenüber und sagte: „Weißt Du, der Vati wohnt jetzt in einer anderen Stadt (es war damals Völksen bei Hannover). Er wird nicht wiederkommen. Aber er schreibt Dir ja manchmal einen Brief und zu Weihnachten ..." Aber diesen Satz brachte sie nicht zu Ende, denn ich fing bitterlich an zu weinen. Eine lange Zeit – und danach nie wieder. Nicht wegen des Vaters.

Tatsächlich schickte der Vater zu Weihnachten kostbare, weil immer selbstgemachte, gebastelte oder gemalte Geschenke: Einen Indianerkopfschmuck vom Amazonas, einen Indianerschild aus

## Die Eltern und andere Vorfahren

Korb vom Titicacasee, mit einer Lederhaut überzogen, auf die er eine Klapperschlange gemalt hatte. Ich bekam ein strohgedecktes rundes Vogelhäuschen, auf dessen Boden die 12 Himmelszeichen, Sonne, Mond und Sterne in Gold auf blauem Untergrund gemalt waren. Der Vater war überhaupt ein begabter Maler und das besagte Weihnachtsbild hängt noch heute in unserem Wohnzimmer. Auch habe ich noch eines seiner letzten Geschenke: Die von ihm selbst illustrierte und auf plattdütsch niedergeschriebene Geschichte „Vom Fischer und siner Fru".

Seinen letzten Besuch zu Weihnachten 1933 habe ich noch in einem (diktierten) Brief an meine Großmutter erwähnt:

*„Das stimmt, dass ich mich sehr gefreut habe, wie Vati kam. Da haben wir gerade die schicke Ente von Dir gegessen .... Ich habe Flöte, Mutti Geige und Vati hat Cello gespielt. Alle zusammen".*

Er dachte wohl an uns, aber er konnte Gertrud finanziell nicht unterstützen, weil er selber immer wieder krank war und inzwischen eine immer zahlreichere Familie zu ernähren hatte: Mit Yngve (1933), Helle (1938), Heiner (1939) und Friedemann (1944) wurden es schließlich vier. Das heißt, ernährt wurden sie wohl mehr von der tüchtigen Ursula, die inzwischen wieder ihre Arbeit als Krankenschwester aufgenommen hatte.

Aber viel schmerzhafter war für mich, dass er uns nie mehr besuchte. Besucht hat uns seine Mutter, Charlotte Margarethe Trede, née Härting (geb. 26.8.1871 in Schneeberg im Erzgebirge), die in Eckernförde bei ihrem Sohn Harald auf Gut Mohrberg residierte. Die Ommi, wie ich sie nannte, war eine feine Frau – ganz in witwenschwarz mit Spitzen und Rüschen gekleidet. Einmal im Jahr besuchte sie uns zwei halbe Tage lang, indem sie ihre Fahrt zur „Kur" in Blankenese unterbrach. Ihrer Schwiegertochter Gertrud, zu der sie mit etwas distanzierter, aber auch rührender Treue hielt, standen diese Besuche jedes Mal etwas „bevor". Wie hat sie die Wohnung aufgeräumt und geputzt, bis alles ordentlich und schön für die alte Dame war!

Doch der Vater hat uns nicht besucht. Gertrud meinte, dass ihm nach 1935 – (nach Erlass der Nürnberger Gesetze vielleicht?) – die Zivilcourage dazu fehlte. Dafür sprechen die Umstände, unter denen ich meinen Vater zum letzten Mal sah. Es war 1936 auf unserer Rückreise von den Sommerferien auf einem Bauernhof bei

## 1. Kapitel

Saig im Hochschwarzwald. Wir trafen uns in einem Wartesaal 3. Klasse auf dem Göttinger Bahnhof zwischen zwei Zügen. Die Atmosphäre erinnerte an einen Angehörigenbesuch im Gefängnis: die kargen Holzmöbel, die verrußten Fenster, die gedämpfte Tonart dieses kurzen Gesprächs. Und immer wieder drehte sich Vater Hilmar um – schaute über seine Schulter. Vermutete er Beobachter, fürchtete er erkannt zu werden – oder sah er sich bloß besorgt nach der Bahnhofsuhr um? Wir haben den nächsten Zug nach Hamburg schon noch bekommen. Ihn habe ich nie wieder gesehen.

### 6. Skizze: Ein Nachruf auf den Vater

Meinen Vater kenne ich eigentlich nur aus Erzählungen, wenigen Briefen und Fotografien. Äußerlich soll ich ihm sehr ähnlich sein – viel ähnlicher als meiner Mutter. Noch heute hängt ein Gemälde des expressionistischen Malers Robert Gottschalk im ersten Stock des Städtischen Museums in Braunschweig (Abb. 14). Es zeigt einen Gelehrten, wie einen von El Grecos Mönchen, mit knochigen gefalteten Händen inmitten seiner Bücher. Darunter steht: „Dr. Hilmar Trede, 1936". Eine gute Kopie des Bildes hing über meinem Schreibtisch in der Mannheimer Klinik. Als meine inzwischen 90-jährige Mutter, die die Zusammenhänge nicht kannte, das Bild sah, rief sie spontan: „Da hat einer Michel malen wollen – und hat Hilmar getroffen!".

Um den möglichen Eindruck zu korrigieren, mein Vater sei „umgefallen" oder etwa Nationalsozialist geworden, zitiere ich noch aus einigen Briefen an seine Mutter:

*„Aber irgendwelches Zutrauen in die Zukunft habe ich, wie gesagt, überhaupt nicht mehr. Man wird Soldaten und Beamte, aber keine geistigen Menschen brauchen. Das muss vielleicht so sein, aber die Konsequenz für unser einen ist klar vorgezeichnet: Wir haben in dieser Gesellschaft keinen Platz. Und hätte ich mir unter dem vorigen traurigen Regime einen ersessen oder erkämpft, was wahrlich auch keine Freude bedeutet hätte, dann säße ich heute unter Garantie auf der Straße, wie so viele andere. Die Gedanken richten sich ganz von alleine wieder in die Ferne, diesmal zwar nicht nach Peru, aber ich*

## Die Eltern und andere Vorfahren

*glaube, dass die Vernunft und die Kunst, damit habe ich es ja nun mal zu tun und nicht mit dem Krieg-Spielen, nur in den verhältnismäßig unpolitischen Staatsgebilden (etwa Schweiz oder Skandinavien) eine Stätte haben. Darum werde ich auch, wenn es so weiter geht und daran ist ja kaum zu zweifeln und ebenso wenig daran, wohin es treibt, alles daran setzen, meine Arbeit an einen solchen Platz zu verlegen".*

.... *„Der Zustand hier legt sich mir wie Blei über Kopf und Glieder und hängt sich an jeden Federzug. Lange hält man das nicht aus. Auch für Michael möchte ich wohl eine andere Zukunft schaffen, als sie sich ihm hier auftun würde, zumal bei seiner Herkunft. Ich muss gestehen, dass mir alle anderen Sorgen vor dieser größten, noch verhältnismäßig gering vorkommen".*[5]

Und acht Tage später schreibt er über die Arbeit mit einem Kirchenchor:

*„Solch eine Arbeit wäre natürlich für mich ein zweischneidiges Schwert, da ich mich keineswegs in allen Punkten auf den Boden der heutigen protestantischen Kirche stellen kann, ja eigentlich nichts anderes fruchtbares dort sehe, als eben diesen Boden, auf dem es immerhin möglich ist – und zumal auf dem Gebiet der Musik, sich der Welle von Gewalt, Lüge und Gemeinheit, die jetzt die Menschheit überfluten wird, mit den stillen unvergänglichen Werten entgegenzustellen, ohne dass man sofort dafür gelyncht werden kann. Ich gebe mich zwar keiner Illusion hin: Wir werden das Unglück nicht aufhalten. Es scheint beschlossen zu sein. Aber der Kampf war wohl von jeher aussichtslos und wurde trotzdem immer wieder von wenigen ausgetragen. Es bleibt nichts anderes übrig"*[6].

Schließlich noch einmal am 1.4.1933:

*„Die Politik – es ist bei dem Gang der Ereignisse wohl überflüssig, noch irgendein Wort darüber zu verlieren. Die Tatsachen schreien laut genug. Du hast vielleicht auch schon erkannt, dass es Kunst und Wissenschaft n e b e n der Politik nicht mehr geben wird, denn Menschen sind ihre Träger und existieren in einem so oder so gearteten Lebensraum. Ganz abgesehen davon, dass man auch Ideen zu Leibe gehen kann und wird. Die Zeiten großzügiger Tyrannen, in denen ein Michelangelo eine höhere Offenbarung als die beengte Kirche sie zu geben hatte, unbehelligt an die Decke der Sixtinischen Kapelle malen durfte, sind vorüber. Die mechanisierte und bürokratisierte Tyrannei mit idealistischem Anstrich ist die ärgste Krankheit, in die die Mensch-*

## 1. Kapitel

*heit je gefallen. Nur ein Wunder kann sie noch genesen lassen"* ...
*"Solange nicht die geistig mündigen Menschen die Führung in den Staaten in den Händen haben, wird weder für die Wirtschaft und erst recht nicht für die Kunst und Wissenschaft etwas zu erreichen sein. Für diesen Satz ist schon Platon ausgelacht worden. Aber er ist dennoch wahr. Wir wollen nur hoffen, dass die Opfer, die das Allgemeinwerden dieser Erkenntnis noch fordern wird, sich in erträglichen Grenzen halten. Diese geistig Mündigen machen keine Revolution im eigentlichen Sinne. Wo sie es je praktisch taten, haben sie immer noch augenblicklich resigniert. Sie warten, und wenn ihnen die Qual die Gedärme im Leib verzehrt. Es ist grauenvoll zu sehen, wie das Reifen der Ernte mehr und mehr das Ansehen einer tödlichen Krankheit gewinnt"* [7].

Aber 13 Jahre später (im Mai 1946) – ein Jahr nach Ende des grauenvollen Krieges und neun Monate vor seinem Tod – kam wieder ein Lebenszeichen: Ein dreizehn Seiten langer Brief. Hilmar hatte zwei schwere Lungenoperationen (in Dresden und Heidelberg) überstanden, die aber seine Tuberkulose auch nicht mehr heilen konnten. Mit inzwischen vier Kindern, einem Kinder- und einem Leiterwagen flohen er und Ursula aus dem brennenden Freiburg, am 27. November 1944, in eine Almhütte bei St. Peter im Schwarzwald. Dort erreichte ihn auf vielen Umwegen unser erster Brief. *"Muss ich Euch sagen, wie sehr ich Gott und Euch für diese große Freude danke?!"* Aber schon auf der zweiten Seite schreibt er: *"Und eine Wunde wurde uns geschlagen, die niemals heilen wird: Hans (Boettcher) ist noch in letzter Stunde am 1. Mai 1945 in den Berliner Straßenkämpfen gefallen. Hilde lebt in dem halb zerstörten Haus mit den Kindern in größter Not. Sie trägt ihr Schicksal mit bewundernswerter Tapferkeit"*.[8]

Hilmar, selber todkrank, war noch voller Pläne. Er hatte Arbeiten teils vorbereitet, teils vollendet, über „Geometrie und Harmonik", über „Gruppentheorie, Melodik und Form", ein großes historisch-systematisches Werk über das Thema „Mathematik und Musik", eine Interpretation der vier Duette aus dem III. Teil der Klavierübung von Bach als Beitrag zur „Symbolik bei Bach" und eine Arbeit über „Trinität und Trias harmonica", ein eher theologisches Werk, aufbauend auf Thomas von Aquin.

Es ist die Tragödie dieses feinsinnigen, ewig-suchenden Gelehrten, dass sich sein Lebenswerk wie ein Rauch in nichts aufzulösen schien. Aber doch nicht ganz. Drei Jahrzehnte später (im Oktober 1975) saß Ursula (inzwischen Frau Trede – *meine* Frau) anlässlich einer Mittelrheinischen Chirurgentagung beim Festdiner im Kloster Bebenhausen bei Tübingen. Ihr Tischherr war der Kunsthistoriker Dr. Decker-Hauff, der am folgenden Tag eine Führung für das „Damenprogramm" leiten sollte. An jenem Abend aber starrte er immer wieder auf die Platzkarte seiner Nachbarin:

„Entschuldigen Sie bitte?" fragte er schließlich. „Sind Sie vielleicht verwandt mit Hilmar Trede?"

„Ja – das ist mein Schwiegervater gewesen".

„Nicht möglich!" rief er. „Wissen Sie, dass dieser Mann mein ganzes Kunstempfinden revolutioniert hat? Er hat mein Leben verändert!"

Und am nächsten Tag, am Ende jener Kunstführung mit einem Spaziergang auf der Schwäbischen Alb überreichte der alte Herr meiner Frau einen selbstgepflückten Feldblumenstrauß: „Das ist im Andenken an Hilmar Trede".

Umgeben von seinen Manuskripten starb Hilmar am 11. Februar 1947. Als Gertrud und ihr Sohn Michael (inzwischen Medizinstudent in Cambridge) 1949 zum ersten Mal nach dem Kriege nach Deutschland reisen durften, fanden sie nur noch sein Grab auf dem Friedhof in Hinterzarten.

2. Kapitel

> *Wenn alles vorbei ist, möchte man erfahren,*
> *wer man, solange man gewartet hat, gewesen ist.*
>
> Martin Walser

## 2. Kapitel
## Eine Kindheit in Deutschland
## (1935 – 1939)

### 1. Skizze: Die Volksschule

„Ist er trocken? ... ich meine, macht er noch ins Bett?", fragte der Schulinspektor bei der Einschulung. „Aber nein! Schon lange nicht mehr", antwortete meine Mutter fast empört – und ich merkte, wie ich puterrot wurde. Denn sie hatte gelogen!

Nun, eigentlich stimmte es ja: Ich war schon lange „trocken" gewesen. Aber ausgerechnet in der letzten Nacht – jener Nacht vor der Anmeldung – war es wieder passiert.

Meine kleine Welt bekam einen Riss. Ich hatte bis dahin immer fest geglaubt, dass alle Unart – und dazu gehörte das Lügen – ausschließlich auf uns Kinder beschränkt sei. Die Erwachsenen schienen unfehlbar. Sie waren offenbar nie „unartig". Ich sehnte mich danach, auch erwachsen zu werden und zwar so schnell wie möglich. Und nun dies! Aber, wie um die Mutter im nachhinein zu rechtfertigen – mein Bettchen blieb fortan trocken.

So kam ich im Frühjahr 1935 in die Volksschule, die erst vor sechs Jahren feierlich eröffnete „Richard-Dehmel-Schule". Es dauerte dann noch zwei weitere Jahre, bis die neuen Machthaber merkten, dass dieser Namenspatron „untragbar" war: Richard Dehmel war ein sozialkritischer Dichter, der von 1901 bis 1920 in Blankenese gewohnt hatte. Seine Witwe Ida, Gründerin der Gedok, war Jüdin. 1937 wurde unsere Schule in „Gorch-Fock-Schule" umgetauft – und so heißt sie auch heute noch. Gorch Fock war das Pseudonym eines anderen gemütvoll heimatverbundenen (und „rassisch einwandfreien") Hamburger Dichters, der eigentlich Johann Kinau hieß und 1916 bei der Skagerak-Schlacht unterging.[1]

Unsere Schule war ein langgestreckter Backsteinbau mit einem Appellplatz davor und einem Sportfeld dahinter. Beide Plätze hatten einen Aschebelag und von beiden wird noch die Rede sein. Eine kleine Parkanlage mit Hecken und Bäumen trennte die Schulfront von der Blankeneser Landstraße, die in Ost-West-Richtung von unserem S-Bahnhof bis nach Rissen führte.

An einer dieser Hecken lauerte am 1. Schultag ein Fotograf auf uns Erstklässler. Mich hat er auch erwischt und auf diesem Bild scheint es so, als ob ich den ganzen Ernst des Lebens mit großen Kinderaugen voraussah ... (Abb. 6).

Aber vorerst war es noch gar nicht so ernst. Das Leben war schön. Ich ging gern in die Schule. Und der Weg dahin – mein Schulweg – war ein reines Vergnügen. Allmorgens wurde ich von vorbeiziehenden Schulkameraden abgeholt. Wir gingen die „Fernsicht" hoch, querten den „Krähenberg" und rannten den „Pumpenkamp" wieder hinunter, direkt vor die Schule. Im Winter ging das alles mit Schlitten, denn Autos gab es damals auf den unbefestigten sandigen Straßen fast gar keine.

Ein Klassenfoto zeigt uns 38 Jungen und 15 Mädchen mit unserem Klassenlehrer, Herrn Petersen. Wie in einer richtigen Volksschule üblich, kamen meine Kameraden aus allen Schichten der Blankeneser Gesellschaft. Die Fischer-Kinder vom Strandweg am Elbufer sprachen plattdütsch und lernten das ABC und das Einmaleins zusammen mit den hochdeutschen Sprößlingen der Kaufleute und Akademiker um Gosslers Park. Und über allem führte Herr Petersen sein achtunggebietendes Regiment. Einige Kostproben seiner Pädagogik seien hier angeführt.

Wiederholte Schreibfehler wurden mit Ohrfeigen geahndet. Und keiner von uns 53 wird jemals vergessen, wie die Wörter „dann", „wann", „denn" und „wenn" zu schreiben seien. Erwischte Herr Petersen einmal einen Buben mit nur einem „n", hieß es:

„Aufstehen". Sodann baute er sich vor dem Delinquenten auf und holte aus – nicht allzu stark, aber immerhin. Und nun gab es

## 2. Kapitel

rhythmische Ohrfeigen: Rechts, links, rechts, links und abschließend doppelseitig, während er skandierte:

„Dann – wann – denn – wenn – mit – doppel = n". (Die Striche in diesem Satz markieren die Ohrfeigen).

Bei den Mädchen der Klasse wurden dieselben orthographischen Fehlleistungen durch Zöpfeziehen geahndet – ebenfalls so, dass es nicht eigentlich weh tat. (Zöpfe trugen allerdings nur vier der 15 Mädchen).

Hochnotpeinlicher ging es beim Kopfrechnen zu. Und da dies nicht mein starkes Fach war, fiel mir jedes Mal das Herz in die Hosentasche, wenn Herr Petersen früh morgens ins Klassenzimmer schritt und statt irgendeinem Gruß „Alle aufstehen!" rief. Da standen wir nun alle, gespannt wie Flitzebogen, während Herr Petersen die Aufgaben wie spitze Kieselsteine in den Raum warf:

„Sieben mal neun?" Wer es zuerst wußte, streckte den Finger und durfte sich setzen.

„Zwölf mal elf?" – längere Pause – dann durfte sich wieder eine(r) setzen.

Am Schluß blieben 10 übrig. Die mussten nun nach vorne an die Tafel – an den Pranger sozusagen.

„Dreizehn mal siebzehn?" – lange Pause. Endlich das erlösende „221!".

Der Allerletzte wurde von Herrn Petersen mit seinem Lieblingsspruch entlassen: „Du musst heut' Abend barfuss ins Bett!"

Das Wettrechnen habe ich zuhause geübt. Aber ich habe auch davon geträumt. Wahre Albträume, von denen ich schweißgebadet aufwachte. Und natürlich – einmal, ein einziges Mal in den vier Jahren – blieb ich als letzter übrig.

Nun soll der Leser aber nicht glauben, dass diese Schule eine Folterkammer für uns gewesen sei. Trotz allem war Herr Petersen ein gütiger und geduldiger Klassenlehrer. Im Rückblick fällt mir allerdings der rötliche Teint seines angenehmen Bauerngesichts auf. Er versorgte tatsächlich nebenher einen kleinen Bauernhof. Dieser Teint aber ging in der Nasenpartie ins bläulich-violette über. Erst heute würde ich daraus gewisse Schlüsse ziehen. Aber damals in der Schule war unser Lehrer bestimmt nie betrunken.

Oft ließ Herr Petersen den formalen Unterricht ausfallen, holte seine Geige hervor und begleitete uns beim Liedersingen aus dem

# Eine Kindheit in Deutschland (1935 – 1939)

„Zupfgeigenhansel". Oder er setzte sich auf sein Pult und erzählte uns spannende Geschichten: Von der Hexe vom Süllberg oder von Klaus Störtebeker.

Dieser Seeräuber mit seinen berüchtigten Vitalienbrüdern war unser sagenumwobener Volksheld – unser „Robin Hood". Die Chronisten berichten ziemlich übereinstimmend, dass Störtebeker 1401 von Hamburger Englandfahrern vor Helgoland überwältigt und nach Hamburg verbracht wurde. Dort, auf dem Grasbrook, einer Wiese am Elbufer (wo heute die Speicherhäuser des Hamburger Hafens stehen) fand am 20. Oktober desselben Jahres die öffentliche Hinrichtung vom Anführer und 73 seiner Spießgesellen statt. Scharfrichter Rosenfeld soll die Köpfe auf Pfähle genagelt und auf dem Grasbrook als Abschreckung zur Schau gestellt haben. Zwei dieser Schädel sind heute noch im Museum für Hamburgische Geschichte zu bestaunen.[2]

Soweit die Chronik. Aber Herr Petersen weihte uns auch in die Sagen ein, die sich um unseren Volkshelden rankten. Vor allem jene, nach der er gebeten haben soll, ihn zuerst zu köpfen und allen seinen Kameraden, an denen er dann noch – ohne Kopf – vorbeilaufen würde, das Leben zu schenken. Diese Bitte wurde ihm gewährt. Als sein Kopf nun über die Wiese rollte, richtete er sich tatsächlich auf und lief an 11 seiner Spießgesellen vorbei – einer ganzen Fußballmannschaft also!

So ging der Unterricht unmerklich in die Heimatkunde über, die sich vor allem mit den Gefahren des Lebens an der Elbmündung und Nordseeküste befasste. In meinen Zeichenheften wurde sie festgehalten: Die Sturmflut, auch „Der Blanke Hans" genannt. Deichbruch bei Stade! Land unter! Und dann, als das Meer sich wieder in sein Bett zurückgezogen hatte, die vielen toten Menschen und Rinder auf dem Watt. So hat die große Mandränke (der Name sagt schon alles) vom 11. bis 12. Oktober 1634, bei welcher Nordstrand und Pellworm als zwei selbstständige Inseln von einander getrennt wurden, 7000 bis 8000 Menschen „nebst 7, 8 oder 9 Pastoren" mitgerissen.[3]

Aber bis in unsere Zeit gab es immer wieder lehrreichen Anschauungsunterricht über die Ohnmacht der winzigen Menschen gegenüber den Naturgewalten. Erschüttert standen wir in kleinen Grüppchen auf dem Schulhof und diskutierten über den

## 2. Kapitel

Untergang des unsinkbaren Feuerschiffs „Elbe 1" samt Kapitän Lösekann und 14 Seeleuten am 27. Oktober 1936. Eine Orkanboe aus Nordwest brachte das feste Schiff durch drei riesige Grundseen innerhalb weniger Minuten zum Kentern. Einige meinten, man hätte sich noch retten können durch rechtzeitiges Kappen der schweren Ankerkette, wobei das Leuchtschiff in sichereres Gewässer elbaufwärts getrieben wäre. Aber ein Feuerschiff muss eben bis zuletzt standfest, wie ein Leuchtturm – bleiben, um anderen Schiffen Orientierung im Sturm zu geben. Der Heldentod dieser Seeleute wurde mit Denkmälern und einer Sondermarke vom „Winterhilfswerk" bedacht.[4]

Wenn man die noch vorhandenen Zeichenhefte studiert, fällt auf, dass wir uns in der Tierkunde vordergründig mit den Wasservögeln unserer Heimat beschäftigten. Und natürlich mit den vielen Fischen, die sich im Schleppnetz fangen ließen: Kabeljau, Seehecht, Rotbarsch, Seelachs bis zum Heilbutt, der angeblich bis zu 4 m lang und 300 kg schwer werden konnte.

Natürlich gab es auch Sportunterricht: Turnen und Fußball mit Herrn Petersen als Schiedsrichter. Das Spiel mit dem Lederball stand in diesen Blankeneser Jahren im Mittelpunkt. Und da ich fürs Dribbeln keine Naturbegabung mitbrachte, steckte man mich ins Tor. So waren schon wegen dem Aschebelag auf erwähntem Schulsportplatz ständig aufgeschlagene Knie vorprogrammiert, denn:

*„Beim Fußball in der Schule haben wir 0:0 gespielt. Ich war Torwart (Jakob) und habe mich immer <u>geflenst</u> und <u>gefaustet</u> und ordentlich weh getan".*[5]

Das Spiel *nach* der Schule wurde auf den „Alten Sportplatz" verlegt – ein kniefreundlicheres Feld, ohne jeden Belag, am Sülldorfer Kirchenweg. Fast täglich nach dem Mittagessen hieß es „Komm mit auf den Alten, wir spielen auf ein Aus". Allerdings verlangte meine Mutter vorher immer noch Mittagsschlaf und Schularbeiten von mir, so dass ich meist verspätet dazu stieß. Bei diesem Spiel stürmten drei Angreifer auf ein Tor, das von einem Torwart und zwei Feldspielern verteidigt wurde. Sie stürmten und schossen solange Tore, bis der Ball „im Aus" landete. Dann wurden die Seiten gewechselt.

# Eine Kindheit in Deutschland (1935 – 1939)

Wir hatten damals kein Radio – und das Fernsehen gab es noch nicht. Deshalb wurden auch die Fußballresultate auf dem Schulhof ausgetauscht. Schalke 04 stand damals hoch im Kurs. Aber unübersehbar war natürlich die Überlegenheit Englands in diesem Spiel. Noch war es eine herbe Enttäuschung für den kleinen Michael, als Deutschland dem Mutterland des Fußballs (1938 in Berlin) mit 3:6 unterlag.

An dieser Stelle tritt Hannes auf die Bühne. Johannes Rabe kam erst 1936 mit seiner Familie (Vater Ingenieur, Mutter Nikoline und jüngerem Bruder Jens) nach Blankenese. Sie wohnten in einem kleinen Siedlungshaus direkt am „Alten" (Ohlwören 16).

Hannes, einen halben Kopf größer als die meisten von uns, war bald einer der besten in der Klasse. Der beste Fußballer war er sowieso. Dieser ruhige norddeutsche Jung' – die Familie stammte aus Fehmarn – wurde mein bester Freund. Und der treueste. 24 Jahre später wurde er Patenonkel unseres Sohnes Nikolaus.

Sein Schulweg führte an unserer Wohnung vorbei und so zogen wir täglich mit unserem Schulranzen den Pumpenkamp hinunter. Hier lasen wird dann bei Nr. 3 einen weiteren Schulkameraden, Klemens Maurer, auf. Dessen Vater war Zahnarzt. Damals ahnte keiner, dass Klemens' kleine Schwester, Traute Maurer, einmal Frau Rabe – die Frau von Hannes – werden würde und dass dieser, als Dr. Ing. Johannes Rabe noch heute am Pumpenkamp Nr. 3 wohnt. Direkt gegenüber übrigens von Marion Gräfin Dönhoff (Herausgeberin der „Zeit"), für die er unter anderem wenn nötig, Schnee schippt.

Ein anderer früher Schulfreund war Herbert Jäger, der sich weniger am Fußballspiel beteiligte, dafür aber mit seinem markanten Hinterkopf auffiel. Dieser Hinterkopf ließ schon damals auf eine Gelehrtenkarriere schließen. Sein Vater war Direktor der fortschrittlichen Lichtwarkschule in Hamburg, bis die Nazis ihn 1933 absetzten. Dr. Jäger (der Vater) war eng befreundet mit dem Thomaskantor Karl Straube, Herberts Patenonkel. In den 20er Jahren stieß Straube zur Orgelbewegung, die sich, maßgeblich durch Hans Henny Jahnn entfacht, der Wiederentdeckung der Schnitger- und Silbermann-Orgeln und einer mehr historisch begründeten Aufführungspraxis widmete. So kam Herbert Jäger (nach dem Krieg) zum Kreise um Jahnn in seinem „Witt Hus", von dem bereits die Rede war. Professor Dr. Herbert Jäger wurde schließlich Ordinarius für Strafrecht und Kriminalpolitik in Gießen und seit 1972 an der Universität Frankfurt. Sein Spezialgebiet: „Verbrechen unter totalitärer Herrschaft".[6]

Die anderen Mitschüler habe ich aus den Augen verloren. Aber einer ist mir im Gedächtnis geblieben und das war der einzige andere „Mischling" in unserer Klasse, der „Halbjude" Jürgen Christoph Freundlich. Noch wussten weder er noch ich, was ein Jude, geschweige denn ein „Halbjude" war. Ich bemerkte nur, dass der Name zu diesem kleinen dunklen Jungen mit den verschmitzt hellwachen Augen gut passte. Er gehörte nicht zu unserer Fußballgruppe. Dafür war er der beste in der Klasse. Und einmal in der Woche kam er zum Blockflötenunterricht zu meiner Mutter.

Mit den Mädchen der Klasse hatten wir zunächst kaum Kontakt. Die spielten ja auch nicht Fußball. Aber eine unter ihnen erweckte doch auf „unerklärliche Weise" (ich war gerade acht Jahre alt) mein Interesse für das andere Geschlecht. Das war die hübsche Hildegard Ofterdinger, mit ihrer hohen Stirn, ihrer Stupsnase und zwei blonden Zöpfen. Ihr Vater war Arzt und Senator für das Gesundheitswesen der Hansestadt Hamburg.

Hildegard kam auch jede Woche zur Flötenstunde zu meiner Mutter. Wenn ich's recht erinnere, so hatte fast die halbe Klasse denselben Musikunterricht bei uns zu Hause. Dort lernten die Blankeneser Kinder die Grundlagen des Rhythmus und der Tonleiter.

Meine Mutter war eine engagierte und begeisternde Musikpädagogin, besonders für die kleinen Anfänger. Sie unterrichtete zwar auch Geige, Klavier und Kammermusik, aber zuallererst kam bei ihr das Singen und das Blockflötenspiel als Grundlage. Der Takt wurde von den Begabten durch die leicht wippende Fußspitze geklopft, von den anderen unbeholfen mit dem ganzen Fuß gestampft. In unseren Notenheften war jede „Viertel" durch einen selbstgemalten Stiefel markiert. Die Tonleiter wurde nach dem Tonika-Do-System eingeübt und durch sieben Handzeichen veranschaulicht.

Die meisten, selbst die Unbegabtesten, lernten auf diese Weise bald einfache Liedchen, die sie dann bei Familienfeiern zu Hause vortrugen. Die Eltern waren begeistert. Die Kinder, vor allem die

Eine Kindheit in Deutschland (1935 – 1939)

fußballorientierten Jungen, weniger. Immerhin – die Sache sprach sich herum und so gab es bei uns ein ständiges Kommen und Gehen von Flötenschülern. Und das war auch nötig – denn diese Flötenstunden waren die Haupteinnahmequelle meiner Mutter.

## 2. Skizze: Streiche und Albträume

Viel war es nicht – mit den Einnahmen. Wir lebten äußerst sparsam. Süßigkeiten gab es nur zum Geburtstag, zu Weihnachten und zu Ostern. Eis gab es n i e – auch nicht in der großen Sommerhitze. Die Begründung: „Das kostet zu viel – und außerdem kann man vom Eisessen die Kinderlähmung bekommen!" Diese Argumente konnte ich natürlich nicht widerlegen. Tatsächlich gab es in den 30er Jahren Epidemien dieser schrecklichen und inzwischen gebändigten Krankheit – allerdings wohl nur marginal durch Speiseeis bedingt.

Wie dem auch sei, alle schleckten Eis, nur ich nicht. Und je wärmer es wurde, desto mehr sehnte ich mich danach. Bis ich der Versuchung erlag und ein in meinen Augen abenteuerliches Verbrechen beging.

Das kam so. An einem jener Donnerstage – die Mutter war zu Musikstunden nach Hamburg gefahren – sollte ich alleine zum Schwimmunterricht nach Altona. Das Geld dazu hatte ich in der Tasche – 10 Pfennig für die kurze S-Bahnfahrt und 50 Pfennig für den Schwimmlehrer.

Ausgerechnet am Blankeneser S-Bahnhof gab es ein Kiosk mit einem beliebten Eisverkäufer. Ich habe lange mit mir gerungen. Zwei S-Bahnzüge ließ ich abfahren. Dann siegte die Versuchung. Ich kaufte Eis für 60 Pfennig. Das war viel Eis – fast mehr als ich tragen konnte.

Ich machte mich auf den Heimweg – leckte abwechselnd an den drei großen ach so schnell dahinschmelzenden Eistüten – und hatte ein ganz schlechtes Gewissen.

Da hörte ich Schritte von hinten auf dem Bürgersteig. Sie kamen näher – und bald hatten sie mich, etwa in Höhe des Gosslerhauses eingeholt. Es waren unsere Nachbarn – das Ehepaar Martin – die über uns wohnten.

# 2. Kapitel

„Ja sach' mal Michel, was machst Du denn da?!"

„Ich ess' Eis", stammelte ich überflüssigerweise und merkte, dass ich zu erröten begann.

„Das hat Dir alles Deine Mutti sspendiert?".

Und während sie sich weiter wunderten, erfand ich in fieberhafter Eile eine Geschichte, um das viele Eis zu erklären. Es ging um einen Räuber, den ich auf frischer Tat ertappt und mir dadurch eine Belohnung verdient hatte. An Phantasie hat es mir nicht gefehlt. Aber kaum war die Geschichte erzählt, spürte ich bereits, wie unwahrscheinlich sie war.

Irgendwie brachte ich den gemeinsamen Heimweg hinter mich, wobei ich mich immer tiefer in die unwahrscheinliche Geschichte verhedderte. Das Eis schmolz und schmeckte überhaupt nicht mehr.

Die mütterliche Strafe traf mich am nächsten Morgen – und sie saß tief. Die Nachbarn hatten mich natürlich denunziert; das war auch zu erwarten. Meine Mutter kam in mein Zimmer – würdigte mich keines Blickes – sprach kein Wort – und ließ die Rollläden herunter. So verbrachte ich den Tag im Bett, im Dunkeln und hatte viel Zeit über mein erstes Verbrechen nachzudenken: Veruntreuung von 60 Pfennigen. Ein Diebstahl gar – und eine Lüge.

Und da wir beim Beichten sind, sei noch die folgende Eskapade angefügt, die sich mir ebenfalls unauslöschbar eingeprägt hat. Es war eines mittags auf dem Heimweg nach der Schule. Eine kleine Schülertruppe stieg gerade den Pumpenkamp bergauf und ich war dabei.

Da rief einer: „Wer wagt es, einen Apfel von dem Baum da zu holen?". Der Baum stand im Grundstück Nr. 5, gleich neben Maurer's Nr. 3. Man musste schon über einen hohen Zaun klettern, um ihn zu erreichen. Es sollte also eine Mutprobe sein.

Eigentlich war ich eher ein sensibler kleiner Angsthase. Aber gerade deshalb war ich immer bemüht, das Gegenteil zu beweisen. Also meldete ich mich und kletterte – halblaut angefeuert von den kleinen Zuschauern – über den Zaun. Gerade hatte ich einen goldgelben Apfel erreicht – da öffnete sich ein Fenster im ersten Stock:

„Ich hab' dich genau gesehen! Ich hol' die Polizei!"

# Eine Kindheit in Deutschland (1935 – 1939)

Zwei Minuten später klingelte ich allein bei Nr. 5 – ohne Apfel und ohne Kameraden. Die waren gerade in einer kleinen Staubwolke um die Ecke in den „Krähenberg" verschwunden. Ich klingelte noch einmal. Endlich öffnete sich die Tür und eine ältere strenge Dame erschien. Sie hörte sich meine unter Tränen hervorgebrachte Entschuldigung an. Keine Antwort. Ich bot ihr als Surrogat für den Apfel mein (auch nicht mehr ganz neues) Taschentuch an. Keine Regung. Die Tür schnappte zu und ich schlich geknickt nach Hause.

Als ich dort ankam, hatte die Dame bereits angerufen. Es war die Gymnastiklehrerin Frau Mohr. Sie kannte meine Mutter und überließ dieser das Strafgericht. Und das fiel diesmal wohl ziemlich milde aus – weil ich mich so gar nicht mehr daran erinnern kann. Übrigens – eine körperliche Züchtigung habe ich selbst nie erfahren müssen. Weder von Seiten des Klassenlehrers Petersen (dazu war meine Rechtschreibung wohl doch zu einwandfrei), noch von meiner Mutter.

Bei aller Einbindung in die Klassengemeinschaft, die meine Mutter nach Kräften unterstützte, blieb ich ein Einzelkind. Und meine Mutter eine „Alleinerziehende".

Ich war ein sensibler Junge und trotz dieser scheinbar so glücklichen Kindheit von vielen Ängsten geplagt. Am schlimmsten waren die Albträume (nicht nur wegen des Kopfrechnens), die mich des nachts quälten. Ich weiß noch genau, dass ich meinem Nachtgebet immer eine Bitte um Verschonung vor schlechten Träumen anfügte. Vielleicht waren die drastischen Schilderungen in einigen der Grimm'schen Märchen (ungekürzte Jubiläumsausgabe) Schuld daran. Da war z. B. jene Szene (im „Räuberbräutigam"), wo die Räuber vergeblich einen abgehackten Finger suchten, weil dieser noch immer einen kostbaren Goldring trug. Dieses und andere waren tatsächlich Schauermärchen. Und trotzdem scheint es mir verfehlt, wolle man sie alle – im Zuge einer modernen (politisch korrekten) Erziehung verbieten.

Aber auch an den Kartagen überkam mich ein starkes Mitleiden mit den Martern Christi. Ich steigerte mich so weit in dieses Mitgefühl, dass ich mithilfe eines großen Nagels versuchte, mir die Stigmata an den Handflächen beizubringen. Sehr tief waren sie

## 2. Kapitel

nicht, diese Wunden, die ich vor allen geheimhielt – aber sie bluteten immerhin ein wenig.

### 3. Skizze: Mutter und Sohn

An Sonn- und Feiertagen waren Mutter und Sohn ganz aufeinander angewiesen. Alles machten wir zu zweit: Wanderungen bis nach Wedel, Baden in der Elbe (was damals noch möglich war) oder Ausflüge zu Hagenbecks Tierpark. Diese wiederholten sich regelmäßig am 1. Mai, wohl um den vielen Kundgebungen zum „Tag der nationalen Arbeit" zu entgehen, wie ich später erfuhr.
Am deutlichsten erinnere ich mich an die Wanderungen ins Alte Land. Die Fähre fuhr uns bis Crans. Dann zogen wir los – jeder mit einem leeren Rucksack – immer entlang den grünen Deichen. Vorbei an reetgedeckten Bauernhöfen und weitläufigen Apfelplantagen. Eingekehrt sind wir nie. Es gab immer ein Butterbrotpicknick im Freien mit Blockflötenspiel zum Nachtisch. Und wenn uns gegen Abend die Fähre wieder „op'n Bull'n" (den Blankeneser Landungsbrücken) absetzte, waren unsere Rucksäcke voll. Sehr schwer sogar, von Fallobst. Meine Mutter behauptete immer wieder, dass es erlaubt sei, Fallobst – jene Äpfel die am Rande der Obstgärten am Boden lagen – aufzusammeln. Ich glaubte ihr, konnte aber (eingedenk des Pumpenkamp-Abenteuers) ein ungutes Gefühl in der Magengrube kaum unterdrücken.
Einmal im Jahr, in der Vorweihnachtszeit, nahm meine Mutter mich mit zum Hamburger „Dom". Das war Weihnachts- und Jahrmarkt und Kirchweih in einem auf dem Heiligen Geist Feld am Nordrand von St. Pauli – mit sicherem Abstand zur berüchtigten Reeperbahn. Obgleich ich sie ja bald alle kannte, die Schießbuden, die schwindelerregende Achterbahn, die schaurige Geisterfahrt, war es jedes Mal ein mit Spannung erwartetes Abenteuer.
Und dann kam Heilig Abend. An diesem Tag – eigentlich nur an diesem – besuchten wir die Kirche im Dorf, denn der Herr Pfarrer war ein „deutscher Christ". Pastor Richard Hinrich Traugott Schmidt aus Dithmarschen war nämlich zusammen mit den anderen Geistlichen der Blankeneser Gemeinde der politischen Verführung erlegen und „bald und freudig" der Glaubensbewegung

## Eine Kindheit in Deutschland (1935 - 1939)

„Deutsche Christen" beigetreten *und es entwickelte sich ein gutes Verhältnis des Vertrauens zu allen Kreisen der NSDAP*". Fairerweise muss man hinzufügen, dass sich wenig später alle Blankeneser Geistlichen radikal von dieser Einstellung abwandten.[7] Einstweilen feierten wir deshalb an allen anderen Sonn- und Feiertagen unseren Gottesdienst allein zu zweit, mit einem Kapitel aus der Bibel und einem Lied aus dem evangelischen Gesangbuch, das meine Mutter zur Konfirmation bekommen hatte.

Der Heiligabend wurde lang – und die Wartezeit davor viel zu lang für den kleinen Jungen. Meine Mutter brauchte viel Zeit zum Schmücken des großen Christbaums. Noch mehr Zeit verschlang die Zubereitung der Weihnachtsente, die alljährlich von Tredes auf Gut Mohrberg beigesteuert wurde. Diese Wartezeit verbrachte ich eingeschlossen in meinem Zimmer und nutzte sie zur Anfertigung von mannigfaltigen Zeichnungen und Gedichten – Weihnachtsgaben für die Mutter.

Als dann endlich die Tür zum Weihnachtszimmer mit dem Lichterbaum geöffnet wurde, gab es noch lange keine Bescherung. Erst spielte und sang meine Mutter alljährlich die gesamte „Historia der Geburth Jesu Christi" aus dem Jahre 1664 von Heinrich Schütz auf dem Klavier vor. Ich saß daneben und blätterte um. Die Rezitative kenne ich heute noch auswendig. An jedem Karfreitag und Ostersonntag übrigens, wiederholte sich diese Tradition mit der „Historia des Leidens und Sterbens Jesu Christi nach Johannes" (1665) selbigen Compositeurs.

Endlich, endlich kam die Bescherung. Ich erinnere mich an nützliche und erbauliche Geschenke: Eben warme Anziehsachen, denn draußen lag meistens schon tiefer Schnee – und Bücher. Ich las sehr gerne und hatte auch mehr Gelegenheit dazu, als mir lieb sein konnte. Eine gewisse Anfälligkeit für fiebrige Infekte aller Art fesselten mich oft und tagelang ans Bett. „Micky Mouse" und Comics waren noch nicht nach Europa hinübergeschwappt. Auf jeden Fall nicht zu uns. Meine Lektüre waren Grimms Märchen, Schwabs „Sagen des Klassischen Altertums", Deutsche Heldensagen um Dietrich von Bern. „Nils Holgersons wundersame Reise", „Die Langerudkinder" und „Die Doktorsfamilie im Hohen Norden". Auch von Illustrierten blieb unser Haushalt verschont. Statt

# 2. Kapitel

dessen blätterte ich immer wieder in einem Afrikabildband vom Atlantis Verlag „Der dunkle Erdteil".

Aber das, was ich mir am sehnlichsten zu Weihnachten wünschte – Zinnsoldaten und Kriegsspielzeug aller Art – darauf wartete ich vergeblich; zumindest in den ersten Blankeneser Jahren. Die fortschrittliche und pazifistisch eingestellte Mutter war dagegen und das versuchte sie mir auch zu erklären. Aber was konnte sie schon ausrichten, gegen den Einfluss meiner Spielkameraden? Natürlich entschädigte ich mich bei ihnen für das, was mir zu Hause verwehrt wurde. Klemens Maurer z. B. besaß ganze Regimenter von Soldaten, richtige Kanonen, die diese Soldaten mit kleinen Gummigeschossen umlegen konnten und Flugzeuge, die echte Bomben mit Platzpatronen abwarfen.

Vorerst feierten wir aber Weihnachten als Fest des Friedens auf Erden. Und zwar fast 14 Tage lang. Es endete mit der Plünderung unseres Christbaums, am Dreikönigstag, dem 6. Januar. Dazu wurde immer eine kleine Kindergesellschaft – insgesamt vier Paare – eingeladen, drei Buben und vier Mädchen. Aus dem Notizkalender meiner Mutter erkenne ich, dass 1938 Hildegard O. meine Partnerin war. Es gab Musik und allerlei Gewinn- und Ratespiele, wobei die jeweiligen Sieger sich eine Leckerei vom Weihnachtsbaum nehmen durften. Am Ende war er leer, acht Kindertüten waren voll und Weihnachten endgültig zu Ende.

Auf zwei Bereiche ihrer Lebensqualität legte meine Mutter bei aller Sparsamkeit großen Wert: Auf das „Schöner Wohnen" und auf Reisen. Unsere Wohnung zur Fernsicht 28 war sicher nicht ganz billig und sie liegt heute noch immer unter dem Namen Potosistraße in einer bevorzugten Gegend.

Die Reisen führten meine Mutter in die Berge: Nach Norwegen, in den Schwarzwald, nach Italien. Alle zwei Jahre nahm sie mich mit. Dazwischen aber wurde ich bei Großmutter Anna und Tante Clara in Meiendorf abgegeben.

## 4. Skizze: Großmutter Anna

An das großmütterliche Haus und seinen großen Garten am Volksdorfer Weg 141, an die Menschen, die dort ein- und ausgingen und

## Eine Kindheit in Deutschland (1935 – 1939)

an die vielen Hühner, Puten und Enten habe ich im ganzen gute Erinnerungen.

Auch für damalige Verhältnisse war es ein stattliches dreistöckiges Backsteinhaus. Eine Kiesauffahrt führte zum Haupteingang mit halbrunder Freitreppe. Nach hinten gab es eine große Terrasse mit Blick über den dreiviertel Hektar großen Garten. In einem versunkenen Steingarten plätscherte ein Springbrunnen inmitten eines großen Goldfischteichs.

Meine Großmutter war eine naturverbundene Frau, die täglich, auch bei kaltem Wetter in dem eigenen, von Fichten umgebenen Freibad schwimmen ging. Mein einziger Beitrag zu Großmutter's wiederholter Ermahnung zur „Abhärtung" war ein unfreiwilliges Bad im Ententeich. Es gab ein großes Geschrei, denn erstens konnte ich noch nicht schwimmen und zweitens – was viel schwerer wog – es stank fürchterlich.

Großmutter und Tante Clara waren mit der Bestellung des großen Gartens nebst Federvieh vollauf beschäftigt. Und wenn es den Ausdruck damals schon gegeben hätte, so wäre ihre Art zu säen, zu pflanzen und zu ernten sicher als „biologisch-dynamisch" eingestuft worden. Die Kost beruhte fast ausschließlich auf den Früchten des eigenen Gartens. Sie war gesund. Großmutter war es auch. Auf Gesundheit legte diese energische Frau auch großen Wert. Sie verbat sich und ihren Enkeln auch alles Kränkeln. Husten z. B. war verboten – den könne man ja unterdrücken. Ich erinnere mich noch, wie sehr ich mich bemühte, die Ausläufer eines Keuchhustens (zu dessen Linderung man mich in das Nordseebad St. Peter verschickt hatte) vor ihr zu verbergen.

Eine jener „Filmszenen" möge den Charakter der beiden Meiendorfer Frauen beleuchten:

Zwei von ihren Enkeln sind hoch auf einen Kirschbaum geklettert und ernten die süßen gelben Früchte. Unter dem Baum steht die sparsame Großmutter in wallendem Leinenkittel. Wie eine Priesterin reckt sie mit beiden Händen ein Weckglas in die Höhe und fleht:

„So lasst mir doch wenigstens e i n e übrig!"

Die großzügige Tante Clara dagegen ermunterte die Buben lachend:

„Esst nur tüchtig – so viel ihr könnt!"

# 2. Kapitel

Wenn das Tagewerk getan, das Gemüse bewässert, die Hühner versorgt waren, setzte sich Großmutter an den großen Steinwayflügel in der Bibliothek und sang Lieder der deutschen Romantik, vor allem Schumann und Wolff. Mit ihren durch Gartenarbeit und Rheumatismus angegriffenen Händen begleitete sie sich selbst. Ich durfte daneben sitzen.

Meine Großmutter hatte eine warme, aber etwas waberige Altstimme, die bei den einschlägigen Passagen mit allzu großem Vibrato in Rührung überging. Ein scheuer Seitenblick auf die Großmutter konnte dabei eben noch wahrnehmen, wie eine verstohlene Träne über die sonnengebräunte Wange herabrollte. Mir war das immer etwas peinlich. Aber auch beim Vorlesen abendlicher Geschichten, etwa „Ut mine Stromtid", die Großmutter Anna in Fritz Reuters Originalplatt vortrug, versagte mitunter ihre Stimme – und sie musste schlucken.

Viele Nachbarn und Freunde gingen in diesem Haus aus und ein. Ich erinnere mich an den Juristen Dr. Christian Koch, einen Kollegen der sechs Jahre älteren Tante Clara am Hamburger Finanzamt, welches er später sogar leitete. Dieser hochaufgeschossene blonde Jurist verehrte meine Tante sehr – „mit allen Konsequenzen" (wie man in der Familie zu sagen pflegte). Er hätte sie wohl gerne geheiratet. Sie aber wollte nicht, obgleich das allein ihre Rettung bedeutet hätte. Dann beendeten die Nürnberger Gesetze alle derartigen Pläne. Christian Koch heiratete eine andere. Aber sowohl er, als auch seine neue Frau pflegten den Kontakt mit den Meiendorfern bis zum bitteren Ende – und darüber hinaus mit dem einzigen Überlebenden. Für mich war er wie „ein guter Onkel". Einmal nahm er mich beiseite und tröstete mich, als es wieder einmal zu einer lautstarken tränenreichen Auseinandersetzung zwischen den Schwestern Clara und Gertrud in der Küche gekommen war.

Fast nebenan in Volksdorf (in der Ringstraße) wohnte eine befreundete Familie. Der Vater, ein aufrechter Gegner des Regimes, war ein ausgezeichneter Bratscher. Er kam oftmals vorbei, um mit Großmutter Anna und Onkel Franz Kammermusik zu machen. Sein Name: Ribbentrop – ein Vetter des späteren Reichsaußenministers.

## Eine Kindheit in Deutschland (1935 - 1939)

Auch Onkel Hans Loop, der Architekt, war oft in Meiendorf zu Besuch. Was mir fehlten, waren gleichaltrige Spielkameraden – und die Mutter. Ich litt sehr unter Heimweh. Und obgleich ich es dort gut hatte, nahm ich mir jedes Mal fest vor, mich n i c h t auf den nächsten Besuch in Meiendorf zu freuen, weil er ja unweigerlich zu weiterem Heimweh führen würde.

Ganz anders war es, wenn meine Mutter mich in die Sommerferien mitnahm – zum ersten Mal im Olympiadesommer 1936. Ganz Deutschland jubelte den Athleten im Olympiastadion zu. Und die ganze Welt jubelte mit. Die französische Mannschaft sogar mit Hitler-Gruß – was nicht unbedingt nötig gewesen wäre.

In diesen Wochen nahm meine Mutter mich mit in den Schwarzwald. Wir wohnten in einem Bauernhof in Saig, frei und aussichtsreich am Südwesthang des Hochfirst im Südschwarzwald gelegen und immerhin schon 1004 m hoch. Ich durfte mit den fünf Bauernkindern spielen und bei der Heuernte helfen.

Zwei Bilder sind mir von diesen Ferien in Erinnerung geblieben:

Wir sechs – die Bauernkinder und ich sollten uns mit beladenen Heugabeln für ein Foto aufstellen. Ehrgeizig wie immer, lud ich mir doppelt so viel Heu auf die Gabel (viel zu viel), so dass sie kläglich nach hinten runter absank. Die fünf grinsten (übrigens kein bisschen schadenfroh) den Städter an, der sich doch so viel Mühe gab (Abb. 7).

Und dann sitzen wir eines Abends alle sechs hoch oben auf dem Heuwagen. Zwei Ochsen ziehen ihn gerade über eine Anhöhe heimwärts.

„Da seht! Die rosaroten Berge!"

Es war das Alpenglühen, das vom Berner Oberland über die dunklen Schwarzwaldkuppen zu uns leuchtete. So sah ich zum ersten Mal die Gletscherberge: Eiger, Mönch und Jungfrau – wie sie blässer wurden, violett und dann eisgrau ...

Es war auf dem Rückweg von dieser Reise, dass ich – in einem Wartesaal des Göttinger Bahnhofs – meinen Vater zum letzten Mal sah.

2. Kapitel

## 5. Skizze: Braune Schatten

Nun spüre ich, dass die verehrten Leser allmählich unruhig werden. Hat dieser kleine Blankeneser Schuljunge denn gar nichts gemerkt von all dem Naziterror, der ihn umgab? Wurde er denn gar nicht diskriminiert oder gar gequält, wie so viele andere „Halbjuden", z. B. Gad Beck[8] oder Jegor Karnovsky[9]? Die schlichte Antwort ist: Nein, er hat nichts gemerkt – n o c h nicht .... Andere, weitaus prominentere Zeitzeugen, wie Marcel Reich-Ranicki in Berlin[10] oder Herbert Strauss in Würzburg[11] machten ähnliche Erfahrungen. Sie wurden, zumindest bis 1938, an ihren deutschen Gymnasien weder von den Lehrern noch von ihren Mitschülern schikaniert. Bei uns in Blankenese gab es dafür mehrere Gründe.

In ihrem Bemühen, mir so lange wie möglich eine unbeschwerte Kindheit zu belassen, hat meine Mutter mich lange nicht aufgeklärt. Sie wollte mich nicht mit all ihren Sorgen und wachsenden Problemen belasten.

Dann gab es im Hamburger Vorort Blankenese (fast) gar keine Juden. Und wenn es solche gegeben hätte – ich hätte nicht gewusst, wer oder was ein Jude ist. Das ging übrigens meinen beiden „halbjüdischen" Vettern, Peter und Martin (den Söhnen von Onkel Franz) und meinem oben erwähnten Schulkameraden Jürgen Freundlich, genauso. Ihnen allen wurden erst durch einen entsprechenden Vortrag der Eltern die Augen geöffnet.

Außerdem war Hamburg kaum als Hochburg des Nationalsozialismus zu bezeichnen. Die sozialdemokratische Tradition war hier so stark, dass z. B. Hitler öffentliche Auftritte in der Hansestadt mied, soweit es nur ging, nachdem er noch in der „Kampfzeit" von Werftarbeitern niedergeschrien wurde.

Einmal habe ich ihn allerdings doch gesehen. Mit dem Ruf „Der Führer kommt!" stürmte Schuldirektor Diercks in seiner SA-Uniform in die Klassenzimmer. Es hieß der Führer würde in seiner Jacht, der „Grille" an Blankenese vorbei elbaufwärts fahren – und wir sollten ihm zuwinken. Also rannten wir klassenweise den Süllberg hinunter zu den Landungsbrücken – op'n Bull'n. Damals waren wir alle schwer enttäuscht, als sich herausstellte, dass Adolf

## Eine Kindheit in Deutschland (1935 – 1939)

Hitler kaum größer als ein halbes Streichholz, hellbraun angestrichen, im Heck des weißen Schiffs war.

Schließlich kam die lokale Situation in Blankenese hinzu. Weder ich noch die erwähnten ähnlich betroffenen Zeitzeugen können sich erinnern, jene unsäglichen Schilder mit der Aufschrift „Juden unerwünscht" gesehen zu haben. Ahnungslos gingen wir an den ekelhaften „Stürmerkästen" vorbei – die es wohl am S-Bahnhof gegeben haben muss, weil unser Blick für diese Gemeinheiten nicht geschärft war.

Wie sich später herausstellte, war unser wackerer Lehrer Herr Petersen ein alter verkappter Sozialdemokrat. Das erklärt wohl, warum er täglich mit einem „Guten Morgen" und eben nicht mit „deutschem Gruß" die Klasse betrat. Er hat die beiden „Mischlinge" in seiner Klasse nicht nur niemals bloßgestellt, er hat uns sogar gefördert, wo es nur ging.

Das war bei Jürgen Freundlich, als dem Klassenbesten nicht so schwierig. Trotzdem bedurfte es eines energischen Einsatzes von Herrn Petersen, um Jürgen's Versetzung – wenigstens vorläufig – ins Blankeneser Gymnasium zu erwirken.

Der Lehrer besuchte auch uns einige Male in der „Fernsicht", wobei es Beratungen mit meiner Mutter gab, deren Inhalt ich nicht verstand.

Einmal – es muss 1937 oder '38 gewesen sein, hatte ich ein Gedicht über den „Fuchs und seine Familie im Winter" verfasst. Es ging darum, dass die armen Tiere mit ihren Pfoten durch die Eiskruste auf den verschneiten Waldwegen einbrachen und sich wundrieben. So hinterließen sie eine Blutspur, welche die Jäger bis zum Fuchsbau führte. Ich weiß nicht einmal, wie die Geschichte ausging. Ich weiß nur, dass sie unserem Lehrer gefiel. Und so schickte Herr Petersen mich in sämtliche Klassen der Volksschule, um mein Gedicht vorzulesen.

Im Jahre 1938 erschien unter dem Titel „Hausmusik sehr herzerfrischend" folgende Kritik in den „Norddeutschen Nachrichten":

*„Einen herzerfrischenden Abend erlebte man gestern bei den Schülern und Schülerinnen der Gorch-Fock-Schule in der Aula der Oberschule für Jungen. War das ein fröhliches Singen! Besonders der Chor der 10-Jährigen sang sich in die Herzen der erfreuten Hörer hinein und der Beifall wollte denn auch kein Ende nehmen. Sie schmetterten die*

# 2. Kapitel

alten Volksweisen heraus, mit Tschingdara und Bumm, dass man die Soldaten marschieren zu hören glaubte, und der selige Burlala wird sich auch über die kleinen Interpreten gefreut haben. *Dass Lehrer Köster das Dirigieren bei einigen Liedern einem der kleinen Klassengenossen überließ, interessiert sehr"*. Der „kleine Klassengenosse" war ich. Außer dem Musiklehrer Köster werden noch andere der „erfreuten Hörer" gewusst haben, dass es sich dabei um einen Mischling 1. Grades handelte. Aber keinen kümmerte es.

Natürlich hatten auch wir so manchen Fahnenappell zu „Führers Geburtstag" und vor den großen Ferien. Da standen wir alle in Reih und Glied auf dem Platz vor der Schule. Schulrektor Diercks – ein Nazi, „Ortsgruppenführer" sogar – in SA-Uniform stand auf der Schultreppe und hielt eine zackige Rede, der ich weder inhaltlich noch akustisch so recht folgen konnte. Dann wurden die zwei obligaten Lieder „Deutschland, Deutschland über alles ..." und „Die Fahne hoch ..." heruntergesungen. Dabei mussten wir die ganze lange Zeit den rechten Arm zum „Deutschen Gruß" emporrecken. Das heißt, emporrecken mussten ihn nur die Kameraden der ersten Reihe. Wir in der zweiten oder dritten ließen die Hand auf der rechten Schulter des Vordermannes ruhen.

Vor mir liegt meine erste Fibel – die Mühlenfibel, Sütterlin-Ausgabe. Sie beginnt ganz harmlos: *„Mutti, da war eine Maus, riefen Heini und Lene und lachten ..."* (S. 18).

Aber bald schleicht sich paramilitärisches ein:

*„Hör, wie sie marschieren: ruck- zuck! Rechten, linken, Speck und Schinken!.... Oh Lene, ein Hitlerjunge möchte auch ich werden!"* (S. 29). Und wen wundert's, wenn auch ich dies nachplapperte.

Auf Seite 65 finden wir dann folgenden schon deutlichen Agitprop-Spruch:

(Das Kind betet):

> *„Ach lieber Gott, ich bitte Dich,*
> *ein frommes Kind lass werden mich,*
> *schenk mir Gesundheit und Verstand,*
> *und schütze unser deutsches Land,*
> *schütz Adolf Hitler jeden Tag,*
> *dass ihn kein Unfall treffen mag!"*

## Eine Kindheit in Deutschland (1935 – 1939)

Aber letztlich erkennt man nur auf sechs der 84 Abbildungen dieser Fibel ein oder mehrere Hakenkreuze – etwa auf einem Elbdampfer oder auf einer harmlosen Kinderlaterne.

Auch suchen wir vergeblich nach obszönen antisemitischen Schmierereien. Die waren wohl den abscheulichen Stürmer-Büchern, z. B. „Der Giftpilz" von Ernst Hiemer oder „Trau keinem Fuchs auf grüner Heid" von Julius Streicher vorbehalten.

Dann kam eine Verordnung, dass kein jüdischer Lehrer mehr arische Schüler unterrichten durfte – und umgekehrt. Ich merkte zunächst nichts davon, denn es blieben nur wenige der Flötenstunde fern. Im Gegenteil, es schien als ob eine Trotzreaktion zugunsten der bedauernswert alleinstehenden Musiklehrerin einsetzte. Dabei hatte meine Mutter alle betroffenen Eltern auf die neue Bestimmung hingewiesen und um Beendigung des Unterrichtes gebeten. Doch selbst Dr. Ofterdinger, als Senator für das Gesundheitswesen der Hansestadt Hamburg zweifellos ein Parteigenosse, kam persönlich zur „Fernsicht" und bat, dass meine Mutter doch bei seiner Tochter Hildegard eine Ausnahme machen möge ..., was sie dann auch tat.

Jeden Freitag kam eine Frau Elsbeth Will im Mercedes angefahren mit Chauffeur am Steuer und einem Satz Golfschläger im Fond. Sie lernte Klavier und Schifferklavier (!) bei meiner Mutter, die auch letzteres Instrument meisterte – mit gerade ausreichendem Vorsprung zu ihrer Schülerin. Dr. Albert Will, der Ehemann, war ein unabhängiger keineswegs linientreuer Rechtsanwalt in Hochkamp.

Zu den Musikschülern zählten auch die zwei Töchter (Anna Sophie und Antonie – stets in Lederhosen gekleidet) der Blankeneser Malerin Lore Feldberg-Eber. Auch Peter und Martin, die Söhne meines Onkels Franz Daus kamen wöchentlich zum Geigenunterricht. Sie blieben ab 1931, nachdem die Ehe ihrer Eltern geschieden wurde, zwar in der Obhut ihres Vaters, wohnten aber bei einer Familie Brückner. Der Vater Dr. Karl Brückner war Geigenvirtuose und Musiklehrer an der Waldorf-Schule. Hier gingen auch Peter und Martin zur Schule, zusammen mit Marianne Brückner, der Tochter des Hauses. Auch sie genoß Flötenunterricht bei meiner Mutter, was sich kaum abträglich auf ihre Musikalität ausgewirkt

## 2. Kapitel

haben dürfte. In der Emigration in Riga wurde sie später die Mutter des Weltklassegeigers Gidon Kremer.[12]

Die meisten unserer alten Freunde hielten zu uns. Ja, es kamen sogar neue hinzu. Es war in einem S-Bahnabteil, als meiner Mutter eine dunkle Frau gegenüber mit zwei quirlig-lebendigen Kindern auffiel. Das kleine Mädchen hatte eine pechschwarze Ponyfrisur, dem etwas älteren Bruder fielen die strohblonden Haare ins Gesicht. Man kam ins Gespräch und bald tollten drei übermütige Kinder im Abteil. Man tauschte Adressen und es erwuchs eine Freundschaft. Diese dunkle Frau wurde – und blieb – die beste Freundin meiner Mutter und ich hatte zwei neue Spielkameraden, Christian und Brigitte. Bald stellte sich heraus, dass deren Mutter „Tante Marie" wie ich sie nannte, eine leidenschaftliche Gegnerin des Hitler Regimes war. Und das war der einzige Wermutstropfen in ihrer sonst so glücklichen Ehe: Ihr Mann war nämlich ein ebenso überzeugter Nazi. Marie Geissler (geb. Kurella) litt sehr unter diesem Zwiespalt, aber sie hielt zu ihrer Freundin Gertrud – und zu ihrem Mann.

Im Frühjahr 1938 kam noch eine (entscheidend) wichtige Musikschülerin hinzu, zu den verschiedenen Kammermusikkreisen, die meine Mutter in Hamburg betreute. Es war eine Rheinländerin mit einem entwicklungsfähigen Sopran. Und meine Mutter wurde engagiert, um Entwicklungshilfe am Klavier zu leisten. Die Schülerin hieß Feng Powell und ihr Ehemann, Major Wilfred M. Powell, M.B.E. war der britische Vizekonsul in Hamburg. Meine Mutter richtete also an jedem Donnerstag – ihrem Hamburger Tag – eine Musikstunde für Mrs. Powell ein. Aus der Bekanntschaft mit Powells wurde bald eine Freundschaft. Erst dann bemerkte Mrs. Powell unsere besondere Lage in diesem neuen Deutschland:

„Aber da müssen Sie sofort etwas unternehmen! Sie müssen hier raus – schon wegen Ihres Sohns. Der hat hier doch überhaupt keine Ausbildungschancen mehr", sagte sie.

Meine Mutter hatte bis dahin überhaupt nicht an eine Emigration gedacht. Ihre Geschwister und ihre Mutter noch weniger. Clara hatte ein vages Angebot aus Neuseeland bekommen, aber sie konnte und wollte ihre Mutter Anna nicht im Stich lassen. Und die war in und mit ihrem Garten fest verwachsen.

# Eine Kindheit in Deutschland (1935 – 1939)

Onkel Franz hätte über eine Einladung zu Vorträgen am Haverford College, Pennsylvania, Verbindungen nach Amerika knüpfen können. Aber was konnte ihm, dem Kriegsfreiwilligen, in Deutschland schon passieren? Zugegeben, er hatte schon 1933 seine Stellung als Richter bei der Zivilkammer des Hamburger Landgerichts verloren. Nun musste er sich und seine beiden Söhne mit einer kümmerlichen Rente durchbringen. Aber der Spuk könne doch nicht mehr lange dauern … .

## 6. Skizze: Fluchtpläne – nach Italien?

Meine Mutter aber begann Pläne zu schmieden – in erster Linie meinetwegen. Nichts ahnend richtete sie zuerst ihr Augenmerk auf Italien. Dort gab es zwei Adressen: Ein Sanatorium vor den Toren Paduas, das zwei Studienfreunde (ein Arztehepaar) leiteten und ein Landschulheim auf dem Vigiljoch oberhalb von Meran, betreut von zwei Emigranten aus Berlin.

Die Freunde in Padua hatte meine Mutter bereits auf ihrer Sommerreise 1937 besucht. Dank deren Gastfreundschaft und ihrer eigenen Sparsamkeit konnte sie dort einige der kostbaren Devisen hinterlassen, die uns beiden nun eine zweite Italienreise (vom 10. Juli bis 13. August 1938) ermöglichten.

Diese erste Reise ins Ausland und dazu noch in die Bergwelt war für mich Neunjährigen ein großes Abenteuer. Ich habe alles einem ausführlichen Tagebuch anvertraut und in 18 Zeichnungen festgehalten. In diesem Büchlein gibt es Naturbeschreibungen etwa von der Hungerburg: *„… Mit dem Blick auf das von Tausend Lichtern bestrahlte Innsbruck. Und dicht hinter des Gipfels vom Patscherkofel war der goldgelbe Mond und um ihn herum die Sterne war das eine Pracht!"* [13]

Es gab menschliche Begegnungen im Sanatoriumspark: *„Am Morgen sind wir in den Garten gegangen. Zwei sehr schöne italienische Mädchen waren auch da, mit denen habe ich mich unterhalten dass ging schon ganz gut …!"* [14]

Auch an Kunstbetrachtungen wagte ich mich heran: *„… Dann in die Weltberühmte Giotto-Kirche. Die Bilder, teils gut sichtbar, teils verwischt, hat Giotto eigenhändig in die ganze Kirche gemalt. Von*

# 2. Kapitel

*Marias Geburt bis zur Himmelfahrt Christi war alles angemalt die ganze Kirche".*[15]

Der buchstäbliche Höhepunkt war die Besteigung meines ersten 3000ers (des Piz Boé mit 3152 m Gipfel der Sella-Gruppe), am 3.8.38, zusammen mit einer italienischen Bergsteigergruppe: *„Alles war öde kein grün keine Bergblume nicht einmal Erde nur Felsen Eis und Schnee war da. Dann kamen wir an große Kletter-stellen mit Steigeisen und Drahtseil. Da war auch bei einem Kamin, den wir hinauf mussten ein Denkmal von einem zu Tode abgestürzten Mann. Wie wir den Kamin durchgekommen waren, sagten die Italiener: „Bravo Micael", den ich hatte ihnen meinen Namen gesagt".*[16]

Aber auch die politischen Probleme Südtirols blieben nicht ausgespart: *„In Bolzano stiegen wir aus. Das Denkmal Walther von der Vogelweide haben die Italiener abgebrochen ... (Wir) wollten nun zum Laurins-Brunnen, doch die Bolzaner sagten, den hätten die Italiener zerstört, kein Mensch weiß wo er jetzt ist. An der Stelle wo er stand habe ich einen Kreis gemalt. Von dort hatte man die beste Sicht auf den Rosengarten".*[17]

Während meine Mutter mit Seil und Eispickel in Begleitung eines Bergführer die Marmolada (3343 m) überquerte, verbrachte ich eine Nacht alleine im Rifugio Marmolada: *„Dort las ich der Weltkrieg in den Sextener Dolomiten. Das war spannend".* Und am nächsten Nachmittag *„gingen wir mit dem Führer, der fast an jeder Ecke jodelte nach Penia wo er wohnte und er erzählte mir wie er in Sepp Innerkoflers Trupp gegen die Italiener gekämpft hat!!"*

Nun war ich also den hohen Bergen verfallen. Ab jetzt waren meine Zeichenhefte, von denen ich noch etliche habe, angefüllt mit Gebirgslandschaften. Vor allem die Geschichten aus dem Krieg in den Dolomiten ließen mich damals nicht mehr los. In meinen Bildern kämpften die tapferen Kaiserjäger nicht nur gegen die verräterischen Alpini, sondern auch gegen Schneestürme, Gletscherspalten und Lawinen.

Über all dem blieb mir der wahre Zweck unserer wundersamen Reise verborgen. Selbst als wir von Meran aus einen Abstecher mit Autobus und Drahtseilbahn auf das Vigiljoch machten. Hier leiteten Frau Hanna Bergas, eine aus Berlin emigrierte Studienrätin und ihr Vetter, Helmut Schneider, ein Landschulheim. Es war die Idee meiner Mutter, dass ich dort vorübergehend zur Schule gehen

# Eine Kindheit in Deutschland (1935 – 1939)

sollte, bis das schlimmste in Deutschland vorbei sei. Man hätte mich dort auch aufgenommen, aber es war den beiden Schulleitern inzwischen klar, dass der Nazibazillus auch auf Italien übergreifen würde. Hatte nicht Mussolini Hitler im Mai desselben Jahres einen triumphalen Empfang in Rom bereitet?

Die beiden Schulleiter hatten selber bereits Vorbereitungen für eine weitere Flucht, diesmal nach England, eingeleitet. Dort gab es in Kent ein Landschulheim für Flüchtlingskinder, in welchem sie ihre Arbeit fortsetzen wollten. Diese ganze Schule, „New Herrlingen School" war bereits 1933 von Herrlingen bei Ulm in einen Landsitz namens „Bunce Court" geflohen. Und während man meiner Mutter von Italien abriet, versprach die liebenswürdige Hanna Bergas sich für meine Aufnahme in dieser englischen Schule einzusetzen. Nur wußte keiner so recht, wie das alles finanziert werden sollte. Und der kleine Junge, um den es ging, ahnte nichts von all diesen Plänen.

## 7. Skizze: Aufklärung und Auswanderung

Aber lange währte meine Unschuld nicht mehr. Kaum waren wir nach Blankenese zurückgekehrt, wo die Schule am 15. August wieder begann, überschlugen sich die Ereignisse. Den ganzen Monat September über verdichteten sich die dunklen Wolken der Sudetenkrise und warfen ihre Schatten über ganz Europa. Wir Kinder hatten zwar gerne „Krieg" gespielt, aber nun erreichte auch uns die dumpfe Angst vor einem wirklichen Krieg.

In den letzten Septembertagen beteiligte ich mich zusammen mit meinem Freund Hannes an „Luftschutzübungen". Wir gruben lächerliche Schützengräben auf dem „Alten". Aber der Boden war hart und wir kamen kaum 50 cm tief. Deshalb verlegten wir uns auf die Konstruktion von Beobachtungsposten in einem benachbarten Wäldchen. Das waren allerdings nur kleine Holzverschläge in den Ästen einiger Bäume, von denen aus wir feindliche Flieger früher zu erspähen hofften.

Dann platzte mitten in die anschwellende Kriegsangst, die Nachricht aus München: „Peace in our time". Und auch ich verspürte eine ungeheure Erleichterung.

# 2. Kapitel

Die Westmächte hatten durch ihre „Appeasement-Taktik" den Krieg, Hitler's Marsch auf Prag, gerade noch einmal verhindert. Aber sie hatten ihm kampflos einen größeren Territorialgewinn – das Sudetenland – zugebilligt, als je zuvor in Europa geschehen. Und sie hatten ihn damit endgültig in seinem maßlosen Größenwahn bestätigt, der beide Seiten schließlich in die Katastrophe riss.

Am 17. Oktober steht im Notizkalender meiner Mutter: „Pass ab". Sie musste ihren Pass abgeben. Damit gab es keine Ausreisemöglichkeit mehr.

Inzwischen wurde der Erlass vom 5. Oktober bekannt, dass die Pässe der jüdischen Bürger, soweit sie noch einen hatten mit einem fetten roten „J" zu kennzeichnen seien. Der Erlass kam von den Deutschen – die infame Idee dazu allerdings aus der Schweiz und zwar von einem Dr. Rothmund, dem Chef der Eidgenössischen Polizei. Die Schweiz war darauf bedacht, ihre Grenzen gegenüber jüdischen Flüchtlingen abzudichten. Das rote „J" sollte die Unterscheidung zwischen willkommenen Touristen und jenen Juden erleichtern, die in der Schweiz ein lebensrettendes Asyl suchten.[18]

Allerdings unterschied sich die Schweizer Flüchtlingspolitik damals kaum von jener anderer westlicher Länder, wie der beschämend nutzlose Verlauf der Flüchtlingskonferenz in Evian im Juni 1938 nur zu deutlich demonstrierte. Ein Delegierter nach dem anderen beteuerte die Sympathie seines Landes mit den bedrängten Juden Großdeutschlands. Jeder gab an, wie viele sein Land bereits aufgenommen hätte und jeder bedauerte gleichzeitig die Unmöglichkeit, weiteren Flüchtlingen Asyl zu gewähren. Und da wo großzügigere Aufnahmebereitschaft bestand – von Seiten der Dominikanischen Republik etwa oder der Internationalen Zone von Shanghai – da waren die Kapazitäten tatsächlich begrenzt.

Wie wir noch sehen werden, habe ich allen Grund, den Engländern dankbar zu sein. Und ich werde es immer bleiben. Aber die britischen Regierungsbehörden spielten in dieser „Asylfrage" der 30er und 40er Jahre eine wenig rühmliche Rolle. War es die Sorge um die hohe Arbeitslosigkeit im eigenen Lande? War es Rücksichtnahme auf die Araber im Nahen Osten (mit Suezkanal und Öl), welche den zionistischen Drang nach Palästina bremste? Spielte die ambivalente Haltung der konservativen Appeasement-Politiker eine Rolle, die jede Brüskierung Nazi-Deutschlands zu

## Eine Kindheit in Deutschland (1935 – 1939)

vermeiden suchte? War es eine ganz allgemeine insuläre Abneigung gegen alles Fremde? Oder war es ein (nicht immer) unterschwelliger Antisemitismus? Es wird wohl all dies zusammen gewesen sein. [19, 20]
Trotzdem war der englische Beitrag zum Flüchtlingsproblem verglichen mit dem vieler anderer Staaten noch relativ groß. Allerdings beruhte er auf einer Garantie der anglo-jüdischen Gemeinde – die 1933 gegenüber der Regierung abgegeben wurde – sämtliche Unkosten für den Unterhalt jüdischer Flüchtlinge zu übernehmen. Dabei hatte keiner mit dem Ausmaß der Katastrophe gerechnet, so wie sie sich im letzten Jahr vor Kriegsausbruch entwickelte.
Von 1933 bis 1939 waren es schließlich 70.000 deutsch-jüdische Emigranten, die im Vereinigten Königreich Zuflucht fanden. Unter ihnen auch jene 9897 Kinder, die von ihren Eltern einem der „Kindertransporte" anvertraut wurden. Diese 5- bis 15-Jährigen wurden in Berlin, Dresden oder Wien in den Zug gesetzt, der sie dann allein zu einem Schiff und so nach England brachte. Die meisten von ihnen sahen ihre Eltern nie wieder. Gerade bei dieser letzten Aktion waren es private englische Bürger – vor allem Quaker – die die finanzielle Garantie für einzelne Flüchtlinge übernahmen. Die Regierung hielt sich vornehm und konsequent zurück. Soviel zum Hintergrund.

Für mich ging der Schulalltag weiter. Ich bereitete mich zusammen mit meinen Klassenkameraden auf die Prüfung fürs Gymnasium vor, ohne zu ahnen, dass man mich im Gymnasium, wenn überhaupt, dann nicht lange dulden würde.

Was die Musik betraf, so hatte ich die Blockflöte längst hinter mir gelassen und war zum Klavierspiel avanciert. Ich hatte es inzwischen zu artigen Mozartmenuetten und kleinen Stücken aus dem Album von Anna-Magdalena Bach gebracht. Meine Bestimmung aber sollte die Geige werden. Und so begann der Violinunterricht – bei der eigenen Mutter – was bekanntlich nur bis zu einem gewissen Punkt produktiv und konfliktfrei funktioniert. Vorerst aber übte ich (ziemlich) fleißig und machte auch Fortschritte. Viel später erst sollte mir diese Geige so manche Türen öffnen.

Inzwischen war ich 10 Jahre alt geworden. Und immer wieder fragte ich, wann ich denn nun auch endlich in die Hitlerjugend –

# 2. Kapitel

mit ihren Geländespielen, ihren romantischen Heimabenden und Zeltlagern – als Pimpf eintreten dürfe, so wie die anderen auch. Jetzt ließ es sich nicht länger verheimlichen.

Ich erinnere mich so, als wenn es gestern gewesen wäre, wie meine Mutter sich eines abends beim Gute-Nacht-Sagen an mein Bett setzte und mich über unsere Lage aufklärte:

Ich erfuhr, dass wir Verfolgte seien – und Adolf Hitler der Verfolger. Wir könnten nicht in Deutschland bleiben, sondern müssten, wenn das noch möglich sei, auswandern. Nach England vielleicht ...

Von da an sah ich die Welt mit anderen Augen. Meine Schulkameraden behandelten mich nach wie vor wie einen der ihren, aber ich wußte nun mehr als sie, durfte aber mit keinem darüber reden. Jetzt s a h ich auf einmal die „Stürmerkästen". Nun sah ich auch, wenn wir mal nach Hamburg fuhren, die Schilder mit der Aufschrift „Juden unerwünscht".

Als meine Mutter mich wie in jedem Jahr zum „Hamburger Dom" mitnahm, und wir die Eintrittskasse erreichten, zog ich an ihrem Mantel:

„Nein – nicht – wir dürfen da nicht rein!" – und ich zeigte auf das Schild.

Sie kümmerte sich nicht darum, zahlte und zog mich hinter sich hinein in das Gedränge fröhlicher Menschen. Ich aber hatte Angst. Der Spaß, auf den ich mich schon so lange gefreut hatte, bekam einen bitteren Geschmack und ich war erleichtert, als wir wieder draußen waren.

Jetzt erst wurde mir klar, was eigentlich mit Onkel Franz geschehen war. Er war in Fuhlsbüttel im Gefängnis. Die Gestapo hatte ihn bereits im November 1937 verhaftet. Angeblich wegen „versuchter Rassenschändung". Es handelte sich offenbar um eine schwedische Freundin. Irgend jemand hatte ihn denunziert. Damals wurde in der Familie viel telefoniert und geheimnisvoll getuschelt. Lange Zeit wussten selbst die Erwachsenen nicht, wohin er verschwunden war. Nach qualvoller Untersuchungshaft wurde er am 30.5.38 zu 21 Monaten Gefängnis verurteilt, wobei die Untersuchungshaft angerechnet wurde. Mit bitterem Humor schrieb er an seine Mutter, dass er nun – unschuldig – zusammen

## Eine Kindheit in Deutschland (1935 – 1939)

mit jenen sitze, über die er vor Jahren selber einmal gerichtet hatte.

Ich begann mich nun meiner deutschen Spielsoldaten (darunter auch ein echter „Hindenburg" und ein „Hitler" samt Schnurrbart) zu entledigen. Die meisten übernahm Hannes. Dafür bekam ich zu Weihnachten Indianer und Trapper. Die waren zwar kaum weniger kriegerisch – dafür aber (wenigstens damals) „politisch korrekter".

Vom 9. und 10. November 1938 – der Reichspogromnacht – habe ich nur folgende „Filmszene" vor Augen. Ich weiß noch wie ich auf dem Heimweg vom alten Fußballplatz auf eine Gruppe junger Männer stieß, die vor einem Baum herumstanden. Es war Ecke Falkland/Skagerakweg – aber diese Straßennamen wurden nach dem Krieg geändert. Als ich näher kam sah ich den weißen Anschlag. Dann konnte ich ihn auch lesen: „Mord in Paris! – Legationssekretär Ernst vom Rath in der deutschen Botschaft, Paris, erschossen – der Täter ein polnischer Jude namens Herschel Grynszpan". Sicher wurde auch „zur Rache an den Juden" aufgerufen – aber ich kann mich daran nicht erinnern. Die Männer zuckten nur mit den Schultern und gingen ihrer Wege – ich auch.

In Blankenese gab es kein Pogrom. Es gab ja auch keine Ziele. Von den Ausschreitungen im Stadtteil Grindel, wo immer noch die meisten der 8 ½ Tausend in Hamburg verbliebenen Juden wohnten, erfuhr auch Jürgen Freundlich nur aus der Zeitung. Wir hatten keine. Hier wurden die Synagogen aufgebrochen und verwüstet. Die Schaufenster der traditionsreichen Konfektions- und Modehäuser, wie Robinson, Hirschfeld und Unger, die sich bis dahin trotz aller Boykottmaßnahmen immer noch in der Innenstadt halten konnten, wurden zertrümmert und mit Hetzparolen beschmiert. Etliche jüdische Männer wurden in den frühen Morgenstunden verhaftet und in Konzentrationslager verbracht.[21, 22] Das Kontor von Jürgens jüdischem Vater in der Innenstadt blieb einstweilen unberührt. Trotzdem floh Herr Freundlich zwei Wochen später allein zu Geschäftsfreunden nach Holland (er war Gewürzkaufmann in Indonesien gewesen), um die Entwicklung erst einmal abzuwarten – genauso wie die Familie von Anne Frank aus Frankfurt … .

## 2. Kapitel

Es kam das Weihnachtsfest und wir feierten mit Lichterbaum und Heinrich Schütz wie immer. Aber das große Weihnachtsgeschenk kam erst zwei Tage später.
Am 27.12. steht in jenem mütterlichen Notizkalender vermerkt: *„Brief aus England! Michel i. Bunce Court aufgenommen".* Der Brief liegt vor mir:
New Herrlingen School
Otterden, nr. Faversham, Kent (Telephone: Eastling 6)
23. December 1938
*„This is to confirm that MICHAEL TREDE, born October 10$^{th}$ 1928 of 28, Zur Fernsicht, Hamburg-Blankenese, has been accepted as a pupil of our school.*
*His fees are guaranteed for at least 2 years by an association of friends of our school. This can be certified by the Committee for the Care of Children from Germany. A guarantee for him is being sent through the Inter-Aid Committee, 20, Gordon Square".*
B. Kahn-Essinger
*for Anna Essinger, Principle*
Mit diesem Brief gingen wir ins Britische Konsulat. Nun begann eine hektische Aktivität: Etliche Fotos wurden gemacht, Fragebogen ausgefüllt und nach England geschickt (Abb. 8). Einmal wöchentlich bekam ich Englischunterricht. Und besagter Notizkalender ist nun doch voll von Eintragungen über „Polizeioberinspekt", „Jüd. Unbedenklichkeit b. Finanzamt", „Antrag Engl, Konsulat", „Inhalt der Koffer vorher angeben?" u. a. m.

Zwischendurch wurden mir die Rachenpolypen entfernt – eine ambulante Operation in Äthernarkose in demselben Elim-Krankenhaus, in dem ich auf die Welt gekommen war. Ich musste „zählen", bis ich einschlief und wurde getröstet von reizenden Schwestern, als ich wieder aufwachte. Das war meine erste Operation in Narkose – und bis heute meine einzige.

Natürlich häuften sich jetzt die Besuche bei den Powells in der Isestraße. Denn wenn auch meine Auswanderung nach England gesichert schien, gab es für meine Mutter kein Schlupfloch. Ihre Lage wurde auch nicht dadurch verbessert, dass sie sich selber nicht als Jüdin betrachtete, sondern auf allen Fragebögen in die Rubrik Religion „evangelisch" eintrug. Man kann es den jüdischen Organisationen in England nicht verdenken, wenn sie sich

## Eine Kindheit in Deutschland (1935 – 1939)

vorrangig um die eigenen Glaubensgenossen bemühten. Und das war schwierig genug. Dabei zählte bei den Nazis nicht die Religion, sondern die Rasse, das „Blut". Meine Mutter war damit genauso gefährdet, wie alle Menschen jüdischen Glaubens – wie das Schicksal ihrer Geschwister bald zeigen würde.

Da fand Major Powell einen Ausweg: Die Leiterin der englischen Schule möge eine offizielle Einladung schicken und meine Mutter „*auf ein paar Wochen als Gast aufnehmen, so dass Sie die Schule fuer Ihren Jungen kennenlernen und ihm das Einleben erleichtern könnte*". Er, Major Powell, werde gegenüber den englischen Behörden sein Ehrenwort geben, dass Frau Trede nach einer Frist von sechs Monaten wieder nach Deutschland zurückkehren werde. Und so geschah es.

Während die Erwachsenen all dies besprachen, saß ich dabei im Arbeitszimmer des Konsuls und starrte fasziniert auf eine etwas vergilbt-bräunliche Fotografie in einem goldenen Rahmen. Major Powell bemerkte mein Interesse und nahm das Bild von der Wand.

„Ja, das hat mir Dr. Somervell geschenkt. Der war damals vor 15 Jahren Arzt der Everest Expedition – und er ist auch selber sehr hoch gekommen – über 8000 m glaube ich".

Dann legte er das Bild auf den Tisch und ich durfte es abzeichnen. Über die Zeichnung schrieb ich in Sütterlin-Schrift: „*Die einzigste Photographie vom Gipfel des Mont Everest v. Expedition 1924. 19.1.1939*". Das Bild habe ich bis heute aufbewahrt, bin ich doch 12 Jahre später dem Fotografen und 59 Jahre später dem Berg selber begegnet. Aber davon erzähle ich später.

Die Einladung aus Bunce Court kam postwendend. Meine Mutter bekam ihren Pass – diesmal mit rotem „J" – zurück und bald darauf das befristete englische Visum.

Mit dem Packen stand sie zeitlebens auf dem Kriegsfuß. Hinzu kam jetzt das Problem, dass wir nicht viel mitnehmen durften. Geld schon gar nicht. Jeder hatte einen Koffer (ich einen Rucksack) und eine Geige – mehr nicht.

Kurz vor der Abreise – am 27.2.1939 – kam ein Brief vom Rektor Diercks, dass ich die Eignungsprüfung zur Aufnahme in die höhere Schule bestanden hatte. Man möge mich dort bis zum 10. März anmelden. Die Schulverwaltung behält sich allerdings die

57

## 2. Kapitel

endgültige Entscheidung ausdrücklich vor. „Bei der *Anmeldung ist u. a. der Abstammungsfragebogen des Kindes vorzulegen ...*".

Aber dazu kam es erst gar nicht mehr. In den letzten Tagen sagte ich meinen vielen Schulkameraden adieu. Herr Petersen machte einen Abschiedsbesuch bei uns und es gab Kaffee und Kuchen. Nun war ich aufgeregt und ein wenig stolz auf die große Reise und sehr gespannt auf das neue Land – England.

Über den allerletzten Tag in der deutschen Heimat gibt es folgenden Eintrag in meinem Tagebuch:

*„Hamburg, den 1.3.1939.*
*Nachmittags besuchte mich Hannes. Er schenkte mir „Peter Jünk". Ich ihm Soldaten. Um ¼ 6 fuhren wir mit der Taxe ab. 6 Uhr fuhren wir in der Bahn bis Hauptbahnhof. Nun kam der Zoll!!! Zuerst ging alles gut, nur zuletzt wurde Mutti wegen Verdachtes untersucht! Da sind die Leute reingefallen, denn Mutti hatte nichts. Dann fuhren wir mit dem Auto nach Kaiser-Wilhelms-Höft, wo der riesige Schiffsleib der ST. LOUIS lag!!!"*

Wie viel Glück im Unglück hatte ich doch gehabt!

Ja, ich musste meine Heimat, meine Muttersprache und meine Freunde verlassen. Vor mir lag ein fremdes Land mit fremden Menschen, deren Sprache ich nicht verstand. Aber diese Reise ging nicht allein, mit einem Güterzug etwa gen Osten, sondern zusammen mit der Mutter in einem Ozeandampfer nach Southampton.

Zwei Nächte und einen Tag waren wir auf hoher See. Mit dem mächtigen Dröhnen der Schiffssirene verabschiedete sich der Riese vom Hamburger Hafen. Wenig später stand ich im Dunkeln an der Reeling, winkte hinüber zu den Lichtern Op'n Bull'n und dem Süllberg, an denen wir dicht vorbeiglitten und nahm so noch einmal Abschied.

Von der Überfahrt selber erinnere ich nur die ungewohnt üppigen Mahlzeiten und einen kleinen Spielkameraden, einen japanischen Jungen, mit dem zusammen ich das ganze große Schiff auskundschaftete und endlos Tischtennis spielte – obgleich wir uns doch nur durch Handzeichen verständigen konnten.

Am Morgen des zweiten Tages kam Land in Sicht: Die Kalkfelsen und grünen Hügel der Isle of Wight. Doch erst als wir das deutsche Schiff verlassen und englischen Boden unter den Füßen hatten, spürten wir so etwas wie Erleichterung – die Freiheit.

## Eine Kindheit in Deutschland (1935 – 1939)

Die „St. Louis" pflügte sich ihren Weiterweg westwärts durch den Atlantik nach Amerika. Diesmal ging noch alles gut. Aber schon die nächste Überfahrt im Mai machte traurige Schlagzeilen (es wurde sogar ein Film darüber gedreht). Auf dem Schiff befanden sich 937 jüdische Emigranten, die alle eine (teuer bezahlte) Einreiseerlaubnis der kubanischen Konsularbehörden bei sich trugen. Sie erreichten Havanna und einige Passagiere waren bereits an Land gegangen. Da erschienen Soldaten auf dem Kai, zwangen die Unglücklichen zurück an Bord und verlasen ein Landungsverbot der kubanischen Regierung. Fünf Tage lang ankerte die St. Louis vor Havanna, während die diplomatischen Drähte heißliefen. Aber Kuba blieb hart und zwang das Schiff mit Androhung von Waffengewalt zurück auf die See. An Bord spielten sich erschütternde Szenen ab. Der deutsche Kapitän Gustav Schröder (aus Blankenese, übrigens) versuchte eine illegale Landung an der Floridaküste. Aber Präsident Roosevelt ließ die amerikanischen Gewässer sperren. So irrte das Schiff 35 Tage auf dem Atlantik und die verzweifelten Flüchtlinge merkten bald, dass es ostwärts zurück in Richtung Deutschland ging. Die Lage wurde immer bedrohlicher. Der Kapitän, wohl wissend, welchem Schicksal seine Passagiere entgegen fuhren, verzögerte die Fahrt. Im letzten Augenblick gelang es doch noch, Asyl zu bekommen. Am 17. Juni konnten die erschöpften Menschen endlich in Antwerpen von Bord gehen. Sie wurden auf die Länder Belgien, Holland, Frankreich und England verteilt. Noch ahnte niemand, dass die meisten von ihnen binnen Jahresfrist das Schicksal doch noch ereilen würde. [23]

Für uns verliefen die Grenzformalitäten in Southampton glimpflich. Allerdings bekam meine Mutter einen Stempel auf ihr Visum, der die 6-Monate-Frist festschrieb und jede Erwerbstätigkeit streng untersagte.

An der Schranke stand eine kleine, quicklebendige Frau. Sie winkte gerade einer Freundin, die nun mit der „St. Louis" weiterfahren sollte. Auf uns hatte sie gewiß nicht gewartet. Auf uns wartete niemand. Aber sie hatte offenbar den kleinen Jungen mit Rucksack und Geige bemerkt. Und so kam sie im Zug nach Waterloo in unser Abteil, lud uns zu einer „cup of tea" ein und begann ein langes Gespräch – auf Deutsch! Sie hieß Marie Schaefer und war selber bereits 1933 mit ihrem Mann aus Berlin nach England

## 2. Kapitel

geflohen. Er war Arzt und musste als 50-Jähriger alle Prüfungen nachholen; eine harte Zeit. Aber nun hatte er eine kleine Allgemeinpraxis im Norden von London, in Enfield, wo wir sie unbedingt besuchen sollten. So bekamen wir doch noch einen herzlichen Empfang und hatten gleich zu Beginn im fremden Land eine Freundin fürs Leben gewonnen.

> *Du wirst erfahren, wie das Brot der Fremde*
> *Gar salzig schmeckt, und welche harten Stufen*
> *Auf fremden Treppen auf und ab zu steigen.*
>
> Dante Alighieri

# 3. Kapitel
# Die Emigration – eine Flüchtlingsschule in England (1939 – 1943)

## 1. Skizze: Anna Essinger und Bunce Court School

Am Spätnachmittag des 5. Oktober 1933 suchte eine kleine Karawane knallroter Autobusse der „East Kent Bus Company" ihren Weg durch die engen, kurvenreichen und von hohen Hecken gesäumten Landstraßen der englischen Grafschaft Kent.

Ihr Ziel: Bunce Court, ein Landsitz aus der Tudor-Zeit inmitten 12 Hektar Park und Gartenlandschaft, einsam und weit abseits der Hauptstraße zwischen Canterbury und Faversham gelegen.

Und die Passagiere? 65 deutsche Schulkinder und einige Lehrer, die ihr Landschulheim, Herrlingen bei Ulm verlassen und den weiten Weg über Ostende und Dover hinter sich hatten.

Empfangen wurden diese Kinder von einem Vorauskommando unter Führung der Schulleiterin. In 10 Tagen hatte man das verlassene Herrenhaus in ein improvisiertes Landschulheim verwandelt. Es gab ein Abendbrot an gedeckten Tischen für alle. Am nächsten Tag begann der Schulunterricht.[1]

Diese gelungene Aktion – natürlich mit Zustimmung der Eltern, aber unter strikter Geheimhaltung vor den Nazibehörden – war der Weitsicht der Schulleiterin, Fräulein Anna Essinger, M.A. zu verdanken.

# 3. Kapitel

Anna Essinger wurde 1879 in Ulm als ältestes von neun Kindern in eine jüdische Kaufmannsfamilie geboren (übrigens im selben Jahr und in derselben Stadt wie ein anderer deutscher Jude, oder Deutscher jüdischen Glaubens – Albert Einstein). Mit 20 Jahren kam Fräulein Essinger zu Verwandten nach Amerika und machte dort an der Universität von Wisconsin ihren Magister. 1919 wurde sie von einer Kinderhilfsorganisation der amerikanischen Quaker nach Deutschland entsandt. Als nicht-religiöse Jüdin stand sie zeitlebens sehr stark unter dem Einfluss der Quaker.

1925 gründete sie mithilfe ihrer Familie ein fortschrittliches koedukatives Landschulheim in Herrlingen bei Ulm. Die Erziehungsmethoden waren stark von der Lehre Rudolf Steiners beeinflusst und beruhten auf folgenden Prinzipien:
1. Praktische Handarbeit ist gleichrangig mit geistig-theoretischen Übungen;
2. Die Schüler werden entsprechend ihren individuellen Fähigkeiten in Gruppen unterrichtet;
3. Mechanisches Auswendiglernen ist verpönt;
4. Prügelstrafen sind tabu –
5. Konkurrenz, Wettbewerb und Zeugnisse mit Noten ebenso.[2]

Man duzte sich untereinander – die Lehrer wurden mit ihren Spitznamen angeredet. Dr. Walter Isaakson z. B., für Geschichte zuständig, hieß „Saxo"; die aus Meran hinzugekommene Frau Hanna Bergas, „HaBe" und die Schulleiterin selber war „Tante Anna" oder nur „T.A.".

Tante Anna war, wie überhaupt die meisten Lehrer trotz allem eine Respektsperson mit sanfter aber unnachgiebiger Autorität (Abb. 12). Von kleiner, korpulenter Statur „sah" sie, trotz schwerer Kurzsichtigkeit samt Silberblick mehr durch ihre doppelt dicken Brillengläser, als mancher ahnte.

Aber sie war keine Geschäftsfrau. Geld hatte für sie keine Bedeutung, was sich schon daran zeigte, dass sie das niedrigste Gehalt des gesamten Lehrerkollegiums bezog. Und das war nicht gerade üppig. Alle bekamen damals neben Kost und Logis ein Monatsgehalt von £9 – egal ob verheirateter Mathematiklehrer oder lediger Gärtner. Es gab eben keine unterschiedliche Bewertung manueller oder geistiger Tätigkeit. Die bescheidenen Versicherungsabgaben trafen alle gleich, aber bei T.A. kamen noch

## Die Emigration – eine Flüchtlingsschule in England (1939 – 1943)

Steuern hinzu, weil sie als „selbstständige Unternehmerin" geführt wurde. Wenn man bedenkt, dass nur wenige der ca. 140 Schüler die volle Jahresgebühr von £ 100 entrichten und dass manche Flüchtlingskinder überhaupt nichts beisteuern konnten, dann erscheint es wie ein Wunder, dass diese Schule überhaupt finanziell überlebte.[3]

Eine Erklärung für dieses „Wunder" lag unter anderem ganz vordergründig in der „Praktischen Arbeit" im Haus, in der Küche und im Garten, die von den Schülern mitgetragen wurde. War dies im ursprünglichen Internat in Herrlingen noch eine pädagogische Maßnahme, so wurde es in Bunce Court bald zur harten Notwendigkeit. Die Kinder sahen das ein und machten mit.

Die Verteilung der Praktischen Arbeit wurde allwöchentlich durch einen Stundenplan bekannt gegeben. Nicht alle Aufgaben waren gleich beliebt. Neben den alltäglichen Pflichten, wie Tischdecken, Abräumen, Abwaschen gab es Sonderaufgaben, wie Holzhacken oder Umgraben im Garten. Durch ihren Gemüse- und Obstgarten, sowie die Haltung von 500 Hühnern, Schweinen und Bienen konnte die Schulgemeinschaft sich fast selbstständig versorgen. Am gefürchtesten aber war das „Kitchen Scrubbing", denn diese harte Arbeit wurde von der herzensguten, aber recht temperamentvollen Köchin, Fräulein Gretel Heidt, hochnotpeinlichst überwacht. Blieb nur in einer Ecke ein Fleck zurück, musste alles noch mal gemacht werden.

„Heidtsche" stammte aus Frankfurt. Ihre hessische Mundart klingt Bunce Courtianern heute noch (manchmal lautstark) in den Ohren. Obgleich sie als Köchin in jenen schweren Zeiten aus wenigem viel machen konnte, machte sie sich gar nichts aus ihrer eigenen Person. Ihr pièce de resistance war in meinen Augen der Milchreis, denn von Milchreis mit Zimt und Zucker konnte man damals satt werden. Heidtsche war klein, mager und trug ihr blondes Haar zu einem kleinen Dutt in den Nacken gebunden. Als „Arierin" wäre sie eigentlich nicht zur Auswanderung genötigt gewesen. Aber sie verabscheute die Nazis und als Unverheiratete liebte sie uns alle, wie ihre eigenen Kinder. So blieb sie in Bunce Court. Oh ja, sie konnte schimpfen wie ein Rohrspatz. Aber ihre

## 3. Kapitel

Ausbrüche verpufften bald und räumten das Feld für ihre Grundstimmung – und das war die Heiterkeit.

Es war gegen halb zehn Uhr abends am 3. Juni 1943, als ich nach achtstündiger Eisenbahnfahrt quer durch Kriegsengland endlich wieder zuhause, d. h. in der Schule müde und deprimiert ankam. Ich kam damals zurück von einer völlig verunglückten Stipendiumsprüfung an einer berühmten englischen Public School. Und da empfing mich Heidtsche noch zu dieser späten Stunde mit einer Umarmung und meinem damaligen Lieblingsgericht: Milchreis mit Zimt und Zucker! *„Nachdem ich gegessen hatte, musste ich erzählen und erzählen. Um etwa 10 ging ich hinauf zu HaBe, um auch ihr alles zu erzählen. Sie hat sich sehr gefreut, dass ich noch gekommen war und ich erzählte ihr die ganze Geschichte. Um 11 war ich fertig und ging ins Bett. Ich brauch' dir nicht zu sagen, wie gut ich schlief".*[4]

A propos „Milchreis"! Als ich 50 Jahre später meinen Mannheimer Operationsschwestern während einer Routineoperation von jenem Gericht in längst vergangenen Kriegsjahren berichtete, bekam ich fortan nach großen Eingriffen eben diesen selben Milchreis samt Zimt und Zucker, neben das Diktiergerät (für den allfälligen OP-Bericht) gestellt! Aber zurück zu Bunce Court im Jahre 1939.

Es war dies eben keine „normale" Schule, keine Institution, sondern eher eine Notgemeinschaft, wie eine Großfamilie. Für viele der Schüler, aber auch ihre Lehrer, war Bunce Court eine letzte Zuflucht, die ihnen nicht nur buchstäblich das Leben rettete, sondern diesem auch einen neuen Sinn und Inhalt vermittelte. So konnte man den Idealismus und die Hingabe verstehen, mit der die Betreuer sich ihrer Erziehungsaufgabe widmeten.

Viele der Kinder waren ohne ihre Eltern nach England transportiert worden und waren nun fast krank vor Heimweh. Wir alle hatten nahe Angehörige in Deutschland zurücklassen müssen. Bis zu Kriegsbeginn gab es wenigstens noch einen Briefkontakt. Und bis zum Mai 1940 ließ sich dieser manchmal – wenn auch nur mühsam – über neutrale Länder aufrecht erhalten. Aber als auch diese von Hitler überrollt waren, blieben nur noch jene knappen, zensierten, Rot-Kreuz-Mitteilungen. Diese durften kaum Mitteilungswertes enthalten – außer der Tatsache, dass der Absender noch lebte. Bis dann meist von einem entfernten Verwandten die kryptische Botschaft „Eltern verreist" eintraf. Da für Juden im Reich das Reisen längst verboten war, bestanden kaum Zweifel über dieses letzte Reiseziel ...

Kein Wunder, dass sich viele Kinder dieser Schule in einem Ausnahmezustand befanden. Hans Meier, unser Sportlehrer und Tischlermeister, erinnert sich an einen Jungen, der seine Verzweiflung durch Tobsuchtsanfälle abreagierte. Als es einmal besonders schlimm war, versuchte „Meierlein" (so nannten wir ihn), den Jungen durch eine feste, aber liebevolle Umarmung zu bändigen. Daraufhin spuckte ihm der Kleine mitten ins Gesicht.

„Gut, spuck nur zu. Das muss alles raus", sagte Meierlein – woraufhin der Junge in ein befreiendes Weinen ausbrach und die Umarmung des Lehrers weniger fest, aber umso liebevoller wurde.

So waren sie fast alle – unsere Lehrer – und ich hoffe ihnen in diesen Aufzeichnungen ein bescheidenes Denkmal setzen zu können. Unerlässliche Hilfe leisten mir dabei meine wöchentlichen Briefe aus der Schule an die Mutter, die diese nicht nur wiederholt streng anmahnte, sondern auch nach Trimestern sortiert, mit Bindfäden gebündelt, fein säuberlich aufbewahrte. Fein säuberlich ist gut! Etliche fanden sich in einem wüst durcheinander gewirbelten Müll- und Papierhaufen, den verschiedene Unbekannte durch drei Einbrüche in das englische Haus der schwerhörigen, über 90-jährigen Mutter hinterließen.

## 2. Skizze: Auf fremden Treppen

Dies also war die neue Gemeinschaft, in die ich am 5. März 1939 hineingeworfen wurde. Weicher hätte ich nicht landen können, möchte man meinen. Aber für den 10-Jährigen, für den bis dahin das Zuhause mit seiner Mutter Mittelpunkt des Lebens gewesen war, bedeutete es doch eine schwere Umstellung. Ich musste lernen, „wie hart es ist, fremde Treppen auf und ab zu steigen und wie gar salzig das Brot der Fremde schmecken kann" – wie es so unnachahmlich vor über 600 Jahren ein ganz anderer Flüchtling beschrieb: Dante Alighieri.[5] Natürlich litt ich in diesen ersten Wochen und Monaten arg unter Heimweh – am schlimmsten nachts vor dem Einschlafen. Da half auch das Betthüpferl nicht,

# 3. Kapitel

das man uns Kleinen allabendlich auf's Kopfkissen legte. Ich habe alle diese Bonbons sorgfältig aufgehoben, um sie – wenn ich sie denn einmal wiedersehen sollte – meiner Mutter zu schenken.

Als behütetes Einzelkind hatte ich viel zu lernen in dieser Schulgemeinschaft. Die Lehrmeister waren meine neuen Klassenkameraden. Die Lehrmethoden nicht immer nur feinfühlig. Und so lernte ich schnell.

Als erstes gewöhnte ich mir über Nacht das Daumenlutschen ab, eine Angewohnheit, der ich trotz aller Warnungen über vorstehende Zähne in der Geborgenheit meines kleinen Blankeneser Schlafzimmers (sogar über den 10. Geburtstag hinaus!) gefrönt hatte. Nun im Gemeinschaftsschlafsaal der kleinen Jungs unserer Schule hatte das ein jähes Ende.

Bei den gemeinsamen Mahlzeiten lernte ich sehr schnell die Tischmanieren. Bei meiner Mutter, die darauf nicht so viel (nicht genug!) Wert gelegt hatte, war ich über die Rudimente des Anstandes nicht hinausgekommen. Aber wie schnell lernt man nicht von seinesgleichen?!

So lernte ich auch einigermaßen mit Anstand zu verlieren. Das war auch nötig – so schwer es auch fiel – denn noch verlor ich meistens bei den kleinen Gesellschaftsspielen oder improvisierten Sportwettbewerben mit meinen neuen Kameraden.

Vor allem aber lernte ich mich einzuordnen in die große Schulgemeinschaft, das wechselseitige Geben und Nehmen und die unerlässliche Rücksichtnahme anderen gegenüber.

Und dann lernte ich Englisch. Die wenigen Stunden in Blankenese hatten noch kaum Wirkung gezeigt. Damit wir es schneller lernten, wurde Englisch zur offiziellen Sprache der Schule erklärt – im Unterricht, bei Tisch und überall.

Tante Anna beschwor in mehreren Ansprachen – mit breitem amerikanischen Akzent – „that ev'rybuddy speak English". Als dann der Krieg ausbrach, kam eine zweite Ermahnung hinzu: Auf keinen Fall in der Öffentlichkeit Deutsch zu reden. Denn da seien unsere freundlichen Gastgeber, die Engländer, verständlicherweise sensibel. Vor mir liegt eines jener Rundschreiben an Refugees, in dem ähnliche Ratschläge erteilt wurden: Nicht beim Schlangestehen zu drängeln, nicht Engländern vorzuhalten, dass in Deutschland alles besser funktioniere und vor allem in der Öffentlichkeit nicht Deutsch zu sprechen (!).

Das letztere Gebot hat sich mir besonders eingeprägt. Ich nahm es toternst. Und meine Mutter hat das (leider) pädagogisch (oder wenn man so will *un*pädagogisch) ausgenutzt. Wenn immer ich mich bei unseren seltenen Ausflügen ihren Plänen zu widersetzen versuchte, was damals ebenfalls selten geschah, drohte sie auf offener Straße: „Wenn du nicht sofort ..., spreche ich DEUTSCH!!". Das brach jeden Widerstand. Ich erstarrte vor Angst – und folgte.

Was war da aus meiner Muttersprache geworden! An ihre Stelle trat aber nicht die Sprache von Shakespeare, Shelley und Shaw, sondern zunächst jenes fürchterliche „Refugeese" – über das wir erst viel später zu lachen lernten. Einstweilen lernten wir die Sprache voneinander und von jenen die selber – vornehmlich mit der Aussprache – ihre Probleme hatten. Probleme, die sie in ihrem Alter auch nicht mehr würden lösen können.

Da half es auch nicht viel, dass nach und nach einige Einheimische in den Lehrkörper eintraten. Das waren Engländer – auch eine zarte Australierin, Miss Clifton („Cliffie") war dabei – die sich als fortschrittliche Pädagogen, als Kriegsdienstverweigerer (conscientious objectors) oder weil sie mit dem englischen Schulsystem Probleme hatten, zu dieser ganz besonderen Schule hingezogen fühlten. Ihnen war es wiederum untersagt, in ihrem ersten Jahr bei uns Deutsch zu lernen. Sie taten es trotzdem, denn natürlich brach bei unserem Spielen und Toben die alte Sprache immer wieder durch.

## 3. Skizze: Die Mutter versucht Fuß zu fassen

Während ich also allmählich und zunehmend vom Schulalltag vereinnahmt und abgelenkt wurde, hatte es meine Mutter ungleich schwerer. Sie war bald nachdem sie mich in Kent abgegeben hatte, nach London zurückgereist und wohnte nun mal hier mal dort bei verschiedenen mehr oder weniger entfernten Bekannten. In ihrem Notizbuch 1939 taucht diesbezüglich immer wieder der Name Anita Warburg auf, Mitglied jener bekannten Hamburger Familie, die nicht nur seit 1798 erfolgreiche Bankiers waren, sondern auch

# 3. Kapitel

den Kunst- und Kulturhistoriker Aby Warburg sowie Otto Warburg, den Nobelpreisträger für Medizin (1931) zu den ihren zählte. (Es wird wohl immer ein Mysterium bleiben, warum die Nazis Letzteren unbehelligt in seinem Labor am Kaiser-Wilhelms-Institut beließen – und warum er dort bis übers Kriegsende hinaus auch geblieben ist).

Das Notizbuch enthält etliche Termine bei all den vielen Komitees, die sich um die Flüchtlinge kümmerten („Movement for the Care of Children from Germany", Bloomsbury House; „Germany Emergency Committee of the Society of Friends" (Quaker), Woburn House; „Young Woman Christian Association", Great Russell Street u. a. m.).

Aber bald drohten alle diese Komitees unter der Flutwelle des Flüchtlingsstroms sowie den weiterhin restriktiven Behörden zu ersticken. Meine Mutter bemühte sich um Asyl für ihre zurückgelassene Mutter und ihre Geschwister. Dass dabei nicht mehr als ein paar vage Hoffnungsschimmer herauskamen, hat sie zeitlebens nie ganz verwunden. Aber sie war ja selbst nur vorübergehend in diesem Land geduldet und durfte keiner Arbeit nachgehen – schon gar nicht als Musikerin oder Pädagogin.

Sie hielt sich zwei Monate lang mit allerlei Hausarbeit – als Putzfrau und Köchin über Wasser. Kein Wunder, dass nun das Wort „Migräne!!" hin und wieder auftaucht. Dann bekam sie doch noch eine Empfehlung an eine kleine jüdische Vorschule namens „Carmel Court" in Birchington-on-Sea. Dieser kleine Badeort liegt 100 km östlich von London an der Nordküste der Grafschaft Kent. Das Internat für 5- bis 12-Jährige wurde von Mrs. Naomi Birmberg geleitet, die in Cambridge „Moral Sciences" studiert hatte. Zusammen mit ihrem Bruder, dem einflussreichen Sir Norman Bentwich war sie ehrenamtlich in mehreren Flüchtlingsorganisationen tätig und viel unterwegs.[6]

Meine Mutter wurde als Köchin für die 24 Köpfe zählende Gemeinschaft eingestellt – und machte ihre Sache – bei vegetarischer Kost – offenbar recht gut, nach den Zeugnissen zu urteilen, die Mrs. Birmberg für sie schrieb. In einem weiteren separaten Zeugnis wurde sehr gelobt, dass sich Mrs. Trede nebenbei auch um die musikalische Erziehung der Kinder bemühte. *„Frau Trede hat tatsächlich ein seltenes Gefühl und Talent für die Musik, ein breit*

## Die Emigration – eine Flüchtlingsschule in England (1939 – 1943)

*gefächertes musikalisches Wissen und derart ungewöhnliche pädagogische Kraft, dass jeder ihrer kleinen Schüler vergnügt zum Musikunterricht rennt".*

Da hiervon auch die beiden Birmberg Söhne, Teddy und Benedict profitierten, wurde die Illegalität dieser Betätigung einfach ignoriert. Es wird auch kaum sehr illegal gewesen sein, da meine Mutter neben freier Kost und Logis nur ein winziges Taschengeld in Carmel Court bezog. Auch wir in der Schule bekamen übrigens jede Woche „Six Pence" Taschengeld, welches ich sorgfältig aufsparte, um es meiner Mutter in den Ferien zu bringen.

Und allmählich sprach es sich herum im Dorf, dass es diese musikalische Köchin in Carmel Court gab. Es fand sich eine pensionierte Klavierlehrerin, mit der sie etwas Kammermusik machte. Sie wurde eingeladen, um für tschechische und baskische Bürgerkriegsflüchtlinge zu musizieren. Und schließlich spielte sie regelmäßig die Orgel zum Gottesdienst in einer benachbarten Kirche.

Diese Schule lag in einem kleinen Park unmittelbar am Meer. Ein steiler Stichweg führte zwischen den weißen Kalkklippen hinab zum Strand. Dieser war zwar bei Ebbe mit Algen – zeitweise auch mit gestrandeten Quallen – übersät, aber bei Flut (d. h. High Tide) konnte man in der Nordsee baden. Und davon machte meine Mutter auch gewissenhaft Gebrauch. Gewissenhaft sage ich, weil sie diese Meerbäder in ihrem Notizbuch eintrug: Das erste am 23.5.39. In diesem Jahr brachte sie es auf 91 solcher Bäder. Da spielte Schlechtwetter kaum eine Rolle.

„Einmal rein – raus. Keine langen Geschichten!" Mit diesem Schlachtruf würde sie eines Tages – etwa 30 Jahre später – ihre fünf widerstrebenden Enkel in dasselbe Meer treiben.

Aber die Lage von Birchington-on-Sea hatte noch einen weiteren Vorteil: Es waren nur 45 km bis Bunce Court im hügeligen Inneren des Landes. So konnte meine Mutter mich ein paarmal in diesem ersten Trimester besuchen – auch wenn es damals halbe Tagesreisen waren.

Besuch bekam ich auch in Bunce Court von jenen zwei Schwestern, the Misses Barbara and Elizabeth Kitson, die sich zum vergangenen Weihnachtsfest bereit erklärt hatten, für mich das Schulgeld zu garantieren. Natürlich wollten sie ihren kleinen Schützling kennenlernen und ich kann nur hoffen, dass sie nicht allzu ent-

3. Kapitel

täuscht waren. Dass ich das Geigespielen lernte, gefiel ihnen auf jeden Fall, da sie selber einen Kammermusikkreis in ihrem Haus in Kidlington bei Oxford unterhielten. Ich lernte zwei überaus freundliche, sehr typisch englische Jungfern um die 50 kennen. Sie waren rührend bemüht und luden uns beide (Mutter und Sohn) während der Osterferien für einige Tage zu sich ein – auch zum musizieren. Aber sie waren eben doch reserviert und darauf bedacht, sich nicht allzu tief zu involvieren. Wie dem auch sei, ich habe das (später) gut verstanden und werde nie vergessen, dass ich ihnen so viel zu verdanken habe.

## 4. Skizze: Letzter Sommer vor dem Krieg

Inzwischen wurde es ein heißer Sommer. Ich erinnere mich an einen 12 km langen Marsch querfeldein bis zu einem Bad im Meer und wieder zurück. Es war eine Wanderung, auf die mich die Älteren mitnahmen.

Ich erinnere mich an das alljährliche Schulfest, auf dem Schüler und Lehrer eine Kurzfassung der „Zauberflöte" in unserem selbst gebauten Amphitheater für 300 Gäste aufführten.

Auch „Julius Caesar" von Shakespeare wurde gebracht, wobei ich als Statist – als römischer Soldat – mitmachen und sogar vier Worte sprechen durfte: „I will, my Lord!". Diese Rolle kann ich heute noch.

Stimuliert durch diese erste Bühnenerfahrung schrieb ich sofort ein eigenes Stück. Natürlich ging es um Indianer und Trapper. Ein Marterpfahl kam vor. Auch ein Toter. Aber am Ende obsiegte die Friedenspfeife. Ich spielte den Häuptling (damals schon!) und trotzdem erntete diese kurze Aufführung wohlwollenden Beifall, sogar auch von T.A.

Um meine Bemühungen als Stückeschreiber quasi abzurunden, nur noch dieses: In den Weihnachtsferien 1940/41 wagte ich mich an die Dramatisierung des „Don Quichote". Aber dieses umfangreiche Stück wurde nie ganz fertig. Es kam auf keine Bühne und ich gab auf.

Wie in jedem Sommer feierte die Schule ihr Sportfest mit Leichtathletik-Wettkämpfen und zwar am Pfingstmontag. Ich

## Die Emigration – eine Flüchtlingsschule in England (1939 – 1943)

erwähne das nur, weil die Mutter meine gewiss nicht olympiaverdächtigen Leistungen in ihrem Notizbuch eintrug:
„*Michel long jump 11 feet; 100 yards 11,9 sec …*".[7]
Nebenbei bemerkt – allen hehren pädagogischen Prinzipien zum Trotz – herrschte hier ein gesunder Wettbewerb. Das Mitmachen war schön. Gewinnen schöner.

Jetzt nahten die Sommerferien. Natürlich konnten nur jene Kinder nach Hause fahren, auf die ein „Zuhause" auch wartete. Alle anderen – und das waren die meisten – verbrachten die Ferien in der Schule. Eigentlich hatte ich ja auch kein Zuhause mehr. Aber meine Mutter fand eine Lösung.

Ich durfte nach Birchington fahren und zunächst einige Tage in Carmel Court verbringen. Danach kam ich zwei Wochen zu einer Family Wallace. Das war eine recht wohlhabende Familie mit großem Haus, einem Auto und eigenem Tennisplatz, deren Sohn Richard einen Spielkameraden für die Ferien haben sollte. Die Wahl fiel auf mich, weil Richard inzwischen auch Musikschüler meiner Mutter geworden war. Ein hoffnungsloser Fall übrigens. Was aber Mrs. Wallace nicht hinderte, die Musiklehrerin großzügig zu entlohnen.

Von dieser englischen Familie wurde ich nach Strich und Faden verwöhnt. In einem Brief an meine Großmutter in Eckernförde (der gottlob nie abgeschickt wurde) prahlte ich:
„*Ich bin jetzt in einer englischen Familie 5 min von Mutti entfernt die Leute haben ein Auto mit welchem wir schon tausendmal gefahren sind. Jeden Tag werden mir so'n paar Eises spendiert …*".

Nun hätte ich eigentlich für den Rest der Ferien zurück nach Bunce Court fahren sollen. Aber es meldete sich noch ein gastliches Haus, das von dem kleinen Refugee Boy gehört hatte und bereit war, ihn für den Rest der Ferien zu beherbergen. Die Einladung kam von der Familie Haig. Das Schicksal nahm eine glückliche Wende.

## 5. Skizze: Die Haig-Familie in Birchington

Eigentlich wohnten von dieser Familie nur noch drei sozusagen übriggebliebene Damen in einem viktorianischen Doppelhaus

# 3. Kapitel

200 m vom Badestrand Minnis Bay, bei Birchington, entfernt. Da war die 80-jährige Mrs. Haig, die dritte Frau und seit langem Witwe des Paterfamilias. Mr. Haig betrieb um die Jahrhundertwende in London eine Weinhandlung. Er war nur sehr indirekt mit der berühmten Whiskymarke verbunden: „Don't be vague – ask for Haig!" Es gab allerdings eine verwandtschaftliche Bindung zum berühmt-berüchtigten englischen Feldmarschall des 1. Weltkrieges, der die verlustreichen Material- und Menschenschlachten auf den Feldern Flanderns zu verantworten hatte. Dennoch beendete er seine Tage hochgeehrt als Earl Haig auf seinem schottischen Schloss Bemerside, mit dem Wahlspruch:

„Come whate'er may betide – Haig will be Haig of Bemerside!"

Die ersten beiden Frauen *unseres* Mr. Haig erlagen schon in jungen Jahren der Schwindsucht, nachdem sie ihm drei Söhne und drei Töchter geschenkt hatten.

Mrs. Haig die Dritte war eine feine gebildete alte Dame mit hochgebundenem weißen Haar. Sie verbrachte die meisten Tage in ihrem Bett. Dort las sie gute Bücher – vor allem die Bibel – und schrieb Briefe. Mater, wie sie genannt wurde, war eigentlich gar nicht krank. Sie zog es einfach vor, im Bett zu bleiben. Und deshalb erschien sie fast nie bei Tisch.

Die zweite der drei Damen war Miss Margaret Q. Haig, ihre Tochter. Sie war fünf Jahre älter als meine Mutter und hatte PPE (Philosophie, Politik und Ökonomie) in Oxford studiert. Danach war sie als Lehrerin, Schauspielerin und Schriftstellerin tätig. Zu ihren weiteren Begabungen zählten das Schneidern und das Zeichnen. Dies alles mündete in ihren Beruf als freie Vortragende und Rezitatorin an Schulen. Sie trug Gedichte und Anekdoten aus der englischen Geschichte in ihrem untadeligen Oxford Akzent vor, verkleidet in Kostümen (z.T. Original) der jeweiligen Epoche. Den Schülern brachte sie so eine lebendige Darstellung des Alltags vergangener Zeiten.

In den letzten Jahren hatte sie überwiegend zuhause gewohnt, um ihre Mutter zu pflegen. Margarets freundlich offenes Gesicht war bereits von einigen Sorgenfalten gezeichnet. Ihre allzu hohe Stirn versuchte sie durch braune Locken zu kaschieren, die perü-

## Die Emigration – eine Flüchtlingsschule in England (1939 – 1943)

ckenähnlich halblang herunterhingen. Sie war praktizierendes Mitglied der „Society of Friends" (der Quaker) und einer der sanftesten, gütigsten Menschen, denen ich begegnen durfte. Außerdem hatte sie Humor.

Dritte im Bunde war Miss Rosa Lawes – „Aunty Queeny" genannt. Als ausgebildete Krankenschwester und entfernte Cousine Miss Margarets war sie vor Jahrzehnten als Kinderfräulein zur Familie Haig gestoßen und dort hängen geblieben. Inzwischen war auch sie zu einer typisch englischen Jungfer um die 70 geworden (1968 erlebten drei unserer Kinder in den Sommerferien ihren 100. Geburtstag). Dass sie und Miss Margaret ohne Männer das Leben meistern mussten, schoben sie beide auf den 1. Weltkrieg. Er hatte in ihren entscheidenden Lebensjahren fast alle in Frage kommenden Männer dahingerafft – übrigens auch Margaret's Lieblings-Halbbruder Charly. Aus Aunty Queenys schmalem Gesicht, gekrönt von wohl immer schon weißen Haaren, blickten zwei gütige wässrig-blaue Augen. Die etwas zu lange rote Nase aber flößte Respekt ein. Sie hatte ein großes Herz, besonders für Kinder und sie war – wie alle hier im Hause – sehr fromm.

Neben dem Haig'schen Doppelhaus („Creta" und „Ingleside" hießen die beiden Hälften) hatte der philanthropische Mr. Haig um die Jahrhundertwende eine Kirche errichten lassen. Ursprünglich für die religiöse Erbauung der Küstenwächter konzipiert, die in benachbarten Reihenhäuschen den „Coast Guard Cottages" hausten, wurde diese Kirche bald zum non-konformistisch-religiösen und auch kulturellen Mittelpunkt des Dorfteils Minnis Bay.

Die „Non-Conformist-Churches" waren als echte protestantisch-pietistische Alternativen zur vermeintlich allzu katholischen, anglikanischen Staatskirche bereits im 17. und 18. Jahrhundert aus dieser ausgetreten. So entstanden die Methodisten, Baptisten, Kongregationalisten u. a. m.

In Minnis Bay gab es nun eine „Congregational Church" mit einem Prediger, Mr. Boon, der nebenbei an der Küste bei Whitstable eine kleine Tankstelle betrieb und mich dann einige Jahre später in die Kunst des Aquarellierens einweihte. Die Sonnenuntergänge überm Meer von Birchington hatten übrigens schon ein Jahrhundert zuvor keinen geringeren denn John William Turner inspiriert.

# 3. Kapitel

Der Gottesdienst war schlicht. Es gab Lieder – überwiegend süßlich romantische „Hymns" aus dem 19. Jahrhundert – Bibellesungen und eine lange, lebensnahe Predigt. Es gab weder Liturgie, Roben, noch Riten. Aunty Queeny leitete den Kindergottesdienst. Die Orgel übrigens war ein kümmerliches, einmanualiges Instrument, dessen melancholisch wabernde Töne von einem Blasebalg abhingen. Diesen im Gottesdienst zu treten, sollte bald zu meinen Aufgaben gehören.

Zum Haig'schen Haushalt zählte neben dem schwarz-weißen Terrier Ben, dem Kater Blacky, noch ein nahezu geschlechtsloses Faktotum unbestimmten Alters – die Köchin Sarah. Schwer behindert durch ein angeborenes Hüftleiden hatte sie nicht nur schüttere weiße Haare auf dem Kopf, sondern ebensolche auch auf ihrem Kinn. Ihre Küche kann man nur als „english" bezeichnen. Sie lebte sehr zurückgezogen und aß allein in der Küche, so dass etwaige Gäste sie kaum bemerkten. Aber auch Sarah hatte ein gutes Herz. Und auch sie war fromm.

Diese pietistisch puritanische Frömmigkeit durchdrang das ganze Haus, von den regelmäßigen Tisch- und Nachtgebeten, den Bibellesungen, bis zu den Bildern an der Wand.

Den Spruch
„God bless the food which now we take
to do us good for Jesus' sake"
haben ganze Generationen – und zwar immer die Jüngsten – bei Tisch skandieren müssen.

Von den Bildern an der Wand sehe ich heute noch die Reproduktion eines Christusgemäldes des Präraffaeliten W. Holman Hunt (1827 – 1910). Es hieß „The Light of the World" und war etwas kitschig in Silber gerahmt. Dieses eigentlich dunkle Bild – eine Ikone des englischen Protestantismus im 19. Jahrhundert – zeigt den Heiland mit einer leuchtenden Laterne entsprechend Johannes Kapitel 8, Vers 12. Es hat damals seine Wirkung auf den 10-Jährigen nicht verfehlt.

Alles war anders in diesem viktorianischen Haushalt mit seinem Tafelsilber, den Kristallgläsern, den dunklen Bücherregalen mit in Leder gebundenen Folianten und den vielen skurrilen Antiquitäten – Mitbringsel aus aller Welt – hinter den Glastüren von Mahago-

# Die Emigration – eine Flüchtlingsschule in England (1939–1943)

nischränken. Alles war anders, als ich es von Blankenese gewohnt war.

Aber es gab noch einen großen Garten. Wie verzaubert lag er hinter einer undurchdringlichen doppelmannshohen Dornröschenhecke versteckt. Hier standen Obstbäume, hier gedieh Gemüse und blühten Kletterrosen über bogenartige Gerüste, die einen Laubengang bildeten. Die größte Fläche aber war dem Rasen gewidmet. Es war wohl mal ein englischer „Lawn" gewesen. Jetzt aber hatten Unkraut und Maulwurf die Überhand gewonnen, so dass der Ausgang etwa eines Bocciaspiels oder des noch beliebteren „Clock Golfs" eher Zufall war.

Die Größe des Gartens lässt sich überzeugender nicht schildern, als durch die Tatsache, dass in ihm zwei ausrangierte Omnibusse und ein Zigeunerwagen Platz hatten – ohne besonders aufzufallen. Allerdings hatte man alle drei dunkelgrün angestrichen.

Die Omnibusse dienten einst der East-Kent Bus Company und einer von ihnen hat dann 60 Jahre später noch einen würdigen Platz im Museum dieses Betriebs gefunden.

Das war Miss Margarets Bus gewesen, angefüllt mit viel Gerümpel, Werkzeugen und alten Illustrierten: „The Illustrated London News", „Country Life" und als Krönung sämtliche Jahrgänge von „Punch" in dunkelrotes Leder gebunden und bis ins vorige Jahrhundert zurückreichend. Wenn immer ich entwischen konnte, grub ich hier in späteren Jahren nach den Schätzen des englischen Humors. Hier will ich nur ein Juwel als Kostprobe aufleuchten lassen, obgleich es gerade in jenem ersten Sommer nicht viel zu lachen gab:

In dieser Zeichnung sieht man eine überaus lange, nur spärlich gedeckte Tafel im Palast des Bischofs. An einem Ende thront er selber. Am anderen – etwas in sich zusammengesackt – der Junge Vikar zum Antrittsbesuch als Frühstücksgast. Man riecht förmlich, dass da etwas nicht in Ordnung ist:

„Oh", sagt der Bischof, „I am afraid, your egg must be bad".

„Oh no, Sir – *parts* of it are excellent!"

„The curates egg" ist seitdem bei Engländern eines gewissen Alters und Bildungsstandes zu einem stehenden Begriff geworden. Ein Begriff übrigens, der sich auf manche Lebenssituationen –

# 3. Kapitel

auch im Operationssaal – übertragen lässt, was ich dann hin und wieder auch getan habe.

Aber nun zurück zum zweiten, zu „Queenys Bus". Er beherbergte neben einer Couch fürs Mittagsschläfchen auch ein Porzellanservice für den „Afternoon Tea", der in – oder bei günstiger Witterung vor – diesem Bus eingenommen wurde. Schließlich gab es einen hohen Zigeunerwagen mit einem Holztreppenaufgang, der in ein gemütliches Kabuff mit zwei Fenstern, einem Bett, Tisch und Stuhl führte. In diesem Zigeunerwagen, „Caravan" genannt, wurde ich für den Rest der Sommerferien untergebracht und ich fühlte mich recht wohl dort.

A propos Witterung. Birchington war bekannt für sein raues, aber stimulierend vitales Klima. Deshalb war auch seinerzeit Mr. Haig mit seiner schwindsüchtigen ersten Frau hierher gezogen – vergeblich, wie wir wissen. In Birchington regnete es selten. Die Wolken fanden an diesem flachen Küstenstreifen keinen rechten Halt. Dass aber die Sonne auch nur selten Wärme spendete, das lag an dem ständigen Seewind. Selbst die Riesenhecke konnte ihn nicht aufhalten. Er blies direkt von Norden und Miss Margaret pflegte zu klagen: „Hier trennt uns nichts vom Nordpol". Und das trifft auch, rein geographisch gesehen (beinahe) zu, wenn man den zweiten Längengrad auf der Landkarte verfolgt.

## 6. Skizze: Der Zweite Weltkrieg beginnt

Aber nun kamen im Sommer '39 andere Wolken auf. Es blies ein anderer, unheimlicherer Wind – von Osten. Und obgleich ich noch nicht einmal elf Jahre alt war, habe ich das alles sehr bewusst und bedrückend miterlebt.

Diesmal ging es um Danzig und den sogenannten Korridor nach Ostpreußen; dies sei Hitlers „letzte territoriale Forderung". Der Schlüssel zu ihrer Befriedigung aber lag in Moskau. Sowohl die Westmächte, England und Frankreich, als auch das Deutsche Reich unter Hitler, die beide noch bis dahin im kommunistischen Russland die Hauptgefahr für die Welt sahen, buhlten nun um die Gunst des russischen Bären. Aber bezeichnenderweise: während die deutschen Emissäre per Flugzeug zwischen Berlin und Moskau

# Die Emigration – eine Flüchtlingsschule in England (1939 – 1943)

hin- und hereilten, machte sich die englisch-französische Militärmission in einem Frachtschiff über Leningrad auf den Weg (!). Als sie schließlich mit der Bahn in Moskau eintraf, war es zu spät.[8] Obgleich wir uns alle immer noch an vage Friedenshoffnungen klammerten – vielleicht würde ja alles noch einmal gut gehen, wie im vergangenen Herbst – war der zunehmende Ernst der Lage nicht zu übersehen. Die Engländer machten mobil, Schützengräben wurden im Küstenvorland ausgehoben. Es wurden Gasmasken an die Bevölkerung verteilt.

Da erreichte meine Mutter ein offizielles Schreiben des Home Office (Innenministerium) vom 4.8.1939:

*„Da ihr Pass am 27. August abläuft, sollten Sie vor diesem Datum das Land verlassen".* Ihren Pass (mit dem roten J-Stempel) hatte man mit derselben Post zurückgeschickt.

Nun wurde viel diskutiert und beraten. Der gute Major Powell kam aus seinem Londoner Urlaub angereist. Ich durfte ihn auf diesem langen entscheidenden Spaziergang mit meiner Mutter am Meer begleiten.

„Sie dürfen jetzt auf keinen Fall zurück!" sagte er. „Die Lage hat sich schrecklich zugespitzt, da gilt auch mein Ehrenwort nicht mehr". Dieses Ehrenwort war ja seinerzeit Grundlage für ihr 6-monatiges Visum gewesen.

Wir wanderten entlang dem windgeprüften Deich in Richtung Reculver, einer romanischen Kirchenruine, 6 km westlich von Minnis Bay direkt am Meer gelegen.

„Wissen Sie was?" fuhr Major Powell fort, „wir stellen einen Verlängerungsantrag. Bis der entschieden ist, werden die Würfel gefallen sein – so oder so. Sie werden gar nicht mehr zurückreisen k ö n n e n!" Und so geschah es.

Am 23. August fielen die Würfel tatsächlich in Moskau. Unverrichteter Dinge fuhren die westlichen Emissäre nach Paris und London zurück und überließen dem R.A.M. Ribbentrop das Feld. Dieser einigte sich rasch mit Molotow auf jenen zynisch pragmatischen Teufelspakt zwischen den beiden Erzfeinden (Rot-Russland und Nazi-Deutschland). Damit war Polen verloren und auf dem Papier bereits zum dritten Male aufgeteilt. Noch schienen die Franzosen zögerlich. Aber die Engländer waren diesmal eisern entschlossen, zu ihrer „Garantie" für dieses bereits so gut wie verlo-

# 3. Kapitel

rene Land zu stehen. Jetzt ging es ihnen gar nicht mehr um Polen. Jetzt ging es darum, diesen unberechenbaren und offenbar gefährlichen Diktator Hitler endlich in die Schranken zu weisen: „To teach Herr Hitler a lesson!"

In diesen letzten Augusttagen kam auch Miss Margarets kanadischer Halbbruder Fergus Haig zu Besuch nach Birchington. „Uncle Fergus" hatte den 1. Weltkrieg, unter anderem auch die Schlacht an der Somme, erlebt. Als veränderter, fast gebrochener Mann kehrte er zurück und wanderte bald darauf nach Kanada aus. Nur weit, weit weg! Aber nirgends konnte er so richtig Fuß fassen. Inzwischen arbeitete er wieder in einem Kontor bei London.

Dieser rührende Onkel nahm sich des inzwischen ängstlich verstörten „Refugee Boys" an. Stolz durfte ich ihn auf langen Deichspaziergängen am Meer begleiten, wo inzwischen mit Schießübungen begonnen und Stacheldrahtverhaue ausgerollt wurden. Ich hatte Angst vor diesem Krieg und er versuchte mich zu beruhigen, in dem er mir alles sozusagen von Mann zu Mann erklärte.

50 Jahre später habe ich ihn noch ein letztes Mal wiedergesehen. Uncle Fergus – inzwischen 93 Jahre alt – flog von Vancouver nach Europa und machte einige Tage Station bei uns in Mannheim. Da konnte ich ihm noch einmal danken für diese Gespräche im August '39, die mir so viel bedeutet hatten. Auch mit Miss Margaret, die politisch sehr versiert war, hatte ich lange Gespräche. Und ich spürte, wie hilfreich es war, über die Gefahr und die Angst sprechen zu können.

Am 1. September marschierten deutsche Truppen in Polen ein: „Ab 5.45 wird jetzt zurückgeschossen!"

Deutschland hatte 20 Jahre nach Ende des Ersten nun den Zweiten Weltkrieg vom Zaun gebrochen. Noch war Friede in England. Aber das eindeutige Ultimatum lief – die Uhr tickte hörbar.

Und dann – es war um 11.00 am Sonntag, den 3. September nach der Kirche – saßen wir alle vor dem Radio und hörten die kurze Ansprache des Prime Ministers Neville Chamberlain. Im ganzen Land heulten zum ersten Mal die schauerlichen Sirenen auf. Aber es kamen keine deutschen Flieger. Noch nicht.

Von diesem Augenblick an änderte sich unsere Lage – zumindest nominell. Wir waren ab sofort „enemy aliens" (feindliche

## Die Emigration – eine Flüchtlingsschule in England (1939 – 1943)

Ausländer). Mich ließ man davon wenig spüren, aber meine Mutter wurde wie alle anderen 70.000 Flüchtlinge vor ein Tribunal zitiert. Diese bestanden meist aus einem pensionierten Colonel oder einem Richter, der rasch und oft recht subjektiv entscheiden musste, wer interniert (Kategorie A), wer frei (Kategorie C) und wer mit gewissen Restriktionen belegt werden sollte (Kategorie B). Meine Mutter kam in die Kategorie C, was ihr bescheinigte, dass sie eigentlich ein „friendly enemy alien" (!) sei.

Als nach einigen Wochen immer noch keine der erwarteten „Nazi-Bomber" am Himmel erschienen und wir noch immer nicht von Giftgaswolken eingehüllt waren, da gewöhnte man sich allmählich an diesen Krieg. Das lähmende Grauen war etwas gewichen und der Alltag – mit Ausnahme der nächtlichen Verdunkelung – zurückgekehrt. Für mich sowieso, denn die Ferien waren zu Ende und ich musste wieder nach Bunce Court zurück.

## 7. Skizze: Der erste Kriegswinter

Dieser erste Kriegswinter war – wie damals fast alle – ein gestrenger, mit klirrender Kälte und viel Schnee. Ich fror fürchterlich, denn es gab in diesem alten Herrenhaus natürlich keine Zentralheizung. Und erst recht nicht in der „Cottage", wo wir jüngeren Jungen schlafen mussten. Wir kauerten uns abends um den einzigen Wärmespender, ein stinkendes und mitunter auch qualmendes Paraffinöfchen. Lag der Schnee zu hoch, kam weder der Postbote, noch der Paraffinnachschub durch. Am meisten litt ich unter schmerzhaft juckenden Frostbeulen an den Zehen – besonders, wenn diese nachts allmählich auftauten.

Aber wir Jungen konnten dem Winter auch positive Aspekte abgewinnen. In meinen Briefen steht einiges über kurze Skiabfahrten auf einem benachbarten Hügel. Hier genoss ich einen gewissen Vorsprung meinen Kameraden gegenüber, weil ich in der Heimat schon etliche Male die „Fernsicht" auf Skiern und Schlitten abgefahren war – allerdings immer nur wenig kunstvoll mit Schuss geradeaus. Auch das Schneeschippen als „praktische Arbeit" machte uns Spaß.

# 3. Kapitel

In Birchington hatte sich inzwischen eine herzliche Freundschaft zwischen meiner Mutter und der Haig-Familie – besonders zu Miss Margaret und Miss Queeny – entwickelt. Beide bekamen sie Deutsch- und Flötenunterricht. Noch arbeitete und wohnte meine Mutter zwar in Carmel Court. Aber als diese Schule im Frühjahr 1940 ins Landesinnere nach Tunbridge Wells umziehen musste, folgte sie einer Einladung von Miss Haig und bezog nun ein Zimmer in „Creta".

In den Weihnachtsferien (1939) wurde auch ich wieder eingeladen und durfte nun im Hause schlafen, denn die Caravan war unzumutbar kalt. Eine Zentralheizung gab es allerdings auch in „Creta" und „Ingleside" nicht. Man behalf sich mit Kaminfeuern in den unteren Wohnräumen und kleinen elektrischen Öfen in den Schlafzimmern.

Mit Spannung erwartete ich das erste englische Weihnachten. Es wurde das letzte große Fest der Familie Haig. Zwölf waren angereist – und weil sie (fast) alle in dieser Geschichte noch eine Rolle spielen werden, will ich sie nun alle der Reihe nach aufzählen:

Da war das kinderlose Missionarsehepaar Mr. and Mrs. Anderson (Margarets Halbschwester Miriam), das die Lepramission für Indien leitete; Margarets zweite Halbschwester Kathleen Burge mit Ehemann Harry und vier Kindern: Winifred (mit ihrem Ehemann John Patterson, der im Foreign Office arbeitete), die bildhübsche Mary, frisch verheiratet mit einem Offizier in schottischer Uniform, Stuart, ein angehender Schauspieler und Anthony, der noch die Schule besuchte; Miss Mildred Haig, Margarets hüftleidende Halbschwester und der bereits bekannte Uncle Fergus.

In der Erinnerung steht nicht der Weihnachtsbaum, sondern das „Christmas Dinner" im Vordergrund. Von den 17 Menschen an dieser beeindruckenden Festtafel war ich bei weitem der Jüngste. Ich gab mir auch besondere Mühe mit den Tischmanieren – und mit dem Verbergen meiner Enttäuschung beim Christmas Pudding Essen.

Wie der Truthahn gehört dieser Pudding zum traditionellen Weihnachtsschmaus. Er wird übrigens bald nach Ostern zubereitet:

## Die Emigration – eine Flüchtlingsschule in England (1939 – 1943)

Man siebe 250 g Mehl, 1 Teelöffel Salz, ½ geriebene Muskatnuss und je ½ Teelöffel Zimt und gemischte Gewürze; füge hinzu 250 g frische Brotkrumen, 375 g zerkleinertes Rindertalg und 250 g weichen braunen Zucker; nun kommen je 375 g Korinthen, Rosinen und Sultaninen, Saft und geriebene Rinde einer Zitrone, 250 g gemischten, kandierten Zitronat und Orangeat, 50 g gehackte Mandeln und eine geriebene Mohrrübe hinzu;

leicht angewärmt werden nun 6 Eier, 4 Esslöffel Branntwein, 1 Esslöffel schwarzer Sirup und ¼ Pint Milch hineingerührt;

abschließend wird alles gründlich vermischt und geknetet und in einer geschlossenen Puddingschüssel sieben Stunden lang gekocht.

Das Ganze wird in weiße Leintücher gewickelt und ein Dreivierteljahr lang im kühlen Keller aufbewahrt. Zu Weihnachten wird der Pudding dann noch einmal 2 ½ Stunden in einem Wasserbad gekocht, bis er ganz schwarz ist. Mit einem Hollyzweig geschmückt, mit Branntwein übergossen und angezündet wird er dann als blauer Feuerball aufgetischt.

Das wirklich Wichtige ist aber nicht das Essbare, sondern das sind die im Pudding verborgenen Schätze: Ein Knopf, ein Fingerhut, ein Ring und eine Sixpence-Münze. Alle haben sie eine Bedeutung für das kommende Jahr: Der Ring bringt Glück in der Liebe, der Sixpence Reichtum. Knopf und Fingerhut waren wohl nur Trostpreise. Jeder bekam seine Portion Pudding – aber so sehr sie sich auch bemühte, es gelang Aunty Queeny nicht, mir den Sixpence zuzuschanzen. Ich ging leer aus.

Aber nicht genug. Weitere Unordnung und frühes Leid kamen hinzu: Ich verknallte mich in die mehr als doppelt so alte Mary und war eifersüchtig auf den Mann im Schottenrock. Sie merkte das und brachte mir als Trostpreis einen Gutenachtkuss ans Bett. Übrigens, der Schotte überlebte den Krieg – nicht aber seine Ehe mit Mary. Sie heiratete später einen älteren steinreichen Kunsthändler, namens Ffolliot Denning (ja, mit Doppel-f) und wurde selber eine erfolgreiche Malerin.

Und der Weihnachtsbaum? Ihn hatte ja der Sachsen-Coburgische Prinzgemahl Albert erst 100 Jahre zuvor von Deutschland ins viktorianische England eingeführt. Aber hier in „Creta" erschien

# 3. Kapitel

er mir doch sehr klein und ärmlich mit künstlichem Lametta, farbigen Glaskugeln und bunten Leuchtbirnen statt Kerzen. Der religiöse Anlass des Festes kam natürlich nicht zu kurz. Wir gingen alle in die benachbarte Kirche und lauschten am Heiligabend den „Christmas Carols", den Weihnachtsliedern, die alljährlich vom himmlischen Knabenchor des King's College, Cambridge im Radio übertragen wurden. Das waren nun ganz andere Weihnachtslieder: „Once in Royal David's City"; „Good King Wenceslas looked out" u. a. m. und es war keines der vertrauten deutschen dabei. Die Weihnachtsgeschichte von Heinrich Schütz fiel aus.

Am zweiten Feiertag, dem „Boxing Day" (sogenannt, weil an diesem Tage nach alter Sitte den Bediensteten ihre Geschenke in hübschen Kartons [boxes] überreicht wurden) – reisten sie alle wieder ab. Zu sechst wurde die Burge-Familie in ein Taxi gezwängt und ich höre heute noch den Jüngsten, Anthony jammern: „My pants are twisted!", weil das Auto zu eng war.

Ich blieb nun zurück in diesem Damenhaushalt und fühlte mich trotzdem geborgen, vor allem bei „Aunty Queeny", meiner neuen Surrogat-Großmutter. Sie nahm mich mit zu einem Besuch im Kinderkrankenhaus in St. Nicholas, einem Dorf, eine Stunde Fußmarsch von Minnis Bay hinterm Moor gelegen. Wir überbrachten kleine Geschenke und zusammen mit meiner Mutter musste ich Weihnachtslieder vorspielen. Die kleinen Kranken wurden von da ab in jedem Nachtgebet bedacht. Sonntags begleitete ich Aunty Queeny zum Kindergottesdienst und bald durfte ich dort die Kleinsten selber betreuen. Abends lasen sie oder Margaret am Kamin Geschichten aus der Bibel – aber auch spannenderes von Sir Walter Scott vor, wie „Ivanhoe" und „Quentin Durward".

Ich hatte ein neues Heim gefunden und die Rückkehr zur Schule nach Bunce Court war mit entsprechendem Heimweh belastet. Anfang Januar klingt in den Briefen neuer Konfliktstoff an: „*...Einiges ist nicht so schön wie früher und ich habe manchmal starkes Heimweh.... Es gibt viele Dinge, die ich ERZÄHLEN muss und nicht schreiben kann*".[9] „*... Hier gibt es Jungs, die machen Witze über Jesus Christus und sie sagen, er sei ein Dummkopf und wenn ich das noch einmal höre, gehe ich von Bunce Court weg*".[10]

# Die Emigration – eine Flüchtlingsschule in England (1939 – 1943)

Letztlich aber war das wohl eine Ausnahme und ich kann mich nicht an gravierendes „Mobbing" seitens meiner Mitschüler erinnern. Als Nichtjude war ich irgendwie auch hier ein Außenseiter, obgleich die Schulstatistik für die Jahre 1933 bis 1943 sogar 93 christliche Schüler gegenüber 432 mosaischen Glaubens anführt.[1] Bunce Court war entsprechend der Einstellung von Anna Essinger liberal und interkonfessionell im weitesten Sinn ausgerichtet. Allerdings waren es ausschließlich die jüdischen Gottesdienste und Feiertage, die eingehalten wurden. So behielt ich eben meine neu gefundene Frömmigkeit für mich und vertraute sie allenfalls meinen Briefen und Tagebüchern an. Übrigens war meine Mutter erstaunlicherweise auch unter den pietistischen Einfluss von Queeny geraten.

Heute – 60 Jahre später – kommt bei mir mehr Verständnis hinzu. Verständnis für die Ressentiments, die viele Juden nicht gegen Jesus Christus, sondern gegen die Kirche, die ihn zu repräsentieren versucht, hegen. Nach allem, was in zwei Jahrtausenden den Juden im Namen der Kirche angetan wurde und nach all der Gleichgültigkeit, dem Hinwegschauen der allermeisten Kirchenvertreter während der Naziherrschaft ist dieses Ressentiment nur folgerichtig.

Damals war mir das alles nicht bewusst. Aber erstaunlicher ist noch die Tatsache, dass die römisch-katholische Kirche sich erst im Jahre 2000 – also 55 Jahre nach Kriegsende – zu einem „Mea culpa" gegenüber den Juden durchringen konnte....

## 8. Skizze: Blitzkrieg

Aber wo war bloß bei alledem der Krieg geblieben?

Wir wussten zwar, dass es ihn irgendwo gab – aber wir *spürten* ihn nicht. Noch dümpelte er so vor sich hin, dieser „phoney war", dieser „Sitzkrieg". Ich habe ihn noch im Ohr, jenen ahnungslosprahlerischen Schlager, den vorbeiziehende Rekruten grölten: „We are hanging out the washing on the Siegfried line" (Wir hängen unsere Wäsche an die Siegfried-Linie!). Tatsächlich wurden am Westwall mehr Flugblätter als Granaten ausgetauscht.

# 3. Kapitel

Und selbst als dann am 8. April 1940 die Deutschen in Dänemark und Norwegen einfielen, schien es vorerst nur ein fernes Ablenkungsmanöver zu sein. Für unsere Familie allerdings hatte dies tragische Folgen: Onkel Franz saß nun in Bergen in der Falle und war endgültig von uns „Engländern" abgeschnitten. Der Briefverkehr mit meiner Großmutter Anna in Hamburg musste nun auf Umwegen über eine geflohene Verwandte in Den Haag laufen. Aber wir bekamen nur noch einen letzten Brief von dort. Er enthielt ein Billet an die Haig Familie: „… *voller Dankbarkeit an den Allmächtigen, dass mein jüngstes Kind in einer so liebevollen Atmosphäre leben darf*".[11]

Danach gab es keine Briefe mehr, denn am 10. Mai wurde aus dem „Sitz" – ein „Blitzkrieg". In knappen sechs Wochen hatten Hitler's Panzer Holland, Belgien Luxemburg und Frankreich überrannt und das englische Expeditionskorps bei Dünkirchen zurück über den Kanal getrieben. Für viele schien es nur eine Frage von Wochen, bevor Hitler auch in England landen würde.

„Sie werden kommen! Nichts kann sie mehr aufhalten. Nichts", soll Stefan Zweig einem Gärtner in seinem Asyl oberhalb von Bath zugerufen haben. Sicher, Zweig litt unter Depressionen und Ängsten, die ihn immer weiter zur Flucht trieben – bald nach Amerika, später bis nach Brasilien, wo er 1942 seinem Leben ein Ende setzte.[12] Aber waren seine Ängste so unbegründet? Was hatten die jüdischen Refugees denn zu erwarten, sollten die Nazis tatsächlich auch in England noch einmarschieren? Was bahnte sich denn in Frankreich an? Schon hörte man gerüchtsweise, dass jüdische Emigranten den Gestapo-Schergen ausgeliefert wurden – von der *französischen* Polizei.

## 9. Skizze: Feindliche Ausländer

In Bunce Court gab es kaum Zeit, diesen morbiden Gedanken nachzugehen. An einem sonnig-klaren Maimorgen – und es war wirklich ein besonders schöner Frühling in diesem Jahr – waren alle deutschen Lehrer und Schüler über 16 verschwunden. Man hatte sie abgeholt. Gerade noch Zeit ein Köfferchen zu packen, „Auf Wiedersehen" zu sagen, schon ging die Fahrt in bewachten

## Die Emigration – eine Flüchtlingsschule in England (1939 – 1943)

Polizeibussen los ins Ungewisse. Helmut Schneider war dabei und Meierlein, der seine junge Frau und den zweijährigen Josef zurückließ. Dabei verlief seine persönliche Verhaftung eher typisch englisch: Mr. Brenchley, der Polizist vom Nachbardorf, kam angeradelt und überbrachte den Internierungsbefehl. Als alter Freund unserer Schule war ihm die Sache offenbar peinlich: „Trinken Sie ruhig Ihren Kaffee und kommen Sie dann rüber zur Wache". Kurz darauf wurden auch Heidtsche und drei 16-jährige Mädchen interniert. Der Schock saß umso tiefer, als viele der Betroffenen ähnliches noch aus Deutschland in Erinnerung hatten. Mitunter dauerte es Wochen, sogar Monate, bis ein erstes Lebenszeichen der Abgeholten eintraf. Und das war oft nur eine Postkarte aus Kanada oder Australien. Die meisten enemy aliens, darunter auch Heidtsche wurden allerdings auf der Isle of Man untergebracht.

Uns Kinder versuchte man zu beruhigen. Der Unterricht wurde irgendwie weiter improvisiert. Das Kochen übernahmen einige ältere Schülerinnen. Meine Mutter schrieb:

*„Sicher hat Tante Anna Euch erklärt, dass englische Lager keine Konzentrationslager sind und dass alle sehr gut behandelt werden.... Ich hoffe, es dauert nicht lange; aber wenn es den Engländern hilft, sich vor versteckten Spionen in ihrem Land abzusichern, dürfen wir nicht klagen".* [13] Und genau so war auch die Einsicht bei den meisten Refugees. Dass es auch andere für das vorbildlich-demokratische England nicht nur positive Aspekte gab – das erfuhr ich erst viel später. Diese Sicht der damaligen Ereignisse verdanken wir den Recherchen englischer Historiker. [14, 15]

Wie war die Stimmung in jenem Monat Mai in England? Das Land stand plötzlich ganz allein einem übermächtigen Feind gegenüber. Erst jetzt wurde deutlich, wie sträflich unvorbereitet man war. Dieser Feind rückte mit jedem Tag näher – immer näher. Da war es ein schwacher Trost, dass sich eine ganze Armee (rund eine Drittel Million Engländer und Franzosen) in Tausenden von kleinen Segelbooten, Fischkuttern und sogar Ruderbooten über den Ärmelkanal zurück an die heimatlichen Strände hatte retten können. Ihre Waffen, die gesamte Ausrüstung aber mussten sie in Dünkirchen zurücklassen.

Kein Wunder, dass dumpfe Gerüchte übers Land wehten. Es hieß, die deutschen Erfolge, namentlich in Holland, seien auf die

# 3. Kapitel

Aktivitäten einer „5. Kolonne" zurückzuführen. Hatte man nicht als Nonnen verkleidete deutsche Soldaten in einem Eisenbahnabteil wegen ihrer stark behaarten Handrücken entlarvt?! Waren nicht SS-Männer als orthodoxe Juden mit Perücken und angeklebten Bärten aufgeflogen?!. Und konnte man jetzt noch jeder netten deutschen Putzfrau in der Gegend von Aldershot (eine der zentralen Militärbasen) trauen? Der Member of Parliament (M.P.) für Tiverton gab die Antwort: „... *You cannot trust any boche any time!*"[16]

Und der M.P. für Cambridge lancierte das genauso pittoreske, wie unwiderlegbare Argument: „*Wenn ein Erzengel vor dem versammelten Kriegskabinett erschiene und verkündigte: Es gibt einen rothaarigen Mann in England, der dem Staate Schaden zuzufügen plant – dann wäre es die Pflicht des Kriegskabinetts, dafür zu sorgen, dass alle rothaarigen Männer interniert werden*".[17]

Geschürt wurde diese Stimmung von einer xenophoben Pressekampagne, angeführt von just jenen Blättern – z.B. „Sunday Express", „Daily Sketch" – die noch bis zum Kriegsbeginn keinen Hehl aus ihrer Sympathie für Nazi-Deutschland gemacht hatten. Schließlich mündete die Kampagne in den Schlachtruf: „Intern the lot!" (Interniert sie alle!).

Und so geschah es (zunächst) auch. Dass dabei die Behörden völlig überfordert waren, liegt auf der Hand. Sie hatten jetzt auch dringlichere Kriegsprobleme zu lösen. In dieser Mischung aus Panik und Chaos kam es wohl zu unerträglichen Zuständen in manchen Lagern und auf einigen der Transportschiffen. Unter den 2400 „Enemy Aliens", die auf dem Truppenschiff „Dunera" nach Australien deportiert wurden, befanden sich auch Meierlein und Felix Werder (der dann bis heute als Komponist in Melbourne geblieben ist). Man berichtete von den qualvollen Zuständen an Bord, von den brutalen Übergriffen der Besatzung. Aber als das Schiff endlich in Australien landete und die Geschichte ruchbar wurde, kam es zu einem Sturm der Entrüstung. Der Kommandeur und zwei Unteroffiziere wurden vor ein Kriegsgericht gestellt; allerdings kamen sie mit Verwarnungen davon.[18]

Den Umschwung in der öffentlichen Meinung aber bewirkte nichts so sehr wie das Desaster der „Arandora Star". Dieses Linienschiff war mit mehr als 1000 italienischen und deutschen

# Die Emigration – eine Flüchtlingsschule in England (1939 – 1943)

Abzuschiebenden, samt ca. 500 Mannschaft und Soldaten zur Bewachung an Bord um 6.00 Uhr früh am 2. Juli 1940 von einem U-Boot im Atlantik torpediert worden. 35 min später war das Schiff verloren. 600 Passagiere wurden mit in die Tiefe gerissen. Und nun – obgleich sich das Land mitten in der größten Krise seiner Geschichte befand – kam eine typisch britische Reaktion: Es wurden Fragen im Parlament gestellt und Proteste in Leserbriefen veröffentlicht. Die Verantwortlichen mussten schließlich zugeben, dass sich keineswegs nur verdächtige Nazi-Sympathisanten an Bord befanden. Im Gegenteil: Viele der Ertrunkenen waren Widerständler und Verfolgte des Hitler Regimes gewesen, die gerade erst aus deutschen Konzentrationslagern entlassen worden waren.

Diese Einsicht führte allmählich zu einer Wende in der Internierungspolitik. Als im Spätsommer 1940 auch noch die „Battle of Britain" gewonnen und die Gefahr einer deutschen Invasion vorerst abgewendet war, begann man die Internierungslager nach und nach wieder aufzulösen.

Im Laufe des Jahres 1941 kehrten die Deportierten aus Kanada und Australien zurück, unter ihnen auch Helmut Schneider. Das erste was ihm, zurück in England, auffiel, nachdem er fast 10.000 km auf Staatskosten hin und her über den Atlantik gesegelt war, war das allgegenwärtige Plakat des Propagandaministeriums mit der Frage: „Is your journey really necessary?!" Es erhob seinen mahnenden Zeigefinger damals in allen Zügen und Bahnhöfen. Selbst in ihren Kriegsplakaten ließen die Engländer ihren Humor aufblitzen. Während die deutsche Warnung „Feind hört mit" hieß, lautete die englische Version: „Be like dad, keep mum!", was sich überhaupt nicht adäquat übersetzen lässt. So heißt doch „keep mum" sowohl „Halt den Mund", als auch „Sorge für Mutters Unterhalt".

## 10. Skizze: Trench Hall

Als Helmut Schneider und Hans Meier im Sommer 1941 nach England zurückkehrten, fanden sie Bunce Court School nicht mehr. Jedenfalls nicht dort, wo die Schule einmal gewesen war. Denn im Zuge der allgemeinen Invasionsangst hatte man einen

## 3. Kapitel

breiten Landstreifen entlang der Ost- und Südküste Englands zu einer „protected area" deklariert, zu einer Schutzzone, aus der alle noch verbliebenen enemy aliens ausgewiesen wurden. Außerdem wurde Bunce Court als Lazarett gebraucht.

So erschien an einem schönen Tag im Juni 1940 der Constable Mr. Brenchley abermals auf seinem Fahrrad und überbrachte – etwas betreten – die offizielle Anordnung, dass die Schule binnen drei Tagesfrist Kent zu verlassen habe. Die Behörden erkannten allerdings bald selber, dass es für eine ganze Schule samt Schülern schier unmöglich sei, innerhalb von drei Tagen ein neues Gebäude zu finden und dahin auch noch umzuziehen. Sie hatten ein Einsehen und verlängerten die Frist – auf eine Woche.

Also zog Tante Anna ein zweites Mal auf Haussuche – diesmal Richtung Nordwest. Mit der Adresse einer entfernten Bekannten in der Tasche (mehr nicht) fuhr sie los. Sie besichtigte so manchen Landsitz nur um zu erfahren, dass die Behörden ihn „gerade gestern requiriert" hätten. So blieb ihr keine Wahl, als das leerstehende Gutshaus „Trench Hall" bei Wem, 20 km nördlich von Shrewsbury (der Hauptstadt der Grafschaft Shropshire) zu nehmen.[1]

Indessen wurde in Bunce Court fieberhaft gepackt. Am 14. Juni stiegen wir wieder in dieselben roten East Kent Busse, mit denen alles vor sieben Jahren begonnen hatte. Es war der Tag, an dem Paris kapitulierte.

Trench Hall lag vollkommen isoliert mitten in der Landschaft, umgeben von trostlosen Viehweiden und kleinen Wäldchen. Allerdings reichte der Blick an klaren Tagen bis zu den Waliser Bergen. Das Gutshaus verdankte seinen Namen einem Graben, der die repräsentative Frontseite mit Kiesauffahrt und Freitreppe von den Weiden trennte. Eine von diesen wurde zum „Sportsfeld" umfunktioniert. Eine weitere wurde umgepflügt, um Gemüse anzubauen, um das zu ersetzen, was wir in Bunce Court zurücklassen mussten. Leider gehörte dazu auch das Federvieh, die Schweine und die Bienen. Hier konnte man keine Tiere halten.

Sieben Jahre lang war das Haus leer gestanden und musste nun in Eile hergerichtet werden. Es war viel zu klein für rund 140 Kinder. Aber da der Flüchtlingstrek aus Europa nun endgültig abgeschnitten war, schrumpfte die Schülerzahl durch Abgänge und

# Die Emigration – eine Flüchtlingsschule in England (1939 – 1943)

Schulabschlüsse allmählich auf etwa 80. Es ist schon beachtlich, dass in jenem turbulenten Sommer alle Kandidaten für das „Cambridge University School Certificate" erfolgreich waren und daraufhin die Schule verließen.

Im Haupthaus waren die Klassenzimmer, die gleichzeitig als Musik-, Versammlungs- und Esssäle dienten, zu ebener Erde. Im ersten Stock gab es eine Bibliothek und daneben Tante Annas Zimmer. Hier stand auch das Radio – um das wir uns für wichtige Nachrichten und zu den epochalen Reden von Churchill versammelten. Einige seiner Formulierungen in „Englands schwerster Stunde" reichen für mich an die Sprache Shakespeare's heran – etwa an die Appelle eines Heinrich V. Mit seinen Ansprachen, ohne Gebrüll oder Gehabe, hat Churchill letztlich mehr bewegt, als seine Widersacher.

Hier stand auch das Grammophon. Es war eines mit Handkurbel, wo bei einem einzigen Beethoven-Satz (wenn Furtwängler am Pult stand) die Platten mehrfach gewechselt werden mussten. Trotz aller technischer Unvollkommenheit, bedeuteten uns diese Musikabende mehr als manches spätere Konzert in irgendeiner Philharmonie. Auf die Stimmung, die Aufnahmefähigkeit kommt es eben an.

## 11. Skizze: Die Flucht nach „Woodlands"

Inzwischen durfte meine Mutter natürlich auch nicht länger in Birchington bleiben. Sie kam provisorisch bei Bekannten in London unter, wo sie eine nächtliche Ausgangssperre einhalten und sich wöchentlich bei der Polizei melden musste. Dass sie der Internierung selber entging, mag an der schützenden Hand von Major Powell gelegen haben. Dieser Schutz war auch dann noch wirksam, als der Schutzengel noch im selben Kriegsjahr an die Botschaft in Lissabon versetzt wurde. Dies war eine neutrale Oase, Treffpunkt für Agenten aller Länder und letzte Zuflucht für manche Emigranten (s. Franz Werfel „Die Nacht von Lissabon"). Von dort schrieb er mir von Begegnungen mit schiffbrüchigen Matrosen und durchreisenden Künstlern. Unter ihnen auch der Schauspieler Leslie Howard (bekannt u. a. aus seiner Rolle in „Gone

# 3. Kapitel

with the Wind"), dessen Maschine auf dem Rückflug von Lissabon nach England abgeschossen wurde. Wie so viele ihrer Landsleute haben sich die Powells nach dem Krieg in Portugal zur Ruhe gesetzt. Und hier hat meine Mutter sie in den 60er Jahren dann ein letztes Mal besucht.

Im turbulenten Sommer 1940 wollte die Familie Haig meine Mutter nun nicht mehr im Stich lassen. Sie machten sich also auf die Suche nach einer Bleibe in sicherer Gegend. Ihretwegen durften sie nicht in eine der „protected areas" ziehen. Das war gar nicht so einfach, denn zahlreiche Londoner flüchteten ebenfalls vor den jetzt beginnenden Bombardements aufs Land. Im Juli fanden sie schließlich einen verwunschenen, winzigen Bungalow mit Namen „Woodlands" zum Preise von 2 ½ Guineas (£ 2/10/6) Kaltmiete pro Woche.

Das Häuschen lag versteckt in einem völlig verwilderten Garten auf der Kuppe eines der Chiltern Hills. Diese idyllische Hügellandschaft, dem Odenwald nicht unähnlich, liegt nordöstlich von London. 45 km Luftlinie trennten uns von Piccadilly Circus, dem Zentrum von London, wo jetzt der „Blitz" wie die Engländer ihn nannten, wütete.

Hier durfte ich ab Sommer 1940 die Ferien verbringen. Es war eng. Nachts wurden im Esszimmer die Feldbetten für die Damen aufgebaut und weil im Bungalow kein Platz war, musste ich in einem Zelt schlafen. Natürlich gab es keine Luftschutzkeller – auch nicht in Trench Hall. Die waren aber auch nicht nötig, denn in diese Gegenden verirrte sich nur ganz selten ein Flieger. Trotzdem waren die Nächte voll von Sirenen, Kriegslärm und Scheinwerferspielen, die ich gespannt durch die dünne Zeltplane verfolgte.

Es war ein sonderbares Ferienleben für einen 12-Jährigen, ohne Spielkameraden, in einem Haushalt voller Frauen. Es waren ihrer vier im Alter zwischen 40 (das war meine Mutter) und 80 (das war Mrs. Haig). Ich habe sie alle schon vorgestellt (Abb. 9). Später waren es nur noch drei, denn Mrs. Haig und auch die Köchin Sarah starben in diesem kleinen Häuschen. Aber das geschah jeweils während der Schulzeit und so habe ich die Toten nie gesehen.

## Die Emigration – eine Flüchtlingsschule in England (1939 – 1943)

Ich erinnere mich an den sonntäglichen Gang mit Aunty Queeny zur Kirche im benachbarten Dorf Great Missenden.

Ich erinnere mich an Garten- und Schularbeiten und an das Geigeüben.

Der Garten war durchaus verbesserungsfähig. Unter Aunty Queenys Anleitung legte ich ein großes Gemüsebeet an und befreite die vielen Obstbäume von abenteuerlichen Schlingpflanzen. So wurden wir allmählich zu Selbstversorgern.

Auch „Woodlands" war von einer dichten Hecke umgeben. Und diese Hecke hatte ein Loch. Das war der Zugang zu meiner „Märchenwiese", einem sanften Abhang mit Blick über die vielen Hügel. Hierher flüchtete ich im Sommer mit einem Buch oder einfach nur zum Träumen: Vom Schwarzwald etwa oder sogar von den Dolomiten.

Im Winter gab es in jenen 40er Jahren immer reichlich Schnee und dieser Hang wurde meine Skiwiese. Leider endete diese weiter unten recht abrupt in einer Hecke und es dauerte eine Weile, bis ich einigermaßen schwungvoll zu bremsen lernte.

„Aber wo kamen überhaupt die Skier her und die Stiefel?" wird der Leser fragen. Wir waren doch nur mit Rucksack und Geige aus Deutschland entkommen. Die Antwort auf diese Frage basiert aus heutiger Sicht auf einem kleinen Wunder. Irgendwie war es meiner mutigen und tüchtigen Tante Clara gelungen, eine riesige Holzkiste vollzupacken. Heute würde man das einen Container nennen. Als dieser Kasten die Seefahrt, den Zoll und andere Formalitäten hinter sich hatte und wir ihn öffnen durften (das war im Frühjahr 1940 noch in Birchington), da war er voller Schätze: Bücher! Was sage ich – eine ganze Bibliothek; sämtliche Noten meiner Mutter, Fotoalben, alle meine Blankeneser Schulbücher, ganze Blockflötenfamilien, eine Laute, unser „Feurich"-Klavier sogar – und zwei paar Skier. Wie Tante Clara das geschafft hat, wird immer ein Rätsel bleiben. War es Bestechung? Gab es doch in diesem inhumanen System Ausnahmen, Schlupflöcher? Mir hat man erzählt, dass dieser ganze Hausrat auf meinen Namen nach England verschifft werden konnte, da ich ja eine offizielle Ausreisegenehmigung besaß. So wird es wohl auch gewesen sein. Und Tante Clara konnte nicht einmal ihr eigenes Leben retten …

# 3. Kapitel

Meine energische Mutter überwachte die Schularbeiten und das Geigenspiel. Ich wusste damals und weiß es jetzt erst recht – was ich alles ihrem Einsatz zu verdanken hatte. Aber je selbstständiger ich wurde, umso fürsorglicher schnürte sie die Fesseln. So kam es allmählich zu jenen unvermeidlichen Reibereien, wie sie wohl für diese Entwicklungsphase vorprogrammiert sind. Auch begannen mich ihre gut gemeinten Interventionen bei T.A. und meinen Lehrern zu genieren. Einschlägige Briefwechsel liegen mir vor. Heute weiß ich, dass man die Bemühungen meiner Mutter – etwa in Richtung Extrastunden für ihren Sprössling – wohlwollend belächelte, aber natürlich abblitzen ließ. Damals war mir das alles ziemlich peinlich.

In schlimmer Erinnerung sind mir die langen Fahrten von der Schule nach Hause (und zurück) geblieben – besonders im ersten Winter 1940. Diese 8-Stunden-Fahrt über Birmingham und Oxford durch das immer noch so fremde Land mit dauernden Verzögerungen und unplanmäßigen Halten, mit Verdunkelung und Fliegeralarm, mit siebenmaligem Umsteigen und verpassten Anschlüssen hätten den kleinen Jungen fast überfordert. Als ich völlig übermüdet um 11.00 Uhr nachts an die Tür des verwunschenen Bungalows klopfte und man mir aufmachte, löste sich die Spannung und ich brach in Tränen aus.

## 12. Skizze: Der Schultag und darüber hinaus

Auch in Trench Hall begann der Schultag mit der ersten Glocke, die um fünf vor sieben zur Morgengymnastik rief, welche etwa 20 Minuten dauerte – und nur bei Regen oder im Winter bei hohem Schnee ausfiel. Dann kalt waschen und Frühstück. Zusammen mit dem Abräumen und Abwaschen wurde es 8.45 h, bevor die erste Schulstunde beginnen konnte. Drei dieser Stunden (à 45 Minuten) gab es bis zur Pause (11.00 bis 11.15 h). Es folgen zwei weitere Stunden bis zum Mittagessen um 12.45 Uhr.

Das Curriculum war – wie wir gesehen haben – in den ersten Kriegsjahren abhängig vom wechselhaften Angebot unserer Lehrer. Besonderen Wert wurde auf Englisch gelegt – auf Sprache, Geschichte und Literatur unseres Gastlandes. Wir mussten freie

# Die Emigration – eine Flüchtlingsschule in England (1939 – 1943)

Aufsätze schreiben. Eine reichlich melodramatische, aber auch prophetische Arbeit mit dem Titel „The Gambler" (Der Spieler) habe ich noch. Darin wird Hitler als Spieler geschildert, der gewinnt und gewinnt und gewinnt, bis er einem ähnlich skrupellosen Gegenspieler begegnet – Stalin. Das Glück wendet sich gegen ihn. *„Jetzt, erst jetzt erkennt Hitler, dass er verloren hat. Vergessend, dass er selbst einmal ein armer Bettler war, der Bilder malte und auf dem Bau arbeitete, erhängt er sich. So enden sie fast alle, die Spieler. Hitler spielt – das ist sicher. Und wenn er spielt – muss er irgendwann einmal verlieren!"*. (15.7.41 – das war 24 Tage nach Hitlers, bis dahin noch überaus erfolgreichem, Überfall auf Russland).

Ein anderes Thema lautete: „Die Stärke der Schwachen", das ich am Beispiel der winzigen Mikroben und den unterdrückten Menschen in Nazi-Deutschland bearbeitete *(„eine wahrlich komische Mischung!"*[19] Einen meiner Ergüsse quittierte unser nüchterner Lehrer mit der treffenden Mahnung, dass etwas weniger Pathos und Hyperbel die Wirkung eigentlich nur anheben könne.

Wir wurden in die Kunst der Satzanalyse, der knappen Zusammenfassung (Précis) sowie der Umschreibung (Paraphrase) eingeführt. Durch das Studium der Literatur – von Chaucers „Canterbury Tales" bis zu G.B. Shaws „St. Joan" zeigte uns „Cliffie", wie reich doch dieses Land ist, in das wir geflohen waren. Und über allem gab es Shakespeare, von dem auch unser größter deutscher Dichter einmal sagte, dass er dem „Großen im Norden" nicht das Wasser reichen könne. Wir analysierten nicht nur seine Sonette und Dramen, wir lasen sie (auch außerhalb der Schulstunden) mit verteilten Rollen. Und wir spielten sie auf der Bühne. Beim „Merchant of Venice" bekam ich (einer der wenigen Nicht-Juden) die Rolle des Shylock.

Weitere Fächer – meine Lieblingsfächer – waren Geschichte (die englische und die europäische vom Mittelalter bis 1914), Geographie (ganze Hefte füllte ich mit Notizen und Kartenskizzen des British Empire, das damals noch die Welt umspannte) und Biologie.

Der Geschichtsunterricht war eine Gemeinschaftsarbeit von Lehrer und Schülern. Saxo verteilte die Themen, wir trugen sie vor und diskutierten, während er den Moderator spielte. Damals schon habe ich die Situation mit selbstkritischer Einsicht erfasst:

# 3. Kapitel

*„Da ich sowieso so viel rede, hatte es auch eine gute Seite: Einen Vortrag zu halten, macht mir keine Mühe"* [20]

Ich suchte meine Helden heraus: Friedrich der Große, Napoleon, Bismarck und andere. Dann verbrachte ich ganze Abende und Wochenenden in der Bibliothek (z. B. mit der „Propyläen Weltgeschichte"). Über Friedrich den Großen dozierte ich drei Geschichtsstunden lang. Für den Vortrag über Napoleon trug ich fast 40 Seiten Notizen zusammen. Dieser Vortrag – illustriert durch eine große Landkarte, die ich an die Tafel malte – dauerte ganze vier Stunden. Und der Geschichtslehrer war zufrieden.

Das für mich bald so entscheidende Fach Biologie oblag einer kleinen temperamentvoll, quirlig-lebendigen Lehrerin, Maria Dehn, die sich nebenbei als Gärtnerin betätigte.

Wir lernten Biologie weniger aus Büchern, sondern vielmehr direkt von und in der Natur. Nicht die einzelnen Pflanzen, sondern ihr Zusammenleben etwa in der Ökologie einer Hecke am Wiesenrand war wichtig; nicht nur die Amöbe, die Hydra, der Molch oder der Frosch wurden uns erklärt – sondern ihr Mit- und Gegeneinander in der Ökologie eines Tümpels.

Die Bibelkunde war ein weiteres Hauptfach – nicht nur die jüdische Geschichte, das Alte Testament, sondern auch das Neue wurden durchgenommen. Hebräischunterricht gab es freiwillig, für jene, die einmal nach Palästina weiterzuwandern hofften; eine Zeitlang machte auch ich hier mit.

Latein und Griechisch gab es nicht, da man uns unmittelbar auf das praktische Leben und nicht für die Universität vorbereiten wollte. Später wurde aber doch die zentrale Rolle des Latinums eingesehen und es fand sich ein Lehrer (es war der „Saxo"), der seine Freizeit opferte, um uns in einer kleinen Arbeitsgemeinschaft zu unterrichten.

Französisch als dritte Sprache galt als Stiefkind. So habe ich diese schöne Sprache erst viel später als Student ein klein wenig gelernt – von den klassischen Nachkriegsfilmen mit englischen Untertiteln und bei Anhaltertouren durch das kontinentale Nachbarland.

Am schwersten aber wog das Fehlen eines Labors, so dass ein Physik- oder Chemieunterricht nicht möglich war. Es war aber derselbe Helmut Schneider, den ich vom Besuch auf dem Vigiljoch

## Die Emigration – eine Flüchtlingsschule in England (1939 – 1943)

bereits kannte, der neben seiner Arbeit als Gärtner viel Freizeit opferte, um eine abendliche Arbeitsgruppe in die Grundlagen der Chemie einzuführen, eine Gruppe, der ich später auch angehörte. *„Es hat mir Spaß gemacht, obgleich es schwer war. Aber ich muss ja ziemlich viel Chemie als Chirurg lernen, also – warum nicht schon jetzt, wo ich die Gelegenheit habe"* (Eine altkluge Tagebuchnotiz v. 23.4.42). Darüber hinaus half uns dieser Lehrer in unkonventionell kameradschaftlicher Weise mit allerlei Chemikalien aus, die wir für unsere Lausbubenstreiche benötigten. Aber die kamen später.

Es ist wohl symptomatisch, dass ich zuletzt zum Fache Mathematik komme. Es blieb auch in England mein Schwachpunkt – keineswegs erleichtert durch das altenglische System der „Weights and Measures" mit seinen 12 Inches pro Fuß – 3 Fuß pro Yard und 1760 Yards pro Meile. Und die wiederum betrug exakt 1609,34 Meter (!). Da waren meine „metrischen" in Blankenese zurückgebliebenen Schulkameraden besser dran. Meinem Tagebuch vertraute ich einen weiteren Rechtfertigungsversuch an : *„... ich bin ziemlich sicher, wenn man nicht mit einer Naturbegabung dafür geboren wird, wie gering auch immer, kann man nie einen hohen Standard in Mathe erreichen".*[21]

Aber all dies war wohl nur Ausrede dafür, dass mich diese abstrakte Wissenschaft nie fesseln konnte. So sehr sich Mr. Lukas (ein hünenhafter englischer Kriegsdienstverweigerer – und übrigens guter Fußballer) auch bemühte, meine Gedanken waren woanders. Sie waren einfach durch die Klassenzimmerfenster nach draußen entflohen. Dass es am Ende dann doch noch reichte, habe ich diesem gutmütigen Lehrer und den anspruchsvollen Nachhilfestunden meiner Mutter in den Ferien zu verdanken.

Die große Mittagspause (von 12.45 bis 14.45 h) galt neben dem Mittagessen einer sogenannten „Rest Hour". Die Mahlzeiten nahmen alle Lehrer und Schüler gemeinsam an Zehnertischen in einem Klassenzimmer im Haupthaus ein. Das war zwar eng, aber umso gemütlicher. Die Tischordnung wurde zu Beginn eines jeden Trimesters neu festgelegt, mit einem Lehrer oder zwei als Tischvater bzw. – mutter.

Jede Mahlzeit begann mit einem rituellen Händehalten rund um den Tisch – eine Art von stillem Tischgebet an dieser grundsätzlich interkonfessionellen Schule. Die Sitzordnungen habe ich

3. Kapitel

alle aufgezeichnet und jenen Briefen an die Mutter beigelegt – wo sie sich heute wiederfinden. Nur die Tischgespräche von damals kann ich nicht mehr authentisch wiedergeben. Und das ist schade, denn mir gegenüber saß z. B. ein Filmregisseur und Professor für Theaterwissenschaften an der Yale Universität (Micha Römer), zu meiner linken einer der führenden modernen Maler Großbritanniens (Frank Auerbach) und rechts ein Dramatiker, Regisseur und Theaterkritiker der „Sunday Times" (Frank Marcus). Aber gemach, – noch waren sie nicht so weit und keiner konnte damals ahnen, was einmal aus uns werden würde.

Doch! Einer hatte prophetische Begabung und das war Frank Marcus, der spätere Dramatiker. Im Frühjahr 1942 – da waren wir beide 13 Jahre alt – zeichnete er zwei Karikaturen von „Professor Michael Trede – young and old" (Abb. 10). Und er fing mich nicht nur brillant ein, er prophezeite immerhin zutreffend den Schnurrbart, die Pfeife und den Professorentitel (!). Und das, obgleich damals mitten im Krieg allein schon das Medizinstudium für mich wie ein Traum in unerreichbarer Höhe schwebte.

## 13. Skizze: Berufswahl mit zwölf

Später im Berufsleben wird man oft gefragt: „Warum wolltest du Arzt werden? Wann hast du dich dafür entschieden?"

Den zweiten Teil der Frage zuerst: Mit 12 Jahren tauchen in Briefen und Tagebüchern die ersten Andeutungen auf:

*„Ich hatte ein schönes Gespräch mit Wormi* (mit dem englischen Lehrer Mr. Wormleighton). *Er erzählte mir von seiner Diphterie, sein Fall war schrecklich … Er sagte auch, dass ich ein guter Arzt werden würde und ich fragte ihn warum? Er sagte, er hat es im Gefühl, dass ich dahin passen würde und so dachte ich darüber nach und schlug „medicine"* im *„Enzyclopaedia" nach. Und obgleich ich nicht viel von der ganzen Sache verstand, entschloss ich mich Arzt zu werden".* [22]

*„In Biologie haben wir gerade über Bakterien gelernt. Es ist sehr interessant und hat viel mit meinem zukünftigen Beruf zu tun. Maria (Dehn) wird mir ein Buch über das Leben eines Arztes leihen".* [23] Ich war auf Anhieb fasziniert von der geheimnisvollen Kunst des Arz-

# Die Emigration – eine Flüchtlingsschule in England (1939 – 1943)

tes und bei einer der regelmäßigen Gesundheitsuntersuchungen gab mir die Schulärztin ein Stethoskop zum Mitmachen.
*„Frau Dr. Katz erlaubte mir den Atem in der Lunge und das Schlagen des Herzens zu hören. Ich klopfte auch auf die Lunge, das Herz und den Darm mit zwei Fingern, um zu prüfen, ob ein Fremdkörper drin sei etc. Ich war sehr begeistert davon, meiner ersten medizinischen Untersuchung, die ich durchführte. Ich selber war bei perfekter Gesundheit, Ohren, Augen, Zähne, innen alles okay, bis auf meine Plattfüße".* [24]

An diesem frühjugendlichen Entschluss wurde niemehr gerüttelt oder gezweifelt – auch wenn das Ziel damals noch vollkommen utopisch erschien.

Die Frage nach dem Motiv ist schwerer zu beantworten. Sicher spielte meine Lektüre eine Rolle: Paul de Kruif mit seinen „Mikrobenjägern" und „Kämpfer ums Leben" begeisterten mich für die Forschungen eines Louis Pasteur, Robert Koch und Walter Reed. *„Ich lebe so richtig mit diesem Buch und seiner Entwicklung. Es ist das erste, das ich ernsthaft lese und studiere über das Fach, für das ich später leben will ...".* [25]

Unser Biologieunterricht brachte mich auch in die richtige Richtung. In Wassergläsern wurden Kaulquappen, Blutegel und andere Tiere gehalten und beobachtet. Auf Streifzügen durch die Wälder suchten wir größere Tiere, um sie zu sezieren und zu erforschen. (Zur Beruhigung der Antivivisektionisten sei vermerkt, dass wir leer ausgingen). Dann aber starb der schwarze Kater in „Woodlands". Ich habe ihn beerdigt. In den nächsten Ferien wurde das Skelett wieder ausgegraben, ausgekocht, getrocknet, abgezeichnet und fein säuberlich anatomisch korrekt sortiert in einem Pappkarton mit vielen Unterteilungen aufbewahrt.

Die Fernwirkung der Großväter, die ja beide Ärzte waren, wird bei der Berufswahl nicht allzu groß gewesen sein. Zu wenig ist mir von ihnen überliefert – ich kannte sie ja leider nicht.

Vielmehr strahlte ein anderes Vorbild zu mir herab:
*„Ich lese jetzt Albert Schweitzer's „Zwischen Wasser und Urwald" und ich muss sagen, ich bin begeistert. Tatsächlich bin ich davon so begeistert, dass ich glaube, meinen zukünftigen Beruf gefunden zu haben!! ... Ich zeichne gerade eine sehr ausführliche Karte von dem Land, um den afrikanischen Äquator, weil ich plane, dass es eine*

# 3. Kapitel

*weiße Medizin- und Missionsstation in jedem Eingeborenendorf geben soll. Man braucht tapfere und erfahrene Ärzte für diese Arbeit – und Geld!"* [26] Später las ich „After Everest"[27] und „Knife and Life in India" von T. Howard Somervell. Es war der Bericht des Arztes der beiden Everest-Expeditionen von 1922 und 1924. Betroffen von der Not der Menschen, die ihm auf diesen Treks begegneten, blieb er in Indien, wo er ein Vierteljahrhundert als Missionschirurg arbeitete. Damals ahnte ich nicht, dass ich ihm keine 10 Jahre später begegnen, ja sogar mit ihm aufs Matterhorn steigen würde.

Von nun an waren alle meine Schularbeiten auf dieses scheinbar unerreichbar ferne Ziel gerichtet.

## 14. Skizze: Arbeitseifer

In mir war nichts von Shakespeares Schulknaben: „*... the whining school-boy with his satchel and shining morning face, creeping like snail unwillingly to school*" (As you like it, Act II, Scene 7). Im Gegenteil. Die Arbeit wurde mir zum Vergnügen, wie viele altkluge Briefabschnitte belegen.

„*Ich muss jetzt meine Zeit einteilen und muss manchmal ohne jede Spielzeit auskommen ... Aber es wird mir eine gute Lehre sein und ich werde viel Arbeit haben, aber ich mag das*".[28]

„*Was die Schule betrifft, fühle ich mich wie ein vielbeschäftigter Professor. Weißt Du warum? Also, mehr als ein Drittel meiner Arbeit ist außerhalb der Schulzeit, privat, nicht in der Klasse! Sagen wir mal, ich habe in der Klasse über die Kiemenatmung der Fische gelernt. Da habe ich viel gelernt, aber noch lange nicht genug. Und dann erwartet Maria von uns, dass wir alles im „Enzyclopaedia" nachschlagen (recht hat sie) ... Es ist sehr interessant, so selbstständig zu arbeiten, aber es ist schwer!*"[29]

„*Die Schule ist schön. Ich arbeite wie an der Universität*".[30]

„*Jetzt wo das Sportfest vorbei ist, hindert mich nichts mehr daran, meine ungeteilte Aufmerksamkeit meinem „School Certificate" zu geben. Ich lese dicke Geschichtsbücher ... Ich gehe wirklich auf den Grund der sozialen und politischen Probleme durch diese Bücher. Ich liebe es wirklich, so zu arbeiten und könnte es mein ganzes Leben lang tun!*"[31]

# Die Emigration – eine Flüchtlingsschule in England (1939 – 1943)

Und doch, bei alledem, war dieser Schüler kein Streber oder Bücherwurm. Wenigstens kein Bücherwurm. Auf unserem Sportfeld – diesem holprigen Acker – wollte er sich erproben, ertüchtigen, mit den anderen messen, sich „selbst verwirklichen", wie man heute (leider) sagen würde. Ich trainierte – unregelmäßig, aber immerhin – für das alljährliche Sportfest. Vor dem Frühsport, in den Pausen, nach dem Abendbrot. Das war der Vorteil eines Landschulheims: Es lag alles direkt vor der Tür. Lange Anfahrtswege fielen weg.

Aber ehrgeizig war er außerdem. Immer wollte er der Erste und der Beste sein – und wurde es doch fast nie. Wenn es um Wanderungen auf die Gipfel benachbarter Hügel ging, wenn es beim alljährlichen Sportfest um den Weitsprung oder um seine Lieblingsdistanz, das 440 Yards-Rennen ging – er wollte Erster sein: Erster oben auf dem Gipfel, weitester in der Sandgrube, schnellster durch das Zielband. Aber das schaffte er nie ganz. Solch ein Sportfest wurde dann jeweils Gegenstand eines mindestens 10-Seiten-Briefes mit spannenden Details über fallengelassene Staffelstäbe und Kopf-an-Kopf-Rennen; alles untermauert durch lange Tabellen mit Zeitangaben und Platzierungen der Matadore. Auch viele der Ehemaligen „Old Bunce Courtians" genannt, machten mit. Das waren natürlich die besseren Athleten. Das waren unsere Helden: Gabi Adler, Lothar Baruch – und wie sie alle hießen:

*„Die Spannung erreichte einen Siedepunkt, könnte man sagen. Alle schrien. Gabi war 2 Yards hinter Lothar, der schon fast am Zielband war und in der letzten 0,0000001 Sekunde holte Gabi Lothar ein und siegte"*[32]

An langen Wochenenden organisierten wir kleine Expeditionen zum Schwimmen in einem See (Crosemere) oder zum Klettern auf einen kleinen Berg (Grinds Hill). Mit etwas Phantasie wurde aus jedem Felsen ein „Matterhorn". Immer fanden wir einen Lehrer, der bereit war, uns seine Freizeit als Expeditionsleiter zu opfern. Wie habe ich dabei Helmut Schneider bewundert, der vom Vigiljoch aus bereits den Mont Blanc, das Matterhorn und manche Dolomitenspitze bestiegen hatte!

Dieser vielseitige Helmut Schneider fungierte auch bei unserer Arbeitsgemeinschaft für das Zeichnen als Dozent. Bei Durchsicht meiner damaligen Zeichenbücher wird ziemlich deutlich, dass mir

# 3. Kapitel

eine Naturbegabung – so wie sie etwa Frank Marcus oder Frank Auerbach besaßen – fehlte. Aber ich bewunderte die großen Maler und gab mir Mühe, es ihnen nachzutun. Wir versuchten uns an Stillleben, Phantasiegebilden und Figurenzeichnen. Als Modell diente ein Klassenkamerad, z. B. in Startposition für ein Wettrennen: *„Dabei las er ein Buch und jedes Mal, wenn er eine Seite umdrehte, änderte er seine Position"*, vermerkte ich leicht genervt im Tagebuch vom 23.4.42.

Um 18.15 Uhr versammelten wir uns alle zum gemeinsamen „Supper". *„Zum Abendbrot gab's heute mein Lieblingsgericht: Reis (Milchreis) und Zimt oder Kompott. Es ist nicht eigentlich mein Lieblingsgericht – nur hier zum Abendbrot in der Schule"*[33]

Die Abende bis zum „Licht-aus" um 21.00 Uhr waren mannigfachen mehr oder weniger freiwilligen Aktivitäten gewidmet: Politik, Orchester, Chor, Musik und Kunstgeschichte. Ganz prinzipiell ging es dabei um genuin-aktives Selbermachen und weniger um passiven Konsum.

In unserer Situation war es nur natürlich, dass die Politik – und ab September '39 – die Kriegslage unser ganzes Leben durchdrang. Während ich in Blankenese noch zu den behütet Ahnungslosen zählte, wurde ich jetzt schon reichlich frühreif und bestens informiert. Wir hörten regelmäßig die BBC-Nachrichten. Das durften meine Blankeneser Schulkameraden z. B. nicht.

Aber wir hörten auch Reden von Göring und Hitler.

*„Am letzten Samstag hörte ich die komplette Rede von Göring, die wegen eines englischen Luftangriffs eine Stunde verzögert wurde. Die Rede beeindruckte mich sehr, aber sie zeigte klar die Verzweiflung des Feldmarschalls. Ich hörte auch Ausschnitte aus Hitlers Rede im November* (gemeint war wohl die Rede vom 8.11.42 vor den „Alten Kämpfern" im Münchner Bürgerbräukeller). *Das hat mich fast umgehauen. Hitler sprach wie ein schlecht erzogener Bayer: „Das woll'n ma noch a mal seh'n, ob Stalingrad ein strategischer Fehler war – das woll'n ma noch a mal seh'n!" Er schlug dabei wie verrückt mit seinen Fingerknöcheln auf einen Tisch"* (Brief v. 1.2.43 – als der Fehler inzwischen in aller Welt offenbar war).

# Die Emigration – eine Flüchtlingsschule in England (1939 – 1943)

## 15. Skizze: Die Musik

*„Wer Musik nicht liebt, verdient nicht ein Mensch genannt zu werden; wer sie liebt ist ein halber Mensch, wer sie aber treibt, der ist ein ganzer Mensch"* (J.W. von Goethe). Tatsächlich spielt die Musik in diesen Jahren, in denen ich mich anschickte, ein Mensch zu werden, eine zunehmende Rolle. Ich war kein Wunderkind. Aber durch ständiges Geigeüben – lächerlich wenig im Vergleich zu dem, was z. B. Gidon Kremer erleiden musste (s. G. Kremers „Kindheitssplitter") – brachte ich es schließlich so weit, dass aus diesem Hobby beinahe Beruf wurde. Schuld (oder besser Verdienst) daran hatte in erster Linie meine Mutter, die nicht nur in fast jedem Brief das Geigeüben abfragte, sondern in den Ferien streng dafür sorgte, dass ich es auch tat.

In der Schule war der Freitagabend ganz der Musik gewidmet. Seltener war es ein Konzert aus dem Radio oder Grammophon. Vielmehr traten wir selber mit unseren Instrumenten vor die sachkundigen Lehrer und Schulkameraden. Wenn man heute junge Menschen fragt, ob sie Musik machen, dann werden sie vielleicht die Frage bejahen – aber etwas ganz anderes *meinen*. Es fällt mir offen gestanden schwer zu akzeptieren, dass Techno, Rap, Reggae, Hip Hop u. v. a. m. auch MUSIK sein sollen.

Ich dagegen arbeitete mich durch die Händel F-Dur-Sonate, den Corelli, die Mozart G-Dur, das Vivaldi a-moll Konzert, über Bachs Doppelkonzert bis hin zur Frühlingssonate von Beethoven, die ich mit Helmut Schneiders sicherer Begleitung im Sommer 1943 (weniger sicher) vortrug.

Ich erinnere mich genau an jenen Freitagabend – es war im Jahre 1941 – als ich die kleine Nachtmusik spielte. Mit Klavierbegleitung und mit Vibrato. Durch die Wirkung dieser wundersamen (zu Unrecht heute überstrapazierten) Melodie berauscht und wohl ein wenig abgelenkt, endete ich am Schluss der Romanze auf einem cis statt c!. Da half es auch nicht, dass ich den Finger eilfertig um einen halben Ton zurechtrückte. Wohlwollender Applaus belohnte die Darbietung als Ganzes. Mir aber hat sich die Schmach dieses einen Tons fest ins Gedächtnis eingebrannt.

Unter meinen wechselnden Geigenlehrern ist mir aus jenen unruhigen Jahren neben meiner Mutter Lotte Kalischer in Erinne-

# 3. Kapitel

rung geblieben. Sie war eine attraktive, etwas labile, leicht depressive junge Geigerin. Sie zog schließlich weiter nach Schweden. Unter ihrer Leitung wurde ich in die Welt der Vivaldi-, Händel-, Mozart- und dann Beethovensonaten eingeführt. Sie musizierte selber ausgezeichnet mit Helmut Schneider am Klavier. An einem Sonntagabend spielte sie z. B. das 2. Violinkonzert von Bach, Brahms d-Moll-Sonate, Mozart-Sonate Nr. 17 und Schuberts „Rondeau brillant". *„Alles war schön, besonders der Bach, aber der Höhepunkt war der Schubert. Sie musste ihn dreimal spielen und jedes mal gefiel er mir besser. Ich glaube, das „Rondeau brillant" ist das schönste Stück für Geige und Klavier, das ich je gehört habe; die zwei Läufe zu Beginn des Stücks spielte sie mit enormer Agilität. Schneider, der sie begleitete, spielte auch sehr gut. Mir gefiel diese Musik so sehr, dass ich einen Anfall von Geigeüben bekam. Ich spiele fast jeden Tag, wann immer ich Zeit habe und manchmal sogar zweimal am Tag"*[34]

In der Musik ging es aber nicht nur um Geigentechnik. Nein, vielmehr tat sich mir diese ganze Zauberwelt in jenen schlimmen Kriegsjahren auf. Mit Lübeck, Schütz, Bach und Buxtehude war ich aufgewachsen. Jetzt kamen Mozart, Beethoven und die Romantiker hinzu. Bis heute spüre ich jenes unheimliche Kribbeln den Rücken hinunter, das mir beim ersten Anhören der „Symphonie aus der Neuen Welt" von Dvorak widerfuhr.

Obgleich wir doch sonst so sparsam sein mussten, für einige wenige Konzerte hatte meine Mutter Geld gespart. Auch für meine erste Oper, die „Zauberflöte" – aufgeführt von der Sadler's Wells Opera Company in London am 9.4.42. Das Programm liegt vor mir: Joan Cross gab die Tamina. Ich war tatsächlich verzaubert. Dieses Programm endete übrigens mit einer Fußnote:

*„Im Falle eines Fliegeralarms während der Aufführung können diejenigen, die es möchten, das Theater verlassen, aber die Aufführung wird weitergehen. Der nächste Luftschutzraum befindet sich neben British and Colonial Motors, Upper St. Martin's Lane".* Ich weiß nicht mehr, ob die Sirenen damals heulten. Ich weiß nur, das die Engländer vollzählig sitzen blieben. „The show must go on". Sie weigerten sich von „Herr Hitler" vorschreiben zu lassen, ob und wann sie einer Oper lauschten.

## Die Emigration – eine Flüchtlingsschule in England (1939 – 1943)

Und ich weiß, wie selig ich war, als eben dieselbe Zauberflöte von der BBC übertragen wurde: *„Hurra! Beim Abendbrot hörte ich, dass die Zauberflöte von der BBC übertragen wird. Toll! Natürlich werde ich hingehen ... Ob Mutti auch zuhört?"*[35] Das war einige Wochen später – die Schule hatte wieder begonnen. Der nächste Tagebuchabschnitt wirft ein etwas ambivalentes Licht auf den anspruchsvollen frühreifen Besserwisser:

*„Manchmal lachte das Publikum im Theater, ohne dass wir sehen konnten, warum. Deshalb habe ich den Jungs und Mädchen, die mit zuhörten, immer erklärt, was gerade los war... Wenn ich die Augen schloss, was ich die meiste Zeit tat, fühlte ich mich wie in der Oper in London, alles habe ich vor mir gesehen, wie in der richtigen Aufführung, es war wunderbar. Es gab einige komische Zwischenfälle in unseren Zimmer während der Aufführung. Bei dem schnellen Mittelteil von „Ein Mädchen oder Weibchen",, meinte Tante Anna: „Was für eine hübsche Melodie" und sie tanzte von einem Bein aufs andere. Sie war köstlich, denn füllig wie sie ist, sah es zu komisch aus".*[36]

Aber die Musikerziehung ging weiter und ich bin meiner Mutter unendlich dankbar, dass sie mir auch den Zugang zur Moderne in früher Jugend verschaffte. Eines Tages legte sie ein dünnes graues Notenheft aufs Klavierpult. Ich musste mich neben sie setzen, denn die Stücke in diesem Heft waren für vier Hände komponiert. Das heißt, die eigentlich anspruchsvolle Musik machten nur zwei Hände. Die beiden anderen waren „main facile". Sie hatten nur den Rhythmus zu markieren. Aber der hatte es in sich: Marche, Valse, Polka, und Galop. Der Komponist – Igor Strawinsky – hatte einige von ihnen für seine Klavierschülerin, die Madame Eugenia Errazuriz komponiert, die es bis dahin im Klavierspiel etwa so weit wie ich gebracht haben dürfte. Die Wirkung auf den damals 14-Jährigen war durchschlagend. Nach dem Galop fiel ich vor lauter Lachen vom Stuhl. Als ich wieder aufstand, war ich Strawinsky Fan. Alles, was er komponiert hatte, nahm ich auf, wie ein Schwamm: Feuervogel, Petruschka, Sacre du Printemps und die Psalmensymphonie. Ich kopierte Picassos Portrait des Komponisten und hing es über mein Bett. In der Schule machte man sich lustig über so viel Eifer und ich bekam den Spitznamen „Strawinsky".

## 3. Kapitel

### 16. Skizze: Spiele und Schauspiele

Wenn ich ein halbes Jahrhundert später durch mein Tagebuch blättere, so staune ich über die viele Zeit, die neben dem strengen Stundenplan noch übrig blieb für Spiele und spielerisches Lernen. Neben den vorgeschriebenen Klassikern aus der Schulbibliothek, kursierten unter den Schülern, wie überall, die unsterblichen Schmöker aus der alten Heimat: Erich Kästner („Emil und die Detektive", „Drei Männer im Schnee"), Karl May („Winnetou", „Old Shurehand"), Alexandre Dumas („Der Graf von Monte Christo"). Ich habe sie alle, z.T. nach „Licht-aus" unter der Bettdecke verschlungen. Inzwischen weiß ich, dass es nicht so sehr auf den Stoff ankommt. Hauptsache: Man liest.

Und als ob das alles nicht genug sei, kam noch das Schauspiel hinzu. Das Lesen mit verteilten Rollen von Shakespeare und Shaw, nicht nur in der Klasse, sondern auch in der Freizeit, war die eine Seite. Dann waren wir aber auch ständig mit Planen und Proben für Klassenaufführungen beschäftigt. Der weitaus Begabteste war der bereits vorgestellte Frank Marcus. Er war nicht nur ein glänzender Schaupieler, er schrieb damals schon geistreiche kleine Sketches, die wir aufführten, z. B. seine „Garagen-Charade".

In den drei Jahren kamen in „Trench Hall" allein durch unsere Klasse fünf Stücke ganz oder teilweise auf die Bühne: „Egmont", „Merchant of Venice", „Androcles and the Lion" (Shaw), „Kabale und Liebe". Und dann trat ein ganz neuer Schauspieler auf unsere Bühne, der alles veränderte. Aber bevor ich von ihm erzähle, muss ich ein Buch einschieben – nur eine Passage aus diesem Buch – das mich 50 Jahre später beschäftigte.

Es geht um die Tagebücher Victor Klemperers „Ich will Zeugnis ablegen bis zum letzten".[37] Diese Lektüre hat nicht nur mich gefesselt. Inzwischen kennt ihn fast jeder (nicht zuletzt durch eine etwas unglückliche Fernsehverfilmung seines Schicksals), diesen deutsch-jüdischen Romanistik-Professor, der im Dritten Reich in Dresden den Terror, die Demütigungen (aber auch unerwartete Sympathiebezeugungen) erlebt und Tag für Tag penibel genau zu Papier gebracht hat. Dass er überlebte, verdankt er seiner Ehe (einer „privilegierten Mischehe") mit einer arischen Pianistin. Wie kein anderer beschreibt er das Leben und den Untergang der

## Die Emigration – eine Flüchtlingsschule in England (1939 – 1943)

Juden, die Deutschland nicht rechtzeitig verlassen konnten – oder wollten. Und er besucht seine Leidensgenossen, versucht ihnen Mut zu machen.

Unter ihnen ist auch ein gelähmter Herr Marckwald mit seiner Ehefrau – beide protestantisch getauft – „*für die Juden ein Abtrünniger, für die Deutschen kein Deutscher*" – „*sympathische, gebildete Menschen*" – „*entfernt mit dem Maler Max Liebermann verwandt*". Diese Marckwalds also sitzen „*ganz von der Welt abgeschnitten*" in einem Judenhaus und warten auf ihre Deportation. Und jetzt kommt die besagte Passage:

„*31. Juli (1942), Freitag. Übliche Schicksale dieser Tage: Marckwalds zeigten mir gestern Bilder, Filmaufnahmen ihres Sohnes Wilhelm. Er hatte als Kaufmann begonnen, war Musiker (im Caféhaus) geworden, dann zur Schauspielerei, genauer Regie übergegangen, hatte Posten in Deutschland gefunden, musste 33 oder 34 fort, wurde Filmregisseur in Barcelona, heiratete eine Schauspielerin, floh vor den Franco-Truppen, flog nach Stockholm, wurde zwangsweise als Kommunist nach Frankreich zurückbefördert, lebt jetzt mit der Frau in England oder Irland, sie Dienstmädchen, er landwirtschaftlicher Arbeiter – die Eltern kennen die Schwiegertochter nicht*"[37].

Aber ich hatte sie beide kennengelernt. In einem Brief an meine Mutter (vom 26.11.42) steht zu lesen:

„*Wir haben zwei neue Mitglieder hier in Trench Hall, Mr. und Mrs. Marckwald, er ist ursprünglich ein Regisseur vom Theater und Filmen und sie eine spanische Schauspielerin, jetzt ist er unser Heizer und hilft im Garten, während sie in der Küche arbeitet. Er ist sehr nett, spielt Geige und hat schon gleich eine neue Schauspielgruppe für unsere Klasse gestartet, zu der ich natürlich auch gehöre. Beim ersten Mal gab er uns eine einfache Aufgabe: Irgendeine Person, betritt irgendein Haus, irgendwie zu irgendeiner Zeit und findet irgendeinen Brief auf einem Tisch. Das mussten wir spielen und er schien ganz zufrieden. Dann gab es eine lange Diskussion über unser Spiel und unsere Möglichkeiten*"[38].

Jetzt stehen sie wieder vor meinem inneren Auge: Der große blonde Wilhelm Marckwald im Blaumann und seine winzige temperamentvolle Frau Pilar mit ihren langen pechschwarzen Haaren. Trotz beider Temperamente vertrug sie sich in der Küche bestens mit Heidtsche. Damals als Wilhelm Marckwald zu uns nach

## 3. Kapitel

Trench Hall kam, waren seine Eltern bereits nach Theresienstadt deportiert und dort umgekommen (zur selben Zeit wie meine Großmutter Anna). Aber davon wussten wir alle noch nichts. Dieser Regisseur hat unser Laienspiel professionell umgekrempelt. Unter seiner Regie bereiteten wir ein traditionelles chinesisches Stück vor: „Lady Precious Stream". Ich bekam die Rolle des Gärtners, der schließlich Kaiser wird und „Precious Stream" heiratet. Am 8. Mai 1943 war es soweit. Wir fuhren in die Hauptstadt Shrewsbury. *„Mr. Marckwald schminkte uns pausenlos von 12.30 bis 3.00 Uhr. Es war die beste Aufführung ... Der Applaus war sagenhaft und wir mussten öfters auf die Bühne zurück... Wir haben mehr als £ 10 für unseren China Hilfsfond eingenommen".*[39]

50 Jahre später bekam ich einen Brief aus Kalifornien. Er war von meiner Partnerin „Lady Precious Stream" (Ursula Solmitz) und enthielt ein Pressefoto der damaligen Aufführung (Abb. 11). Das war Höhepunkt und zugleich abruptes Ende meiner Karriere als Schauspieler. Fortan habe ich es bei Familiencharaden bewenden lassen. Wilhelm Marckwald habe ich aus den Augen verloren. Ob er noch Klemperers Tagebücher lesen konnte?

## 17. Skizze: Mädchen

Unter den vielen Sorgen, die unsere gute Tante Anna in diesen schweren Jahren umtrieb, lastete eine besonders schwer auf ihren runden Schultern. Es war die Sorge, dass zumindest einige der vielen heranwachsenden Mädchen unter ihrer Obhut ein Schicksal ereilen möge – „ein Schicksal schlimmer als der Tod". Damals habe ich von dieser Gefahr nicht viel geahnt – oder ich habe sie schier vergessen. Schließlich waren die Mädchen im Obergeschoss des Haupthauses und die Jungs in abseits gelegenen Wirtschaftsgebäuden untergebracht. In den drei Jahren, in denen ich in Trench Hall heranwuchs, avancierte ich vom „Foxhole" über eine der notdürftig hergerichteten Garagen bis zum „Saddler's Shoppe", einer Sattlerei, in der die älteren Buben in Doppeldeckerbetten schliefen. Wir kamen uns vor, wie in einem Pfadfinderlager und fühlten uns wohl in diesen Notunterkünften. Unvergessen sind die

## Die Emigration – eine Flüchtlingsschule in England (1939 – 1943)

Kissenschlachten, mit denen wir vergeblich versuchten, die Fledermäuse zu vertreiben. Aus Platzmangel wohnten einige der ältesten Jungs in Zelten. Diese ließen sich nicht so lückenlos überwachen. Auch gab es die schöne Tradition der „Midnight Walks" – Mitternachtsspaziergänge. Aber ob und was da noch so passierte, wussten wir Kleinen nicht. Bei uns war um 9.00 Uhr „Licht aus" – auch wenn „Phoebus' Wagen" (Shakespeare!) im Sommer erst Stunden später vom Firmament verschwand. Die folgende Fensterl-Geschichte mag den Leser von der Harmlosigkeit unserer Avancen Richtung Mädchenzimmer auch nach Sonnenuntergang überzeugen.

*„Helmut (Schneider), Maria (Dehn) und wir Saddler's Shoppe Jungs planten, den Mädchen einen Streich zu spielen und es war meine Idee. Von Maria bekamen wir Phosphor ... Und am Freitag traf ich mich mit Frank (Marcus) und Schneider im Saddler's Shoppe, um ein Geisterskelett auf eine Wandtafel zu malen ... Alles ging gut, bis Schneider den Phosphorstift zu hart drückte, so dass er Feuer fing, das Phosphor im ganzen Zimmer rumspritzte und überall kleine Feuer brannten. Wir holten Sand und Wasser und es gelang uns auch, die Feuer zu löschen. Aber kaum schauten wir weg, fingen die Brände wieder an.*

*In diesem Augenblick kam T.A. um die Ecke und bemerkte einen eigentümlichen Geruch. Maria versuchte sie eloquent abzulenken und zum Haupthaus zu dirigieren. Aber wegen ihrer schwachen Augen hatte T.A. einen sehr sehr guten Geruchssinn und sie steuerte unbeirrt Richtung Saddler's Shoppe. Außerdem war heute Ully's Geburtstag und T.A. bestand darauf, seinen Geburtstagstisch zu besichtigen ...*

*Es gab keinen Ausweg und wir ließen sie rein. T.A. sagte etwas über den Gestank und Schneider erklärte, dass wir gerade Experimente machten. „Physik?", fragte T.A.. „Nein, Chemie", antwortete Schneider. Wir konnten uns kaum das Lachen verbeißen. Wir waren alle sehr höflich und standen immer auf oder genau vor den verräterischen Flämmchen...*

*Nach der Freitagabendmusik (diesmal Strawinskys Psalmsymphonie!) als es dunkel war, stiegen Ully und ich mit einer Leiter auf den Balkon (vor dem Mädchenzimmer) ... und lehnten die Tafel gegen das Fenster. Maria hielt Wache. Dann bestiegen Werner Krebs mit seiner Geige und ich mit einer Bratsche die Leiter auf halbe Höhe*

# 3. Kapitel

*und warteten auf Franks Zeichen. Endlich konnten wir anfangen. Krebs jaulte irgendwo hoch auf der E-Seite, während ich schauerlich auf den 2 tiefsten Seiten der Bratsche spielte. Sobald unsere Heulmusik durch die Nacht klang, stand das ganze Haupthaus Kopf. Die Mädchen kreischten und lachten ... Ihre Hausmutter Frau Baer dachte, es wäre die Luftschutzsirene ... Aber als sie das Skelett leuchten sah, wurde sie kreidebleich und fiel fast in Ohnmacht ... Jetzt organisierten Maria und Schneider einen schnellen Rückzug ... Frau Baer wurde am nächsten Tag leicht versöhnt durch die Nachricht, dass sie gerade Großmutter geworden war.*[40]

Auch das war Bunce Court Pädagogik: Lehrer stellen sich an die Spitze der kleinen Abenteurer und lenken so das Unternehmen in ungefährliche Bahnen.

Natürlich ging in dieser ko-edukativen Gemeinschaft der umtriebige Amor seinen Geschäften nach. Ehen wurden geschlossen, Ehen gingen auseinander. Aber das betraf nur die Lehrer. Wir bemerkten das schmerzlich. Etwa als der „Saxo" die Schule und seinen fabelhaften Geschichtsunterricht im Stich ließ. Er hatte sich von Lucie, seiner Frau, getrennt.

Bei uns jüngeren – ich verbrachte die drei präpubertären Lebensjahre 12, 13 und 14 dort – machte sich das Anfluten der Hormone unterschiedlich stark bemerkbar. In dieser Zeit war ich noch Stolz darauf, bei einer Bachkantate im Schulchor bis zum hohen „G" hinaufklettern zu können. Mit 14 Jahren war das vorbei:

*„Ich glaube ich werde jetzt erwachsen, weil ich vom Sopran auf Tenor abgesackt bin. Ich kann die hohen Noten F, E und D nicht mehr leicht erreichen".*[41] Mein Freund Frank Marcus, der mir in fast allen Bereichen und auch intellektuell überlegen war, wusste bereits Bescheid über Filme und Filmstars und machte dunkle Andeutungen über „blaue" Filme, die er aber selber kaum gesehen haben dürfte.

Ich dagegen erlebte meinen allerersten Film in den Osterferien 1941. Da war ich gerade 12. Es war eine spannende Indianergeschichte mit Gary Cooper und Paulette Goddard und hieß „Northwest Mounted Police". Pornohefte gab es damals nicht – oder habe ich sie nur nicht bemerkt? Dafür sorgte Boccaccios „Dekameron" – aus Mutter's Bücherschrank (oberste Reihe) – für erste

## Die Emigration – eine Flüchtlingsschule in England (1939 – 1943)

heimliche Aufregungen. Und auch für das, was die Mutter eines späteren Studienfreundes „Little Maps of Ireland" zu nennen pflegte. Diese offenherzige Mutter von drei Söhnen pflegte – nachdem sie morgens die Betten der Familie gemacht hatte – bei Tisch zu fragen: „Little map of Ireland, last night, Humphrey?" ...
Auch meine mehr oder weniger attraktiven Klassenkameradinnen blieben mir nicht ganz gleichgültig. Dabei funktionierte die ko-edukative Erziehung vorbildlich. Die Mädchen waren unsere gleichwertigen Kameraden in der Schulklasse, bei der Praktischen Arbeit und bei allen Geländespielen. Aber eine unter ihnen war doch mehr. Das war dann *die* Freundin.

Ach, es waren ganz harmlose Beziehungen. Sie gipfelten in gemeinsamen Spaziergängen. Dafür gab es genügend Landschaft rundherum. Beim zweiten oder dritten Mal gingen wir dann vielleicht Hand in Hand. Viel später erst wagte man eine zaghafte Hand auf die Schulter der Auserwählten (auf die näher gelegene) oder um ihre Taille zu legen. Aber das war's dann auch. An einen Kuss in jenen Jahren kann ich mich nicht erinnern. Ehrenwort!

Ein toller Hecht war ich also nicht. Dafür wechselte ich aber so ziemlich jedes Jahr die Freundin – oder sie wechselten mich. Die erste war Renée, Franks etwas ältere Schwester. Auf dieses schöne Mädchen mit dem pechschwarzen Ponyschnitt und einer stolzen Nase hatten auch andere, viel ältere Buben ein Auge geworfen. Da konnte ich nicht mithalten. Sie war lieb zu mir, wir tauschten Briefe und Geburtstagsgeschenke. Aber dann hatte sie nur noch Mitleid für mich übrig und ging mit Älteren spazieren – oder mehreren.

Im zweiten Trench Hall-Jahr kam eine neue Schülerin in die Klasse. Das war die lebenspralle – (ja, sie stand am Beginn einer beachtlichen Entwicklung) – temperamentvolle Tschechin Lya Heller. Sie war überdurchschnittlich intelligent, beherrschte vier Sprachen und war in vielen Fächern die Klassenbeste. Aber bei all ihrem sprühenden Temperament hatte sie auch etwas languides. Ja, sie war gleichzeitig hochbegabt und träge. Wenn ich ihr Gesicht zurückhole, so sehe ich eine schmale gerade Nase, viele Sommersprossen und einen weichen, stets feuchten und leicht geöffneten Mund. Den hätte ich schon küssen mögen. Sie hätte es auch bestimmt zugelassen. Aber ich traute mich nicht ...

# 3. Kapitel

Und dann kam auch schon Maleen Zuntz. Maleen war katholisch, ihr Vater Professor für klassische Philologie in Freiburg gewesen, bis er Nazi-Deutschland den Rücken kehrte. Jetzt lebte er mit seiner Familie unter sehr bescheidenen Verhältnissen als Privatgelehrter und Lecturer in Oxford. In einem Brief habe ich seinen Vortrag des „Ödipus" gewürdigt:

*„Am Samstagabend, Sonntagnachmittag und Montagabend las uns Professor Zuntz „Ödipus" vor. Es war der Ödipus von Sophokles übersetzt von Hölderlin. Das war die erste griechische Trägodie, die ich jemals gehört habe (außer Antigone vor 3 Jahren) und ich kann gar nicht sagen, wie sehr beeindruckt ich war. Professor Zuntz las hervorragend, nicht wie ein sentimentaler und aufgeregter Schauspieler, sondern sehr getragen, mit einer gleichmäßigen Stimme, so dass man jedes Wort sehr klar verstand. Zwischendrin gab er Erklärungen".*[42]

So haben wir mehrmals von Elternbesuchen an unserer Schule profitiert. Aber hier geht es ja gar nicht um den Vater. Zurück zur Tochter!

Maleen war nicht nur katholisch. Sie war so etwas wie eine Filmschönheit, mit rehbraunen Augen, Stupsnase, Grübchen und einem Kirschenmund. Und leider war sie sich dessen auch bewusst. So hatte ich es nicht immer leicht, wenn sie auch mal mit anderen Bewerbern flirtete. Aber letztlich nahm ich wohl bei ihr einen Vorzugsplatz ein – und den behielt ich sogar noch eine Zeitlang, nachdem ich Trench Hall, wo sie zurückblieb, längst verlassen hatte.

Übrigens, nichts war geheim an diesen rührenden Beziehungen. Die ganze Schule nahm lebhaft Anteil. Als ich z. B. 52 Jahre später in einer künstlerischen Angelegenheit an den inzwischen arrivierten Maler Frank Auerbach in London schrieb, antwortete er:

*„... Aber natürlich erinnere ich mich an Dich. Du wolltest Albert Schweitzer werden und mit Maleen Zuntz als Krankenschwester nach Afrika in den Urwald ziehen!"*[43]

Sie ist wirklich Krankenschwester geworden und hat aufopferungsvoll im libanesischen Bürgerkrieg gearbeitet, als ihr Mann Leiter der American School in Beirut war. Jetzt wohnen sie an der Bucht von San Francisco.

## 18. Skizze: Abschluss und Nachruf

Mit beängstigender Geschwindigkeit näherte ich mich dem ersten Etappenziel auf meinem langen Weg zum Medizinstudium. Es war das „Cambridge School Certificate", das bei entsprechend guten Noten (und unter Einschluss des Faches Latein) damals als Immatrikulation anerkannt war. Die meisten Kandidaten, die sich dieser Prüfung stellten, waren 16 oder 15 Jahre alt und so war es auch in unserer Klasse. Ich wählte die Fächer: Englisch, englische Literatur, Deutsch, moderne europäische Geschichte, Biologie, Geographie, Religion und Mathematik.

Bei dieser Prüfung – Mitte Juli 1943 – merkte ich, dass ich offenbar eine gewisse Begabung für Examina hatte – sei es Glück (weil ich entscheidende Fragen schnell noch am Vorabend gebüffelt hatte), sei es das Glück des Tüchtigen (indem ich, wenn es darauf ankam, immer noch etwas bessere Leistungen bringen konnte). Und so schrieb ich mitten im Examen einen überschwänglichen Brief:

*„Ich will es Dir besser gleich sagen, dass ich ausgezeichneter Laune bin und voller Zuversicht, was Mathe betrifft"* ... *„Geschichte am Donnerstag war einfach toll. Ich schrieb von der ersten bis zur letzten Minute über Bismarck, Metternich, Louis Napoleon, italienische und deutsche Außenpolitik, bis mein Arm praktisch lahm war. Ich schrieb 18 Seiten, was mehr als 36 in einem Schulheft wäre".*[44]

Tatsächlich gab es dann fünf Einser („Distinction"), zwei Zweier („Credit"), einen Dreier („Pass") – und dreimal darf der Leser raten, welchem Fach dieser Dreier galt. Nun fehlte nur noch Latein. Aber das konnte ich ja noch nachholen, war ich doch erst 14 Jahre alt.

Gegen Ende dieses Monats Juli bin ich zum letzten Mal von Trench Hall nach Hause in die Sommerferien gefahren. Und ich würde auch nicht mehr zurückkehren. Jetzt musste ich Latein nachholen und vor allem die Naturwissenschaften und das auch noch so gut, dass es für ein Stipendium in Konkurrenz mit anderen, die dasselbe Ziel anvisierten, reichen würde. So viel ich auch in Bunce Court gelernt hatte – und sicher hat mich diese Schule für das ganze Leben geprägt – Chemie und Physik konnte sie ohne ein Labor einfach nicht bieten.

# 3. Kapitel

Und was ist nun aus der Schule, was ist aus den Bunce Courtians geworden? Die meisten von ihnen sind in England geblieben; viele sind bei Kriegsende nach Palästina oder Amerika weitergezogen; nur ganz wenige sind nach Deutschland zurückgekehrt. Und einige wurden mehr oder weniger „berühmt", z. B. Helmut Sonnenfeld als rechte Hand Henry Kissingers. Andere waren es schon vorher durch ihren Namen, z. B. Klaus Pringsheim, Jr., ein Neffe (wenn auch nur ein „unechter") von Thomas Mann.[45]

Zu denen, die sich Ruhm verdienten, zählte Gerd Hoffnung, dessen „Hoffnung Symphony Orchestra" mit seinen phantastisch-grotesken Karikaturen in keiner Musikerbibliothek fehlen darf.[46] Drei Jahre älter als ich hatte er die Schule schon vor dem Krieg wieder verlassen, so dass ich ihm nie begegnet bin. Leider starb dieser originelle (übergewichtige) Musiker, Komponist und Spaßvogel bald nach dem 4. „Hoffnung Musik-Fest" (1959) mit nur 34 Jahren.

Frank Marcus hat genau da weitergemacht, wo er in Trench Hall aufgehört hatte: Während er anfangs noch seinen Lebensunterhalt in einem Antiquitätenladen in der Chancery Lane verdiente, schrieb er nebenbei satirische, amüsante und sozialkritische Stücke und beteiligte sich in verschiedenen Theatergruppen als Regisseur, Schauspieler, Bühnenbildner. Als ich im Herbst 1966 anlässlich einer USA-Reise den Broadway entlang schlenderte, brachte mich eine der vielen flimmernden Reklamen jäh zum Anhalten. „The Killing of Sister George" las ich – „by Frank Marcus". Ich bekam noch eine Karte und schon saß ich in der ersten Reihe und genoss das, was er da mit so leichter Feder geschrieben hatte. Es ging um eine alternde Schauspielerin in einer BBC-Seifenoper, deren Einschaltquote so lange sank, bis die Serie abgesetzt und die bedauernswerte Alte gefeuert („killed") wurde. Das Stück war bereits 18 Monate lang erfolgreich im Londoner Westend gelaufen, hatte die drei größten „Best-Play-Awards" gewonnen und wurde später auch in Deutschland herausgebracht.

Frank gelang das Kunststück als etwas linker Theaterkritiker am konservativen „Sunday Telegraph", dass ihm alle Kollegen (ob Schauspieler, Dramatiker oder Regisseure) nicht nur Respekt, sondern auch Zuneigung entgegenbrachten. Denn er war bei allem Hang zur Satire sachlich, fair und ohne Häme.

## Die Emigration – eine Flüchtlingsschule in England (1939 – 1943)

Mitte der 60er Jahre besuchte ich ihn in seiner Wohnung nahe Marble Arch, wo er mit seiner Frau, der Schauspielerin Jacqueline Silvester wohnte. Ärzte hatten gerade seine Parkinson'sche Erkrankung diagnostiziert. Mit Gleichmut und Humor hat er auch das ertragen. Damals sagte er – dessen Dramen sich fast alle um die unergründlichen Irrwege menschlicher Beziehungen drehten:

*„Wir zwei – du und ich – wir haben gleich unsere z w e i t e Frau geheiratet!"* Die seinige hat er noch um drei Jahre überlebt. Er starb 1996 umgeben von seinen fünf geliebten Enkelkindern.

*„I am unattractively workaholic"* – *ich arbeite 7 Tage und 5 Abende pro Woche mit einem ausgeklügelten Zeitplan für Modellsitzungen, ohne jedes Privatleben".*[43]

Das schrieb mir Frank Auerbach vor wenigen Jahren. So gesehen war es eine Sternstunde, als er nicht nur an einem Abendessen mit einigen Old Bunce Courtians teilnahm, sondern bis spät in die Nacht über blieb, um zu reminiszieren, zu debattieren und um zu lachen, obwohl doch eigentlich seine Schlafenszeit um 8.30 Uhr war.

Jahrelang hat er in seinem sagenhaft unaufgeräumten Studio in einem Nordlondoner Arbeiterviertel mit seinen dicken Farben gekämpft, gemalt, wieder weggekratzt, neu aufgetragen. Nach eigenem Eingeständnis benötigt er für ein Portrait oft mehr als 100 Sitzungen. Seine Bilder wirken wie modellierte Reliefs. Man sagt, dass es Jahre dauern kann, bis ein Auerbach trocken ist. Seine Farbenrechnungen möchte ich nicht haben.

Inzwischen ist ihm der Durchbruch in die vorderste Reihe der englischen Nachkriegsmaler gelungen. Zusammen mit Francis Bacon, Lucien Freud (der Enkel), Michael Andrews und anderen beteiligt er sich an Sammelausstellungen „from London". 1986 repräsentierte er seine Wahlheimat im British Pavillon der 42. Biennale in Venedig. Und da ich auf Vortrags- oder Kongressreisen kein Museum auslasse, bin ich seinen Bildern überall in der Welt begegnet – in Sydney, Chicago, Tokyo … Das Sympathische ist, dass ihn Ruhm und Wohlstand kein Iota verändert haben. Er arbeitet weiter wie besessen in dem selben chaotischen Atelier, so dass ein Kritiker sinnierte, ob er nicht „der größte Maler/Mönch seit Fra Angelico sei" (!)[47]

# 3. Kapitel

Unter den Kameraden, die sich den Naturwissenschaften zuwandten, ist einer nur knapp am Nobelpreis vorbeigeglitten. Das war Lothar Baruch – der Finalist im Staffellauf beim Sportfest 1942 (erinnern Sie sich? – 14. Skizze).

Lothar war 13 Jahre alt, als er mit einem jener Kindertransporte nach England geschickt wurde. Er kam allein – das ist auch der Titel seiner (und anderer) autobiographischen Skizze aus dieser dunklen Zeit.[48] Seine Familie blieb in Berlin zurück. Er hat sie nie wieder gesehen.

Man nahm ihn in Bunce Court auf und die Schule, ihre Lehrer und Schüler wurden sein Zuhause, seine Familie. Mit 16 Jahren und einem School Certificate in der Tasche ging er nach Birmingham als Hilfsarbeiter in einem Labor. In Abend- und Wochenendkursen studierte er Physik, Chemie und Biologie. Aber kaum war er alt genug, da meldete er sich schon freiwillig zur Britischen Armee (1943). Man hat den sportlichen „friendly enemy alien" nicht nur aufgenommen, sondern bald in einen Offizierslehrgang gesteckt. Allerdings musste er erst seinen Namen ändern, denn wäre er in Feindeshand gefallen, hätte man ihn gleich zweimal hingerichtet – als Landesverräter und als Jude. So diente er seiner Majestät und wurde 1947 als Captain Leslie Brent entlassen.

Nun endlich konnte er richtig studieren: Zoologie an der Birmingham University. Nebenbei spielte er Hockey (für die British Universities Auswahl), wurde begeisterter Bergsteiger (Matterhorn, Blümlis Alp-Überschreitung) und engagierte sich politisch (als Präsident der Student's Union). Nach bestandenem Examen – er wollte Lehrer werden – überredete ihn sein Zoologie-Professor, Peter Medawar bei ihm zu bleiben und in seinem Labor zu forschen. So begannen 40 Jahre eines reichen und aufregenden akademischen Lebens als Forscher auf dem Gebiet der Immunologie.

In den 50er Jahren entdeckten Billingham, Brent und Medawar (in Amerika bald als die „Holy Trinity" bekannt), die zwei entscheidenden immunologischen Phänomene (die aktive erworbene Toleranz und das „Graft-Versus-Host-Disease"), auf deren Grundlage die Transplantationschirurgie aufbaut. Mit einer kurzen, kristallklaren Arbeit ging ihr Ruhm durch die Welt (Billingham, Brent and Medawar „Actively Acquired Tolerance of Foreign Cells", Nature <u>172</u>: 603 (1953)). Einige – nicht Leslie! – haben bedauert,

## Die Emigration – eine Flüchtlingsschule in England (1939 – 1943)

dass nur einer dieser „Dreieinigkeit" den Nobelpreis erhielt. Das war Sir Peter Medawar, der immerhin großzügig den Preis mit seinen Kollegen teilte, so dass Leslie sich sein erstes Auto leisten konnte.

Natürlich hatte auch ich immer wieder von Prof. Brent gehört, der inzwischen 20 Jahre lang das Immunologische Institut am St. Marys Hospital in London leitete. Aber die Wiederaufnahme eines Kontakts blieb einem amüsanten Zufall vorbehalten:

Beim 113. Kongress der Deutschen Gesellschaft für Chirurgie (1996) lauschte ich einem Vortrag des legendären Prof. Thomas Starzl, Pittsburgh, über „The Epoch of Organ Transplantation". Neben mir saß unser Präsident, Deutschlands prominentester Transplantationschirurg, Rudolf Pichlmayr. Starzl zeigte gleich zu Beginn drei Bilder von Leslie, als Schuljunge *(„Den kenn' ich. Mit dem bin ich zur Schule gegangen"*, raunte ich dem Präsidenten zu), als Doktorand und als Teil eines Experiments der „Holy Trinity". Anschließend kletterte ich aufs Podium, um Starzl zu gratulieren und auch um ihm zu sagen, dass ich Leslie kannte, als er noch Lothar hieß. Aber mitten im Gespräch wurden wir durch die Menge der Gratulanten und aufdringlichen Fernsehreporter auseinander gedrängt. Doch offenbar ließ ihm die Sache keine Ruhe, denn schon zwei Wochen später bekam ich die Kopie eines Briefes an „Dear Rudi": „*Leslie asked me for help in locating the old man, who spoke to me*" (Leslie bat mich um Hilfe, den alten (!) Mann zu finden, der zu mir gesprochen hatte). So kamen wir wieder zusammen.

Leslie und seine Frau besuchten uns in Mannheim und er hielt einen Vortrag vor den versammelten Chirurgischen Kliniken von Heidelberg und Mannheim. Ich war mehrmals bei ihm in London, wo auch jenes Abendessen mit Frank Auerbach stattfand.

HaBe und Helmut Schneider sind schließlich in Palo Alto zur Ruhe gekommen. Dort haben wir (meine Frau, drei unserer Kinder und ich) zwei schöne Abende mit ihnen verbracht, am Rande des Internationalen Chirurgenkongresses in San Francisco 1979. Wenig später sind sie verstorben.

Gretel Heidt – unsere famose Köchin „Heidtsche" – ist nach dem Krieg zurück nach Frankfurt zu ihrer Schwester gezogen. Sie hat viele „ihrer Kinder" in aller Welt verstreut, besucht. Auch zu

# 3. Kapitel

uns kam sie Ende der Sechziger Jahre nach Nußloch. Bald darauf starb sie in ihrer Heimat.

Meierlein lebt heute noch in einem versteckt liegenden Country Cottage unweit von Bunce Court. Dort konnte ich ihn und seine Lebensgefährtin Susanne mit Leslies Hilfe einige Male besuchen. HaGo (seine erste Frau) ist tragisch an Alzheimer zugrunde gegangen. Er dagegen ist noch voller Aktivitäten, spielt Barockmusik, betreut seinen großen Garten samt Tannenwäldchen, Enten, Hühner und einem prächtigen gehbehinderten Hahn. Außerdem empfängt er Old Bunce Courtians zu ihrem jährlichen Treffen.

Und Bunce Court selber? – gibt es nicht mehr.

Zwar hat Tante Anna die Lehrer, Schüler und das Inventar im Frühjahr 1946 noch einmal von Trench Hall in das übel verwahrloste Bunce Court in Kent zurückgeführt. Nach Kriegsende wurde auch noch eine letzte Gruppe von Kindern aufgenommen – vor allem Überlebende aus den befreiten Konzentrationslagern.

Aber bald wurde klar, dass sich diese Schule nicht mehr lange würde halten können. Zeitgleich mit der tödlichen Bedrohung verflüchtigte sich auch der Idealismus der Mitarbeiter. Man konnte den normalen Lehrertarif (für *gute* Lehrer – und wir hatten die besten gehabt!) nicht zahlen. Außerdem hatte die Schule wohl ihre Mission erfüllt. Am Ende des Sommersemester im Juli 1948 wurde sie endgültig geschlossen und das Haupthaus in mehrere Wohnungen unterteilt.

Anna Essinger hat Hunderten von Flüchtlingskindern das Leben gerettet – ihnen ein Heim und Geborgenheit geboten. Viele dankten es ihr mit Besuchen und Briefen oder indem sie ihr vorlasen (das tat z. B. auch Leslie Brent), nachdem sie in ihren letzten Jahren vollkommen erblindet war. Sie starb friedlich am 3. Mai 1960 in Bunce Court.

*Solange etwas ist, ist es nicht das, was es gewesen sein wird.
Wenn etwas vorbei ist, ist man nicht mehr der, dem es passierte.*

Martin Walser

## 4. Kapitel
## In englischen Eliteschulen – als Public School-Boy (1943 – 1947)

### 1. Skizze: Die Königsschule in Worcester

Kings School Worcester. So heißt die nächste Station auf meinem Bildungswege. „Worcester" – das muss man erst einmal richtig auszusprechen lernen. Nein, nicht wie meine Mutter (und Sie vielleicht denken), sondern: „Wustah" (phonetisch). Überhaupt, jetzt muss ich endlich richtig Englisch lernen. Am besten so, dass keiner merkt, wo ich herkomme. Erst jetzt spüre ich deutlich, dass ich in einem anderen Land bin. Die Flucht von Blankenese nach Bunce Court verlief noch relativ glimpflich dagegen. Da war ich von einer deutschen Volksschule in ein Landschulheim voller Deutschen gewechselt. Ab jetzt bin ich der einzige Deutsche unter 325 englischen Schuljungen – und das mitten im Krieg.

Worcester ist eine jener trostlosen Kleinstädte der englischen Midlands mit etwa 70.000 Einwohnern, bekannt durch eine königliche Porzellanmanufaktur und jene ausgefallen scharfe Soße, die „Worcestershire Sauce" eben. Vor mir liegt eine große Bleistiftzeichnung, die ich damals vom oberen Stadtrand aus angefertigt habe: Eisenbahnlinien, in Rauch gehüllte Fabriken, Förderbänder und immer dieselben eintönigen Reihenhäuser, geschwärzt von ungezählten Kaminfeuern. Nur am westlichen Horizont kommt Hoffnung auf. Von dort grüßen die Malvern Hills mit stolzen 423 m. Wenn man sich von diesem Gipfel gen Osten wendet,

## 4. Kapitel

gibt es keine höhere Bodenwelle bis zum Ural – sagen die Engländer. Hier brannte 1588 eines der Signalfeuer, als die spanische Armada die Insel bedrohte. Und hier wurde fast 400 Jahre später ein weiteres Freudenfeuer entfacht, als Charles und Diana Hochzeit feierten…. Diese Hügel haben nicht nur mir Trost gespendet, wenn immer sie sich über Rauch und Wolken freigekämpft hatten (was nicht allzu oft der Fall war), sie sollen auch Sir Edward Elgar (1857-1934) inspiriert haben, der sein ganzes Leben hier verbrachte. Er war der erste englische Komponist internationalen Ranges seit Henry Purcell – wenn man einmal von Georg Friedrich Händel aus Halle absieht.

So hat Worcester – neben Porzellan und Sauce – doch noch etwas zu bieten, nämlich Elgar und seine schwermütig-romantische Musik und neben dieser auch noch das „Three-Choir-Festival", die ältesten Musikfestspiele auf der Insel und, wer weiß, vielleicht auf der ganzen Welt. Seit 1715 wird dieses Musikfest in lückenloser Folge reihum in den drei benachbarten Kathedralen Gloucester, Hereford und Worcester abgehalten[1].

So wären wir bei der Kathedrale von Worcester angelangt, die natürlich auch am linken Rand meiner Zeichnung zu sehen ist. Im 11. Jahrhundert, als romanisch-normannischer Bau begonnen, wurde die Kathedrale erst 300 Jahre später im gotischen Stil vollendet. Am grünen Ufer des verträumten Severn-Flusses aufragend, liegt sie wie eine Oase inmitten der Industriewüste. Unmittelbar neben ihr als ein Teil dieser Oase befinden sich Gebäude, Gärten und Rasenflächen der Kings School.

Es war wohl ein Akt der Wiedergutmachung, mit dem König Heinrich VIII. im Jahre 1541 diese Schule gründete, hatte er doch erst kurz zuvor das an die Kathedrale gelehnte Kloster aufgelöst und die Mönche vertrieben. Nun sollten an dieser Stelle 10 Chorknaben und 40 „Pueri Grammatici" jeweils auf Kosten der Kirche innerhalb von fünf Jahren die lateinische Sprache lernen. In den Statuten wurde festgelegt, dass sie „pauperes et amicorum opae destituti" (arm und ohne Hilfe von Fremden) sein sollen. (In diesem Punkt kamen mir also die 400 Jahre alten Statuten entgegen). Das Curriculum umfasste damals u.a. Horaz, Cicero und Catos Verse, Aesops Fabeln und die Colloquia des Erasmus. Es war das Ziel, die Scholaren für ein Studium an den Universitäten Oxford

# In englischen Eliteschulen – als Public School-Boy (1943 – 1947)

oder Cambridge vorzubereiten (auch das deckte sich mit meinen Ambitionen). Latein war damals die Umgangssprache. Wehe ein Schüler wurde beim Englischsprechen im Schulgelände erwischt! Die Strafe: Zwei Hiebe mit dem Rohrstock auf jede Handfläche[2]. Es gibt eine ganze Literatur über diese britischen Eliteschulen, „Public Schools" genannt[3]. Entscheidend geprägt wurden sie durch die Prinzipien und Predigten von Dr. Thomas Arnold, Headmaster von Rugby School (1828 – 1844). Durch Spiel und Sport sollten seine Schüler zu „Christian Gentlemen" erzogen werden. Er baute das hierarchische System der Schülerselbstverwaltung aus, in dem die Besten der älteren 17- bis 18-jährigen Schüler als sogenannte „Prefects" oder „Monitore" fungierten. Ihnen waren die etwa 12-jährigen Schulanfänger (die „new boys") als Burschen („fags" genannt) zugeteilt. Die Monitore hatten auch Disziplinargewalt – einschließlich Prügelstrafe – über die jüngeren[4].

Kein geringerer als Winston Churchill rechnet in seinen Memoiren mit diesen körperlichen Züchtigungen ab:

*„Zwei- oder dreimal im Monat wurde die ganze Schule in der Bibliothek versammelt, während einer oder mehrere Missetäter von 2 Monitoren in ein Nebenzimmer verbracht wurden. Dort wurden sie geprügelt, bis sie bluteten, während wir zitternd dasaßen und die Schreie mit anhören mussten. Diese Art von Züchtigung wurde durch häufige religiöse Andachten kräftig untermauert ..."*[5]. Das ist bald 120 Jahre her. Churchill besuchte diese St. George's School in den Jahren 1880 bis '83. Aber endgültig abgeschafft wurde die Prügelstrafe an englischen Public Schools erst 1998 (!).

In meinem zweiten Jahr (November 1944) wurde auch ich zum „Hausmonitor" mit allen Rechten und Pflichten befördert.

*„Jetzt sind Hausmonitore für die ganze Schule verantwortlich und sie können jeden in der Schule bestrafen. Die einzige Strafe, die ich bisher austeilte war 20 min Strafexerzieren"*[6].

Aber da war noch mehr. Einmal im Monat hielten wir sechs Monitore von „Chappel House" (darunter auch M. C. Winter und P. D. Harris, von denen noch die Rede sein wird) Gericht über die kleinen Delinquenten unseres Hauses. Die Verbrechen: Zu-spät-kommen zur Morgenandacht, erwischt ohne Schulkappe oder beim Baden in der Severn. Die Strafen: Verwarnung oder ein/drei Schläge mit dem Rohrstock auf den Hosenboden. Einmal war

# 4. Kapitel

auch ich dran als Vollstrecker. Hart zugeschlagen hat niemand. Geschrien wurde auch niemals und es hat auch nie geblutet. Es ging wohl mehr um die Zeremonie. Und die war aus heutiger Sicht schlimm genug und entwürdigend. Damals habe auch ich mitgemacht. Heute erinnert das an jene amerikanischen Verhaltensexperimente, bei denen Versuchspersonen auf höhere Weisung ihren virtuellen Opfern Stromschläge verpassten.

Die körperliche Züchtigung war nur ein Aspekt, in dem sich die Kings School von Bunce Court unterschied. Ein anderer war der Umgangston. Lehrer wurden mit „Yes, Sir" – „No, Sir", angesprochen. Vornamen gab es nicht. Aus dem „Micha" von Bunce Court wurde „Trede" und zwar anglisiert als „Tried" oder wenn man sich mehr Mühe gab „Tredah" (phonetisch).

Auch gab es hier eine Schuluniform: Grauer Anzug, weißes Hemd (mit halbsteifem Wechselkragen) und – nun zum ersten Mal in meinem Leben – einen Schlips mit dem Schulwappen. Dazu eine dunkelblaue Schulkappe – ebenfalls mit Wappen. Diese wurde für die Sixth Formers im Frühjahr '44 durch ein „Mortarboard" (jenem schwarzen Doktorhut mit Quaste!) ersetzt. Wer außerhalb der Schule ohne vorschriftsmäßige Kopfbedeckung erwischt wurde, musste mit einer Strafe rechnen.

Ich weiß nicht, ob und wann die Engländer die Tradition der Schuluniform eingeführt haben. Aber auf meinen Reisen durch die Welt fand ich sie überall wieder. Nicht nur dort, wo die Weltkarte einmal rot gefärbt war – im ehemaligen British Empire – sondern auch z. B. in Japan und in entlegenen Bergdörfern Nepals. Auf der einen Seite wirkt die Uniform egalisierend. Keiner kann sich mit aufwendiger Kleidung hervortun. Andererseits gilt der hohe Anschaffungspreis für viele ärmere Eltern der dritten Welt als Vorwand, ihre Kinder gar nicht erst in die Schule zu schicken.

Wirklich public, d. h. *öffentlich*, sind die Public Schools gerade nicht. Im Gegenteil: Sie sind teuer und viele Eltern der englischen Oberschicht – oder solche, die wenigsten ihre Söhne in diese Schicht befördern möchten – scheuen kein finanzielles Opfer, um einen Platz für den Sprössling in einer Public School zu sichern. Bei manchen, den berühmtesten, wie Eton, Harrow oder Rugby melden Eltern ihr Kind schon vor der Geburt an – falls es ein Sohn wird, denn die Warteliste ist lang. War der Vater in der Kings

# In englischen Eliteschulen – als Public School-Boy (1943 – 1947)

School, dann ist es selbstverständlich, dass der Sohn dieselbe Schule besucht. Die „Ehemaligen" – in Worcester hießen sie „Old Vigornians" (O.V.s) – bleiben der Schule und ihren Schülern zeitlebens verbunden, ähnlich wie die „alten Herren" einer deutschen Studentenverbindung. Kein Wunder, dass nach dem Krieg jede Labourregierung die Abschaffung der Public Schools und ihrer Privilegien auf ihre Fahnen schrieb. Aber keiner ist dies bislang gelungen. Nebenbei bemerkt: Der derzeitige Labourpremier Tony Blair, ist selbst Produkt einer englischen Eliteerziehung (Fettes College und Oxford).

Schon immer haben sich die Public Schools verpflichtet, einen gewissen Prozentsatz von Freistellen für bedürftige, aber begabte Schüler zur Verfügung zu stellen. Und so kam auch ich an diese Schule, wobei sich meine rein akademische Begabung in Grenzen hielt. Eher verdanke ich es meiner Geige, den hartnäckigen Bemühungen meiner Mutter und dem Ehrgeiz des neu angetretenen Direktors, etwas für die kulturelle Entwicklung der verkrusteten Schule zu tun, dass mir ein bescheidenes Stipendium gewährt wurde. Mrs. Meriel Kittermaster, die Frau des Direktors, war übrigens Musikerin, spielte recht gut Klavier und lud mich fortan regelmäßig zur Kammermusik in ihren Salon.

Die Mehrzahl meiner Schulkameraden wohnten auf 4 „Häuser" verteilt in der Schule. Es fällt mir schwer, die Zustände in der Kings School nachzuvollziehen, so wie sie Jonathan Raban, O.V., der dieselbe Schule mehr als 20 Jahre später erlitt, in seinem Bestseller „Coasting" so drastisch schildert[7]. Und trotzdem will ich aus seinem Bericht zitieren:

*„Geheimnisse waren verboten. In strenger protestantischer Tradition war alles offen, ehrlich und dem wachsamen Auge bloß gestellt. Die Schlafraumfenster waren vergittert, aber ohne Gardinen; der lange Saal beherbergte 24 schmale Eisenbetten, in genau abgemessenen Abständen von 40 cm. Das war gerade nah genug, um es den Nachbarn zu beiden Seiten zu ermöglichen, ohne höfliche Präliminarien nach Deinen Genitalien zu grapschen. Das hatte genauso wenig mit homosexuellen Anwandlungen zu tun, wie etwa Boxen oder Squash: Es war dies nur ein weiterer obligater Schulsport, mit dem Ziel, dem Neuankömmling klarzumachen, dass seine privaten Teile nicht länger*

# 4. Kapitel

privat seien. Ab jetzt war nichts mehr privat. Was würde man auch anderes erwarten von einer ‚Public' School".

„... Um 7.15 Uhr standen sie morgens in einer nackten Schlange vor den kalten Duschen – bewacht vom diensthabenden Hausmonitor, einem älteren 17- oder 18-jährigen Schüler im Bademantel":
„Mach, dass du d r u n t e r kommst, Pearson!"... „Reynolds, seif' Deinen verschissenen Arsch ein, hörst Du!?"....
Die jüngeren Buben waren die ‚Fags'. Ein Fag war persönlicher Diener eines Monitors. Er musste dessen Arbeitszimmer fegen, seine Schuhe putzen, Hosen bügeln, die Bücher auslegen, ihn morgens mit einer Tasse Tee wecken und permanent für allerlei Arbeiten und Botengänge bereit stehen."

Jonathan Raban hat einen Wortwechsel mit seinem 'Dienstherren' Owen, dem Hauptmonitor seines Hauses aufgezeichnet:
„Du bist eine ganz n i e d e r e Person, Raban."
„Jawohl, Owen".
„Was bist du, Raban?"
„Eine niedere Person, Owen".
„Du bist so nieder, dass ich dich kaum sehen kann, Raban. Du bist ein feuchter Dreck".
„Jawohl, Owen".
„Also mach', dass du deine scheußliche niedere feuchten-Dreck-Präsenz aus meinem Blickfeld entfernst".

Nach anfänglichem Schock und Schmerz empfand Raban den „alltäglichen Terrorismus" an der Kings School als eine akzeptable oder wenigstens überlebbare Realität. „Ich wusste sehr wohl, dass Prügel und physische Demütigung ein Teil des Curriculums waren, um einen ordentlich erzogenen Engländer aus mir zu machen".

## 2. Skizze: Alec MacDonald, Gentleman

Wo war der 14-jährige Refugee Boy da bloß hingeraten?! Wird sich der besorgte Leser fragen. In Wirklichkeit war alles weniger schlimm, denn erstens kam ich zwar als „new boy" in die Schule, aber von Anfang an in die „Sixth Form", die privilegierte Oberstufe, jener, die das School Certificate bereits hinter sich hatten. Zweitens war ich aus Kostengründen privat bei einem der Lehrer

# In englischen Eliteschulen – als Public School-Boy (1943 – 1947)

untergebracht. Als „day-boy" (Tagesschüler) musste ich also weder in den Schulsälen schlafen, noch dort unter die kalte Dusche. Drittens (unter uns gesagt) hat der sozialkritische Autor Raban mehr als nur von seiner künstlerischen Freiheit Gebrauch gemacht. Zum Teil wird seine rabulistische Phantasie einfach mit ihm durchgebrannt sein. Und schließlich ist festzuhalten, dass ich von meinen englischen Mitschülern rasch akzeptiert wurde – vielleicht aufgrund meiner Sportbegeisterung, denn wie wir noch sehen werden, spielt der Sport an Public Schools die Hauptrolle. Ich kann mich nicht erinnern, dass ich jemals als „Jerry" (als Deutscher) diskriminiert oder gar drangsaliert wurde. Im Gegenteil: In meinem allerersten Brief schrieb ich nach Hause: *„Die Jungs sind sehr nett.... Einer (Sohn eines Pfarrers) hat mich für nächsten Sonntag nach Hause zum Tee eingeladen, ein anderer, der die Lieder bei der Morgenandacht begleitet, will mit mir musizieren. Ein anderer Junge hat mir sein Chemiebuch geliehen etc. etc."*[8]. Das klingt vielversprechend, aber es war nun mal meine Art in meinen Briefen das Positive hervorzuheben. Dabei erinnere ich mich noch sehr gut, dass ich lange Zeit Heimweh nach Trench Hall und meinen Kameraden dort hatte. Von vielen kamen Briefe. Von Heidtsche und Maleen, auch Pakete (einmal mit Milchreis zum Geburtstag!). Anfang Juni – die Alliierten waren gerade in der Normandie gelandet und auf England hagelte es V1-Wunderwaffen – da radelte ich nur für ein Wochenende die 80 km nach Trench Hall und zurück. Und einmal kam sogar Tante Anna zu Besuch in das Haus der MacDonalds.

Ich gehörte also mit 73 anderen Tagesschülern zum „Chappel House", das von Mr. Alec MacDonald als Housemaster geleitet wurde. Bei ihm und seiner Frau, einer Malerin, wohnte ich in einem großen hellen Haus mit Garten, hoch über der Stadt gelegen (8, Lansdowne Crescent). Vom Fenster meines Zimmers unterm Dach hatte ich jenen bereits beschriebenen Blick über die Stadt und hinüber zu den Hügeln von Malvern.

Mr. und Mrs. MacDonald waren Anthroposophen. Zumindest sympathisierten sie mit den Lehren Rudolf Steiners. Für diese Annahme habe ich drei Indizien: Erstens schickten sie ihre einzige Tochter Mairis in eine Waldorf-Schule bei Gloucester. Zweitens gab es viel Rohkost und Körner aller Art zu essen und drittens

## 4. Kapitel

überwogen jene typisch sanften lila, gelb und orange-Töne in den Aquarellen von Mrs. MacDonald, die auch mein Zimmer schmückten.

Ohne Zweifel führte Mrs. MacDonald in diesem Haushalt Regie – auch dann, wenn sie sich wegen eines nicht ganz nachzuvollziehenden Leidens auf die Chaiselongue zurückzog. Auch Mr. MacDonald litt übrigens an einem etwas peinlichen Übel, welches ihm mitunter das Sitzen erschwerte. Zweimal musste er sich einer „Hämorrhoiden"-Operation unterziehen – und durfte dann für kurze Zeit auf derselben Chaiselongue Platz nehmen. Ich durfte dafür zweimal täglich die Kohlen aus dem Keller holen, wurde zur Gartenarbeit abkommandiert (einschließlich dem Einfangen ausgeschwärmter Bienen, welche den MacDonalds ihren eigenen Honig lieferten). Und ich teilte die anderen Hausarbeiten, wie Tischdecken und Abwasch mit Mr. MacDonald. Was für deutsche Ehemänner als ehrenrührige Zumutung gilt, wird von ihren britischen Gegenübern als selbstverständliche Pflichtübung hingenommen. Sie halfen immer schon beim Abwasch. Für mich war das – nach vier Jahren Bunce Court – ohnehin nichts Neues.

In stillem, nie ausgesprochenem Einverständnis entwickelte sich bald zwischen uns beiden eine verschworene Männergemeinschaft. Von diesem Lehrer habe ich viel gelernt – vor allem beim abendlichen Tellertrocknen. Mr. MacDonald – der übrigens D.H. Lawrence zum Verwechseln ähnlich sah – erweiterte meinen Wortschatz und korrigierte meine Aussprache. Er selber sprach „the Kings English" und ich versuchte, es ihm nachzutun. Vor allem aber gab er mir väterliche Ratschläge, wenn ich Probleme in der Schule hatte. Als ich mich einmal über eine vermeintlich ungerechte Behandlung durch den Physiklehrer beschwerte, meinte er nur:

„Du musst lernen, auch mal eine kleine Ungerechtigkeit hinzunehmen. Du wirst im Leben nicht immer recht bekommen. Das hast Du auch gar nicht nötig. Steh' drüber!"

Das war mir neu. Aber ganz allmählich wurde aus dem unbekümmerten, eher vorlauten Jungen mit widerspenstigem Haarschopf ein beherrschter kleiner Engländer mit „stiff upper lip" und scharf gezogenem Scheitel.

# In englischen Eliteschulen – als Public School-Boy (1943 – 1947)

*„Übrigens, Mac ist Housemaster von Chappels (meinem Haus). Er ist ziemlich berühmt – er hat viele gute Bücher geschrieben und veröffentlicht, gerade eine Geschichte von Worcester; er kennt den König (!) …. Mac hat auch mehrere Radiosendungen gemacht, aber vor allem ist er ein perfekter, kultivierter und ruhiger englischer Gentleman"*[9].

Ich sehe ihn vor mir, wie er mit gestutzem Vollbart und dem flatternden schwarzen Talar (eines Magisters der Universität Cambridge) allmorgens auf seinem Fahrrad wie eine Krähe schulwärts den Berg hinunterstieß. Ich fuhr hinterher. Zurück mussten wir abends schieben.

Er war ein musischer Mensch. Wie schon erwähnt, schrieb er Bücher und Hörspiele (über William Blake, General Booth u. a.), die in den Kriegsjahren regelmäßig von der BBC gesendet wurden. Auch die Musik spielte eine Rolle in diesem Hause, das nicht nur einen Steinway-Flügel sondern auch eine weitläufige Plattensammlung beherbergte. Ich erinnere mich noch, wie begeistert wir am Radio Yehudi Menuhins Interpretation von zwei Violinkonzerten – Mendelssohn und Bartók – lauschten. (In Deutschland waren damals alle drei verboten).

Mr. MacDonald war ausgesprochen germanophil. Er sprach ausgezeichnet Deutsch, liebte deutsche Literatur und brachte kurz vor seinem allzu frühen Tode den „Urfaust" in eigener Übersetzung auf die Bühne. Deutsch hatte er allerdings eher unfreiwillig gelernt und zwar als Kriegsgefangener im Ersten Weltkrieg. Ein Propellerschaden zwang den Fliegerleutnant im Oktober 1917 zur Notlandung über Deutschland. Nach dem Krieg studierte er Deutsch und Französisch in Cambridge und fand auf Umwegen über die BBC erst 1933 als Lehrer für moderne Sprachen und Religion an die Kings School in Worcester.

Dort erweckte er u. a. die Debating Society zu neuem Leben – den an allen englischen Schulen und Universitäten etablierten Debattierclub, in dem sich junge Briten in der Kultur ihrer Demokratie üben. Und gleich die erste Debatte (am 28.10.33) wirft ein Licht auf die Stimmung im Lande und erklärt vielleicht, warum damals niemand dem Tyrannen rechtzeitig in den Arm fallen mochte. Denn der Antrag lautete: „That this house takes its hat off to Hitler". Er wurde in leicht abgeänderter Form – „diese Versammlung zieht ihren Hut vor dem von Hitler gestalteten

# 4. Kapitel

Deutschland" – mit 27 zu 11 Stimmen angenommen. Eine ähnliche Debatte führte in der unvergleichlich renommierteren Oxford Union zum selben Ergebnis.[2]

Macs Sympathie für Deutschland erlitt durch die politische Entwicklung nach 1933 einen schweren Dämpfer. Aber als Hitler besiegt und der Spuk vorüber war, zögerte er keinen Augenblick. Er ließ sich von der Schule beurlauben und wurde von 1946 bis 1948 bei der Kontrollkommission Director for Higher Education im britischen Sektor Berlins. Als kranker Mann kehrte er zurück zur Kings School. In seinem letzten verbleibenden Lebensjahr konnte er noch seinen Urfaust inszenieren, bevor er im Dezember 1949 mit nur 51 Jahren verstarb. Todesursache: Ein inoperabler metastasierter Mastdarmkrebs. Als ich (inzwischen Medizinstudent) dies erfuhr, ahnte ich, dass die vermeintlichen „Hämorrhoiden" von damals nichts anderes als die Erstsymptome jenes Rektumtumors darstellten. Mir klang der eigentlich unübersetzbare Leitsatz (den Stellenwert der diagnostischen Mastdarmaustastung betreffend) im Ohr:

"If you don't put your finger in every time,
you'll put your foot in it sooner or later!"

(„Wenn du nicht jedes Mal deinen Finger reinsteckst, wirst du über kurz oder lang mit beiden Füßen reintappen!").

Das hatte der Kollege in Worcester offenbar vergessen. Mr. MacDonald aber werden diejenigen, die ihn kannten, nie vergessen.

## 3. Skizze: Schularbeiten

Gemessen am elitären Anspruch dieser 400 Jahre alten Schule waren die akademischen Leistungen bescheiden. Mich beeindruckte vor allem Mr. Longland, der Geschichtslehrer, einmal weil sein Bruder Jack Longland prominentes Mitglied der Mount Everest Expedition von 1933 gewesen war. Und außerdem „*hatte ich die besten Geschichtsstunden meines Lebens. Besser noch als bei Saxo. Gerade habe ich einen Aufsatz über die Ursachen der französischen Revolution geschrieben und Mr. Longland hat ihn vorgelesen*".[10]

Aber Geschichte sollte und brauchte ich jetzt nicht mehr lernen.

# In englischen Eliteschulen – als Public School-Boy (1943 – 1947)

Dagegen war der Physik- und Chemielehrer schon allzu lange im Schuldienst und bequem geworden. Mr. Thomas (gen. „the Bird") ließ uns allein mit den Lehrbüchern und überwachte nur sporadisch unsere Experimente im Labor, das auch schon bessere Zeiten gesehen hatte. Klausuren wurden selten geschrieben und seltener korrigiert.

Mit ungeheurem Arbeitsaufwand konnte ich mich allmählich in die anorganische und organische Chemie einarbeiten. Die Laborarbeit, die volumetrischen Analysen und auch Synthesen verschiedener Verbindungen begannen mir Spaß zu machen.

Aber die „höhere" Physik, sozusagen aus dem Stand, ohne das mathematische Rüstzeug, erschien mir wie ein unbezwingbares Gebirge. Bis spät in die Nacht quälte ich mich durch gewichtige Folianten über Thermodynamik, Optik und Elektrodynamik. Hier konnte ich allenfalls auf ein „ausreichend" hoffen – niemals aber ein Stipendium gewinnen.

Die nächste Katastrophe: Es stellte sich heraus, dass die Schule – kriegsbedingt – weder über einen Biologielehrer, noch über ein ordentliches Labor verfügte. Deshalb wurde ich (zusammen mit M.C. Winter, einem Kameraden, der auch die Medizin im Visier hatte) täglich für einige Stunden zur Konkurrenz, nämlich zur Worcester Royal Grammar School (W.R.G.S.) geschickt. Es war peinlich, aber wahr: Diese weniger anspruchsvolle Staatsschule hatte den besten Biologielehrer weit und breit. Mr. Wheeler hatte sogar das Biologiebuch verfasst, nach dem in England dieses Fach gelehrt wurde. Mit Begeisterung tauchte ich ein in diese Arbeit, die mich meinem Ziel näher bringen sollte.

Zu meinem 16. Geburtstag bekam ich meine ersten „chirurgischen" Instrumente (je zwei Skalpelle, Pinzetten und Scheren), mit denen ich nun aufbrach, die praktische Biologie zu entdecken. Wir sezierten Hundshaie, Hasen, Mäuse, Frösche und sogar Regenwürmer (*„Nun sind Regenwürmer ohnehin klein genug, aber wenn es darum geht, bestimmte winzige Organe des Regenwurms herauszupräparieren, wird es schon s e h r klein. Wir mussten es trotzdem machen und dann die Organe schneiden, färben und unterm Mikroskop untersuchen"*[11]).

*„Jetzt sezieren wir den Frosch, die aufregendste Aufgabe bisher. Am Dienstagnachmittag habe ich meine erste 'Operation' gemacht. Wir*

# 4. Kapitel

*mussten in die Bauchhöhle des Frosches eindringen, aber um dahin zu gelangen, wäre eine sehr große Vene durchzuschneiden, was eine fürchterliche Blutung verursacht hätte. Also unterbanden wir die Vene an zwei Stellen und schnitten sie dazwischen durch, so dass kein Blut verloren ging"*[12]. So tastete man sich offenbar als Schüler an die Grundprinzipien der Gefäßchirurgie heran (!). Irgendwie muss ich wohl ein Ziel im Auge gehabt haben, denn einmal schrieb ich:

*„... und so habe ich die Präparation des Hundhais begonnen. Jetzt präparieren wir die 'afferenten Kiemenarterien', die das Blut vom Herzen zu den Kiemen bringen. Das ist eine sehr delikate Operation und ich fühle mich wie ein richtiger Chirurg"*[13].

Dann kam die Prüfung (1945). *„Wir sollten einen Hundshai auf dem Rücken festnageln und dann das Herz, die ventrale Aorta und die afferenten Kiemenarterien herauspräparieren. Dann mussten wir das Präparat zeichnen .... Nach der Prüfung inspizierte Wheeler gleich unseren Hundshai. Er sagte mein Präparat sei das beste, das er je von diesem Abschnitt gesehen hätte (und das will was heißen bei ihm). Natürlich hatte ich es leichter, weil ich einen guten und großen Fisch abkriegte. Ich bekam 29/30 für diese Dissektion; einen Punkt verlor ich, weil noch ein winziges Muskelstückchen an einer Arterie hing (er war sehr streng)"*[14].

Biologie bestand ich also mit „Auszeichnung". Chemie war „gut", aber Physik nur eben „ausreichend" („pass"). Immerhin war es seit 1942 das erste Mal, dass einer dieser Schule überhaupt das naturwissenschaftliche Higher School Certificate bestanden hatte. Aber es reichte natürlich nicht für ein Stipendium. Auch nicht mit guten Noten in den Nebenfächern Englisch und deutsche Literatur. Glücklicherweise war ich mit 16 immer noch zu jung fürs Universitätsstudium und sollte noch eine weitere Chance bekommen.

## 4. Skizze: Schulmusik

Meiner Geige hatte ich es ja zu verdanken, dass ich überhaupt an die Kings School kam. Ich wurde dann auch von zwei tüchtigen Geigenlehrerinnen unterrichtet – erst Miss Caspari, dann Miss Jay, die sogar eine echte Guarneri besaß. Sie trieben mich mit sanfter

# In englischen Eliteschulen – als Public School-Boy (1943 – 1947)

Gewalt durch die ungeliebten Kreutzer-Etüden, aber sie förderten schließlich auch meine Vorstöße in die Geigenliteratur. Jeden Morgen übte ich nach dem Aufstehen eine Dreiviertelstunde bis zum Frühstück (Müsli mit MacDonalds) um 8.00 Uhr.

Das gemeinsame Musizieren mit der Gattin des Direktors wurde schon erwähnt. Diese Frau organisierte außerdem eine Konzertreihe mit bekannten Künstlern, die entweder in der Kathedrale oder in unserer 700-Jahre-alten College Hall stattfanden. Ich durfte am Eingang die Karten kontrollieren und bekam als Lohn einen Freiplatz. So erlebte ich in jungen Jahren in diesem scheinbar so gottverlassenen Provinznest wahre musikalische Sternstunden. Ich sage „erlebte", weil die Solisten oftmals nicht nur spielten, sondern ihre Instrumente und die Stücke des Programms in sympathisch ungezwungener Art erläuterten – wie das in England damals üblich war:

„*Am Samstag war ein herrliches Konzert in der College Hall. Ich war Ordner. Ich genoss es wirklich sehr. Maria Lidka* (Geigerin) *spielte so frei und leicht, dass es wunderschön anzusehen war (u. a. Mozart und Cesar Frank) und Gerald Moore* (d e r englische Begleiter, dessen Autobiographie „Bin ich zu laut" lesenswert ist) *war ausgezeichnet und so freundlich zum Publikum – er redete zwischendurch zu uns etc.*"[15]

Wir hörten den großen Oboisten Léon Goossens – „*... er war ausgesprochen nett und freundlich und natürlich. Er begann mit einer knappen Geschichte der Oboe und machte Bemerkungen zur Musik. Sein Spiel war natürlich superb, obgleich die Stücke überwiegend zweitrangig waren*"[16].

Ich schwelgte im Violinkonzert von Elgar (mit dem City of Birmingham Orchestra) und war angerührt durch den Gesang von Kathleen Ferrier: „*Es war das erste Mal seit langer Zeit, dass ich eine Gänsehaut den Rücken runter bekam*"[17].

Unter meinen Mitschülern im Chappel House gab es einen besonders begabten Pianisten, P.D. Harris, mit dem ich regelmäßig Sonaten spielte (Mozart, Beethoven und Brahms A-Dur).

„*Donnerstagnachmittag wurde ich von P.D. Harris zum Tee eingeladen. Er wohnt in einem riesigen Haus mit einem noch größeren Garten. Im letzteren haben sie einen Crockettrasen, einen privaten Tennisplatz, Hühner und Enten, allerlei Gebüsch, Gemüse, Blumen, ein*

# 4. Kapitel

*Gewächshaus mit Wein und trotzdem haben sie keinen Gärtner. Wir hatten einen sagenhaften Tee mit allen möglichen Torten, Kuchen, Keksen etc. (sagenhaft). Dann gingen wir in sein Musikzimmer zum Musizieren. Wir spielten den Beethoven und Bach und die Händel Sonate in A. Wir spielten auch Harris' 3. Symphonie, die er mit 11 Jahren (!) geschrieben hatte. Er hat auch gerade ein Bachpräludium und Fuge für Orchester arrangiert"*[18].

Allmählich wurde ich für kleinere Auftritte eingespannt. Ich spielte in der „Musical Society" unserer Schule, aber auch für verwundete Soldaten:

*„Gestern Abend spielte ich die Geige für eine Gruppe Verwundeter aus dem Ronkswood Hospital. Die Atmosphäre im Raum war unerträglich – da war ein dichter Nebel von Zigarettenrauch (mein Anzug riecht jetzt noch danach). Trotzdem – meine zwei Stücke gingen ganz gut. P. D. Harris begleitete mich am Klavier. Erst spielten wir die Romanze in F von Beethoven und dann zwei Sätze aus der Sonatine in A von Schubert".*[19]

Der musikalische Höhepunkt aber entfiel auf das jeweilige Schulfest – den „Speech Day" – im Sommertrimester. An diesem Tag im Juni 1944 versammelte sich die ganze Schule samt (fast) allen Eltern, Freunden und Honoratioren der Stadt, um dem Jahresbericht des Direktors, den Preisverleihungen und der Festrede eines hohen Gastes – ein Bischof oder General (aber sicher ein Old Vigornian) – beizuwohnen. Nach der obligaten Teepause gab es dann immer ein Sportereignis, meistens ein Ruderrennen auf der Severn. Dann kamen noch einmal alle 800 Gäste, um in der College Hall das Schulkonzert zu hören. Hierfür hatte ich schon seit Wochen mit einem Orchester geprobt, den „Worcestershire String Players", einer Gruppe begeisterter Amateure, aufgebessert durch Profis und einige Bläser. Das war nun mit 15 Jahren mein erster öffentlicher Auftritt – mit entsprechendem Lampenfieber.

*„In der ‚Worcester Daily News and Times" vom Mittwoch war ein Bericht über das King's School Concert. Nach einer Besprechung von Händel's ‚Acis und Galatea' und einigen anderen Stücken hieß es: ‚Der herausragende Programmpunkt des Abends aber war eine Aufführung von Beethoven's Romanze in F für Sologeige und Orchester, bei welcher der Solist, M. Trede, mit Überzeugung und wunderschönem Ton spielte'. Obgleich sich das sehr schön anhört, hat es nicht viel zu sagen,*

# In englischen Eliteschulen – als Public School-Boy (1943 – 1947)

*denn der Reporter, der das schrieb, ist sicher mehr auf dem Fußballplatz zuhause, als in einem Konzert und ich bezweifle, ob er wirklich weiß, was er da schreibt – trotzdem behalte ich den Abschnitt, es ist meine erste Kritik"*[20].

Dasselbe wiederholte sich am 11. Juli 1945, dem ersten Speech Day nach Kriegsende in Europa. „*Höhepunkt des Konzerts waren die letzten 2 Sätze von Mozart's Violinkonzert in A, bei denen M. Trede den schwierigen Solopart mit Distinktion spielte*"[21]. Na bitte.

Aber nicht nur der Musik, auch dem Schauspiel opferte ich manchen Abend, an dem ich wohl eigentlich hätte arbeiten sollen. In der Schule ging es um das Lesen mit verteilten Rollen, vor allem von Shakespeare's „Twelfth Night" in Mr. Kittermaster's Wohnzimmer. Er selber (z. B. als Sir Toby Belch) und Mr. MacDonald (als Malvolio) legten dabei ihr überragendes histrionisches Talent an den Tag und alle waren begeistert. (Ich durfte Sebastian lesen).

Aber die ganz großen, die unvergesslichen Eindrücke hinterließen jene Londoner Theaterbesuche in den Ferien mit meiner Mutter. Ich erwähne nur zwei, die wir in den letzen Weihnachtsferien des Krieges (1944/45) erlebten. Zu diesem Zeitpunkt waren die Abschussbasen der V1 bereits in alliierter Hand. Aber da war noch die zweite „Wunderwaffe", die V2, die mit Überschallgeschwindigkeit aus heiterem Himmel, ohne jede Vorwarnung oder Sirenengeheul einschlug und – wenn und wo sie traf – verheerende Wirkung hatte. Allerdings erreichten nur relativ wenige dieser Raketen den Großraum London. Außerdem waren die Engländer so überzeugt vom nahen Kriegsende, dass sie diese Bedrohung mit fatalistischem Gleichmut hinnahmen. Man konnte ohnehin nichts machen. Selbstverständlich spielten alle Theater weiter und wir fuhren hin.

Im Theatre Royal am Hay Market gab es ‚Hamlet' und alle, die diese Aufführung im Dezember 1944 sahen, sind sich einig: Einen solchen Hamlet hat die Welt noch nie gesehen und es wird lange dauern, bis diese Sternstunde wiederkommt. Hamlet: John Gielgud, Ophelia: Peggy Ashcroft und Polonius: Miles Malleson! Ich brauchte lange, um nach diesem Erlebnis wieder zu mir zu kommen.

Von nun an – bedeuteten mir die Dramen Shakespeare's ebenso viel wie die Musik von Bach und Mozart. Aber – Schlegel/Tieck

# 4. Kapitel

mögen mir verzeihen – es muss in e n g l i s c h e r Sprache und auf einer e n g l i s c h e n Bühne sein. Hierzu eine kleine Anekdote aus den 70er Jahren. „Othello" war angesagt am Mannheimer Nationaltheater – inszeniert von Peter Zadek. In erwartungsvoller Spannung bereiteten wir unsere vier Ältesten (10 – 16-jährig) auf dieses sakrosankte Erlebnis vor. Verdis Oper zum Thema kannten sie schon. Aber was wir dann kennenlernten war nicht Shakespeare, sondern Zadek.

Die splitternackte Desdemona auf einem zerschlissenen Sofa – wobei beide (Diva und Diwan) schon bessere Zeiten gesehen hatten – hätte ich noch hingenommen; auch das chaotisch-unaufgeräumte und schmuddelige Bühnenbild (bei dem man meinte, dass jeden Augenblick die Sperrmüllabfuhr aus den Kulissen erscheinen müsse). Das war es nicht, was mich maßlos enttäuschte. Es war der Umstand, dass vor lauter inszenatorischer Tricks die Sprache Shakespeares völlig in den Hintergrund gedrängt wurde. Außerdem war sie verdeutscht. Ich habe mich vor meinen Kindern schämen müssen.

Dabei ist Shakespeare zeitlos. Seine Clownerien und seine Tränen bewegen uns heute genauso, wie vor 400 Jahren. Wenn man nur seine Sprache sprechen lässt, kann die Inszenierung so „modern" sein, wie sie will. Übrigens: Als unser Sohn Nikolaus („Laertes") das Elternhaus verließ, um das Medizinstudium in Freiburg aufzunehmen, gab ich („Polonius") ihm jene Ratschläge im Original mit auf den Weg, die in der 3. Szene des 1. Aktes von Hamlet nachzulesen sind. Trotz manch philiströser Anwandlung hat die Pragmatik dieses Polonius nach vier Jahrhunderten nichts von ihrem Wert eingebüßt – vom Klang der Sprache ganz zu schweigen.

Im Januar 1945 sahen wir Ödipus von Sophokles mit Laurence Olivier in der Titelrolle. Trotz V2 war jede Vorstellung ausverkauft. Aber es gelang meiner Mutter, noch zwei Plätze in der Loge vorne rechts über der Bühne zu ergattern. Und was jetzt kam, werde ich mein leblang nicht vergessen:

Das Drama näherte sich dem Höhepunkt. Teresias hatte Ödipus die ganze schreckliche Wahrheit offenbart. Da lässt ein Donnerschlag das ganze Haus erbeben. Staub rieselt von der Decke; die Leuchter schwingen noch lange nach. Eine V2 war eingeschlagen,

# In englischen Eliteschulen – als Public School-Boy (1943 – 1947)

Gottlob in ausreichender Entfernung. Und jetzt stürzt Olivier zurück auf die Bühne. Aus beiden Augenhöhlen rinnt das Blut. Und mit diesen leeren Höhlen richtet er sich schräg hinauf direkt zu mir (wie mir schien), kaum 5 m über ihm. Und lässt einen nicht enden wollenden, markerschütternden Schrei heraus, desgleichen keiner im Auditorium je gehört hatte. Es war wie ein Aufbäumen gegen alle Bomben dieses schrecklichen Krieges. Die soeben in unserer Nähe niedergegangene V2 war ein zartes Lüftchen gegen dieses Brüllen des Laurence Olivier.

## 5. Skizze: Schulsport

Das war ja alles ganz schön und gut. Aber was wirklich zählte an dieser – und jeder anderen – Public School, das war der SPORT. Man spürt es gleich, wenn man durch die Geschichte dieser Schule oder die Schulzeitschrift – „The Vigornian" – blättert, mit den vielen Lebensläufen verdienstvoller Lehrer und Schüler. Gewiss, Stipendien, Studium und Examenserfolge werden am Rande erwähnt. Aber den meisten Platz nehmen die sportlichen Glanzleistungen der Betroffenen ein. So kann man über „meinen" Headmaster, Mr. Ronald Kittermaster, nachlesen, dass er die Rugby-Mannschaft seiner Schule als Captain führte (es war übrigens Rugby School), dass er für die Kricket-Mannschaft 1916 ein „Century" (das sind 100 Punkte als Schlagmann) gegen Marlborough erzielte usw. usw..[2] So etwas würde wohl niemals im C.V. eines deutschen Akademikers Erwähnung finden. In England war (und ist) das von Bedeutung – auch für die berufliche Karriere.

Was steckt dahinter? Es sind wohl die Prinzipien des Dr. Arnold, der den Stellenwert körperlicher Ertüchtigung, die erzieherische Wirkung eines Mannschaftsgeistes („Team Spirit") und des „Auch-mal-verlieren-könnens" erkannte. Eher uneingestanden ist wohl auch der Abbau überschüssiger (vor allem hormonell bedingter) Kräfte beabsichtigt.

Nun war ich nicht gerade unsportlich. Ich war zwar niemals ein Leistungssportler. Es kamen jetzt auch ganz neue Sportarten auf mich zu. Aber ich machte bei allem mit, so gut ich konnte und mit großem Eifer.

133

# 4. Kapitel

Im Herbsttrimester wurde Rugby gespielt – nicht „Soccer" (Fußball). Letzteres blieb denen in der „Unterstadt", den Arbeiterkindern vorbehalten. Auch in diesem Punkt spiegelt sich das Klassenbewusstsein wieder, das im doch so demokratischen England eine weitaus größere Rolle spielt, als jemals in Deutschland. Das höchste Ziel für einen Public School-Boy ist es, für die 1$^{st}$ XV (die erste Rugby-Mannschaft) gegen andere Schulen zu spielen. Als Krönung bekam man dann die sogenannten „Colours" zuerkannt. Colours – das bedeutet, dass man zum Stamm gehört, eine besondere Krawatte und einen besonders schönen Blazer (Clubjacke mit Schulwappen) tragen darf. Im zweiten Winter (1944/45) durfte ich tatsächlich für die 1$^{st}$ XV als Stürmer antreten. Aber meine „Colours" bekam ich an der King's School noch nicht. In der Ausgabe des „Vigornian" vom Dezember '44 kann man die Einzelkritiken der 1$^{st}$ XV-Spieler nachlesen: „*M. TREDE, a useful forward, but somewhat clumsy in the scrum*". (Das lassen wir lieber unübersetzt!).

Die meisten meiner Briefe enthalten Berichte, die geeignet sind, die Vorurteile über dieses Spiel zu bestätigen:

„*Am Sonntag spielten wir gegen eine R.A.F. Mannschaft mit einigen Nationalspielern (‚Internationals'). Im letzten Jahr schlugen sie uns 33:0. Ich war in der ersten Stürmerreihe – und die kriegt im ‚scrum'* (Gedränge) *das meiste ab. In der ersten Halbzeit wurde ich ziemlich lädiert; erst bekam ich eins auf die Nase, so dass sie die ganze erste Halbzeit blutete. Ich konnte nichts machen, um es zu stillen und so war mein Hemd ganz rot. Bald darauf wurde mir aufs Knie getreten. Das hat sehr weh getan und ich hinke noch immer, weil ich das Knie nicht beugen kann*".[22] Immerhin war ein Fortschritt gegenüber dem Vorjahr zu verzeichnen: Wir verloren nur 22:0. Und so unwahrscheinlich es klingen mag, mir begann das Rugby richtig Spaß zu machen.

„*Wir spielten gegen Magdalen College School 1$^{st}$ XV. Die waren knallhart – aber das waren wir auch und so stand es am Ende 0:0. Es war ein tolles Match, besonders weil Teile des Feldes völlig unter Wasser standen und der ganze Platz einem kalten Schlammbad glich. Trotzdem genoss ich das Spiel sehr*".[23]

Der Stellenwert dieser Spiele wird vielleicht deutlich, wenn man weiß, dass die Rugby Matches zwischen Public Schools (auch die

# In englischen Eliteschulen – als Public School-Boy (1943 – 1947)

unsrigen) regelmäßig in der Montagsausgabe der Londoner ‚Times' erscheinen und zum Teil auch kommentiert werden. Und w e n n wir mal gewonnen hatten, wurden die Spieler bei der Montagmorgenandacht mit Applaus empfangen.

Im Frühjahr waren andere Sportarten an der Reihe: Leichtathletik (wobei ich mich auf den Querfeldeinlauf konzentrierte), Fives, eine Variante von Squash ohne Schläger, und Boxen. Wie kam ich bloß dazu, freiwillig auch diesen brutalen Sport mitzumachen?! Wir mussten immerhin zweimal wöchentlich trainieren und am Trimesterende kamen dann die Wettkämpfe dazu in einem richtigen Ring mit Sekundanten. Und die ganze Schule schaute zu. Ich musste gegen einen zwei Jahre älteren Rugby-Veteranen antreten, der mir haushoch überlegen war. Am Ende eines „sehr beherzten Kampfes" (so der Ringrichter) kam ich mit Nasenbluten und vielen blauen Flecken davon. Das waren vorübergehende Blessuren im Vergleich zu meinem Gegner, der die untere Hälfte eines Schneidezahns einbüsste.

Das Sommertrimester war dem Rudern und der englischsten aller Sportarten, dem Kricket gewidmet. Aber Cricket ist mehr als ein Sport – es ist ein „Way of Life". Man muss einmal einen lauen Sommersonntag auf einem gepflegten Dorfrasenplatz miterlebt haben. Man sitzt im Schatten des Kricketpavillons, macht Konversation, nippt an einem Glas Apfelwein („cider") und beobachtet das gemächliche Treiben der ganz in weiß gekleideten Protagonisten auf dem makellosen Grün. Bis man selber dran ist. Ich wurde nie ein guter Kricketspieler. Mein bester Freund an der King's School war M.C. Winter, der ja auch Arzt werden wollte. Michael Winter war Captain of Cricket und mühte sich vergeblich, aus mir einen tüchtigen Schlagmann zu machen. Aber ich konnte mich schon in das Spiel hineinfühlen. Bis heute ist es für mich allemal spannender und nachvollziehbarer, als die amerikanische Travestie: Baseball.

## 6. Skizze: A Christian Gentleman

Der Schulalltag – und erst recht der Sonntag – war durchdrungen vom Geist der Church of England. Dazu zählten die Morgenan-

## 4. Kapitel

dachten in der ehrwürdigen College Hall ebenso, wie die viertelstündigen Glockenschläge vom Turm der Kathedrale und der feierliche Gesang der Chorknaben in ihren bodenlang-roten Soutanen und weißen Halskrausen.

Jene „College Hall", die als Aula der King's School diente, stammt aus dem 14. Jahrhundert. Dies ist nach Westminster Hall die größte mittelalterliche Halle Englands. Eine mächtige Christusstatue (Christ of the Apocalypse, 12. Jh.) hatte von der Ostwand über dieses ehemalige Refektorium der Mönche gewacht. Sie war immer noch Ehrfurcht gebietend, obgleich die Streitäxte der Reformation – darunter auch Cromwells Truppen im 17. Jahrhundert – das Kunstwerk in eine Art Basrelief „umgestaltet hatten".

„*Morgenandacht ist um 9.15 Uhr. Wir ‚Sixth Formers' sitzen auf der erhöhten Bühne neben dem Klavier. Um 9.10 Uhr muss Ruhe herrschen und wenn der Headmaster um 9.15 Uhr hereinkommt, stehen alle auf. Der Headmaster schreitet zur Mitte der Bühne und sagt einen Wahlspruch oder ein Bibelwort für den Tag; dann singen wir ein Lied; dann trägt ein Monitor die Bibellesung vor; dann spricht der Headmaster drei Tagesgebete, gefolgt vom Vater Unser und dem Segen. Dann gibt's manchmal Ankündigungen und schließlich den Anwesenheitsappell.... Unterricht beginnt um 9.30 Uhr*".[24]

Man staunt, wie viel Andacht da in fünfzehn Minuten hineingepresst wurde. Umso mehr, wenn es einmal heißt: „*Gestern beim Gebet las der Headmaster uns Lincolns Gettysburg Ansprache vor, die ich schon einmal in Bunce Court auswendig lernen musste*".[25]

Sonntagvormittags um 10.30 Uhr besuchten alle Schüler den feierlichen Gottesdienst in der Kathedrale nebenan. „*Um 10 ging ich wie immer in die Kathedrale, wo wir einen schönen Gottesdienst hatten und eine Predigt an die Jugend, die angehalten wurde, nach Höherem zu streben und ehrgeizig zu sein (was man mir kaum sagen muss)!*".[26]

Noch war ich ein frommer Schüler. Und nahm gewissenhaft am Konfirmationsunterricht teil. „*Ungefähr um 10.00 mach ich mein Licht aus. Seit ich hier bin habe ich jeden Abend ein oder mehrere Kapitel aus der Bibel gelesen. Ich habe den ganzen Matthäus gelesen und gerade Markus, Kapitel 10, erreicht*".[27]

# In englischen Eliteschulen – als Public School-Boy (1943 – 1947)

Im März 1944 wurde ich dann von Bishop Duppuy of Worcester in der Kathedrale konfirmiert und somit feierlich in die Church of England aufgenommen.
In den Sommerferien (12. bis 19.8.44) wurde ich zu einem internationalen Lager des Vereins Christlicher Junger Männer (Y.M.C.A.) am Ufer des Windermere Sees im Lake District eingeladen. (Hier verbrachte übrigens auch der angeschlagene Emigrant Kurt Schwitters seine letzten Lebensjahre). Ein Tagebuch berichtet ausführlich über die interessanten sympathischen jungen Männer aus China, Australien, Deutschland, England, Mauritius, Österreich, Schottland und der Tschechoslowakei, die ich dort kennenlernte. Wir wohnten zu sechst in Zelten und bildeten Diskussionsgruppen, die sich mit sozialen und politischen Problemen auseinander setzten. Da gab es Themen, wie „Die Fehler der Geschichte", „Nationale vor internationaler Einheit?", „Rede- und Religionsfreiheit" und Vorträge, davon einer mit dem Titel „Experiences with Germans". Er wurde sehr ausgewogen und ohne jede Schwarz-Weiß-Malerei von einem Deutschen vorgetragen, der erst die Kämpfe bei Verdun und später ein Nazikonzentrationslager durchlitten hatte. Hier wurde alles auf die feine englische Art – fair, vorurteilslos, ohne Fanatismus, und nicht ohne Humor – durchgesprochen.
Nebenbei genoss ich das Naturerlebnis und stellte fest, dass es auch in diesem vermeintlich trostlos flachen Land felsige Berge zu besteigen gab. Und jeden Morgen hechtete ich vor dem Frühstück in den eiskalten See – eine Angewohnheit, die ich bis heute (nun ist es eher der Silser See) beibehalten habe.

## 7. Skizze: Die Kehrseite des Krieges

Wenn ein Leser heute so durch diese letzten sechs Skizzen blättert, wird er kaum glauben, dass sich all diese (mehr oder weniger) idyllischen Szenen in den Jahren 1943 bis '45 abspielten – Jahre, in denen der fürchterlichste aller Weltkriege seinem grauenvollen Ende entgegentaumelte.
Aber es war so. Während meine deutschen Altersgenossen Nacht für Nacht unter Sirenengeheul in Bunkern Schutz vor Bom-

# 4. Kapitel

ben suchten, während sie ab 1944 als Flakhelfer eingezogen und bald darauf auch noch an die Front geschickt wurden, ging für mich der friedliche Ablauf von Schule und Ferien auf dem Lande fast ungestört weiter. In meinen Briefen nach Hause werden die Kriegsereignisse kaum erwähnt. Dabei bestimmten die täglichen Nachrichten natürlich auch unser Leben. Sie werden lückenhaft auch in Tagebuchnotizen festgehalten, die keinen Zweifel daran ließen, wo für mich der gefährliche Feind stand. Der 13-Jährige schrieb etwas chauvinistisch:

*„Ich weiß, was Bomben bedeuten und ich habe eine schreckliche Nacht verbracht, wo ich die Bomben herunterkommen hörte, von denen fast jede den Tod eines tapferen Briten bedeutete. Das war im Herbst 1940. Also wünsche ich selbst den Japanern kein „Strafing" nach Luftwaffenmethoden, aber ein ordentlicher R.A.F.-Angriff würde ihnen kein bischen schaden; Fabriken würden dann zerstört und nicht Frauen und unschuldige Kinder.... Die Russen schießen auf Smolensk. Eine weitere Nachricht, die mir gut tut. Ich weiß, es ist schrecklich zu sehen, wie diese deutschen Soldaten sterben, die meisten von ihnen nur unter das Nazijoch gezwungen, aber ich freue mich zu sehen, wie Hitlers Stolz fällt, seine Macht bröckelt und sein Sieg sich in Niederlage verwandelt".*[28]

Natürlich war damals auch meine Klarsicht durch Propaganda vernebelt. Dass die „1000-Bomber-Raids" (u. a. am 24./25.7.43 auf meine Vaterstadt) Terrorangriffe waren, mit dem Ziel, die Zivilbevölkerung zu demoralisieren (vergeblich, wie Churchill später zugab) – das war uns aus englischer Sicht überhaupt nicht bewusst. Den meisten Engländern bis heute nicht.

Sehr genau kann ich mich an die wenigen V1-Bomben erinnern, die ihr Ziel verfehlt, d. h. London überflogen hatten und mit ohrenbetäubendem Krach nun weiter nordwestwärts düsten. Einige erreichten im Sommer '44 auch unsere friedlichen Chiltern Hills. Gebannt verfolgte ich ihre Flugbahn. Es war beruhigend, wenn diese nicht direkt auf mich zukam. So lange das Getöse der Strahlgetriebe zu hören war, drohte keine Gefahr. Dann setzte das Triebwerk plötzlich stotternd aus und die geballte Sprengstoffladung stürzte schräg vom Himmel. Ein Donnern und eine zeitgleiche Rauchsäule markierten den Einschlag hinter dem Wald. Es war wieder einmal gut gegangen.

# In englischen Eliteschulen – als Public School-Boy (1943 – 1947)

Mein lächerlicher Beitrag zu Hitlers Niederlage: Ich trat in das Junior Training Corps (J.T.C.) bei der Kings School ein. Wir bekamen eine komplette Uniform aus grobem, kratzigem Khakistoff, Gewehre, die irgendwie den Burenkrieg überlebt hatten und wir wurden zweimal wöchentlich eine Dreiviertelstunde lang auf dem Paradeplatz im Schatten der Kathedrale „gedrillt".

*„... Sobald ich die Schule verlasse und wenn ich einberufen werde (wenn überhaupt) bin ich ein fertig trainierter ‚Soldat'. Wir lernen marschieren, nach rechts und links und umkehren. Wir lernen die Teile des Gewehrs – und wir lernen schießen (Wir haben einen Schießstand)".*

Allmählich avancierte ich durch verschiedene Prüfungen und Schießübungen zum Obergefreiten mit einem Streifen am Arm. Wir wurden in das Kartenlesen mit dem Kompass eingeweiht und das war auf jeden Fall für zukünftige Bergtouren sinnvoll. Aber auch für den „Field Day" (Manövertag). Einmal pro Trimester fuhr man uns mit Bussen in die Landschaft. Während meine Blankeneser Schulkameraden dem Ernstfall mit Panzerfäusten entgegensahen, robbten wir uns auf dem Bauch an irgendeinen Heuhaufen heran, den es zu erobern galt – begleitet vom Knallen der Platzpatronen und den ungleich lauteren Stimmen unserer Offiziere, welche die Verwundeten und die Toten ausriefen.

Irgendwann ließ ich mich überreden, unserer renommierten Militärkapelle beizutreten – als ob die Geige nicht schon genug wäre. Und zu allem Überfluss wurde mir die einzige, die größte Basspauke auf die Brust geschnallt. Zwischen Pauke und Brust kam noch ein echtes Leopardenfell mit dem Kopf des Tieres auf meiner linken Schulter. Bis zur „Victory Parade" im Mai '45 hatte ich immerhin gelernt, die Paukenschlegel herumzuwirbeln und die Pauke überkreuz von oben zu schlagen – was mich damals arg zum Schwitzen brachte.

Kurz nach meinem 16. Geburtstag wurde ich sehr freundlich zur lokalen Polizeistation (the „Cop Shop") zitiert. Nun wurde auch ich offiziell als „Enemy Alien" registriert – aber offenbar als ein freundlicher. Danach habe ich nie wieder etwas von den Behörden gehört.

Auf dem Schulhof in Worcester wurde mit Spannung das Auf und Ab der Schlachten um El Alamein und Benghasi verfolgt, wobei dieser eine Kampf zwischen Rommels Afrika Corps und der

## 4. Kapitel

8. Armee unter Montgomery fast noch wie ein Überbleibsel altmodisch-ritterlicher Kriegsführung erschien. Selbst in England genoss der „Wüstenfuchs" eine gewisse Popularität.

Noch wussten wir nicht, was in Polen und Russland, vor allem hinter der Front vor sich ging. Ich bin geneigt zu glauben, dass auch die meisten Deutschen bis zum Kriegsende „nichts wussten" – wenigstens nicht von den fabrikmäßigen Vernichtungslagern. Überzeugt bin ich allerdings auch, dass jeder Deutsche – und jeder Engländer – gerade so viel wissen konnte, wie er *wollte*. Vor mir liegt eine schaurige Zeichnung des englischen Karikaturisten David Low aus dem „Evening Standard", einer Abendzeitung mit riesiger Auflage vom 18.6.1943 mit dem Titel „Wie die üble Sache beginnt":

Im Vordergrund liegen die Leichen Verhungerter; links oben hängen drei an einem Galgen; rechts oben werden Menschen durch eine dunkle Tür getrieben, über der deutlich „Gas" zu lesen ist (!). Und in einem Kreis abgehoben aus dem Geschehen sieht man zwei übergewichtige, offenbar deutsche Hausfrauen (auf deren Kleidern „Ignoranz" und „Borniertheit" gedruckt ist), die schimpfen: „es muss wohl die Schuld der Juden sein ...".[29]

Selbst der wache und gut informierte Herbert Strauss, der sich im Berliner „Untergrund" versteckt hielt, wusste bis Anfang 1943 nichts vom schrecklichen Ausmaß der „Endlösung" – und als er es erfuhr, wollte er es nicht glauben.[30] Auch Victor Klemperer geht in seinen Tagebüchern sparsam und nicht eindeutig mit dem Begriff „Gas" um[31], während die Historikerin Gitta Sereny 12 Jahre und 836 Seiten brauchte, um zu klären, ob und wie viel eigentlich Albert Speer selber wusste ... .[32]

Und dann wussten wir es auf einmal alle. Es war in einer Mittagspause im April 1945. Englische Truppen hatten wenige Tage zuvor das Konzentrationslager Bergen-Belsen befreit. Nie vergesse ich diesen Gang zum Chappel Reading Room, wo die Tageszeitungen immer auslagen. Dicht gedrängt in Doppelreihen standen die englischen Schulkameraden vor den Pulten mit den Zeitungen.

„Schau dir das an! Seh', was die gemacht haben!"

Ein kurzer Blick genügte. Ich sah die Berge von ausgemergelten Leichen und mir wurde übel. Ich schlich mich hinaus aus dem Leseraum und schämte mich, ein Deutscher (gewesen) zu sein.

In englischen Eliteschulen – als Public School-Boy (1943 – 1947)

Diese Bilder gingen um die ganze Welt und sie tun es bis zum heutigen Tag. Und mit meiner Scham ist es nicht anders geworden. Bis heute nicht.

## 8. Skizze: Was ist aus ihnen geworden?

Der Krieg war vorbei in Europa. Und nach den Atombomben auf Hiroshima und Nagasaki bald auch in Asien. Wir hatten überlebt. Nun flogen unsere Gedanken ganz neu zur alten Heimat: Was ist aus ihnen allen geworden? Aus der Sicht des heutigen Kommunikationszeitalters ist es kaum vorstellbar, dass es damals unmittelbar nach dem Krieg praktisch keine persönlichen Verbindungen mit Deutschland gab. Jeder postale Kontakt war unterbrochen, telefonieren undenkbar, selber hinfahren völlig ausgeschlossen. Der erste Brief aus Deutschland kam von meinem Vater. Er brauchte vier Wochen und erreichte uns im Mai 1946.

Aber schon am 3. Dezember 1945 erhielten wir einen Brief vom United Kingdom Search Bureau, Bloomsbury House, mit folgendem knappen Wortlaut:

*Dear Mrs. Trede,*

*Sometime ago you made an enquiry for your mother, Mrs. Anna Daus, née Marcus, and your sister, Miss Clara Daus, both from Meiendorf nr. Hamburg.*

*We beg to inform you that we made an enquiry through the British Red Cross Society and deeply regret to have to give you some very sad news. We learned that your mother had been deported to Theresienstadt on 19.7.1942. She died on 16.11.1942. Miss Clara Daus was deported on 11.7.1942 from Hamburg to an unknown destination, probably to Poland or Russia. We are extremely sorry to inform you of this most distressing news and assure you of our deepest sympathy.*

Offenbar hatte man meine Großmutter bis zuletzt mehr oder weniger unbehelligt in ihrem Haus und Garten belassen. Auch noch jene letzten acht Tage, nachdem Clara bereits deportiert war. Die Schwester der (ehemaligen) Frau ihres Sohnes Franz (Gertrud Jasper) begleitete die alte Frau auf ihrem letzten Gang zum Sammelplatz am Hannover'schen Bahnhof. Von dort fuhren die Hamburger Deportationszüge unter Aufsicht des Chefs des Judendezer-

## 4. Kapitel

nats, Göttsche, gen Südosten. An diesem Bahnhof angekommen soll meine arme Großmutter gefragt haben: „Muss ich nun mit all den Krummnasen fahren?".

Großmutter Anna hatte es überhaupt mit den „Nasen". Die ihre – und die ihrer drei Kinder – war unauffällig gerade. Nicht zu beanstanden. Das galt aber nicht für ihren Enkel Peter. Dieser erzählte mir, dass die Großmutter eines Tages mit ihm in die Stadt fuhr. Erst als er merkte, wohin die Reise ging, bestand er auf Umkehr – er war damals immerhin schon 16 oder 17 Jahre alt. Sie wollte ihn offenbar allen Ernstes einem Chirurgen vorstellen, um zu prüfen, ob da nicht doch noch etwas zu machen sei, mit seiner Nase (!).[33] Nun hat Peter Daus tatsächlich eine auffällige Nase. Aber es ist keine „Stürmernase", sondern die stolze Adlernase seines durchaus arischen Großvaters (mütterlicherseits), des Admirals Gisbert Jasper, der Adjudant von Tirpitz.

Wenn ich diese zwei Anekdoten vor mir sehe und lese, überlege ich, ob ich sie nicht wieder streichen sollte. Aber sie sind ja leider wahr und werfen ein bezeichnendes Licht auf jene eigenartigen fast „antisemitischen" Anwandlungen der assimilierten Westjuden gegenüber jenen, die aus dem Osten später hinzugewandert kamen. Auch Julius Posener (seit 1961 wieder in Berlin als Professor für Architekturgeschichte) beschreibt dieses Phänomen in seiner Autobiographie: „... *Die Juden fielen auf. Und wir waren gegen sie – jawohl, gegen uns selbst – allergisch, ohne übrigens zuzugeben, dass wir das waren".* [34]

Zu allem Unglück hatte Großmutter Anna in der Eile auch noch ihre Zähne vergessen. Es wird allerdings in Theresienstadt nicht viel zu beißen gegeben haben. Bis zu ihrer Deportation war Anna Daus gesund und rüstig. Dann ist sie wohl an Kummer, Hunger und Entbehrung in Theresienstadt gestorben.

Tante Claras Viehwaggon fuhr jedoch direkt nach Auschwitz – genauer Birkenau. Ob man sie dort an der Selektionsrampe erst noch einmal zur Arbeit oder gleich ins Gas geschickt hat – wer weiß es? Nachgedacht habe ich oft darüber im vergangenen halben Jahrhundert. Aber es gab keine Antwort. Auch nicht, als ich beiden – Waggon und Rampe – begegnet bin. Eine Vortragseinladung führte mich im November 1996 (zusammen mit Tochter Tanja) ein zweites Mal nach Tel Aviv. Den fensterlosen braun

# In englischen Eliteschulen – als Public School-Boy (1943 – 1947)

gestrichenen Waggon fand ich als eindrucksvolles Mahnmal in Yad Vashem bei Jerusalem. Noch immer steht er am äußersten Ende einer Eisenbahnschiene hart am Rand der tiefen Schlucht. Wenn er eines Tages tatsächlich in diesen Abgrund stürzen sollte, ist es vorbei. Aber wird es – darf es – jemals vergessen sein?

Und die Rampe? Es war ein trüber Tag im Mai desselben Jahres. Ich hatte einen Vortrag in Krakau gehalten. Ein junger polnischer Kollege zeigte mir die Gegend: Das Ghetto, Schindlers Fabrik. Dann fuhren wir nach Auschwitz. Wie viele Polen verstand er nicht, was ich da wollte. Ganz genau wusste ich es selber nicht. Ich setzte mich auf eine Mauer am Ende der Rampe in Birkenau und betrachtete die Gleise. Dann zog ich Zeichenblock und Bleistift hervor. *„Ich bin nicht der Meinung, dass man nach Auschwitz kein Gedicht mehr schreiben darf"*, sagt Ruth Klüger, die als Kind zur selben Zeit wie meine Großmutter nach Theresienstadt und bald darauf nach Auschwitz kam.[35] Ich habe später statt eines Gedichts diese Zeichnung in einem Bild verarbeitet (Abb. 31). Da ziehen diese Gleise wie offene Inzisionen durch das zerstörte Dresden. Darüber steht der Engel vom Rathaus und fragt: „Warum?!" Natürlich basiert das Bild auf jenem schaurig berühmten Schnappschuss der zerstörten Stadt am Tage danach. Man hat mir vorgeworfen, ich versuche Birkenau mit Dresden zu vergleichen. Wieder zitiere ich Ruth Klüger, eine Betroffene, wenn sie *„ängstliches Abgrenzen gegen mögliche Vergleiche, Bestehen auf der Einmaligkeit des Verbrechens"* ablehnt.[35] Diese Sicht der Dinge gilt zwar besonders in Deutschland als politisch inkorrekt. Aber das Verbot des Vergleichs bringt uns nicht weiter. Schon gar nicht, wenn es darum geht, dass so etwas nie wieder vorkommt – weder Birkenau noch Dresden.

Onkel Franz' Schicksal erfuhren wir erst viel später. Er war 1939 aus dem Gefängnis Fuhlsbüttel unter der Bedingung entlassen worden, dass er Deutschland innerhalb einer Woche zu verlassen habe. Diese eine Woche verbrachte er bei Mutter Anna, Schwester Clara und seinen beiden Söhnen Peter und Martin im Volksdorfer Weg. Der Krieg war gerade ausgebrochen, da spielte sich diese kurze Szene in Großmutter Annas Musikzimmer ab:

Clara erzählte von einem B.B.C.-Bericht, den sie gerade abgehört hatte. Darauf eine (ebenfalls verfolgte) Kusine: „Du hörst

## 4. Kapitel

doch nicht *englische* Sender?! Das sind doch unsere Feinde!"[33] Bald darauf reiste Onkel Franz nach Bergen ins vermeintlich sichere Norwegen. Eine Familie Beyer (Ferienfreunde aus der Zeit vor dem 1. Weltkrieg) nahm den von der Gefangenschaft Gezeichneten bis zur erhofften Weiterreise in die USA großzügig auf. Er erholte sich langsam, stimmte erstmals sein Cello, begann wieder Schach zu spielen und schrieb rührende Briefe (garniert mit Schachaufgaben) an seine Söhne Peter und Martin:

*„Es ist wohl so bestimmt, dass wir lange und weit örtlich auseinander sind. Lass uns probieren aus der Ferne gut Freund zu sein. Als Du mal krank warst, machtest Du an einem Fiebertag 1930 kleine Geschenke für alle. Ich erhielt ein Vieleck aus leichter Pappe mit viel rot darauf und der Inschrift: ‚Fater du bis imer wech'. Diese Reliquie hatte ich noch lange, konnte sie jetzt aber nicht wiederfinden. Also da warst Du ja ein Prophet, denn wir waren meistens nicht zusammen. Nun hat ja sowas, wie alles, auch seine gute Seite: Die kleinen Reibungen des Alltags fallen weg. Die Bedrohung des jüngeren Menschen in seinem Selbst durch gutgemeinte Herrschsucht des Älteren mit seinen Erfahrungen kann sich nicht so auswirken ..."*[36]

Dann kamen die Deutschen auch nach Norwegen. Franz mochte nicht über die Grenze nach Schweden fliehen (wie es z. B. Willy Brandt tat) und verstecken wollte er sich auch nicht. Allerdings richtete er höfliche Gesuche an den amerikanischen Konsul, denn er besaß ja ein wertvolles Affidavit (die Garantiebescheinigung eines amerikanischen Professors). Der Konsul antwortete zögerlich und eiskalt: Seine beim US-Konsulat in Hamburg festgelegte Einreisenummer lautete: „Nr. 17.270" – daran werde man sich halten. (Die aus heutiger Sicht peinliche und tragische Korrespondenz liegt mir vor). Jene Nummer wurde wohl irgendwann fünf Jahre später aufgerufen. Zu spät für Onkel Franz.

Zweimal wurde er verhaftet – und nach einigen Wochen wieder frei gelassen. Immer verzweifelter wurden die Briefe an das amerikanische Konsulat. Ende Oktober 1942 wurde er ein drittes Mal, jetzt von der Gestapo, abgeholt und in das KZ Berg bei Oslo verbracht. Von dort geht seine Spur in das KZ Sachsenhausen, wo sie sich jäh im Ungewissen verlor.

Das Groteske am verbrecherischen Rassenwahn der Nazis, seine bürokratischen Inkonsequenzen und Lücken, lassen sich

# In englischen Eliteschulen – als Public School-Boy (1943 – 1947)

kaum treffender darstellen, als am Schicksal meiner beiden (ebenfalls „halbjüdischen") Vettern Peter und Martin. Es mag als paradigmatisch für das gelten, was mir durch die Emigration erspart blieb. Beide galten sie als „Mischlinge 2. Grades" (wegen des Vermerks „lutherisch" auf dem Geburtsschein unserer gemeinsamen Großmutter Anna, deren Eltern beide auch getaufte Juden waren). Warum wohl hat dieser Vermerk der Großmutter selber nicht geholfen?

Nach dem Abitur wurden beide erst zum Arbeitsdienst und dann rechtzeitig zum Überfall auf Russland in die Wehrmacht eingezogen. Während sie weiterhin Post ins Feld von ihrem verfolgten Vater erhielten, kämpften sie (nichts ahnend?) für die Verfolger: Martin als Scharfschütze in der Krim, von wo ihn eine Verwundung vorübergehend in ein Saarbrückener Lazarett rettete; Peter bei der Marineartillerie vor Leningrad und am Oranienbaumer Kessel, wo er den Russenwinter 1941/42 durchlitt – mit Erfrierungen, Ruhr und allem, was noch dazu gehörte. Hier hat er zufällig von einem Leidensgenossen in einem Lazarettschuppen von Massengräbern mit Juden und daneben deren Koffern in Riesenhaufen gehört. Ein Zusammenhang mit seinem eigenen Vater wollte ihm dabei nicht einfallen. Auch nicht, als er wenig später einmal mit der Straßenbahn durchs Warschauer Ghetto fuhr. Diese Fahrt führte makabererweise zu einer Darbietung von Franz Lehars „Lustiger Witwe" als sogenannte Wehrmachtsbetreuung[33].

Zurück an der Front, geriet Martin im August '44 in russische Gefangenschaft. Er ist auf seinem Todesmarsch gen Osten umgekommen. Peter erlebte das Kriegsende in einem Bremer Lazarett mit schwerer Lungentuberkulose, die ihn Jahre seines Lebens kostete. Er ist schließlich im Hochschwarzwald doch genesen und war bis 1987 als Englischlehrer an der Waldorf-Schule in Freiburg tätig.

Und wie ist es den anderen, denen auf der „anderen Seite" ergangen?

Wie alle meine Blankeneser Klassenkameraden wurde auch Hannes im Januar '44 als Flakhelfer eingezogen. Er hatte Glück, denn sein Batteriechef war kein Fanatiker, sondern Hermann Ehlers (später der erste Präsident des Deutschen Bundestages). Er sorgte tagsüber für einen behelfsmäßigen Unterricht, während

# 4. Kapitel

seine Jungen die Nächte an ihren Flakgeschützen – unter anderem auf „Hahnöfer Sand" (dort, wo Siegfried Lenz seine „Deutschstunde" beginnen lässt) – reihum wachten. Noch im April '45 wurde er in eine Wehrmachtsuniform gesteckt, um gerade noch rechtzeitig die ersten russischen Feuerangriffe am Oderbruch zu erleben. Auch hier rettete ein umsichtiger Kompaniechef seinen 16-jährigen „Soldaten" das Leben, in dem er sie rechtzeitig vor dem Debakel auf nördlichen Umwegen um Berlin herum bis nach Schleswig-Holstein marschieren ließ. Aus Angst vor Tieffliegern sind sie immer nur im Schutz der Dunkelheit geflohen. Einmal ist Hannes dabei einem Treck verhungerter und zerlumpter KZ-Häftlinge auf ihrem Todesmarsch begegnet. Sie kamen aus Sachsenhausen und aßen Gras am Wegrand. Das alles hat Hannes gesehen und denkt immer noch darüber nach, was er wohl damals hätte tun können – tun müssen? Er war eben vollauf damit beschäftigt, sich selber weiter zu schleppen. Bald darauf brach dann auch bei ihm eine schwere Lungentuberkulose aus, die ihm zwar die Gefangenschaft ersparte, aber schließlich den gesamten rechten Lungenflügel kostete. Er hat dann doch noch in Karlsruhe Ingenieurswissenschaften studiert und bis 1994 als promovierter Ingenieur bei einer renommierten Hamburger Firma gearbeitet.[37]

Unser gemeinsamer „halbjüdischer" Klassenkamerad, Jürgen Freundlich, hat auch überlebt. Er ist sogar 1940 in die Hitler Jugend eingetreten – allerdings in Dockenhuden, wo ihn keiner kannte und keiner Fragen stellte. Erst im Spätsommer 1944 wurde er als Mischling vom Blankeneser Gymnasium verwiesen. Er tauchte unter und schlug sich als Bürobursche bei einem hilfsbereiten Rechtsanwalt bis zum Kriegsende durch. Danach konnte er das Versäumte an einer Förderschule nachholen und später Physik studieren. Dr. Freundlich wurde ein renommierter Experte der $C^{14}$-Altersbestimmung von Fossilien am Kölner Institut für Ur- und Frühgeschichte. Seinen jüdischen Vater hat Jürgen nie wieder gesehen. Dieser hatte aus dem holländischen Exil (s. 2. Kapitel, 7. Skizze) mit naivem Leichtsinn auf sich aufmerksam gemacht: Er hatte nach 1940 die Hamburger Behörden mit Gesuchen bombardiert, ihm doch die Heimreise zu seiner Familie zu gestatten. Aus dieser Reise wurde nichts. Laut Rot-Kreuz-Bericht führte sie nicht nach Hamburg, sondern nach Auschwitz.[38]

# In englischen Eliteschulen – als Public School-Boy (1943 – 1947)

Mein Patenonkel, Dr. Hans Boettcher, zog 1935 mit seiner Frau und den beiden Kindern Ursula (geb. 2.1.33) und Wolfgang (geb. 30.1.35) in ein Reihenhäuschen in Klein-Machnow (Lange Reihe 8) im Süden Berlins. 1940 kam noch eine Tochter Marianne dazu. Neben seiner Arbeit als Musikwissenschaftler, korrespondierte er weiter mit seinem Freund, dem „entarteten" Komponisten Paul Hindemith, der 1938 nach Amerika emigriert war. (Diese Briefe – viele davon in lateinischer Sprache – befinden sich heute bei der Hindemith-Stiftung in Frankfurt). Als die Bombenangriffe auf Berlin immer gefährlicher wurden (die Lange Reihe Nr. 10 (nebenan!) bekam einen Volltreffer) evakuierte man die drei Kinder auf das befreundete Rittergut derer von Arnim in Friedenfelde. Hier in der Uckermark erlebte die 11-jährige Ursula nach all den Bombennächten im Bunker einen idyllisch – friedlichen Sommer '44, mit Treibjagden im Wald, Schwimmen im See, aber auch Unterricht im Joachimstaler Gymnasium. All dies unter dem gestrengen, aber aufgeklärten Regiment der Baronin. Das Rittergut hatte noch kein elektrisches Licht, so dass die Märchen allabendlich bei Kerzenlicht vorgelesen wurden. Als die Russen nahten, floh die Familie zu Verwandten nach Winterstein in Thüringen. Hier erwartete sie das wirkliche, einfach bäuerliche Leben. Ursula lernte die einzige Ziege melken und Blaubeeren am Inselsberg mit Kämmen sammeln. Hier besuchte sie der Vater Hans auf beruflicher Durchreise ein letztes Mal im März '45, bevor er – trotz aller Warnungen und Bitten, doch dort das nahe Kriegsende abzuwarten – dem Gestellungsbefehl zum Volkssturm nach Berlin folgte. Am 1. Mai 1945 traf ihn noch eine russische Kugel bei letzten Kämpfen in der Wilhelmstraße. Das Ende kennen wir durch einen Augenzeugen, seinen Freund und Kollegen Walter Dickmann. Sein Grab ist unbekannt.

Der Vater von Hildegard Ofterdinger, Senator für's Gesundheitswesen der Hansestadt, wurde als hoher Parteigenosse noch im Mai '45 festgenommen und in ein Lager bei Neumünster gebracht. Die englischen Besatzer gingen nicht gerade zimperlich mit diesen Häftlingen um. Mag sein, dass sie unter dem Eindruck der Bilder von Belsen standen. Dr. Ofterdinger starb 1946 im Lager, bald nach seinem 50. Geburtstag. Hildegard musste mit Krankenhausarbeit den Familienunterhalt für ihre überforderte Mutter und drei

Geschwister verdienen. Erst mit 24 Jahren konnte sie anfangen, Medizin zu studieren, hat aber schon zwei Jahre später einen Kommilitonen geheiratet, mit dem sie vier Kinder hat und bis heute in Rissen lebt. 1999 habe ich meine „erste Freundin" wiedergesehen. Es war tröstlich für sie, dass meine Mutter immer nur Gutes über ihren Vater zu sagen hatte.[39]

Sein Vorgesetzter, der Reichsstatthalter bzw. Gauleiter von Hamburg, Karl Kaufmann, ein Genosse Adolf Hitler's aus der frühen „Kampf-Zeit", handelte gegen Hilter's Befehl „Hamburg als Festung bis zum letzten Mann zu verteidigen". Er übergab die Stadt an den britischen Generalmajor Spurling kampflos am 3.5.45. Das muss sich wohl günstig auf sein weiteres Schicksal ausgewirkt haben. Kaufmann musste sich niemals vor Gericht verantworten. Er bezog eine Villa im Harvestehuder Weg 10 (nur wenige Schritte von seinem ehemaligen Amtssitz entfernt), wo er bis an sein Lebensende am 4.12.69 in Ruhe lebte.[40]

Noch im Mai 1945 wurde der linientreue Direktor und „Ortsgruppenführer" Diercks von der Blankeneser Gorch Fock-Schule abgesetzt. So hatte er Zeit, seine Entnazifizierung vorzubereiten. Unser guter Lehrer Herr Petersen kam bis zum Ruhestand als Direktor an die Schule im Nachbarort Rissen.

## 9. Skizze: The Leys School in Schottland

Inzwischen ist es Herbst geworden – der erste im wiedergewonnenen Frieden. Ich bin nun 17 Jahre alt und sitze mit Zeichenblock und Bleistift auf einem felsigen Hügel mitten in Schottland. Tief unter mir liegt das kleine Städtchen Pitlochry – auf halbem Wege zwischen Edinburgh und Inverness. Ich zeichne den Blick nach Süden, wo die gewundenen Schleifen des River Tay wie ein silbernes Band durch die idyllischen Highlands ziehen. Idyllisch sind die Konturen, aber rau ist die Oberfläche dieser nordischen Berge. Und rau ist auch ihre Geschichte.

Es ist die Landschaft des Macbeth, die Landschaft blutiger Kämpfe der Hochlandclans untereinander und gegen die englische Krone. Hier in den Highlands begegnet man auf Schritt und Tritt

# In englischen Eliteschulen – als Public School-Boy (1943 – 1947)

den 300-Jahre alten Heldensagen, die an jene des Wilden Westens Amerikas zwei Jahrhunderte später erinnern.

Nur wenige Kilometer nördlich von Pitlochry hatten die Hochländer (unter ihnen auch die MacDonalds) den königlichen Truppen am Pass von Killicrankie im Jahre 1689 eine schlimme Niederlage bereitet. Die meuchelmörderische Vergeltung ließ drei Jahre auf sich warten. Richtet man den Blick von meinem Aussichtspunkt nach Westen, so reicht er über die Seenkette von Loch Tummel und Rannoch bis zu den Gipfeln um Glencoe. Es gibt keinen auf der Insel, der nicht bei Erwähnung dieses Namens an jenen hinterhältigen Überfall der königstreuen Campbells auf die MacDonalds um 5.00 Uhr früh am 13. Februar 1692 denkt – an das „Glencoe Massacre".

12 Tage lang waren 120 Soldaten unter Campbells Kommando bei den MacDonalds in Glencoe einquartiert. Diese hatten reichlich spät zwar, aber inzwischen doch dem König William die Treue geschworen. Aber – was nur die Offiziere, nicht die einfachen Soldaten wussten – ihre vollständige Vernichtung war in Edinburgh bereits beschlossene Sache: „Tötet alle unter 70 … man möge die Regierung nicht mit Gefangenen belästigen". 12 Tage lang also genossen Campbell's Soldaten die traditionelle Gastfreundschaft der MacDonalds. Man verbrachte die Nachmittage mit allerlei sportlichen Wettkämpfen und sang und tanzte abends, vom Whiskey animiert, um die Lagerfeuer. Am Abend des Freitag, 12. Februar, erreichte Campbell beim Kartenspiel mit MacIain, dem alten Anführer der MacDonalds der entscheidende Befehl. Er entschuldigte sich unter einem Vorwand und informierte seine Offiziere. Die Soldaten wurden erst um 3.00 Uhr früh geweckt, denn der Überfall war für 5.00 Uhr angesetzt. Offenbar hatten einige der braven Soldaten ihre Gastgeber doch noch im letzten Moment gewarnt, so dass viele in dichtem Schneesturm entkommen konnten. So wurden später an jenem Tage nur 38 Leichen gezählt, während einige Hundert MacDonalds über die Bergpässe entkamen.[41]

Überspringen wir 250 Jahre und kehren wir zurück zu unserem Aussichtspunkt, so sehen wir auf einer Anhöhe oberhalb Pitlochry ein stattliches Schloss mit vier starken Türmen. Aber eigentlich ist es kein Schloss, sondern das „Atholl Palace Hotel", das in den

# 4. Kapitel

Kriegsjahren 1940 bis 1945 eine aus Cambridge evakuierte Schule, The Leys School, beherbergte.

Diese Schule wurde 1875 in Cambridge von Methodisten für protestantische Jungen gegründet. Was dieser Schule gegenüber der Kings School an Historie mangelte, das machte sie auf akademischem und auch auf sportlichem Terrain mehr als wett. Die unmittelbare Nähe der Universität wirkte sich günstig aus. „The Leys" war und ist eine der renommiertesten Public Schools in England. Hier sollte ich also in einem zweiten Anlauf versuchen, ein Stipendium für das Medizinstudium zu gewinnen. Wieder war es meiner Mutter, meiner Geige, einem wohlwollenden Schuldirektor und dem „Church of England Committee for Non-Aryan Christians" zu verdanken, dass mir (als „enemy alien" wohlgemerkt!) das Schulgeld erlassen wurde.

Nach einer 16-stündigen Bahnfahrt von Birchington – wohin die Haig-Familie mit meiner Mutter im Frühjahr 1945 zurückgekehrt war – über London und Edinburgh, stieg ich an einem Septemberabend in Pitlochry aus. Ohne Gepäck – das wurde nachgeschickt – folgte ich einigen Schuljungen in grauer Uniform, die offenbar dasselbe Ziel ansteuerten. Ein imposantes Tor lotste uns in einen dunklen Park, den wir nun auf einem schier endlosen und steilen Kiesweg Kehre um Kehre bergan stapften. An der letzten Kurve gaben die Bäume den Blick auf das mächtige Schloss frei, das für drei Monate meine Schule sein sollte. Einer der Kameraden drehte sich um und fragte mich: „Du bist hier neu – wie heißt Du?" Dann zeigte er auf eine mächtig plätschernde Fontäne zur rechten und meinte: „Schade, dass Du nicht schon vorigen Winter hier warst. Da war der Springbrunnen eine Eissäule – 40 Fuß hoch!"

Die neue Schule gefiel mir auf Anhieb. Schon in der ersten Woche wurde ich zum Direktor, Dr. W.G. Humphrey bestellt, der sich eine Stunde Zeit nahm und einen Arbeitsplan entwarf, der mich fürs Studium vorbereiten und gleichzeitig vom Physikum befreien sollte.

„*Im Vergleich zur letzten, fühle ich mich in dieser Schule richtig geborgen. Ich freue mich über das klare Programm – ich hoffe es funktioniert*".[42]

# In englischen Eliteschulen – als Public School-Boy (1943 – 1947)

„*Ich habe ein volles Programm. Zum ersten Mal seit Jahren bekomme ich tatsächlich Hausaufgaben – und zum ersten Mal korrigiert sie auch jemand. Ich muss zugeben, dass Mr. Wheeler es (in Worcester) auch tat, aber hier tut es jeder.*"[43]

An der Leys herrschte ein anderer Ton. Statt Rohrstock wurden Delinquenten zur Strafgymnastik verdonnert oder zum wiederholten Abschreiben folgender gespreizter Moralpredigt:

„*Few things are more distressing to a well-regulated mind than to see a boy who ought to know better, desporting himself at improper moments*".

(„Es gibt kaum etwas betrüblicheres für den ausgewogenen Geist, als mit anzusehen, wie sich ein Junge, der es besser wissen sollte, in ungeeigneten Augenblicken daneben benimmt").

Es gab zwar auch Präfekte – aber kein „fagging". Anstelle der qualmenden Schlote empfing mich das schottische Hochland in seinem buntesten Herbstgewand: „ *... Das kannst du dir wirklich nicht vorstellen! Es gibt jede Schattierung von rot, braun und gelb, dazwischen das Dunkelgrün der Fichten. Im Hintergrund sind immer die herrlichen Berge, vor allem Ben-y-Vrackie, den ich schon zweimal bestiegen habe. Es macht Spaß, meinen Weg entlang den Gebirgsbächen hier zu suchen; es wimmelt nur so von Wasserfällen*".[44]

Und gerade die waren nicht ungefährlich. Vier Jahre zuvor waren zwei der älteren Jungen bei einer Pfadfinderübung auf einem Felsen ausgeglitten und in eine tiefe Schlucht zu Tode gestürzt.[45]

Die Besteigung des markanten Hausbergs Ben-y-Vrackie durfte ich noch mehrmals im späteren Leben wiederholen. Zum Beispiel 1985 anlässlich eines Treffens jener Schüler, die 40 Jahre zuvor das letzte Trimester der Leys School in Pitlochry miterlebt hatten. Am Tag zwischen zwei festlichen Dinners im Atholl Palace Hotel, hatte man die Wahl zwischen einem Besuch der berühmten Whiskey-Destillerie oder einer Besteigung dieses Gipfels, der trotz bescheidener 835 m hoch über die Baumgrenze ragte. Zusammen mit einigen anderen der inzwischen betagten und zur Unkenntlichkeit veränderten Schulkameraden wählte ich die sportlichere Herausforderung.

Neben dem anspruchsvollen Unterricht in ehemaligen Hotellounges und Bars, den Rugbyspielen auf einem eingeebneten Golf-

# 4. Kapitel

platz, dem sonntäglichen Kirchgang in die puritanische West Kirk unten im Dorf und den inzwischen überflüssigen Übungen des Junior Training Corps, kam auch in diesem einsamen Hochland die Musik nicht zu kurz. Im Gegenteil: Noch nie habe ich so viel Kammermusik mitmachen dürfen, wie in Pitlochry. Das lag an einem Amateurbratscher im Dorf, in dessen Haus wir uns regelmäßig mittwochabends trafen. Mit meinem Housemaster, Mr. Morris (gen. „the Buzzard") als erstem Geiger, dem Musiklehrer, Mr. Bye (Cello) und meiner zweiten Geige eroberten wir das Repertoire von Haydn, Mozart, Beethoven bis Borodin. Oder es eroberte uns – und dann begnügten wir uns eben mit den langsamen Sätzen (wer kennt das nicht?). Mr. Bye requirierte mich auch noch für den Schulchor. Durch die täglichen Schulandachten lernte ich nunmehr als Bass recht schnell meine Stimme innerhalb der vierstimmigen Kirchenlieder zu halten.

Wenn ich soeben andeutete, dass es hier in der Leys, im Gegensatz zur King's School keine Prügelstrafe gab, so ist das nur die halbe Wahrheit. Immerhin gab es keine Züchtigung durch die Präfekten. Aber der gutmütige Dr. Humphrey hatte schon einen Rohrstock. Und wie letzterer doch noch zur Anwendung kam, ist in der Geschichte dieser Schule überliefert.

Es war ja Krieg. Fisch und Fleisch unterlagen strenger Rationierung. Im Gegensatz hierzu wimmelte es nur so von Hasen, Rehen, Fasanen, Lachsen und Forellen in den Wäldern und Sturzbächen rundum Pitlochry. Dies umso mehr als die eingesessenen Jäger und wohl auch ihre Büchsen damals auf ganz andere Ziele ausgerichtet waren. In dieses Vakuum stießen die Unternehmungslustigeren unter meinen Schulkameraden. Sie wilderten. Und was sie nicht selber vertilgen konnten, schickten sie per Bahnfracht nach Hause oder verkauften ziemlich mutig die Beute an den lokalen Metzger.

Aber dann gingen drei von ihnen zu weit. Einer der wenigen verbliebenen Jagdaufseher beschwerte sich beim Schuldirektor. Man hatte nicht nur kapitale Lachse aus dem Bach geholt, sondern auch noch Teile des Bootshauses als Feuerholz für die Zubereitung der Mahlzeit zweckentfremdet. Das wäre alles nicht herausgekommen, wenn nicht die leichtsinnigen Buben einen Teil des Atholl Palace Bestecks nach der Mahlzeit sozusagen als Beweismaterial am Tatort zurückgelassen hätten. Dr. Humphrey stellte sie

# In englischen Eliteschulen – als Public School-Boy (1943 – 1947)

vor die Wahl: Auslieferung an die örtliche Gerichtsbarkeit oder „six of the best". Sie wählten die sechs Rohrstockhiebe.[45] Auch mich zog es an jedem freien Tag und bei jedem Wetter hinaus in dieses herrlich-herbe Hochland. Allerdings nicht mit Angel, Katapult oder Falle, sondern mit Zeichenblock und Bleistift. Zurück bleiben neben jener eingangs erwähnten Zeichnung fünf weitere als schottische Erinnerungen.

## Skizze 10: The Leys School in Cambridge

Als ich nach den Weihnachtsferien (1945/46) zurück in die Schule fuhr, ging es leider nicht mehr ins schottische Hochland. Die Reise führte mich zum ersten Mal nach Cambridge, wohin meine neue Schule nach fünf Jahren des Exils an den Südwestrand der Universitätsstadt zurückgekehrt war. Wie die Cambridge Colleges, waren die neogotischen Schulgebäude – Internatshäuser, Bibliothek, Refektorium und Kapelle – um einen großen Innenhof gruppiert. Im Süden ging das Schulgelände in weitläufige Sportplätze über – für Rugby, Hockey, Tennis und einen besonders gepflegten Rasenstreifen für Kricket. Es gab auch Squash Courts, ein Schwimmbad, einen Schießstand und – was für mich im Augenblick wichtiger war – ein sehr gut ausgerüstetes Laborgebäude. Hier hatten berühmte Physiologen u. a. Sir Joseph Barcroft und Sir Henry Dale (Nobelpreis für Medizin, 1936) nicht nur die Rudimente für ihre Wissenschaft eingeatmet, sondern sie auch eine Zeitlang als Lehrer an die Schüler weitergegeben.

Mit einigem Stolz sind die Namen berühmter „Ehemaliger" (Old Leysians) in den Annalen der Schule festgehalten. Vermerkt sind auch die vielen königlichen Hoheiten, die The Leys mit einem Besuch ehrten, sei es, weil ihre Sprösslinge dort zur Schule gingen, sei es aus anderen diplomatisch-protokollarischen Gründen. Die Liste ist lang und enthält drei englische Könige: George V., VI. und Edward VIII., den Kronprinz (später Kaiser) Hirohito von Japan, Prince Philip (Duke of Edinburgh) und die in jeder Beziehung monumentale Königin Salote von Tonga.[45]

Die etwa 300 Schüler – Mädchen wurden erst 1984 hereingelassen – waren auf fünf „Häuser" verteilt. Mich hatte man im

# 4. Kapitel

„North B. House" untergebracht, *„einem ziemlich hässlichen Gebäude, das mehr oder weniger von Efeu zusammengehalten wird. Ich schlafe (mit 19 anderen) im großen „Senior-Dormitory". Hier ist es eiskalt und ich habe nur 2 ½ Decken. Bis jetzt habe ich vor Kälte noch keine Nacht durchschlafen können. Aber mithilfe meines Bademantels und ab und zu einem heißen Bad, bin ich noch nicht völlig erfroren".*[46]

(Zur Beruhigung des Lesers sei angemerkt, dass in diesem Dormitorium ein Minimum von Privatsphäre durch sogenannte „Pferdeboxen" gewährleistet war. Das waren Holzverschläge, die zumindest die Kopfenden der Betten (samt Waschgelegenheit) abschirmten. Außerdem betrug der Bettenabstand mehr als 40 cm!).

Meine Schularbeiten musste ich in den ersten beiden Trimestern noch im großen „Common Room" verrichten, in dessen Zentrum ein Ping-Pong-Tisch verlockend bereitstand. Andere Versuchungen erwarteten mich in der gut sortierten und seiner Zeit von King George V. eröffneten, Schulbibliothek in Form von alpiner Literatur – z. B. Edward Whympers „Besteigung des Matterhorns". Da ließ ich mich nur allzu gern ablenken.

Inzwischen befand ich mich im 18. Lebensjahr: *„Es vergeht buchstäblich kein Tag, ohne dass mir jemand zuruft (Lehrer oder Schüler): „Du solltest Dich mal rasieren!". Einer in unserem Haus bot mir einen sehr guten Apparat für 2 Schilling, 6 Pence an. Das ist nicht viel. Darf ich ihn kaufen?"*[47] Schließlich lieh mir Margaret einen Gebrauchten aus ihrer Theaterrequisitenkiste. Wie dem auch sei, zu den Bartstoppeln und Rasurblessuren kamen fortan auch lästige Pickel dazu. Es ließ sich nicht mehr leugnen: Ich war im Begriff, ein junger Mann zu werden.

In meinem allerletzten Schuljahr wurde ich dann zum Haus-Präfekt befördert und genoss das Privileg eines Studierzimmers. Dieser Raum maß nur 8 × 7 Fuß, beherbergte aber dennoch einen Tisch, eine Couch, 3 Stühle, Bücherregale und ein Violoncello. Das Instrument gehörte R. Stewart McKim, mit dem ich diese „Study" teilte. McKim war weniger am Sport, dafür umso mehr an der Musik interessiert. Später stieg er auf Kontrabass um und war ein vielgefragtes Mitglied verschiedener Barockensembles an der Universität. Er studierte auch Medizin in Cambridge und ließ

# In englischen Eliteschulen – als Public School-Boy (1943 – 1947)

sich als HNO-Spezialist in Bath nieder. Unsere Freundschaft hat bis heute gehalten, auch wenn wir an verschiedenen Colleges studierten (er war ein Jahrgang unter mir) und später durch den Ärmelkanal getrennt wurden. Sein Sohn, Donald, ebenfalls Medizinstudent, war 40 Jahre später mit unserem Sohn Nikolaus befreundet, als dieser in London famulierte.

Zu meinen Schulfreunden zählte auch William (Bill) O. McCormick. Er belegte dieselben naturwissenschaftlichen Fächer in der Sixth Form wie ich mit dem gleichen Ziel: Medizin. Allerdings war bei ihm ein Stipendium nicht unabdingbare Voraussetzung, denn seine Eltern waren wohlhabende Gutsbesitzer in Irland. Wir werden ihm später noch einige Male begegnen, bis ich ihn dann aus den Augen verlor: Er zog als Psychiater nach Neuschottland in Canada. Einstweilen aber war er mein Vorbild in Sachen Sport, denn Bill vertrat die Schule in allen Sparten, auch im mörderischen Rugby.

Eines jener für die Engländer so typischen Mannschaftsfotos zeigt die $1^{st}$ XV der Leys School im Herbst '46 (Abb. 13). Ich stehe in der hintersten Reihe im dunkelblauen Schulblazer mit hellblauen Streifen und Schulwappen auf der Brusttasche. Wie stolz war ich, dass ich diese Jacke nun für alle Zeiten tragen durfte! Man hatte mir die $1^{st}$ XV-Farben verliehen. Bill sitzt vor mir und auch Peter Merry, mit dem ich das harte Los eines Stürmers der zweiten Reihe teilte. Er studierte später auch Medizin, aber in Oxford, wo er weitere Lorbeeren als Boxmeister im Schwergewicht für seine Universität sammelte. Und neben mir steht E.D. Williams, ein wieselflinker Waliser. Ihm bin ich erst ein halbes Jahrhundert später wiederbegegnet – und zwar 1995 in Lissabon. Er war – inzwischen Sir Dillwyn Williams, Professor für Anatomie in Cambridge – der hochgeehrte Festredner beim Weltkongress der Société Internationale de Chirurgie, deren Präsident sein Nachbar auf jenem alten Schulfoto war.

Meine damalige Begeisterung für diesen in Deutschland wenig bekannten robusten Sport verdanke ich unserem Trainer Mr. Alan Buchanan. „Buck" hatte als Student für Irland, sein Heimatland, Rugby gespielt und nun trainierte er nicht nur unsere Schulmannschaft, sondern zeitweilig auch jene der benachbarten Universität. Ich erinnere mich heute noch an die aufputschenden Tiraden in

## 4. Kapitel

der Halbzeitpause, mit denen er uns für den entscheidenden Rest eines Spieles motivierte. So kann ein Trainer doch das Zünglein an der Waage sein.

Als ich in die Leys School eintrat, war ich der einzige Deutsche. Das änderte sich erst ein Jahr nach Kriegsende, als noch zwei weitere „Landsleute" hinzu kamen. Zwei mit unterschiedlichen Schicksalen.

Vielleicht sollte ich hier schnell eine Bemerkung aus einem Brief einfügen:

*„In unserem Tuckshop (Schulladen, der allerlei Leckeres feilbot) steht ein gläserner Kasten mit der Aufschrift „Für deutsche Kinder". Ich habe meine Pralinen hineingetan; es ist ermutigend zu sehen, dass der Kasten schon halb voll mit Schokoladetafeln ist, obgleich er erst einen Nachmittag dort steht".*[48]

Zu Beginn dieses zweiten deutschen Hungerwinters ging offenbar eine Welle der Hilfsbereitschaft durch das Land, die an dieser Schule vielleicht zusätzlich religiös motiviert war. Aber zurück zu den beiden deutschen Kindern, mit den so verschiedenen Schicksalen, die jetzt an die Schule hinzukamen.

Peter Eckstein hatte 10 Jahre mit seiner Familie in Ankara verbracht, wo sein Vater – ähnlich wie der Emigrant Prof. Rudolf Nissen – als Arzt arbeiten durfte. Er hatte dort die amerikanische Schule besucht und fand schnell Anschluss in Cambridge. Mit Reinhard Frank war das anders: *„Wir haben hier einen neuen Jungen mit Namen Frank, der bei Feldbergs wohnt. Er ist Deutscher und war vier Jahre in Auschwitz, wo Vater und Mutter getötet wurden, während seine Schwester in Belsen umkam. Er ist sehr freundlich. Ich werde ihn heute Nachmittag besuchen, denn er kann überhaupt kein Englisch reden".*[49]

Diese Zeilen klingen recht prosaisch – fast banal. Aber so war Reinhard auch. Er war – man mag es kaum glauben – zumindest nach außen ein ganz „normaler" Junge (geblieben). Nur von Auschwitz hat er nie erzählt. Wir haben aber auch nicht nachgefragt. Später bin ich ihm noch einige Male begegnet, meistens im Hause Feldberg, mit dem er verwandt war. Er hat eine Ausbildung nachgeholt und sich dann als Geschäftsmann in New York niedergelassen.

# In englischen Eliteschulen – als Public School-Boy (1943 – 1947)

Aber nun muss ich die Familie Feldberg vorstellen, deren Haus in Cambridge für mich so etwas wie eine Oase darstellte – kulturell wie kulinarisch. Professor Wilhelm Feldberg stammte aus einer wohlhabenden Kaufmannsfamilie, der ein großes Kleidergeschäft in Hamburg gehörte. Seine Schwester, Lore Feldberg-Eber, die sich auch nach Cambridge gerettet hatte, war jene Malerin, deren Töchter in Blankenese bei meiner Mutter Flötenunterricht erhielten. Als junger Wissenschaftler verbrachte Feldberg bereits 1925 ein Forschungsjahr in Cambridge und London bei Sir Henry Dale. Man kannte ihn also bereits, als er 1933 vom Berliner Physiologischen Institut fristlos entlassen wurde. So holte ihn Prof. E.D. Adrian (auch ein Nobelpreisträger, dessen Vorlesungen ich später erleben durfte) zurück nach Cambridge. Hier lernte ich ihn als Lehrer und seine Familie als Freunde kennen. Frau Käthe, selber eine hochgebildete Wissenschaftlerin, war Tochter des berühmten Kunsthistorikers Karl Scheffler (1869 – 1951), dessen „Geist der Gotik" in unserer Bibliothek stand. Wilhelm Feldberg war nicht nur ein begnadeter Hochschullehrer und Forscher auf dem Gebiet der Neurophysiologie. Ihm wurde die höchste Ehrung zuteil, die einem britischen Wissenschaftler nach dem Nobelpreis verliehen werden kann: 1946 wurde er zum Fellow der Royal Society gewählt.

Unsere Ausgänge in die Stadt – ohnehin nur von halb zwei bis drei Uhr gestattet – wurden von der Schule streng überwacht. Umso kostbarer waren jene Sonntage, an denen ich von Feldbergs zu Mittag eingeladen wurde. Dort standen deutsche Bücher und Kunstbände in den Regalen und echte Toulouse-Lautrec-Drucke zierten die Wände. Und einige Male wurde ich sogar gebeten, etwas auf der Geige vorzuspielen.

Wobei wir wieder die Musik erreicht hätten. Natürlich spielte sie gerade in Cambridge eine zunehmende Rolle. Ich erhielt regelmäßigen Geigenunterricht bei Mrs. Nicholas, einer Joachim-Schülerin in der Stadt. (Mehr von ihr im nächsten Kapitel).

Neben Chor und Kammermusik in der Schule durfte ich ins Cambridge Philharmonic Orchestra eintreten. Wie in England üblich, war dies zwar ein Laienorchester, aber als einziges in der Stadt – neben dem Studentenorchester – von anspruchsvollem

# 4. Kapitel

Niveau. Nach einem „Probespiel" platzierte mich der Dirigent in die ersten Geigen am Pult neben Mr. Morris, meinem Hausvater. *„Ich weiß nicht, was ich ohne den „Buzzard" gemacht hätte; er half mir immer wieder unsere Stimme zu finden".*[50] Jeden Montagabend wurde nun Beethovens Vierte geprobt. Und dabei machte ich gleich zwei Entdeckungen: Erstens, wie extrem leise jeder einzelne bei Piano-Passagen zu spielen hatte. Und zweitens, wie unglaublich rasant manche Tempi genommen werden. Spielte da wirklich jeder einzelne *jede* Note?! Jahre später erfuhr ich, dass es damit selbst bei den Berliner Philharmonikern seine Bewandtnis hat:

Als sich dieses „beste Orchester der Welt" (Joachim Kaiser), unter Leitung seines Dirigenten Herbert von Karajan erstmals in seiner Geschichte vom Symphoniepodium in die Untiefen eines Opern-Orchestergrabens wagte – und das auch noch in Österreich in Salzburg, quasi vor ihrer eigenen Haustür – da wurden die Kollegen (besser: die Rivalen) der Wiener Staatsoper hellhörig. Man entsandte eine kleine Delegation nach Salzburg. Sie sollten einmal auskundschaften, was denn an diesem Orchester so besonderes sei. Der Bericht (zurück in Wien) war niederschmetternd:

„Da sitzt's, die Berliner, f ü n f Stunden – die ganze Oper – auf der Stuhlkant'n und spiel'n's j-e-d-e Not'n ...... Ja, mit G'walt!!"

Aber gerade diese Geschichte hat auch ihre Kehrseite:

Palmsonntag, der 19.3.67 kurz vor 17 Uhr. Salzburger Osterfestspiele – Herbert von Karajan am Pult. Das „Ereignis Walküre" sollte gleich beginnen. Da erkundigt sich mein gewissenhafter Schwager, Wolfgang Boettcher, noch rasch beim ersten Solocellisten, Ottomar Borwitzki, welchen Fingersatz er denn bei einer besonders heiklen Stelle nehme. Prompt kam die Antwort: „Aber Wolle! – Das ist doch alles nur Farbe – und Gestik!"

Ich aber genoss als Schüler zum ersten Mal das Erlebnis, ein Teil, wenn auch nur ein kleiner eines großen Klangkörpers zu sein.

Auch an der Leys gab es die alljährlichen „Speech Day"-Feierlichkeiten und wie an der Kings School musste ich dann meine Geige auspacken. Im Juni 1946, unter Vorsitz von Sir Henry Dale und vor einer voll besetzten Aula spielte ich den ersten Satz der Frühlingssonate. (Eigentlich war ein anderer als Vorsitzender vorgesehen: Sir Norman Birkett. Aber der war gerade verhindert. Er war englischer Richter beim Nürnberger Prozess, den wir übrigens

## In englischen Eliteschulen – als Public School-Boy (1943 – 1947)

regelmäßig am Radio verfolgten). Ich spielte also und erntete folgende Kritik in „The Leys Fortnightly", der Schulzeitschrift, die tatsächlich zweimal monatlich bis zum heutigen Tag erscheint:
*„Das Vergnügen des Publikums wurde durch das schöne Spiel von M. Trede und Mr. Bye gefördert. Sie wählten den ersten Satz von Beethoven's Violinsonate in F-Dur. Hier tut es ihrem Reporter besonders leid, dass er dem Thema kaum gerecht werden kann* (er war offenbar unmusikalisch). *Aber für ihn – und viel wichtiger: für die vielen besser Qualifizierten – war es eine erstklassige Darbietung, gespielt mit Selbstbewusstsein und Feingefühl – ein vollkommener Erfolg".*[51]

Zwei Wochen später kamen die schriftlichen und praktischen Abschlussprüfungen in Chemie, Physik und Biologie. Ich arbeitete von halb sechs in der Früh bis zehn Uhr abends (mit kurzen Unterbrechungen für Mahlzeiten und Schwimmen) und war im Prüfungsfieber. Und dabei unterlief mir ein peinlicher Lapsus:
*„Während der letzten Wochen habe ich mir immer wieder eingebläut, dass meine erste Prüfung am Montagnachmittag, den 15.7. um 4.00 Uhr beginnt und um 6.30 Uhr endet. Aber irgendwie hat mein „überarbeitetes" Hirn das nun in „4.30 bis 6.00 Uhr" verwandelt. So saß ich um 4.00 Uhr am Montag gemütlich in der Bibliothek, um noch einige Einzelheiten zu repetieren. Um 4.15 Uhr saß ich immer noch, als plötzlich die Tür aufflog und jemand rief: „Trede, Du hast Examen!" Erst wollte ich es nicht glauben. Aber dann rannte ich – mit 20 Min Verspätung. Erst als ich die Chemiefragen las, kam ich zur Ruhe, denn die lagen mir sehr. Am Schluss gab man mir sogar noch 20 Minuten extra. Allerdings bekam ich auch eine Strafe: Ich musste „Few things are more distressing …", die Schulmoralpredigt, 20 mal abschreiben".*[52]

Das Examen hatte ich gut bestanden und war somit von diesen drei Fächern im „Physikum" befreit. Aber noch stand die Stipendiumsprüfung aus und die war im Dezember 1946. Schon meine Briefe aus jenem Herbsttrimester klingen nicht sehr hoffnungsfroh. Schuld war wieder einmal die Physik. Da leuchteten die Rugby-Spiele (auch wenn wir sie meistens knapp verloren) wie Lichtblicke. Die Stipendiumsprüfung wurde im Rathaus der Stadt abgehalten. Außerdem wurde ich zu einem Interview ins Downing College zitiert, denn dieses hatte ich als erste Wahl angegeben. Dabei ging es mehr um das Rugby- und das Geigenspiel und nur

## 4. Kapitel

am Rande um die Naturwissenschaften. Die Nachricht erreichte uns am 23. Dezember. Ich hatte kein Stipendium errungen. Zwar würde das College aufgrund des Interviews mich schon aufnehmen – aber die Finanzfrage stand unlösbar im Raum.

Niedergeschlagen kehrte ich nach den Weihnachtsferien in die Schule zurück. Es war ein schwacher Trost, dass keiner meiner 12 Mitschüler in diesem Jahr erfolgreich gewesen war. Und dann kam die Wende. Es war so, als ob alle Lehrer an der Leys School (von meiner Mutter ganz zu schweigen), sich vorgenommen hatten, diesem Jungen (wohlgemerkt einem aus Deutschland) doch noch zu seinem Medizinstudium zu verhelfen.

Dazu muss man wissen, dass in England zahlreiche weitere Stipendien von Mäzenen und wohltätigen Vereinen jeder Couleur ausgeschrieben werden. Und eines davon schien für mich maßgeschneidert. Es lief unter dem Namen eines nordenglischen Industriellen, Ferens, und die Bedingungen waren gute Leistungen in zwei Haupt- und zwei Nebenfächern, sowie ein Interview. Ich wählte Biologie, Chemie, deutsche Literatur und englischen Aufsatz. So konnte ich gewissermaßen als Nebenwirkung meine Bildungslücken in der modernen deutschen Literatur ein wenig auffüllen. Dafür hatte ich bis zum Juli 1947 Zeit. Nebenher musste ich noch das kleine Latinum nachholen, denn ohne Latein konnte man damals in Cambridge nicht ankommen.

Und es hat geklappt! Man gab mir (dem „Enemy Alien") ein Ferens Scholarship. Allerdings belief sich das Stipendium nur auf £ 30 für drei Jahre. Das war zwar ein Vielfaches des heutigen Wertes, aber davon konnte man kaum studieren und auch noch die andere Jahreshälfte (die Ferien nämlich) überleben. Außerdem würde das Medizinstudium sechs und nicht drei Jahre dauern. Doch da half eine Regelung der neuen (Labour) Regierung, die jedem, der im offenen Wettstreit ein Stipendium errungen hatte, unter die Arme griff. Aus staatlichen Mitteln wurde so viel wie gerade nötig, nachgebessert, bis Studiengebühren und ein Existenzminimum gesichert waren. Und das solange, bis das Studienziel erreicht war; selbstverständlich innerhalb der vorgeschriebenen Mindestzeit.

Ich war glücklich: Man gab mir also die Chance, an der „besten Universität der Welt" Medizin zu studieren. Vor mir liegt noch

## In englischen Eliteschulen – als Public School-Boy (1943 – 1947)

mein Schulzeugnis für das letzte, das Sommertrimester 1947 und mit der wohlwollenden Schlussbemerkung des Headmasters, Dr. Humphrey, nehme ich Abschied von der Schulzeit:

*„Mein einziges Bedauern ist, dass er nicht schon früher an The Leys gekommen ist. Er hat hart gearbeitet und hat seinen Erfolg wohl verdient. In vielen Sparten des Schullebens wird er sehr vermisst werden. Unsere guten Wünsche begleiten ihn für eine sehr glückliche und erfolgreiche Karriere an der Universität und auch danach."*

## 11. Skizze: „Mehr über meine Mutter"

Während ich meinem Ziel, dem Medizinstudium immer näher rückte, war meine Mutter – trotz fehlender Arbeitserlaubnis – nicht untätig. Aufbauend auf Margaret Haigs „Lectures" reisten die beiden Damen im ganzen Land umher, hielten Vorträge an Schulen und Vorschulen und machten Werbebesuche für weitere Engagements. Meine Mutter erhielt dann schließlich doch als „Assistant Lecturer" – als Assistentin von Margaret Haig – eine Arbeitserlaubnis. Der Inhalt der Vorträge: Musik, Dichtung und kulturelle Gepflogenheiten aus verschiedenen Perioden vom Mittelalter bis zum 18. Jahrhundert wurde den Schülern auf recht lebendige Weise vermittelt. Margaret und Gertrude (das „e" kam in England dazu) traten in den Kostümen der Zeit auf. Teilweise waren diese echt und wertvoll, z.T. hatte die geschickte Margaret sie selber geschneidert. So reisten sie mit einem großen Weidenkorb voller Kostüme mit Laute, Geige und einer ganzen Familie von Blockflöten durch das Land. Mitten im Krieg, mit Verspätungen, Verdunkelungen und Fliegeralarm, argwöhnisch beobachtet von jenen allgegenwärtigen Plakaten: „Is your journey really necessary?" Dass sich dabei das eine oder andere Gepäckstück verselbstständigte und eine ganz andere Richtung als vorgesehen nahm – das focht die beiden nicht weiter an. Sie waren Meister der Improvisation. Und auch ihr Gepäck bekamen sie schließlich wieder.

Margaret, die begabte Schauspielerin, war zuständig für Dichtung, allgemeine Kultur und überhaupt für das sprachliche – denn damit hatte meine Mutter (mit ihrem unverbesserlichen Akzent)

# 4. Kapitel

Probleme. Dafür traute man ihr was die Musik betraf, umso mehr zu, denn die Engländer litten damals gegenüber den Musikern vom „Continent" besonders den Deutschen, unter einer Art kulturellem Minderwertigkeitskomplex. Wohlgemerkt: *nur* auf diesem Gebiet. Und Gertude hat sie nicht enttäuscht. Mit hochbegabtem Dilettantismus schlug sie die Laute und sang dazu Lieder. Sie spielte Geige und Klavier. Sie blies sämtliche Blockflöten – selbst die allergrößten – fehlerfrei, was man von Margaret nicht immer sagen konnte. Dieser unterliefen trotz regelmäßiger Unterweisung durch meine Mutter immer wieder die einfachsten Flüchtigkeitsfehler auf der kleinen C-Flöte. Das führte dann zu kurzen Strafpredigten hinter'm Vorhang. Und die begannen oft mit der ärgerlichen Zurechtweisung:

„Margaret! – you really *are* aber auch!"

Margaret verstand diesen unübersetzbaren Satz und war zerknirscht.

Trotz – oder vielleicht wegen – dieser kleinen Pannen waren es spannende Vorträge. Ganz anders als das, was der Schulunterricht sonst zu bieten hatte. Freunde, die dabei waren, berichten, wie die Kinder – die kleinsten auf dem Boden dicht vor der Bühne hockend – mit offenen Mündern und leuchtenden Augen bei der Sache waren. Auch die Lehrer und Schuldirektoren waren begeistert. Die beiden wurden nicht selten wiederholt eingeladen – bis zu 6-mal in dieselbe Schule. So brachten sie es z. B. im Kriegsjahr 1943 zu 59 Auftritten.

In den Ferien erledigte Margaret die notwendige Korrespondenz auf einer betagten Olivetti-Schreibmaschine, während meine Mutter mithilfe von Regalen voller Landkarten und Fahrplänen die Vortragsreisen minutiös plante. Darin war sie Meister. Am Ende kannte sie fast alle Zugverbindungen des Königreichs auswendig. Vielleicht lag es daran, dass sie das Packen und den Gang zum Bahnhof immer auf die allerletzte Minute verschob. Das ging soweit, dass ihre Reisegefährtin wiederholt einem Herzinfarkt nahe war, obgleich (das muss man fairerweise zugeben) kein Zug wirklich ganz verpasst wurde.

Die Honorare waren nicht üppig: drei, fünf oder selten einmal zehn Guineas für einen Vortrag (1 Guinea war eine typisch englische „Einheit": 1 Pfund + 1 Schilling – also 21 Schillinge). So reis-

## In englischen Eliteschulen – als Public School-Boy (1943 – 1947)

ten und lebten sie sparsam, was meine Mutter schon immer gewohnt war. Sie übernachteten in Jugendherbergen, obgleich sie nicht mehr jugendlich waren und sich allmählich der 50 näherten. Sie ernährten sich von mitgebrachten Butterstullen und Äpfeln aus dem Garten.

Nur für kulturelle Genüsse – Filme, Konzerte, aber vor allem für das Theater – waren immer einige Schillinge übrig. Sie nahmen die billigsten Plätze (damals konnte Gertrude noch einigermaßen hören) und arbeiteten sich dann in den dunklen Pausen und abhängig von der Belegung zielstrebig zu den besseren Reihen nach vorne.

Bald waren sie landauf, landab bekannt – namentlich unter den Schauspielern, mit denen sie nach den Vorstellungen ins Gespräch kamen. Einige kannten sie schon durch Margaret's Neffen, den später berühmten Schauspieler und Regisseur Stuart Burge. Von ihm erfuhr ich 50 Jahre später erstmals die folgende Anekdote – zu der meine Mutter sich übrigens niemals bekannt hatte:

Es passierte in Bristol im Herbst 1945. Hier war eine von England's führenden Schauspielensembles, die „Bristol Vic" zuhause – eine Dependance der weltberühmten „Old Vic" in London. Es gab Shakespeare, „King Lear", 1. Akt. Die 2. Szene hatte gerade begonnen, als ein nicht vorgesehenes Poltern und Gerumpel aus den Untiefen des Orchestergrabens nach oben drang und dazwischen unüberhörbar der Ruf: „Margaret, you really *are* aber auch!"

Die Schauspieler, einiges gewöhnt, konnten sich nur mit großer Anstrengung und englischer Souveränität beherrschen. Schließlich war dies ja keine Komödie.

Was war passiert? Margaret und Gertrude hatten auf Vortragstournee gerade noch billige Karten für den „Lear" ergattert: 3. Rang, letzte Reihe links. Aber mit der ihr eigenen Übung hatte Gertrude zwei leere Plätze in der 1. Reihe entdeckt. Da gab es nur eins: Unter dem Schutz der Dunkelheit, zwischen 1. und 2. Szene pirschten sich die beiden Ladies vorsichtig nach vorne. Sie hatten die zwei leeren Plätze in der 1. Reihe zwar entdeckt, nicht aber die fehlende Absperrung zum Orchestergraben. Und so fielen sie hinein. Erst Margaret – wofür sie den Rüffel bekam – dann Gertrude hinterher. Diese Story machte noch Jahre später in engli-

# 4. Kapitel

schen Theaterkreisen die Runde, nicht nur wenn Stuart Burge sich zu seiner Tante bekannt hatte. Im übrigen, die beiden blieben unverletzt und genossen den „Lear" – ab Szene 2 in der 1. Reihe. Soweit ist dies eine lustige Skizze, wie ich merke. Dabei geht sie gar nicht lustig weiter. Die Rede ist von einer dominanten, sogar dominierenden Frau. Die Rede ist von meiner Mutter. Ich sagte es schon einmal: Sie hatte alles verloren – ihren Mann, ihre Heimat und ihre Familie. Jetzt hatte sie nur noch mich. Und mich betrachtete sie als ihr Eigentum. In Blankenese und in den ersten englischen Jahren war ich das auch: Ein folgsamer liebender Sohn. Aber je älter ich wurde, je mehr ich in die Selbständigkeit strebte, umso fester zog sie die Fesseln. Auch das erwähnte ich bereits.

Nun sind diese mit der Pubertät einhergehenden Spannungen zwischen Eltern und ihren Kindern etwas ganz natürliches. Sie sind im Tierreich sogar von der Natur zwingend vorgesehen. Als Vater habe ich das inzwischen fünfmal erlebt – und fünfmal konnte ich loslassen. (Allerdings blieb mir dann immer noch meine Frau). Meine Mutter dagegen konnte nicht los-lassen – bis ins Greisenalter nicht. Ohne es bewusst zu planen, hielt sie mich so lange wie möglich entmündigt und entmächtigt.

Die Erziehung zur Abhängigkeit zeigte sich vordergründig bei den Finanzen. Meine Briefe wimmelten nur so von Abrechnungen nach Schilling und Pence. Meine Mutter war nicht kleinlich, wenn es um wichtige Anschaffungen ging: Lehrbücher, Präparierinstrumente oder Fußballstiefel. Aber immer musste ich um Geld und Erlaubnis bitten – vor allem später, wenn es um kleine Reisen ging. Die waren zwar bescheiden genug: Ich fuhr per Rad oder Anhalter und übernachtete in Hütten oder Jugendherbergen. Aber im Grunde wollte meine Mutter mich überhaupt nicht alleine – oder gar zu einer Freundin (etwa Maleen) reisen lassen. Sie wollte immer mit. Und so verbrachte ich nicht alle – aber fast alle – Ferien bis zum 23. Lebensjahr zusammen mit ihr.

Zum Beispiel: Weihnachten 1951. Meine Mutter und ich waren für zwei Wochen zur Familie Boettcher nach Kleinmachnow bei Berlin gereist. Ich war 23 und hatte mich gerade zum ersten (und zum einzigen) Mal verlobt – mit Ursula, der Tochter meines gefallenen Patenonkels Dr. Hans Boettcher. Nun nahte der Tag meiner Rückreise zum Medizinstudium in London. 1000 km und fünf

# In englischen Eliteschulen – als Public School-Boy (1943 – 1947)

Monate der Trennung würden bald zwischen uns liegen. Wir hätten die Abreise so gerne etwas aufgeschoben. Nur für ein paar Tage. Mutter Gertrude aber blieb hart. Das Studium ginge jetzt vor. (Offizielle Ferien gab es während des klinischen Studiums tatsächlich überhaupt keine). Und sie setzte sich durch.

Mitunter meine ich einer Deutung ihres Charakters näher zu kommen, in dem ich mir sage, sie ist ein Kind geblieben mit allen Vor- und Nachteilen. Ihr ungestümer Enthusiasmus, ihre naive, egozentrische Zielstrebigkeit, das außer Acht lassen aller Konventionen – alles Eigenschaften eines Kindes. Oder wie sonst will man folgende Anekdote – wieder eine Theatergeschichte – plausibel machen?

Es war im Juli 1985, als mir eine Ehrung angetragen wurde, von der ich nie zu träumen gewagt hätte: Das Honorary Fellowship im Royal College of Surgeons of England. Seit 1913 wurde nur ein deutscher Chirurg so geehrt und das war mein Lehrer Fritz Linder (1967). (Damit ist nichts über die Bedeutung dieser Chirurgen gesagt – aber alles über die Entfremdung zwischen unseren beiden Ländern). Selbstverständlich lud ich ihn und seine Frau ein, dabei zu sein. Auch unser Sohn Nikolaus, der gerade in London famulierte, unser alter Freund Prof. Feldberg und natürlich meine Mutter waren anwesend im Royal College. (Meine Frau konnte wegen eines Konzerts nicht mitkommen).

Die feierliche Zeremonie, die roten Roben der Kollegen des Konsils, die Insignien des Präsidenten (Sir Geoffrey Slaney), all das glich einer Krönung durch den Erzbischof von Canterbury persönlich.

Am Abend hatte ich die kleine Gruppe zum Essen und ins Theater eingeladen. Zu sechst pilgerten wir in das Barbican Center, wo die Royal Shakespeare Company „Henry V." gab.

Nach dem großartigen 3. Akt kam die Pause. Nun saßen wir wieder, während die Lichter verdämmerten und der Prolog zum 4. Akt mit dem Chorus begann:
„Now entertain conjecture of a time
when creeping murmurs and the poring dark..."
Da zerriss eine Frauenstimme die Spannung:
„Wärs Meikl?" („Wo ist Michael?"), tönte es von der Eingangstür links hinter uns. Diese Stimme kannte ich. Mein Herz setzte

## 4. Kapitel

einen Schlag aus – mehr als einen. Dem Chorus ging es ebenso – er zögerte einen Lidschlag lang und fuhr dann fort:
„... Fills the wide vessel of the universe."
Dann wieder: „Wärs Meikl? Kahnt ssie ennissing!" („Wo ist Michael. Kann nichts sehen!"). Diesmal zuckte ich zusammen, wurde kleiner und hoffte irgendwie auf ein Loch im Boden, durch das ich einfach verschwinden könnte .... Der Chorus zögerte diesmal etwas länger. Ein Gemurmel ging durch das ganze Theater. Dann konzentrierte es sich auf unsere Reihe. Aber – oh Wunder! Da war kein Protest, keine Empörung – im Gegenteil – Mitgefühl überwog für die alte Dame und man half meiner Mutter durch die dunkle Sitzreihe an 15 geduldigen Engländern vorbei auf ihren Platz.

Das war eben nicht Berlin – sondern London. Aber sie hätte es in Berlin nicht anders gemacht. Sie hatte sich in der Pause irgendwie auf der Toilette verspätet und keiner von uns merkte, dass sie zu Beginn des 4. Aktes nicht da war. Natürlich hätte ich es merken sollen – obgleich sie nicht direkt neben mir saß. Ich brauchte Wochen, um mich von der vermeintlichen Schmach zu erholen. Meine Gäste und die vielen Engländer drum herum – nahmen es gelassener, mit Humor eben.

Dass meine Mutter sich in meine Schulkarriere einmischte, habe ich bereits erwähnt. Mit ihrem Ehrgeiz, der den ihres Sohnes weit übertraf, war sie so etwas wie eine „Jewish Mother". Entsprechend diesem amerikanischen Klischee geht eine solche Mutter für ihren Sohn (oder Tochter) durch dick und dünn, um aus ihm (frei nach Georg Kreisler) „ein' Anwalt, ein' Arzt oder Präsident – (a *Vize*-Präsident)" zu machen.[53] Als krassestes Paradigma für eine amerikanische Jewish mother gilt übrigens Philip Roths Romanfigur Mrs. Sophie Portnoy.[54]

So war es bei meiner Mutter aber nicht: Prestige und Reichtum waren ihr völlig gleichgültig – sowohl für sich selber, als auch für mich. Ich sollte nur glücklich werden in einem ordentlichen Beruf. Darüber hinaus gibt es eine ganze Literatur über die segensreiche Rolle der Mutter innerhalb einer jüdischen Familie, die natürlich weit über das eben gezeichnete Zerrbild hinausgeht.

Höchstwahrscheinlich wäre ich ohne ihre Einmischung – und die war ja gut gemeint – niemals so weit gekommen. Aber – Hand

# In englischen Eliteschulen – als Public School-Boy (1943 – 1947)

aufs Herz – welchem Sohn sind sie nicht unangenehm, die Beschwerdebriefe an Lehrer, die unangemeldeten Besuche in der Schule usw.? Das alles war peinlich genug für den Schüler. Aber um wie viel „schlimmer" wäre es später für den erwachsenen Mann, den Assistenten an einer Chirurgischen Universitätsklinik geworden?! Es wurde ... !

Am 30.9.72 waren meine Frau und ich zu einem Mittagessen bei meinem Chef und seiner Frau in ihrem Haus hoch über Heidelberg eingeladen. Noch war er mein Chef. Am nächsten Tag sollte ich dann meine selbstständige Arbeit in Mannheim antreten. Dies war also das traditionelle Abschiedsessen.

„Sollen wir's ihm jetzt erzählen?" fragte Fritz Linder in Richtung seiner Frau.

„Also gut. Ich habe ihr zwar versprochen, nichts darüber zu sagen – aber heute, ab morgen gilt das nicht mehr: Ihre Frau Mutter hat mich mal besucht ...".

„Wie bitte?! Das ist doch nicht möglich. Sie hat mir nie darüber ...".

„Ja, doch. Das war vor sechs oder sieben Jahren. Sie rief vom Bahnhof an, sie sei auf der Durchreise – ob sie mal raufkommen könne".

Mir wurde warm. Ich wurde rot. Ich weiß nicht mehr, ob aus Zorn oder Scham. Wahrscheinlich beides.

„Ich habe einen Tee gekocht – meine Frau war gerade nicht da. Dann hat sie ausgepackt. Sie mache sich Sorgen um ihren Sohn ...".

„Nein, das darf doch nicht wahr sein ...".

„... Er komme nicht so recht voran", erzählte Linder. „Und sie fragte mich, wann er sich denn würde habilitieren können...".

„Um Himmels Willen ..." brachte ich noch heraus.

„Ich habe sie beruhigt" fuhr Linder fort, „es läuft doch alles nach Plan, hab ich gesagt. Und dann habe ich sie zum Bahnhof zurückgefahren".

Natürlich nahm Linder den Besuch der alten Dame gelassen. Noch sieben Jahre später hat ihn der Vorfall köstlich amüsiert. Meine Mutter hat uns niemals von diesem Besuch erzählt. Ich aber frage mich, ob dergleichen überhaupt schon einmal in der langen Geschichte der deutschen Chirurgie vorgekommen sei.

# 4. Kapitel

Ja, diese Frau war stark. Es ging eine Art Starkstrom von ihr aus, den jeder spürte, wenn sie einen Raum betrat. Zuerst waren alle, besonders junge Menschen, fasziniert von diesem Temperament. Später dann, wenn die Annäherung in eine Vereinnahmung überzugehen drohte, gab es unweigerlich Probleme. Entweder man widersetzte sich, zog sich zurück und brach die Freundschaft ab oder man gab nach, um des lieben Friedens Willen. Ich selber floh schließlich in eine Art innere Emigration.

Einen wirklichen Seelenfrieden fand sie wohl nie. Sie war rastlos, immer auf der Suche nach neuen Menschen. Nein, sie war nicht untreu. Im Gegenteil: Ihr verdanken wir als Familie, dass überhaupt noch der Kontakt zu so vielen entfernten Freunden gehalten wurde. Ihre Adressbücher – die sie, je älter, um so häufiger verlor – waren prall gefüllt mit Telefonnummern, die sie wählte, während meistens meine geduldig-gute Frau die Gespräche für die taube Schwiegermutter führen musste. Eine Bekannte hat das alles in einem anrührenden Brief zum Tode meiner Mutter unnachahmlich formuliert:

*„Ich habe sie, als sie dann hier in Heidelberg war, immer besuchen wollen – warum ist es nicht dazu gekommen? Im letzten wohl, weil ich mich diesem starken Menschen, der es wohl auch ohne intensive Beziehungen nicht tun konnte, nicht gewachsen fühlte, Angst davor hatte, dass die „Flamme" mich zu sehr anfassen könnte.*

*Nun, leider zu spät, spüre ich, dass es nach dem Erlöschen dieser Flamme, kühler geworden ist".*[55]

> *Ich denke an strahlend junge Gesichter, an neblig graue Innenhöfe, griechische Formen durch gotische Kreuzgänge schreitend, des Lebens Spiel inmitten der Ruinen und, was ich in aller Welt am liebsten habe, an Poesie und Paradox zusammentanzend.*
>
> Oscar Wilde

# 5. Kapitel
# Medizinstudent in Cambridge (1947 – 1950)

## 1. Skizze: Die beste Universität der Welt

Cambridge ist eine der großen Universitäten dieser Welt. Sein Ruhm ist international. Es gibt Universitäten, die älter sind, mehr Studenten aufnehmen, mehr Nobelpreisträger hervorgebracht haben. Es gibt Universitäten, die landschaftlich reizvoller gelegen oder häufiger in der Sportarena erfolgreich sind, die über höhere Stiftungsgelder und Drittmittel verfügen oder mehr Premiers und Prominenz zu ihren Alumni zählen. Aber es gibt keine, die von j e d e m dieser Vorzüge so reichlich bedacht wurde, wie Cambridge. Was aber hier vor allem zählt: diese Universität ist *meine* Alma mater.

In jeder Weltrangliste findet man Cambridge unter den „Top Ten" – im Vereinigten Königreich derzeit sogar Jahr für Jahr an der Spitze, besonders in den Naturwissenschaften. Dabei muss sich Cambridge immer anstrengen, denn es gibt da noch jene andere Universität in England: „the o t h e r place" – Oxford. Wie in keinem anderen Land behaupten diese beiden, Oxford und Cambridge, ihre Vormachtstellung gegenüber allen anderen Universitäten. Über viele Jahrhunderte gab es in England nur sie. Inzwischen zählt man in Großbritannien fast 50 Universitäten.

## 5. Kapitel

Der Mythos von Oxbridge aber liegt vorrangig in ihrer Tradition, in ihrem konkurrenzlosen College- und Tutorialsystem begründet und damit beginnt diese Skizze.

Als ich im Herbsttrimester 1947 mein Studium in Cambridge begann, gab es dort knapp 6000 Studenten verteilt auf 18 Colleges für Männer. Die zwei Frauen-Colleges, Girton und Newnham, wurden erst 1948 (!) offiziell in die Universität aufgenommen. Als ältestes College wurde Peterhouse im Jahre 1284 gegründet. Die Universität, als Ausbildungsstätte für Studenten aus den umliegenden Klöstern ist noch um vieles älter. Bereits 1226 wird ein Kanzler der Universität Cambridge erwähnt. Nach Peterhouse kamen noch im Mittelalter 12 weitere Colleges hinzu. Sie bildeten unabhängige Studien- und Hausgemeinschaften – eine Mischung aus Kloster und Jugendherberge – mit dem Ziel die wachsende Zahl der Studenten vom Mietwucher und anderen schädlichen Einflüssen der Hauswirte und - wirtinnen der Stadt zu bewahren. Erst später wurden sie am Ufer der Cam zu architektonischen Meisterwerken zusammengefasst, mit ihren zauberhaften Innenhöfen, kurz geschorenen englischen Rasen, plätschernden Brunnen, Brücken und blühenden Gärten.

Inzwischen ist die Universität auf 31 Colleges angewachsen. Aber Cambridge ist eine ländliche Idylle geblieben – eine Universität mit angeschlossener Kleinstadt. Ganz im Gegensatz zum „anderen Ort" einer doppelt so großen Industriestadt (u. a. Morris Motor Works), welche dort die prächtigen Colleges umschließt.

Mein College war Downing. Es wurde 1800 als letztes der sog. alten Colleges mithilfe einer Stiftung von Sir George Downing gegründet, der seinen Namen auch der berühmten Londoner Straße lieh. Architekt war William Wilkins, der dieses College im damals wieder auflebenden griechisch-klassizistischen Stil konzipierte. Mit seinen ausgedehnten einst 12 Hektar umfassenden Rasenflächen, Gärten und Tennisplätzen nimmt Downing eine Sonderstellung unter den Cambridge Colleges ein.

Eingebunden in die Universität sind die Colleges auch heute noch völlig unabhängig, sowohl finanziell, als auch administrativ. Ihr Wohlstand beruht auf Stiftungen und Grundbesitz, der z.T. bis ins Mittelalter datiert. Regiert werden sie von ihren „Fellows", den Professoren und Dozenten, die alle im College residieren oder

## Medizinstudent in Cambridge (1947 – 1950)

dort zumindest einige Zimmer beziehen. Bei so viel Selbstverwaltung kann man nur ahnen, wie viel Zeit hier in Meetings, Debatten und mit Abstimmungen verbracht wird.

An der Spitze jedes College steht der Master. Der Master von Downing war damals Sir Lionel Whitby, Regius Professor of Physic (d. h. Ordinarius für Innere Medizin), der sich um das englische Bluttransfusionswesen schon vor dem Krieg verdient gemacht hatte. Er war ein gütiger, humorvoller Gentleman, mit einem Gesicht, das so aussah, als ob gerade einer darin geschlafen hätte. Ich sehe ihn noch vor mir, wie er jeden Morgen von der Master's Lodge in seine Klinik hinkte. Er ging aufgrund einer Verletzung aus dem 1. Weltkrieg am Stock. Lady Whitby, seine Frau, hatte einen Steinway-Flügel in ihrem Salon, wo manches College-Konzert stattfand. Bei Sir Lionel habe ich später als Assistent der Inneren noch im alten Addenbrooke's Hospital gearbeitet, das von unserem College nur durch eine schmale Gasse getrennt war.

Das hohe Ansehen eines Masters wird deutlich in folgendem Spruch:

„I am the Master of this College
What I don't know is not knowledge".

(Ich bin Herr in diesem College, was ich nicht weiß, ist nicht Wissenschaft). Das zeugt nicht von allzu viel englischem „Understatement". Warum auch? Der Mann, der dies sagte, war schließlich Master of Balliol College – in Oxford.

Das College war und ist eine Lebensgemeinschaft der Studierenden und Lehrenden. Das Wohnen unter demselben Dach, die gemeinsamen Mahlzeiten in der „Hall", gemeinsame Clubs, gemeinsamer Sport – das alles durchmischt die Studenten verschiedener Fakultäten und schafft Verbindungen über das eigene Fach hinaus.

Der gute Ruf der Universität sorgt für zahlreiche Bewerbungen und gibt ihr die Möglichkeit, ihre Studenten auszuwählen. D. h., die Auswahl trifft jedes College für sich selber und zwar mit Aufnahmeprüfung und Interview. Die Prüfung besteht aus zwei Aufsätzen zu allgemeinen Themen. Nur die besten werden danach zum Interview zugelassen und das wiederum hängt sehr von der Tagesform ab. Dies gilt für den Prüfer genauso wie für den Kandidaten. Dabei wird kaum Spezialwissen geprüft. Entscheidend ist,

## 5. Kapitel

wie der Prüfling unter Stress Probleme bewältigt, z. B. bei der Frage: „Wenn ich von einem Sandhaufen ein Körnchen entferne – ist es dann immer noch ein Haufen?!" Man sucht eben Männer, die ins Collegeleben passen, die neben guten Examensnoten am Ende auch einen kulturellen oder sportlichen Beitrag einbringen würden. In den ersten Nachkriegsjahren kamen viele Kriegsveteranen hinzu, denen man den Zugang zum Studium erleichtern wollte. Das brachte frischen Wind in die alten Gemäuer und so zählten wir, die wir direkt von der Schulbank kamen, zu den unerfahrenen Jüngeren.

Mit dem Tutorialsystem wird für eine individuelle Betreuung gesorgt. Jeder Student hat seinen Tutor, der ihm Führer und Freund sein soll. Meiner war Dr. Frank Wild, M.A., Ph.D., ein kleiner drahtiger Chemiker mit rotem Kraushaar und leicht cholerischem Temperament. Er beaufsichtigte und beriet uns Medizinstudenten aber nur in administrativen und Prüfungsfragen. Für Fachprobleme, z. B. in der Biochemie und Physiologie wurden wir sogenannten Supervisoren zugeteilt, die uns Aufgaben stellten – einen Aufsatz, ein Experiment, eine Präparation – und sie dann allwöchentlich unter vier Augen detailliert kommentierten. Manch deutschem Studenten, der hierzulande Freiheit und Anonymität genießt, mag das wie Verschulung vorkommen. Wir dagegen genossen den engen Kontakt mit unseren Professoren, von denen viele Weltruhm hatten.

Antiquiert erscheint heutzutage auch die Disziplin und ihre Durchsetzung an der Universität Cambridge. *„Studenten – als Mitglieder der Universität in statu pupillari – schulden dem Vizekanzler und den Proktoren gebührenden Respekt und Gehorsam und müssen sich zu allen Zeiten schicklich und sittsam benehmen"*. Wir mussten, um nur ein Beispiel zu nennen, akademische Kleidung – das „Gown", die kurze schwarze Robe – zu allen Vorlesungen, Prüfungen, zum Dinner im College und nach Eintritt der Dämmerung auch in den Straßen der Stadt tragen.

Ein „Kompendium der Universitätsvorschriften" für alle Personen in statu pupillari (also für die Studenten) enthielt Verbote gegen Glückspiel, Ratenkäufe, Schusswaffengebrauch, Lautsprecher u. v. a. m. Man konnte diese amüsante Lektüre für neun Pennies in jedem Buchladen erwerben. Für Einhaltung dieser Gesetze

# Medizinstudent in Cambridge (1947 – 1950)

sorgte ein „Court of Discipline" (ein Disziplinargericht) der Universität. Und tatsächlich patrouillierten die Proctors in Frack und Zylinder, begleitet von zwei sogenannten „Bulldogs" im Cut mit Melonenhüten des nachts die Straßen der Stadt. Es war immer wieder verblüffend, wie flink sie trotz dieser Aufmachung rennen konnten. Wenn sich auch manches inzwischen geändert haben mag, die Bulldogs patrouillieren noch immer. In Cambridge wird allenfalls der Inhalt reformiert, die Form bleibt gewahrt. Das ist eben britische Tradition.

Wenn man heute in Cambridge studiert, gewöhnt man sich schnell daran, dass die Universität eine Touristenattraktion ist – und die Studenten, zumal in ihren Gowns auch. Ende der 40er Jahre war es aber ruhiger. Es gab erst wenige amerikanische und noch gar keine japanischen Touristen.

Experten streiten sich darüber, ob diese Erziehung tatsächlich so überlegen ist. Oder ob es an der hohen Zulassungshürde liegt, dass die meisten der wichtigsten Positionen im britischen Kabinett, im diplomatischen Dienst, der Finanzwelt und allen Sparten des britischen Establishment von Oxbridge-Alumni eingenommen werden. Der Einwand, dass Oxbridge-Studenten überwiegend aus „etablierten" Familien kommen, trifft heute nicht mehr zu. Wie dem auch sei, es war uns klar, dass sich die wenigsten von uns – gute Prüfungsergebnisse vorausgesetzt – von nun an Sorgen um die berufliche Zukunft machen mussten.

## 2. Skizze: Studentenalltag – das eigentliche Studium

„Morning, Sir – rise and shine!".

Mit diesem Schlachtruf, einem Klopfen an die Tür und einem Krug heißen Wassers wurde ich jeden Morgen pünktlich um halb acht Uhr geweckt. Das Wecken besorgte Mrs. Lowman, unsere Wirtin. Meine „Digs" (Studentenbude) war in Nr. 9, Glisson Road, einem jener monotonen Reihenhäuser, wie sie für die untere Hälfte der englischen Mittelklasse so typisch sind. Da nicht alle Studenten gleich zu Beginn im College Platz fanden, wurden die „Freshers" (= Freshmen, Studienanfänger) in sogenannten „licensed lodgings" (behördlich zugelassenen Wohnungen) unterge-

## 5. Kapitel

bracht. Diese mussten innerhalb eines Umkreises von nicht mehr als drei Meilen von Great St. Mary's Church im Zentrum der Stadt entfernt liegen. Mein Zimmer im zweiten Stock – der Grundriss liegt vor mir – war kaum 2 × 3 m groß. Ein Bett, ein Stuhl, Einbauschrank und ein Tisch mit Waschschüssel passten gerade so hinein. Aber es gab ja noch das geräumigere Wohn- und Studierzimmer im Erdgeschoss, mit Schreibtisch, Bücherregal, Couch und Sesseln. Und auf dem Grundriss erkenne ich gegenüber dem Kamin mit Gasöfchen ein richtiges Klavier.

Dieses Zimmer teilte ich mit einem Medizinstudenten irischer Abstammung, namens C. Navin Sullivan. Sein Vater, von dem Albert Einstein einmal bemerkte, dass er einer der wenigen Engländer sei, die seine Relativitätstheorie begriffen, hatte ein Buch über Beethoven geschrieben[1]. Vielleicht war das der Grund, warum Navin mit rasantem Tempo und Todesverachtung für technische Kinkerlitzchen eine Sonate des Meisters nach der anderen mordete. Auch auf Chopin hatte er es abgesehen. Dabei merkte man erst so richtig, wie verstimmt das Instrument war. Daneben versuchte ich zu studieren.

Navin war durch und durch ein Intellektueller. Er rauchte türkische Zigaretten und verachtete jeden Sport. Mit müde hochgezogenen Brauen, für die auf seiner hohen Stirn viel Raum war, stellte er alles in Frage – vor allem die christliche Kirche. Und trotzdem haben wir uns gut vertragen. Die Freundschaft hält bis heute. Er hat später das Medizinstudium aufgegeben und sich als Autor und Verleger naturwissenschaftlicher Texte in New York und London betätigt.

Ich stand also auf – um halb acht Uhr. Ziemlich spät, wenn man bedenkt, dass um diese Zeit meine deutschen Studenten in Mannheim bereits meiner Vorlesung zuhören mussten. Nach dem Waschen in der Schüssel ging ich ins benachbarte Badezimmer. Nicht etwa zum Duschen. Das Bad – für neun Pennies extra – war auf Freitagabend beschränkt. (Duschen nach allfälligen Rugbyspielen kamen hinzu). Nein, im Bad konnte ich Geige üben – der besseren Akustik wegen – eine halbe Stunde täglich.

Dann radelten wir zwei zum Frühstück ins College, wo uns eine Schüssel mit Porridge, ein Räucherhering, eine Scheibe Brot und unbegrenzt Tee erwartete. Obgleich wir nie zu hungern brauchten

# Medizinstudent in Cambridge (1947 – 1950)

– wie zur selben Zeit einige meiner ehemaligen deutschen Kameraden – mussten wir Engländer mit der Rationierung (übrigens auch von Kleidern) auskommen, lange nachdem dies alles in Deutschland wieder abgeschafft war. Immer wieder bat ich deshalb zuhause um „Brotmarken", damit ich meinen Gästen zum Afternoon-Tea auch etwas vorzusetzen hatte.

Die Vorlesungen begannen um 9.00 Uhr an sechs Wochentagen (auch samstags), abwechselnd in der Anatomy- bzw. Physiology-School.

*„Die Vorlesungen sind absolut erstklassig und übertreffen meine höchsten Erwartungen. Selbst die berühmten Professoren, wie Prof. Adrian, F. R. S., O. M. etc., gehen davon aus, dass wir wenig wissen und machen alles glasklar".*[2]

Professor (später Lord) Douglas Adrian war ein hagerer Mann, mit glattem weißen Haar, streng gezogenem Scheitel und dünnen Lippen. Aber aus seinen blauen Augen, die knapp über seine Lesebrille hinweg die Hörerreihen streiften, blitzte englischer Humor. 1932 war ihm für seine Forschungen über die Nervenerregung der Nobelpreis verliehen worden. Nur selten ließ er sich von Dr. Alan Hodgkin (später auch Nobelpreisträger), Sir Bryan Matthews oder Prof. Feldberg vertreten.

Neben den Anatomievorlesungen von Prof. Harris, faszinierten mich die Embryologiedemonstrationen, die auf der angeblich größten Embryonensammlung der Welt basierten. Schon damals wurden Anatomie und Physiologie miteinander koordiniert und durch Patientenvorstellungen klinisch vertieft. Auch die Histologieübungen (vier Wochenstunden) wurden durch Einbeziehung der Klinik anschaulich vermittelt:

*„Ich werde mehr und mehr in meiner Arbeit gefangen, je weiter ich komme umso sicherer bin ich, dass ich Arzt werden will. In der Pathologie studieren wir erkrankte Organe unter dem Mikroskop. Man erzählt uns die Krankengeschichte und dann können wir selber sehen, wie die Krankheit den Patienten befallen hat ....*

*Aber in Anatomie und Physiologie ist es noch besser! Wir machen gerade Neurologie (Gehirn, Rückenmark und Nerven) und lernen, was passiert, wenn ein Teil erkrankt. Und in dieser Woche sahen wir zwei Patienten!*

175

# 5. Kapitel

*In der Anatomie sahen wir einen Patienten mit Tabes dorsalis – ein fortgeschrittenes Stadium der Syphilis. Er war mal Schauspieler gewesen. Unser Dozent untersuchte ihn wie in der Sprechstunde, während wir zuguckten. Äußerlich schien der Mann ziemlich normal; aber er war s e h r redselig (wie die meisten Schauspieler) und prahlte über seine vielen Rollen so, dass Dr. Davies überhaupt nicht zu Wort kam. Es wurde richtig spannend, wie er die Symptome vor uns ausbreitete, während er den Patienten befragte und untersuchte; dem schien das übrigens überhaupt nichts auszumachen – er kommt jedes Jahr.*

*Am Freitag demonstrierte Prof. Adrian einen sehr traurigen Fall von Encephalitis lethargica. Das Gesicht dieser älteren Dame war wie eine Maske – ihre Gesichtsmuskeln bewegten sich nur im Zeitlupentempo. Als Adrian sie bat, ihre Augen zu schließen, während er ihren Tastsinn prüfte, konnte sie sie zunächst überhaupt nicht zumachen; als das schließlich geschafft war, dauerte es 5 min, bevor sie die Augen wieder aufbekam".*[3]

Vorträge und Übungen in der Biochemie (vier Wochenstunden) erteilte Dr. Baldwin, Autor des konkurrenzlosen Lehrbuchs auf diesem Gebiet. *„In der Biochemie waren Bill (McCormick) und ich gestern sehr eifrig und blieben eine halbe Stunde länger, um eine komplexe praktische Übung abzuschließen. Der große Dr. Baldwin diskutierte mit uns und half uns höchstpersönlich, nachdem alle anderen weggegangen waren. Weit davon entfernt, sich herablassend zu geben, redete er mit uns, wie mit guten Freunden„."*[4]

Ein Fach, das in unserem Curriculum gar nicht vorkam, war die Molekular-Biologie. Wir konnten nicht ahnen, dass Watson und Crick zur selben Zeit im Labor nebenan noch an ihrem DNA-Modell bastelten, während wir einfache Experimente (über Hämodynamik und Atmung) am Kaninchen und vor allem an uns selber durchführten.

Am Freitag, den 12.10.47 betrat ich zum ersten Mal den geheimnisumwitterten Präparierraum. Wie jeder Medizinstudent kann ich mich noch gut an diesen Augenblick erinnern. Zum ersten Mal begegnete ich einem toten Menschen – genauer genommen 16 von ihnen auf Marmortischen aufgebahrt. Vielleicht half der Formalinschleier zwischen diesen gelblich trockenen Objekten und uns Lebendig-Wissbegierigen, das Anfluten irgendwelcher Gefühle im Keim zu ersticken. Sensibel wie ich war, im Präparier-

## Medizinstudent in Cambridge (1947 – 1950)

raum konnte ich mich von Anfang an sachlich und kühl der vorliegenden Aufgabe widmen. Und die hieß zunächst einmal: Der A r m.

Auf eine Leiche kamen 12 Studenten. Ich teilte für dieses erste Trimester den linken Arm von „Specimen Nr. XI" mit Bill. Für die Präparation waren montags vier, mittwochs und freitags je sechs Stunden von 10 bis 4 Uhr vorgesehen (inklusive einer kurzen Mittagspause im praktisch nebenan gelegenen Downing College). Außerdem war der „D.R." (Dissecting Room) noch für besonders Fleißige an fünf Wochentagen von 4 bis 6 Uhr nachmittags geöffnet. Es war uns freigestellt, wann und wie viel wir von diesen 26 Wochenstunden im D.R. verbrachten. Man musste nur bis zum Trimesterende alle sechs Testate absolviert haben. Und die hatten es in sich.

Gefürchtet und verehrt zugleich war Dr. Davies, der kleine Waliser Stellvertreter von Prof. Harris. *„Freitagvormittag stellten wir uns einem Viva (viva voce) und in einem Augenblick des Leichtsinns baten wir Dr. Davies uns zu prüfen. Er setzte sich an unseren Tisch, musterte unsere Präparation und legte dann los mit wirklich kniffligen Fragen. Es dauerte auch nicht lange, bis ein Halbdutzend Leute hinzu kamen, um zuzuschauen. Er fragte mich nach dem Verlauf der Sehnen und Nerven in der Handfläche. Ich wusste sie ziemlich gut, aber damit ich sie nie vergessen würde, malte er die Sehnen auf meine Hand (und dann auch gleich auf die aller Zuschauer) mit roter und blauer Kreide. Dann weiter: „Jetzt die Nerven! Sehr wichtig. Komm her! Die brauchen Tinte!" Also malte er noch die Nerven in Tinte dazu und verbot mir, das alles am Vormittag abzuwaschen. Jetzt standen mindestens 25 Zuschauer um uns herum, als er nach einem gewissen Muskelansatz weiterfragte. Ich wusste es – bis auf ein klitzekleines Detail. Also rief er: „Bring den Gray!" („Grays Anatomy" war unser fünf Pfund schweres Lehrbuch). „Los, vorlesen!" Ich musste alles mit lauter Stimme vortragen. „Langsamer!" Als ich fertig war, wurde alles noch einmal wiederholt. „Nicht gut genug!" Jetzt war Bill dran mit vorlesen. Schließlich las Dr. Davies selber die Passage und wir wiederholten alles Satz für Satz, wie bei einer kirchlichen Trauung. Nach mehr als einer Stunde dieser nervenaufreibenden Prozedur: „Alright, wo ist Ihr Testatheft?" Er unterschrieb, aber nicht*

# 5. Kapitel

*ohne einen letzten kleinen Seitenhieb: „Aber Ihr könnt's doch nicht wirklich!"*[5]

Eine Woche darauf kam noch dieser Nachtrag: *„Wenn Du noch einen Beweis von Dr. Davies' trauriger Berühmtheit brauchst, kann ich nur erzählen, dass am vorigen Donnerstag eine Studentin nach einem Viva bei ihm tatsächlich in Ohnmacht gefallen ist! Eigentlich ist er ja sehr nett und mir hat unser Viva richtig Spaß gemacht".*[6]

An Anwesenheitskontrollen kann ich mich nicht erinnern. Es wurde ganz einfach von uns erwartet, dass wir die Hälfte der Physiologievorlesungen, dreiviertel der Biochemie – und sämtliche Embryologie-Praktika wahrnehmen. „Ich gehe zu allen Vorlesungen" behauptete ich stolz. Aber das war zu Beginn des 1. Trimesters.

Zur Vorbereitung auf die Prüfung wurden die Vorlesungen und praktischen Experimente durch Tutorials begleitet. Für jedes Fach gab es einen „Supervisor", bei dem ich wöchentlich einen Aufsatz abzuliefern hatte, z. b. über „Die Komplikationen der akuten Appendicitis" oder „Die pH-Regulierung des Blutes".

Am Ende eines solchen langen Tages trafen sich alle Studenten und die Fellows zum gemeinsamen Dinner in der Hall. Da saßen wir nun pünktlich um Viertel vor Sieben in unseren schwarzen Talaren an langen, bleich geschrubbten Eichentischen unter den wachsamen Portraits unserer berühmten Vorbilder in barocken Goldrahmen. Damasttischtücher und Tafelsilber waren dem High-Table vorbehalten, einem erhöhten Tisch am Ende der Halle, an dem die Fellows und der Master wie auf einer Bühne Platz nahmen. Bei Ankunft des letzteren erhoben sich alle, während einer der Stipendiaten das lateinische Tischgebet aufsagte. Im Laufe meiner neun Cambridge Trimester werde ich diesen Spruch sicher 494 mal gehört haben, so dass ich ihn bis heute – rein phonetisch korrekt – im Schlafe aufsagen kann:

*„Benedic Domine nos et dona tua, quae de tua largitate sumus sumpturi: et concede ut illis salubriter nutriti tibi debitum obsequium praestare valeamus".*

Natürlich kann man das als ein Ritual, als leere Formel abtun und zur Tagesordnung übergehen. Wo wird heute noch ein Tischgebet gesagt? Gibt es überhaupt noch Familien, die sich gemeinsam zu einer Mahlzeit um einen Tisch versammeln? Oder holt sich jeder, wann und was er gerade braucht aus dem Eisschrank?

## Medizinstudent in Cambridge (1947 – 1950)

Ausgerechnet im Land des Überflusses – in Amerika – hatte ich ein Schlüsselerlebnis, das hierher passt. Es war in San Francisco, 1979. Das feierliche Dinner einer internationalen Chirurgengruppe (im Smoking) sollte gerade beginnen. Da stand der damalige Präsident, Prof. Engelbert Dunphy auf, räusperte sich und rief: „Also, ich weiß nicht was Ihr davon haltet ... aber ich werde jetzt ein Tischgebet sagen!" Und tat es. Und es hat seine Wirkung nicht verfehlt.

Das Tischgebet vor dem Dinner setzte aber auch eine Zäsur. Wer erst jetzt – also zu spät hereinkam, auf den wartete eine mittelalterliche Strafe: das „Sconcing". Aus einem silbernen Pokal musste er vier Pints Bier (etwa 2,3 l) innerhalb 3 min austrinken, ohne einmal abzusetzen. Schaffte er es, gab es tosenden Applaus und der High-Table beglich die Zeche. Versagte er aber – was meistens der Fall war – musste er zahlen.

Als ob das alles nicht schon formal genug sei, gab es wöchentlich ein „Formal Dinner". Da ging es noch förmlicher zu. Kerzen in hohen Silberleuchtern verbreiteten ihr sanftes Licht und unwillkürlich verliefen die Gespräche in gedämpfterem Ton.

Bei so viel Tradition war das eigentliche Essen Nebensache. Für den interessierten Leser ist hier ein typisches dreigängiges Menü aufgeführt, das ich in einem meiner Briefe an die besorgte Mutter („isst der Junge auch genug?") wiederfand:

Suppe (undefinierbar, dünn) – Würstchen (mit Brotfüllung nach englischer Art), Rosenkohl (weich und wässrig) und Kartoffeln (reichlich) – Grießbrei mit Birnenkompott (als Nachtisch).

Am High-Table war das anders. Dort wird jeweils für ein Trimester ein Fellow gewählt, der für den Weinkeller verantwortlich zeichnet – und wenn er seine Sache gut macht, auch für länger. Ein zweiter beaufsichtigt die Küche. In seinem College, Trinity Hall, war übrigens über viele Jahre der Regius Professor of Surgery, Sir Roy Calne, für die Küche zuständig. Man sieht, was die Selbstverwaltung so an Pflichten mit sich bringt.

Nach dem Dinner strömten die meisten für einen Plausch in den J.C.R. („Junior Combination Room" = Aufenthaltsraum mit Bar für Studenten). Ganz selten genehmigte ich mir dort ein Gläschen Portwein, bevor ich zurück zu Mrs. Lowman radelte, um noch

## 5. Kapitel

etwa bis Mitternacht an einem Essay zu tüfteln oder Anatomie zu pauken. Fast hätte ich vergessen, dass die gute Mrs. Lowman gegen 10 Uhr abends die Arbeit mit einer Tasse heißen Kakao zu unterbrechen pflegte – ganz zu schweigen von Navin Sullivan's Bemühungen auf dem Klavier.

Das rein akademische Ziel dieses 3-jährigen Studiums war das sogenannte Tripos Examen (1. Teil) in Anatomie, Physiologie, Biochemie, Pathologie und Pharmakologie. Das entspricht dem deutschen Physikum, nachdem Biologie, Chemie und Physik ja bereits vorher an der Schule absolviert waren. Man konnte das Pensum aber auch schon nach zwei Jahren mit derselben Prüfung abschließen und für das dritte Jahr eines der Fächer auf höherem Niveau wählen. Das tat ich auch und wählte für den zweiten Teil der Tripos Prüfung die Pathologie.

In diesem dritten Jahr bezog ich ein großes Zimmer im College (Abb. 15). Zwar beschränkte sich die Heizung auch hier auf ein Gasfeuer, das auf den Einwurf einer Schillingmünze reagierte. Aber sonst waren die Räume in Downing größer, heller und moderner, im Vergleich etwa zu jenen in Queens oder Trinity, in denen sich nicht viel geändert haben soll, seit dort Erasmus oder Isaac Newton residierten. Jetzt wurde ich nicht mehr von Mrs. Lowman geweckt. Morgens kam ein „Bedder" – eine Raumpflegerin – um das Zimmer aufzuräumen, das Bett zu machen und gelegentlich meine Socken zu stopfen. Wollte ich mal ausschlafen, genügte es den Papierkorb vor die Tür zu stellen – man wurde dann in Ruhe gelassen.

Aber das kam fast nie vor, denn im dritten Jahr wurde intensiv gearbeitet. Hierzu Sir Lionel Whitby in einem Vortrag über „Eine Karriere als Mediziner":

*„Ich würde nur den Begabteren unter Ihnen raten, den Tripos in 2 Jahren zu machen. Aber wenn Sie es tun, dann haben Sie in Cambridge etwas, das es in keinem anderen Ort gibt – nicht einmal in d e m anderen Ort. Der Pathologiekurs (2. Teil) ist einmalig in der Welt. Sie verbringen Ihre Zeit mit Experimenten und akademischen Problemen, die Ihnen für den Rest Ihres Lebens Freude bereiten werden".*[7]

Große Worte! Uns fehlten natürlich Vergleichsmöglichkeiten. Aber mir war auch gleich aufgefallen: " ... *dass alle die „Fakten", die man im ersten Teil für selbstverständlich hielt, nun in Frage gestellt werden. Oft erscheinen sie jetzt unrichtig oder bestenfalls als Halbwahrheiten. Es ist die alte Geschichte: Je mehr man lernt, je mehr ahnt man, wie wenig man tatsächlich weiß".*[8]

In der Praxis sah das so aus: „*Montags machen wir Zellularpathologie. Bis jetzt haben wir mikroskopische Präparate normaler Meerschweinchenorgane angefertigt. Später vergleichen wir sie mit erkrankten Organen.*

*Dienstags beschäftigen wir uns mit den endokrinen Drüsen, nach denen Hans Henny Jahnn so verrückt ist. Wir haben ausgezeichnete Vorlesungen von einem irischen Dozenten; unter seiner Führung untersuchen wir erkrankte Drüsen.*

*Mittwochs und donnerstags sind der Bakteriologie gewidmet. Einige der Experimente dauern den ganzen Tag. Es gehört etwas Geschick dazu, die Übungen um die Mahlzeiten herum zu organisieren ... Manchmal muss ich zwei Stunden bis zum nächsten Schritt warten. Das ist dann der Moment, wo ich schnell zu Mittag esse und Geige übe. Am Donnerstag war Anthrax dran, ein sehr gefährliches Bakterium – so gefährlich, dass es verboten ist, ein Tier zu sezieren, das daran verendet ist. Dennoch, unter den aseptischen Bedingungen unseres Labors machten wir ein Post mortem an einem Meerschweinchen, das winzige Mengen des tödlichen Zeugs erhalten hatte. Wir mussten schwer aufpassen ... und untersuchten das Blut und die Organe des Tieres – übersät mit diesen Bakterienstäbchen.*

*Unsere Dozenten verbringen den ganzen Tag im Labor und sind immer ansprechbar, wenn wir sie brauchen. Freitags wird Immunologie von Dr. Roberts demonstriert* (meinem Violinschüler). *Samstags hält Prof. Dean seine Vorlesung – aber bisher war er krank. Anschließend diskutieren wir über Tumoren und untersuchen sie histologisch".*[9]

Wir waren nur 21 in diesem spezialisierten Kurs – fünf davon Frauen – und Sir Lionel's Voraussage wurde bestätigt. Über Regelstudienzeiten wird in Cambridge gar nicht erst diskutiert. Über einen Uniwechsel (Innsbruck im Winter, Kiel im Sommer) auch nicht. Drei Jahre (neun Trimester à je acht Wochen) sind für den Bakkalaureusgrad vorgesehen – mehr nicht. In Cambridge kann jede Prüfung nur einmal wiederholt werden.

Im Juni 1949 bestand ich Teil 1 und ein Jahr später Teil 2 des Natural Science Tripos Examination. Nun durfte ich den Titel

5. Kapitel

„B.A. hon. cantab." hinter meinen Namen schreiben. Aber man beließ es bei den ersten beiden Buchstaben, dem „Bachelor of Arts". Nach weiteren fünf Jahren, mit guter Führung und Zahlung von 10 Pfund hätte man den Bakkalaureus ganz einfach in einen Magister (M.A.) verwandeln können. Aber irgendwie erschien das überflüssig, denn ich musste mir jetzt noch ganz andere zusätzliche „Buchstaben" erarbeiten – nämlich die Voraussetzung für die Approbation als Arzt.

### 3. Skizze: Studentenleben – Ablenkungen

Cambridge University ist mehr als nur eine Hochschule. Zwar steht es jedem frei, sich drei Jahre lang hinter Büchern und im Labor zu verschanzen. Aber das tut kaum einer. Es geht darum, sich selber (und vielleicht auch anderen) zu beweisen, dass man etwas mit seiner Freizeit anzufangen weiß. Und Anregungen gibt es genug. Zu Beginn ihres ersten Trimesters werden die „Freshers", die Neulinge, mit Einladungen zu allen möglichen – und unmöglichen – Vereinen und Clubs regelrecht zugedeckt.

Es gibt 78 seriöse Universitätssportvereine, von denen sich einige (z. B. im Rugby und Rudern) regelmäßig in internationalem Vergleich behaupten. Dann sind da 212 weitere Societies, von denen es einige sonst nirgendwo auf der Welt gibt: Etwa die Cambridge University Real Ale Society (gibt's da etwa Bier?), den Cambridge University Tiddlywinks Club (richtig! Das sind die Flohhüpfer) oder den Amoral Sciences Club (als Studienfach kennt man eigentlich nur die *Moral* Sciences). Andere wiederum sind durchaus Ernst zu nehmen. Wer sich in den öffentlichen Debatten der Cambridge Union Society bewährt, hat einen Platz im House of Parliament so gut wie sicher; wer auf den Brettern der „Footlights" besteht, wird im Westend engagiert und wer in der Studentenzeitschrift „Varsity" Artikel schreibt, kann sich auf einen Job in Fleet Street freuen. Von den 12 Musikvereinen wird noch in der folgenden Skizze die Rede sein. Zu all diesen Universitätsvereinen mit ihren wöchentlichen Lectures und Veranstaltungen kamen dann noch selbstständige Clubs in den einzelnen Colleges hinzu.

## Medizinstudent in Cambridge (1947 – 1950)

Heutzutage bieten sie sich alle zu Beginn des Universitätsjahres auf regelrechten Messeständen an.

Das Angebot war überwältigend. Ein dichter Wald von Einladungen und Veranstaltungskalendern sammelte sich auf unserem Kaminsims. Ein Schnupperbesuch war durchaus erwünscht und so geriet ich gleich zu Beginn in den „18$^{th}$ Century Club", weil mich Thema und Redner interessierten:

*„Sir Alfred Munnings, ein modischer Maler und Präsident der Royal Academy sprach über „Joshua Reynolds". Er war zynisch und ablehnend gegenüber Picasso und allem Modernen, aber er gab ein wunderbares Bild von Reynolds und seiner Zeit. Es schien, als sei Munnings selber noch vom 18. Jahrhundert übriggeblieben".*[10] Bald merkte ich, dass dieser esoterische Club auch andere (gleichgeschlechtliche) Interessen verfolgte – und so zog ich mich zurück.

Man hatte gar keine Zeit, sie alle abends zu hören, die vielen ausgefallenen hochkarätigen Vorträge, z. B. über „Penicillin" von Sir Alexander Fleming (leider etwas enttäuschend und langweilig) oder über „Die neue sowjetische Genetik" von Dr. I. Gluschenko (einem Mitarbeiter von Lysenko, der damals mit seinen – manipulierten – Weizenhybriden Furore machte).

*„Eine Engländerin musste seinen Vortrag Satz für Satz übersetzen. Am Schluss gab es Fragen. Einige beantwortete er, anderen wich er aus, durch langes Geschwafel drum herum – so z. B. der (typisch englischen) Frage: „Warum sollte Ihre Theorie über vegetative Hybridisierung Mendel ausschließen, statt ihn zu ergänzen?" Am Schluss war ich so klug wie zu Beginn".*[11]

Bis heute unvergessen sind die Vorträge, die Bertrand Russell, der bekannteste englische Philosoph und Nobelpreisträger des 20. Jahrhunderts jeden Donnerstag um 5 Uhr nachmittags in der übervollen Stadthalle hielt. Sein Thema: „Evolution und Entropie". Ich ließ kaum einen Vortrag des mutigen und streitbaren Pazifisten aus. Seiner Geschichte der abendländischen Philosophie („A History of Western Philosophy"), die gerade erschienen war, habe ich viel zu verdanken.

Genauso faszinierend und fast so gut besucht, waren die Vorträge von Nikolaus Pevsner über „Barock und Rokoko". Dieser Kunsthistoriker musste seinerzeit Deutschland verlassen und hatte gerade eine Professur in Cambridge angetreten. In seinen Vorträ-

## 5. Kapitel

gen wurde alles lebendig: Architektur (das war sein Schwerpunkt), Malerei und Gartengestaltung. Hier lernte ich den englischen Gartenarchitekten Lancelot Brown (1715 – 1783) näher kennen, der seinen Spitznamen („Capability-Brown") der Tatsache verdankte, dass er wankelmütigen Auftraggebern sein Angebot durch die Bemerkung schmackhaft zu machen pflegte: „This property has capabilities" (Aus diesem Grundstück ließe sich was machen). Auch Prof. Pevsner lernte ich näher kennen. Er war Vorsitzender einer Jury, die die Auswahl einer Kunstausstellung traf, die wir im Sommer 1950 im Downing College organisierten. Die Bilder, die ich damals beisteuern durfte, sind inzwischen verschollen.

Das Malen begleitete mich auch an die Universität. Zum ersten Mal schrieb ich mich für einen Kurs im Aktzeichnen ein, der jeden Freitagabend in der Kunstschule stattfand – 48 Sitzungen zum Spottpreis von einem Pfund. Hier habe ich erstmals über das bloße *Abmalen* hinaus etwas gelernt.

*„Das Modell hatte eine ganz passable Figur. Der Lehrer ermutigte und kritisierte mich zugleich. Er hatte völlig Recht, als er meinte, meiner Zeichnung fehle der Rhythmus.... Er machte mir klar, dass der Körper eben nicht aus Umrissen mit Schatten besteht, sondern aus dreidimensionalen Blöcken, Zylindern und Kegeln".*[12]

Mannigfache Ablenkungen will ich nur kurz streifen – um keinen falschen Eindruck aufkommen zu lassen (!). Da waren z. B. zahlreiche Einladungen zu Konzerten in anderen Colleges, Professorenhäusern oder benachbarten Kleinstädten, bei denen ich mit der Geige und meinem bewährten Begleiter auftrat. Am schönsten waren die Soirées im Hause Feldberg.

Feldbergs waren überaus gastfreundlich. Hier traf man Studenten und Wissenschaftler aus aller Welt – auch seinen hochverehrten Schwiegervater Karl Scheffler (mit Hörrohr). Mit seinem Sohn Johnny (auch ein Geiger) machte ich Kammermusik und von seiner Tochter Lore (die später in Canada den Erfinder des Tenkoff-Katheters heiratete) kaufte ich ein halbes (aber echtes) Skelett für 11 Pfund.

Und dann war ich noch in die religiöse Seite des Studentenlebens eingebunden. Sonntags besuchte ich ziemlich regelmäßig einen Gottesdienst – in der Chapel von Downing, in meiner alten Schule der Leys oder am liebsten in der berühmten King's College

## Medizinstudent in Cambridge (1947 – 1950)

Chapel. Hier war ich wohl dem Zauber der Liturgie, dem psalmodierenden Knabenchor und der überwältigenden Architektur erlegen. Unter dem Halbdutzend christlicher Vereine war die Cambridge Intercollegiate Christian Union – kurz CICCU genannt – am aktivsten. Sie organisierte Evangelisationswochen, bei denen wortgewaltige Prediger, wie der Amerikaner Billy Graham nicht nur die Kirchen, sondern den ganzen Marktplatz mit ergriffenen und erstaunten Zuhörern füllten. Im großen und ganzen wurde diese Gruppe, mit ihren Bemühungen, die Seelen der Kommilitonen zu retten, von der skeptischen Mehrzahl belächelt. Vielleicht war es deshalb (aus Respekt oder Mitleid weiß ich nicht genau zu sagen), dass ich mich auch „bekehren" ließ und der CICCU beitrat. So nahm ich eine Zeitlang an Bibellesungen und den College Prayer Meetings teil, solange, bis Zeitnot und die näherrückenden Abschlussprüfungen mich zu etwas mehr Abstand bewegten. Das hat zwar meine evangelischen Brüder enttäuscht – aber meinen Respekt haben sie behalten.

Und da war doch noch etwas. Richtig: Der Sport! Ich spielte sporadisch Squash und Tennis auf den perfekten Plätzen von Downing. Ich wurde Mitglied des Bergsteigerclubs (siehe 6. Skizze). Aber es blieb wenig Zeit für Teamsport auf Wettbewerbsniveau. Schon weil ich nicht dreimal wöchentlich zum Training auflaufen konnte, kamen Rugby und Rudern nicht in Frage. Trotzdem spielte ich fast jeden Samstag für die 2. Rugby-Mannschaft von Downing – für die 1$^{st}$ XV nur ersatzweise. Einige Male schrie ich mich für die Universitätsmannschaft (in hellblau) heiser, wenn sie gegen Australien oder Wales antraten oder gegen die Dunkelblauen (aus Oxford). Das war das große Rugby-Ereignis des Jahres in Twickenham.

Wie alle anderen pilgerte auch ich zweimal im Jahr zu den „Bumps" vor die Tore der Stadt. Da wurden die Ruderrennen zwischen den Colleges auf dem Fluss Cam ausgetragen. Der fließt aber so schmal durch die Wiesen, dass die Boote (unterteilt in mehrere Staffeln) hintereinander starten müssen und zwar jeweils getrennt durch eine Bootslänge. Ziel ist es, das Vorderboot einzuholen (zu Bumpen sozusagen). Wenn das gelingt, werden am nächsten Tag die Plätze getauscht. Die „Bumping Races" erstre-

# 5. Kapitel

cken sich jeweils über vier Tage und so konnte ein gutes Boot mindestens vier Positionen aufrücken. Zugegeben, ich bin heute noch ein wenig stolz, wenn ich lese, dass Downing 1996 „Head of the River" wurde (also bestes Boot in Cambridge), und diese Position zwei Jahre lang behauptete.

Nun wäre es kein Studentenleben gewesen, wenn wir nicht ab und zu „über die Stränge geschlagen" hätten. Gelegenheit dazu boten die sogenannten „Pub-Crawls" (Kneipenbummel), z. B. nach einem guten Film. Das Problem, nach Mitternacht unentdeckt wieder ins College zu gelangen, wurde bei entsprechendem Alkoholspiegel mühelos gelöst (siehe 5. Skizze). Aber ich machte nur selten mit. Das englische Bier wollte mir nicht so recht schmecken. Bis heute nicht.

Amüsanter war die Rag Week (rag = Jux), Anfang November. Zum Jahrestag der rechtzeitigen Aufdeckung einer Verschwörung (am 5. November 1605!), deren Ziel es war, das Parlament in die Luft zu sprengen („Gun Powder Plot") gab es in der ganzen Stadt Krawalle. Nach dem Anführer der Verschwörer wurden sie „Guy-Fawkes-Rags" genannt.

*„Am Freitag war Guy-Fawkes-Day .... Nach dem Aktzeichnen radelte ich zum Clare College, wo Bill (McCormick) mich mit einem Glas Sherry empfing. So gestärkt, nahmen wir unser Leben in unsere Hände und begaben uns auf den Marktplatz. Da war die übliche Menschenmenge, bewaffnet mit allerlei Knallern und Feuerwerk. Die Studenten stürmten die Straßenlaternen, um sie auszumachen. Und die Polizei versuchte vergeblich, sie daran zu hindern. Nach einer kurzen Schlacht, bei der 5 Polizisten ihre Helme einbüßten, erschienen die Proctors und wir schmolzen schnell weg in Richtung King's Parade. (Ich gehörte nicht zu den 5 Studenten, die verhaftet wurden).*

*Als wir vor King's standen, versuchte plötzlich ein Auto seinen Weg durch die Menschenmasse zu bohren. Im Nu hatten wir angepackt und es einfach hochgehoben. Zu komisch, wie der Fahrer verzweifelt Gas gab – wobei sich die Räder sinnlos in der Luft drehten. Nachdem wir die Karre zwanzig Yards rückwärts getragen hatten, wurde sie behutsam zurück auf die Straße gesetzt. Worauf der Fahrer – jetzt im Rückwärtsgang – begleitet vom Gejohle der Menge, das Weite suchte".*[13]

## Medizinstudent in Cambridge (1947 – 1950)

Einmal kam es vor, dass wir am 6. November (also nach einer solchen Guy-Fawkes Nacht) auf dem Wege zur Vorlesung unseren Augen nicht trauten: Da hing tatsächlich ein Fahrrad an einem der Türme der ehrwürdigen Kings College Chapel! Irgendwie hatten waghalsige Studenten das klettertechnisch äußerst schwierige Dach bezwungen und das Rad hinaufgehievt. Man hat sie nie erwischt.

Eine andere Variante bewegte die Studentenzeitung „Varsity", als ein unbeliebter Dozent, nach längerer Abwesenheit zurückgekehrt, sein eigenes Auto – ein Model T-Ford – startbereit i n seinem Collegezimmer vorfand. Wer hatte es auseinander genommen? Wer hatte es Stück für Stück in seinem Zimmer wieder zusammengebaut? Wie würde er es je wieder hinausmanövrieren? Fragen über Fragen ...

Nur drei Tage später gab es den friedlichen Poppy Day Rag, (das war am 8. November, dem Jahrestag des Waffenstillstandes von 1918), an dem zugunsten der Kriegsveteranen „Poppies" (rote Ansteck-Klatschmohnblumen) verkauft werden. Zu diesem wohltätigen Zweck ließen sich die Studenten einiges einfallen:

*„Ich schaute bei einem Stierkampf zu auf dem „Plaza del Toros" (auf Parker's Piece, einer Grünanlage mitten in der Stadt). Es kämpften „El Matador = Signor Statupupillari" gegen „El Toro = Proctorio furioso". Natürlich siegte Signor Statupupillari, begleitet von den Klängen einer Art von Carmen Suite. Vor Trinity College wurden lauter kostümierte französische Aristokraten guillotiniert. Auf dem Poster, der dieses Happening ankündigte, stand als Fußnote zu lesen: „No knitting!" (Stricken verboten)".* [14]

Ja, lustig war das Studentenleben auch. Wann bloß fand man die Zeit zum Studieren?

## 4. Skizze: Musik in Cambridge

Wo immer man durch Cambridge schlendert – man hört Musik: Den Gesang der Chorknaben in King's oder St. John's, Madrigale auf dem Fluss, Orchester- und Kammermusik in mittelalterlichen Mauern. Ausgerechnet jetzt, wo es endlich Ernst wurde mit dem spannenden Medizinstudium, ausgerechnet in Cambridge erreich-

# 5. Kapitel

te mein musikalisches Engagement seinen Höhepunkt. Grundlage waren montägliche Geigenstunden bei einer Mrs. Nicholas, die um die Jahrhundertwende Schülerin des großen Joseph Joachim (1831 – 1907) in Berlin gewesen war. Ihm hatten Schumann, Bruch, Brahms und Dvoràk ihre Violinkonzerte gewidmet – und ich war nun sein „Enkelschüler" (was nicht viel bedeuten mag).

Mrs. Nicholas war eine gute – eine gutmütige Lehrerin. Bei ihr begann ich die Konzerte von Mendelssohn und William Walton zu studieren – was zumindest im akustisch schmeichelhaften Badezimmer, wo ich üben durfte, recht ansprechend klang. Wenn überhaupt, dann war der „Ton" meine Stärke. Mit der Technik hatte ich immer Probleme.

Im Hause Nicholas – er war Schatzmeister des feudalen Trinity College – wurde viel Kammermusik mit anderen Studenten gemacht. Die Tochter des Hauses spielte Cello und ich die erste Geige beim Jagdquartett von Mozart, dem Klavierquintett und Streichquartett opus 96 von Dvoràk (das damals den Beinamen „Nigger-Quartett" genoss – ohne dass sich jemand etwas dabei dachte). Ich liebte dieses Quartett mit seinem nostalgischen Zusammenfließen böhmischer und afro-amerikanischer Klänge genauso wie die im selben Jahr (1893) entstandene „Symphonie aus der Neuen Welt".

In unregelmäßigen Abständen hatte ich auch Geigenunterricht bei einem jüngeren Virtuosen, der sich gerade anschickte, mit einem Quartett sein Debüt in der Wigmore Hall in London zu geben. Es war Norbert Brainin, Primgeiger des „Amadeus Quartett". Die Stunden gab Brainin in seiner Wohnung irgendwo im Londoner Vorort Golders Green, wo damals viele Emigranten wohnten. Dreiviertel dieses später legendären Quartetts waren auch Emigranten (Wiener Schüler von Max Rostal), die sich im Internierungslager auf der Isle of Man zusammenfanden. Nur der Cellist war Engländer. Ich durfte/musste jedes Mal lange warten, während hinter der Schiebetür im Wohnzimmer lautstark geprobt wurde. Noch war er ja nicht berühmt und Brainin gab sich alle Mühe mit diesem Schüler, der einmal (es war im Dezember '47) mit ziemlich wunden Fingerkuppen direkt von einer Kletterwoche in Wales zur Geigenstunde erschien.

## Medizinstudent in Cambridge (1947 – 1950)

Aber es blieb nicht bei Geigenstunden. Ich wäre kein guter chirurgischer Lehrer geworden, wenn ich nicht schon als Student nach dem Prinzip „see one – do one – teach one" zum *Erteilen* von Geigenunterricht übergegangen wäre. Also gut – ich hatte *einen* Schüler, einen unserer Pathologiedozenten. *„Am Donnerstagabend gab ich Dr. Roberts seine (und meine) erste Geigenstunde. Er half mir über das Geländer direkt von Downing in die Pathologie zu klettern (weil alle bis auf die Hauptpforten nach Dunkelheit verriegelt sind).... Wir begannen mit dem Halten von Geige und Bogen. Da er ein ausgezeichnetes Gehör hat, gab es keine Probleme beim Stimmen. Es folgten einfache Bogenstriche auf jeder Seite und leichte Fingerübungen mit Pizzicato auf der A-Seite. Ich glaube, ich kann ihn so ganz gut für ein, zwei Wochen beschäftigen, aber ich wäre Dir sehr dankbar, wenn Du mir was schicken könntest – Sevcik-Übungen oder ähnliches".* [15]

Das war aber nur der Hintergrund. Der eigentliche Schwerpunkt aller Musik lag bei den vielfältigen Clubs der Colleges und der Universität. Es gab zwölf Universitätsvereine, die sich ausschließlich klassischer und zeitgenössischer Musik widmeten. In zwei von ihnen war ich aktiv. Über die Downing College Music Society lernte ich Kendrick Partington kennen, der als Kriegsveteran einen Studienplatz für Anglistik in Downing bekam, obwohl er Organist werden wollte. Aber das war er ja eigentlich schon.

*„So etwas habe ich noch nie erlebt: Er begleitete die Frühlingssonate vom Blatt, fehlerlos – selbst die heiklen Passagen waren perfekt. Dann kam Brahms (A-Dur-Sonate); die hatte er auch noch nie gespielt, aber er hatte die wundersame Intuition eines einfühlsamen Begleiters. Zum Schluss spielten wir noch zwei Sätze einer Violinsonate von Ken Partington. Ich konnte sie nur schwer lesen, aber sie war sehr eindrucksvoll, mit einem Hauch von Ravel, was mir gut gefiel".* [16]

Wir haben Kens Sonate in a-moll schließlich bei einem Konzert der Downing College Music Society uraufgeführt. Später auch vor der versammelten Musikfakultät der Universität, wo sie sehr wohlwollend aufgenommen wurde.

In dieser Zeit – genau in den Osterferien 1949 – habe ich mit der Geige meine erste (und letzte!) Gage verdient: 5 Guineas. Für ein Konzert in St. Bride's, einer Mädchenschule in Devon am Rande des wilden Dartmoor. Das Programm habe ich weitgehend vergessen, außer der unvermeidlichen Frühlingssonate. Nicht ver-

# 5. Kapitel

gessen habe ich aber einen Ausritt, den ich nach dem Konzert alleine ins Moor unternehmen durfte. Irgendwann brannte der Gaul mit mir durch – galoppierte die schmalen Feldwege zurück ins Dorf – wobei ich mich irgendwie festhielt. Wer die schmalen, von hohen Hecken gesäumten Landwege in England kennt, wird nachfühlen können, wie mir die Zweige – manche mit Dornen – ins Gesicht peitschten. Aber ich blieb oben, so lange, bis wir beide stürzten. Das Pferd war auf dem Kopfsteinpflaster am Dorfeingang ausgeglitten und auf die rechte Flanke geschlittert. Erschrocken blieb es gerade so lange liegen, bis ich mich aus den Steigbügeln befreit hatte. Ein wildes Wiehern, dann stürmte es weiter und ließ mich liegen. Außer einigen Kratzern und einem Riss in der Tweedjacke war mir nichts passiert. Das Pferd dagegen musste wegen tiefer Abschürfungen an der Flanke zwei Wochen lang im Stall bleiben.

Die Aufnahme in das Orchester der Cambridge University Music Society führte über ein Probespiel bei Boris Ord, dem „Günther Ramin" von Cambridge. Er leitete nicht nur den besten Knabenchor des Landes im Kings College, er dirigierte auch das Universitätsorchester mit seinen anspruchsvollen Programmen: Dvoràk Cellokonzert, Strawinskys Psalmensymphonie, Mendelssohns Elias, Beethovens Neunte usw. In einem unaufgeräumten Junggesellenzimmer mit Blick auf Kings Chapel begleitete er „meinen" Brahms (1. Satz) und verlangte dann den 2. Satz des Vaughan Williams Violinkonzert vom Blatt. Er schien zufrieden und platzierte mich in die ersten Geigen. Mein Pultnachbar, der Konzertmeister, war übrigens auch Medizinstudent.

Unvergessen sind die alljährlichen Aufführungen der Matthäuspassion (oder auch Händels „Messias") in der Kings Chapel. Es war nicht nur Bachs Musik – mit Peter Pears als Evangelist! Hier war es ein Gesamtkunstwerk. Denn für mich ist diese Kapelle (zusammen mit der Sainte Chapelle in Paris) der vollkommenste Sakralraum nördlich der Alpen: in weißen filigranen Kalkstein erstarrte Musik. Mit demselben Orchester im gleichen Raum und mit demselben Tenor, Peter Pears in der Titelrolle, spielten wir 1948 die Uraufführung von Benjamin Brittens „St. Nicholas Cantata". Freundlichwohlwollender Dirigent war der Komponist selber.

15 Jahre später habe ich beide noch einmal erlebt, in der Basilika von Ottobeuren. Benjamin Britten dirigierte sein Versöh-

nungswerk, das er „War Requiem" nannte. Neben dem Engländer Peter Pears sang der Deutsche Dietrich Fischer-Dieskau – ein ergreifendes Erlebnis.

In meinem letzten Trimester im Frühsommer 1950 kam noch eine Sternstunde hinzu. Mit einem Kammerorchester feierten wir einen frisch gekürten Ehrendoktor unserer Universität: Winston Churchill. Da saß er nun, der wohl größte Engländer dieses Jahrhunderts, keine 10 m entfernt von mir. Ich habe weniger auf die Noten geschaut (den Purcell kannte ich), als über sie hinweg auf den alten Löwen. Er hat sich auch hier wacker gehalten, wenn man bedenkt, dass er vollkommen unmusikalisch war (nach eigenem Bekunden: „tone-deaf").

Diese Skizze wäre unvollständig, ohne die viele Musik wenigstens zu erwähnen, die wir sozusagen konsumierten – nicht produzierten. Die Virtuosen kamen gerne in die Universitätsstadt. Wir hörten Alfred Cortot mit Caesar Francks „Symphonischen Variationen" („... *es war, als ob er die tiefen Noten wie reife Früchte genussvoll aus einem Korb selektierte*"), wir hörten Adolf Busch und Rudolf Serkin (mit der Kreutzer Sonate) und Ginette Neveu (mit *unserer* Brahm's Sonate); ein Jahr später kam sie, nur 30 Jahre alt bei einem Flugzeugabsturz ums Leben.

Aber der für Cambridge charakteristische musikalische Höhepunkt kam jedes Jahr mit Boris Ords Madrigalchor auf der Cam. Das war in der sogenannten „May Week", die aber immer zum Trimesterende Anfang Juni stattfand. Wir Zuhörer lagerten bei Einbruch der Dämmerung auf den Wiesen am Flussufer und lauschten den 300-Jahre alten Madrigalen von Byrd, Dowland und Morley, während die Sänger unter Lampions in flachen Kähnen saßen und sich langsam flussabwärts treiben ließen. Den Hintergrund bildeten die „Backs" – die Silhouetten von Queens, Kings, Clare und Trinity College. Und wenn ich mich recht erinnere, hing darüber noch eine Mondsichel!

## 5. Skizze: Frauengeschichten

Um es gleich vorwegzunehmen: ich hatte keine. Zumindest keine, die heute unter Studenten als solche gelten würden. Klar – es

# 5. Kapitel

waren andere Zeiten. Wahrscheinlich war auch ich selber anders. Ich war schüchtern. Nur vordergründig hing mein zölibatäres Studentenleben mit den mittelalterlichen Regeln und Gesetzen der Colleges zusammen. Diese waren wie Festungen mit unüberwindbaren Mauern und kunstvoll spitzen Eisengeländern abgesichert. Dabei beherbergten sie ja ausschließlich männliche Studenten. Um 8.00 Uhr abends wurden die Pforten des College verriegelt. Danach war die Anwesenheit von Frauen streng untersagt – was zu einem Artikel in „Varsity" mit der unsterblichen Schlagzeile führte:

„Was ist es *nach* 8, das nicht genauso gut *vor* 8 Uhr passieren könnte?!"

Aber es kommt noch schlimmer. Zwar war die Prügelstrafe abgeschafft, aber wer nach 10.00 Uhr noch Einlass ins College begehrte, wurde seinem Tutor gemeldet. Mehr als drei Eintragungen („nach Mitternacht") konnten zur Relegation führen. Man wurde relegiert („sent down").

Die Studenten lösten dieses Problem mit britischer Souveränität: Sie gründeten einen Club. Es wird damals der 79. Sportverein der Universität gewesen sein. Sie nannten sich „Die Nachtkletterer" und gaben ein Buch heraus – ordentlich gedruckt mit festem Einband und dem Titel: „Night-Climbing in Cambridge". Hier wurden sämtliche Kletterrouten über Dächer, Zinnen und Mauern in die verschiedenen Colleges im Detail beschrieben, illustriert und mit Schwierigkeitsgraden versehen. Das Buch ist inzwischen vergriffen. Es hat seine Schuldigkeit getan. Stellen Sie sich vor: 28 der 31 Colleges nehmen heute Frauen auf – Downing im Jahre 1999 sogar erstmals mehr Frauen als Männer (!).

In den späten 40er Jahren war es noch umgekehrt: Auf 14 Männer kamen zwei Studentinnen. Und das waren, bedenkt man die hohen Eintrittshürden, zwangsläufig und überwiegend (so dachten wir) Blaustrümpfige, die sich auf ihr Studium konzentrierten, die es sich und allen zeigen wollten in den Abschlussprüfungen. Heute rudern sie nicht nur und spielen Fußball, heute kämpfen Studentinnen sogar ernsthaft um einen Rugbyball.

Oh ja, natürlich wurde ich von vielen der wenigen Kommilitoninnen zum Afternoon Tea eingeladen. Von Nina und Barbara, von Elisabeth, Olwyn, Sarah und Jean.

## Medizinstudent in Cambridge (1947 – 1950)

„*Am Donnerstag ging ich zum Kaffee mit Jean. Sie hat ein schönes helles Zimmer mit Blumen und Bergbildern. Wir hatten nette Gespräche, tranken köstlichen Kaffee und genossen Selbstgebackenes, Nüsse und Äpfel und hatten „a really good time". Aber die Prozedur ins Newnham College herein und wieder heraus zu kommen, war schrecklich kompliziert".* [17]

Ich habe diese Einladungen alle erwidert. Eine lud mich sogar zum Jahresball in Girton ein. Ich machte auch das mit. Aber mein Herz war längst – allerdings hoffnungslos – vergeben.

Es geschah mitten im strengen Winter, meinem letzten als Schüler an der Leys. Damals hatte man, im Februar 1947 den Dauerfrost genutzt und das Coe Fen geflutet und in ein weitläufiges Schlittschuhparadies verwandelt. Coe Fen wurde jene Kuhwiese genannt, die sich direkt hinter der Schule entlang des Flusses Cam bis in die Stadt erstreckt. Es war wie eine Szene gemalt von Hendrick Avercamp. Plötzlich entdeckte ich, wie etwas abseits vom Getümmel eine schlanke Schöne ihre Kreise zog. Und schon war sie verschwunden. Von nun an verbrachte ich jeden freien Nachmittag auf dem Eis. Aber es vergingen Tage, bevor sie sich wieder blicken ließ. Und noch viele mehr, bevor ich erfuhr, wer sie war. Sie war Schülerin (ein Jahr jünger als ich) an der Perse School, der Mädchenschule in Cambridge. Sie hieß Patricia, gen. „Patsy".

Bald fanden sich einige Gemeinsamkeiten sozusagen als Anknüpfungspunkte. Sie hatte Bratschenunterricht bei Mrs. Nicholas, meiner Geigenlehrerin; ihr Vater, Professor Sir Bryan Matthews war Physiologe am Kings College und natürlich bekannt mit unserem Freund Prof. Feldberg. Der Vater wohnte allerdings schon seit einiger Zeit nicht mehr zuhause. Er wurde für seine Forschungen über die Höhenkrankheit, die den RAF-Piloten im Krieg zugute kamen, geadelt. Und schließlich sang Patsy im Chor, während ich im Orchester bei der Matthäuspassion spielte. Kurzum, ich wagte es schließlich, sie anzusprechen.

Es wurde eine gute Freundschaft, mehr nicht. Ich für meinen Teil war bis über beide Ohren verliebt. Sie mochte mich wohl auch, aber sie wollte sich nicht zu früh und zu tief binden. Sie hatte vor allem ein Ziel: weg von zuhause und zum Studium nach Oxford. Das hat sie dann auch ab dem Herbsttrimester '48

# 5. Kapitel

erreicht. Aber in meinem ersten Studien- ihrem letzten Schuljahr, sahen wir uns mehrmals in der Woche.

Wir gingen zusammen ins Kino, wo gerade die neuen französischen Filme und ihre großartigen Schauspieler Furore machten: Jean-Louis Barrault und Arletty in „Les Enfants du Paradis" oder Michel Simon und Fernandel in „Fric Frac" *(Worte fehlen mir, um diesen Film zu beschreiben. Er war ein wirkliches Tonikum und ich habe noch nie im Leben so gelacht – nicht einmal in Chaplins „Gold Rush"*[18]). Wir sahen auch einen der ersten Nachkriegsfilme aus Berlin „Die Mörder sind unter uns" mit Hildegard Knef. Da gab es wenig zu lachen – wir waren tief beeindruckt.

Wir gingen ins Theater und bewunderten Stuart Burge, dem ich anschließend stolz meine Freundin vorstellte. Ich gab ihr Blockflötenunterricht. Wir gingen in Konzerte und wir machten auch den Medizinerball mit: *„Der Med. Soc.* (Cambridge Medical Society) *Ball am Freitag war fast zu schön. Patsy und ich tanzten durch – von 9.00 bis 2.00 Uhr morgens. Am Samstagfrüh trafen wir uns noch zum Kaffee".*[19]

Aber es blieb bei einem artigen Kuss auf die Wange.

Am schönsten waren die langen Spaziergänge über die Gog Magog Hills – eher bescheidene Hügel in dieser flachen Landschaft. Wenn uns eine Aussicht über die Felder mit gewissen Baumgruppen besonders gefiel, bat sie mich, das zu malen. Ich kam dann dorthin zurück, malte bis mir fast die Finger erfroren – und schenkte ihr das Bild. *„Alle meinen, es ist meine weitaus beste Landschaft, besonders weil ich den Himmel etwas kühner behandelte. Große, helle Sonnenstrahlen brechen durch die Wolken hervor und bilden einen wirkungsvollen Hintergrund für die dunklen Bäume".* [20]

Die Geschichte mit Patsy endete in Grantchester, jenem arkadischen Paradies nur wenige Meilen von Cambridge stromaufwärts an der Cam gelegen. Es ist ein kleines Dorf von Fachwerkhäusern – einige noch strohgedeckt – die sich um eine alte Kirche kauern. Deren Uhr ist bei zehn vor drei stehengeblieben – bis zum heutigen Tag. Und das hat, wie jedes englische Schulkind genau weiß, seine Erklärung in einem Gedicht. Der Dichter war der hierzulande fast unbekannte Rupert Brooke (1887–1915), der im Kings College klassische Philologie studierte und dabei für ein Jahr ins alte Pfarrhaus nach Grantchester zog. Und so heißt auch jenes Gedicht, das wir in der Schule auswendig lernen mussten „The Old Vicarage, Grantchester". Ausgerechnet im Cafè des Westens in Berlin hat Brooke im Mai 1912 „schwitzend, krank und heiß" jenen pastoralen Hymnus auf diese Idylle geschrieben:

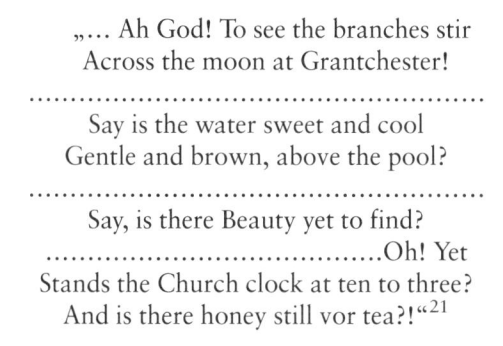

> „… Ah God! To see the branches stir
> Across the moon at Grantchester!
> ………………………………………
> Say is the water sweet and cool
> Gentle and brown, above the pool?
> ………………………………………
> Say, is there Beauty yet to find?
> ………………………….Oh! Yet
> Stands the Church clock at ten to three?
> And is there honey still vor tea?!"[21]

Der Ruhm des Dichters beruht wohl auch auf seinem allzu frühen Tod mit 27 Jahren auf dem Weg zum Schlachtfeld von Gallipoli. Dabei war es gar keine feindliche Kugel (wie allgemein angenommen), sondern eine banale Blutvergiftung nach einem Insektenstich, die ihn in sein Grab auf der Insel Skyros brachte.[22]

Der Leser mag diesen einleitenden Umweg verzeihen. Er soll nur zeigen, welche Kultrolle Grantchester und der Weg dorthin für Cambridge Studenten spielte – und das bis heute. Auf diesem Wiesenweg entlang der Cam, die Zinnen von Cambridge im Hintergrund, den Kirchturm von Grantchester vor uns, sind wir, Patsy und ich, mehrmals gewandert. Man geht wie durch ein Gemälde von John Constable. Oder besser noch – man *fährt* flussaufwärts in einem Stechkahn – Punt genannt (Abb. 16).

Punting entlang den „Backs" oder nach Grantchester ist unverzichtbarer Teil eines Cambridge-Studentenlebens. Es gehört schon etwas Übung dazu, will man auf den allerhintersten Zentimetern balancierend mit einer 4 m langen Stange bewehrt, das Flachboot zügig und vor allem geradeaus zwischen den dicht bewachsenen Ufern gleiten lassen. Aber wenn die Stange sich verfangen sollte – im Schlamm des seichten Gewässers oder im Geäst der überhängenden Trauerweiden – dann ist Entschlussfreudigkeit gefragt. Hält man fest, fährt das Boot weiter und man bleibt irgendwo

# 5. Kapitel

zwischen Himmel und Wasser hängen. Lässt man los, fährt das Boot auch weiter – aber nun ist es kaum noch manövrierbar. Wie so oft im Leben: Wie immer auch die Entscheidung fällt – man macht sich lächerlich. Und das muss ein verliebter Student angesichts der Angebeteten natürlich vermeiden, die ihn, lang ausgestreckt, vom Boden des Kahns aus bewundert.

Eine solche letzte Kahnfahrt unternahmen Patsy und ich im Juni 1948. Wir badeten in einer Bucht der Cam, jenem von Rupert Brooke erwähnten „Pool". Der wird übrigens „Byron's Pool" genannt, nach dem exzentrischen Lord, der als Student im Trinity College angeblich dort geschwommen war. Rupert Brooke übrigens auch: Nachts und nackt – mit Virginia Woolfe, damals noch Virginia Stevens.[22]

Wir aber glitten ganz sittsam weiter bis Grantchester, wo wir anlegten und durch eine Holztüre in den berühmten Obstgarten gelangten. „The Orchard" heißt dieser Teegarten neben der Kirche, in dem wir ein lauschiges Plätzchen fanden – und selbstverständlich auch „Honig zum Tee". Ein Blick auf die Kirchturmuhr bestätigte, dass es immer noch zehn vor drei war. Hier schien die Zeit wirklich still zu stehen.

Und dann fuhren wir zurück, verabschiedeten uns mit einem flüchtigen Kuss – und haben uns nie wieder gesehen. Sie zog nach Oxford und ich zwei Jahre später nach London. Eine Zeitlang tauschten wir noch Briefe. Ich erinnere mich noch gut an die Sommerferien 1948 in Birchington, wo ich lange Wanderungen im melancholischen Marschland hinterm Deich unternahm, Aquarelle malte und wie ein Werther seufzte, wenn der Postbote wieder keinen Brief gebracht hatte. Es dauerte noch weitere zwei Jahre, bis die Wunde vernarbt war.

Dann habe ich sie doch wieder gesehen – 51 Jahre später in St. Albans. Jetzt hatte sie schneeweißes Haar – und ich einen ebenso weißen Schnurrbart. Aber sie strahlte genau wie damals in ihrer etwas kühlen englischen Schönheit. Sie hatte – ein Jahr bevor ich eine deutsche Organistin zur Frau nahm – Englands prominentesten Organisten, Peter Hurford, geheiratet. Sie haben drei Kinder. Und Patsy ist auch berufstätig. Vielleicht ist es die traurige Erfahrung mit der Ehe ihrer Eltern, die sie zu einer gesuchten Psychologin und Eheberaterin werden ließ, während Peter auf allen großen

Orgeln der Welt von Los Angeles bis Tokyo, von Stuttgart bis Speyer und Hong Kong enthusiastisch gefeiert wird.

## 6. Skizze: Bergsteigen in Cambridge

„Was mag mich zum Klettern bewogen haben? Offen gesagt, die Angst davor". So begann die Festrede anlässlich der 125-Jahr-Feier des Österreichischen Alpenvereins in der Wiener Hofburg. Der Festredner hieß nicht etwa Luis Trenker oder Reinhold Messner. Nein, es war ein schmächtiger, kurzsichtiger etwas klein gewachsener Psychiater namens Viktor Frankl. Von ihm wird noch in der ersten Skizze des 7. Kapitels die Rede sein. Jetzt lassen wir ihn erst mal seine Festrede weiterentwickeln:

„... *wie oft frage ich meine Patienten, wenn sie sich mit ihren Angstneurosen an mich wenden: Muss man sich denn auch alles von sich gefallen lassen? Kann man nicht stärker sein als die Angst? Hat nicht schon Nestroy in seinem Theaterstück „Judith und Holofernes" die Frage gestellt: Jetzt bin ich neugierig, wer stärker ist, ich oder ich? Und so habe ich denn auch mich, als ich mich vor dem Klettern fürchtete gefragt: Wer ist stärker, ich oder der Schweinehund in mir? Ich kann ihm ja auch trotzen".*[23]

Aber was hat mich bewogen, diese Skizze mit Frankl's Bekenntnis zu beginnen? Offen gesagt, weil es mir genauso gegangen ist! Ich bin kein Naturtalent. Ich war noch nicht einmal ganz schwindelfrei. Das flache Hamburg war meine Heimat – der Blankeneser Süllberg (104 m) seine höchste Erhebung.

Viktor Frankl war immerhin Österreicher. Er hat schließlich das Bergführerdiplom erworben. Dieses Führerabzeichen nahm er sogar mit ins Konzentrationslager. Erst in Auschwitz musste er sich davon trennen. Nach dem Krieg fing er wieder an zu klettern. Zwei Klettersteige (in der Rax und am Peilstein) sind nach ihm benannt. Sie bedeuten ihm mindestens so viel, wie die 23 Ehrendoktorate, die ihm von Universitäten in aller Welt verliehen wurden.

Aber „Bergsteigen in Cambridge"?, der flachsten Gegend in diesem flachen Land? Nun, wer sich in der Geschichte des Alpinismus auskennt, weiß, dass es Flachländer – vor allem Engländer –

## 5. Kapitel

waren, die schon im 19. Jahrhundert die ersten Seiten dieser Geschichte schrieben. Viele von ihnen waren Studenten aus Cambridge und so wurde 1905 der Cambridge University Mountaineering Club gegründet – natürlich mit eigener Clubkrawatte, Zeitschrift, alljährlichem Clubdinner, aber vor allem mit Klettertreffen am Fuße britischer Felsen und Expeditionen in aller Welt.

Als ich das Studium in Cambridge begann, war dies der erste Club, dem ich beitrat. Damals war Chris Brasher Präsident, der in Melbourne (1956) die Goldmedaille im Hindernisrennen gewann. Nach ihm kam George Band, Mitglied der ersten erfolgreichen Expedition auf den Everest und Erstbesteiger des dritthöchsten Berges der Welt, des Kangchenjunga. Unter den älteren Clubmitgliedern, die zu Meetings kamen, waren auch die Everestveteranen Dr. Noel Odell, der 1924 als letzter Mallory und Irvine in den Wolken Richtung Gipfel verschwinden sah und Jack Longland, der 1933 in 8350 m Höhe das Lager 6 aufgebaut hatte.

Ich befand mich also in guter Gesellschaft. Allerdings nur als „Novice". Aber ich wurde sehr fürsorglich von den erfahreneren Clubkameraden angelernt. Mit Seil und Pickel unternahmen wir Ausflüge zu nahen Steinbrüchen, deren Wände aus brüchig-seifigem Kalk bestanden. Bei Schlechtwetter übten wir im Collegezimmer, denn Kletterwände gab es damals noch nicht.

*„Eine schwierige Aufgabe war die Besteigung des Kaminsims (mit loderndem Feuer darunter) und ohne irgendwelche Handgriffe darüber zu nutzen. Es ist eine Frage von Kraft gepaart mit delikater Balance. Solche Felsvorsprünge kommen tatsächlich auch im Lake District und Nord Wales vor. Dann übten wir Hangeltraversen rund ums Zimmer, mit den Fingerspitzen an der Bilderleiste hängend".*[24]

Soweit es meine Zeit während des Trimesters erlaubte, besuchte ich die Meetings, bei denen berühmte Alpinisten vortrugen, die wir aus der Literatur schon bewundert hatten, z. B. Herbert Tichy und André Roch. *„... eigentlich hat er gar nicht vorgetragen (sein Englisch war nicht allzu gut). Aber er zeigte einen der schönsten Filme, den ich je gesehen habe (Schweizer Himalaja Expedition 1947) – in Farbe! ... diese Zinnen und Abgründe waren unglaublich ... An Ruhetagen hat Roch übrigens selber gemalt".*[25]

Und obgleich es meine Zeit während des Trimesters überhaupt nicht erlaubte, grub ich mich manche Stunde in unserer alpinen

## Medizinstudent in Cambridge (1947 – 1950)

Bibliothek ein. Meine lebenslange Begeisterung für Bergbücher und – bilder rührt wohl von den damaligen Schmökerstunden. In den Weihnachts- und Osterferien gab es Clubtreffen im Lake District, in Nord Wales oder Schottland. Die lange Sommerpause wurde für Touren in die Alpen genutzt. Letztere lagen noch außerhalb meiner finanziellen Reichweite. Aber das Klettern auf britischen Felsen mit Seilführung und Sicherung habe ich systematisch gelernt. Im Dezember '47 verbrachte ich mit 12 anderen eine Woche in der Jugendherberge am Llyn Idwal, einem einsamgrauen See in einem öden Waliser Hochtal. Wenn ich heute nachlese, wie wir uns mit primitiver Ausrüstung und steif gefrorenen Hanfseilen (von den Fingern gar nicht zu reden) in die nahe gelegenen Felswände wagten, tief verschneite Kamine oder vereiste Platten (die Idwal Slabs) hochmogelten – wobei ich gegen Wochenende sogar einen III$^{er}$ führen durfte – dann staune ich, dass damals nichts passiert ist. Wenigstens nicht auf unserem Treff.

Aber zur selben Zeit gab es eine Tragödie in Glencoe, wo eine andere Gruppe aus unserem Club im winterlichen Schottland kletterte. Unser sympathischer Clubkamerad Tony Sherrard wurde in einem schwierigen Kamin („The Chasm" am Buchaille Etive Mor) von Steinschlag aus dem Stand gerissen. Er schlug direkt neben seinem Seilzweiten David Smith auf, der ihm nicht mehr helfen konnte. Derselbe David musste zwei Jahre später mit ansehen, wie sein Kletterkamerad nach erfolgreicher Besteigung des Dent du Requin bei Chamonix auf einem steilen Firnfeld ausglitt und mit dem Kopf auf einen Felsen prallte. Sie waren kurz vor der Requinhütte nicht mehr angeseilt.

Trotzdem zog es David und mich auch immer wieder in die Berge. Im Juli 1951 machten sich vier englische Medizinstudenten auf den Weg nach Zermatt: Jim, Jack, David und ich. Mit dabei war Jim's Vater, Dr. Theodore Howard Somervell, 61 Jahre alt. Ich „kannte" ihn von jenem Everest Foto im Zimmer des Hamburger Vizekonsuls (2. Kapitel, 7. Skizze) und von seinen Büchern (3. Kapitel, 13. Skizze). Er war so etwas wie eine lebende Bergsteigerlegende. Damals, also 1951 war er immer noch der „höchste Mensch auf Erden" oder besser ausgedrückt: zusammen mit Edward Norton hielt er den Höhenrekord – ohne Sauerstoff – am Mount Everest: 8530 m. Dieser Rekord sollte erst am 8.5.78 fallen,

# 5. Kapitel

dem Tag, an dem Reinhold Messner und Peter Habeler als erste ohne Sauerstoff den Gipfel erreichten.

Aber Somervell war mehr als ein Abenteurer. Er war Schriftsteller, Maler (Aquarell), Musiker (Geige) und Komponist. Er hat eine vielversprechende chirurgische Laufbahn in London aufgegeben, um als Missionar sein Leben den Kranken im südindischen Travancore zu widmen. Nun durfte ich bei meinem ersten Abenteuer in den Alpen ausgerechnet an seiner Seite klettern. Es ergab sich gleich bei der ersten Trainingstour auf den 3800 m hohen Pointe de Zinal, dass wir eine Zweierseilschaft bildeten – wobei er mich sogar führen ließ. „*Kurz vor dem Gipfel waren die Felsen etwas heikler, aber es machte Spaß, mit Dr. Somervell's Anweisungen und seiner Sicherung.... Ich lernte viel von ihm und es war eine Ehre, mit ihm zu klettern*".[26]

Wir wateten durch knietiefen Schnee auf die Wellenkuppe (3910 m), aber noch schickten uns die 4000er (Zinal Rothorn und Rimpfischhorn) kurz vor ihren Gipfeln wieder zurück ins Tal. Es war noch zu früh in der Saison, besonders nach dem vergangenen ungewöhnlich schneereichen Winter 1950/51, mit seinen Jahrhundertlawinen. Wir wollten es kaum zugeben, aber eigentlich belagerten wir nur unser Traumziel und suchten täglich durchs Teleskop im Dorf nach Menschen auf dem verschneiten Matterhorn. Am 1. Juli wurden vier Studenten (übrigens auch aus Cambridge) mit einem französischen Führer gesichtet. Aber sie mussten an der Schulter umkehren. „Zurückgeworfen durch Winterbedingungen" lasen wir später im Hüttenbuch.

Am 6. Juli haben wir es dann geschafft – als erste führerlose Seilschaft in jenem Jahr. Allerdings brauchten wir 18 Stunden dazu (!). Mit Laternen stiegen wir um Viertel vor vier los. Bei Mondschein kehrten wir um halb zehn Uhr abends zurück in die Hörnlihütte. Auf dem Gipfel blieben wir trotz klarer Sicht nur 5 min. Dr. Somervell stieg nur bis zur Solvayhütte (einer Notunterkunft) unterhalb der Schulter und musste dort sechs Stunden auf uns warten.

Warum waren wir so gefährlich langsam? Dafür gab es mehrere Gründe: Wir waren unerfahren (vor allem ich), wir kannten die Route nicht immer genau, die Felsen waren derart tief verschneit, die fixierten Seile unterm Gipfel vereist und die wenigen Schneepassagen so lawinös, dass wir uns gewissenhaft sicherten und stel-

## Medizinstudent in Cambridge (1947 – 1950)

lenweise nur einzeln bewegten – so als ob dies eine Waliser Felswand sei und nicht das 4478 m hohe Matterhorn. Schließlich konnten wir, die wir die Literatur gut kannten, die Tragödie der vier englischen Erstbesteiger vor 86 Jahren nie ganz aus unseren Köpfen vertreiben.

Beim Abstieg unter den Sternen verlor Dr. Somervell seinen Eispickel, worauf er trocken bemerkte, dass ihm genau das in doppelter Höhe am Everest auch schon passiert war. Als wir wieder unten waren, fielen wir auf unsere Matratzenlager und schliefen sofort ein – zehn Stunden lang. Am nächsten Morgen waren alle Strapazen vergessen. Was bleibt ist die kostbare Erinnerung an einen Tag fast allein auf diesem Berg. Wir waren nur fünf (Abb. 17). Heute können es an einem einzigen Sommertag schon an die 500 sein, die hinaufstreben, und dann Schlange stehen müssen, für ein Foto auf der schmalen Gipfelschneide.[27]

Mit einem „Damenviertausender", dem Breithorn – allerdings auf Skiern – beendeten David und ich unser erstes Zermatter Abenteuer. A propos Damen. Damals waren sie natürlich nicht zugelassen im Cambridge University (Macho) Mountaineering Club. Aber das hat sich geändert und längst ist allen klar, dass Spitzenbergsteigerinnen dem Niveau ihrer männlichen Kontrahenten viel näher kommen als in irgendeiner anderen Sportart.

Und da wir gerade bei Alpinistinnen sind – nur noch dieses: 15 Jahre später war ich noch ein zweites Mal auf dem Matterhorn – diesmal mit meiner Frau, der man so etwas auf den ersten Blick nicht unbedingt zutrauen würde. Und wir, das heißt auch sie, benötigten nur vier Stunden für den Gipfel. Zugegeben es war im August, es gab kaum Schnee, es war ein wolkenloser Tag. Und wir hatten jeder einen kräftigen Führer dabei – als Lebensversicherung, denn zuhause warteten vier Kinder auf uns. Auf dem Gipfel verbrachten wir nicht fünf, sondern 35 Minuten in der Sonne. Allerdings waren wir dort (am 8.8.66) nicht ganz allein. Es saß noch einer dort oben mit seinem Führer, und das war Kardinal Julius Döpfner aus München. Ihm war ich schon einmal begegnet und zwar in Berlin auf der Privatstation meines Chefs Prof. Fritz Linder. Damals, fünf Jahre zuvor, hatte er als Bischof von Berlin einen seiner Patres besucht, der als Patient bei uns lag und wieder gesund wurde.

5. Kapitel

## 7. Skizze: Semesterferien

Bei drei Trimestern à acht Wochen gab es 28 Wochen Ferien im Jahr. Am längsten im Sommer (Long Vacation) von Anfang Juni bis Oktober. Für uns Mediziner war hier allerdings ein „Long Vac Term" von sechs Wochen vorgesehen. Am besten ist mir der Sommer 1949 in Erinnerung geblieben – wegen zwei ganz unterschiedlichen Schlüsselerlebnissen.

Das erste: Ich lernte einen deutschen Medizinstudenten kennen. Den ersten *richtigen* Deutschen nach dem Krieg! Klaus Hartmann hatte den Krieg noch als Sanitäter miterlebt – den Rückzug aus Ostpreußen. Sein Medizinstudium begann er in Berlin, also im Osten. Als dort politisch alles zu eng wurde, gehörte er zu der Studentengruppe, die mehr oder weniger in Eigeninitiative die Freie Universität gründete – in Westberlin. Von hieraus bekam er ein Stipendium für ein Sommersemester in Cambridge, genauer in Downing College.[28]

Ich fühlte mich gleich zu ihm hingezogen, obgleich – oder gerade weil – ich spürte, dass dieser deutsche Student uns Engländern irgendwie überlegen war. Vielleicht waren es seine Kriegserlebnisse, die ihn intellektuell gereifter erscheinen ließen, im Vergleich zu uns, den noch immer recht naiv unbekümmerten Schuljungen. Und wie sah er uns? Ich darf aus einem Aufsatz zitieren, den er damals über seine Englandreise verfasst hatte:

*„Ich habe sie (die Engländer) immer mit uns (den Deutschen) vergleichen müssen. Wir lieben die Spekulation und neigen zum Dogmatismus. Wir suchen in allem Prinzipien. Wir sind von einer hartnäckigen Grundsätzlichkeit im Kleinen (pervicacia in re parva), wie schon Tacitus in seiner „Germania" sarkastisch sagte. Der Engländer ist dem Grundsätzlichen fremd. Er stützt seine Kritik nicht auf metaphysische Betrachtungen, sondern auf empirische Tatsachen (Sidney Hook). So neigt die englische Philosophie von Bacon, Locke und Hume, bis auf Russell zum Empirismus und auch die englische Psychologie zur Experimentalpsychologie".*[29]

Dem ist auch aus heutiger Sicht nichts hinzuzufügen. Wir besuchten tatsächlich gemeinsam Vorlesungen über „Elementary Psychology" und „Elementary Clinical Methods". Und letztere brachte das zweite Schlüsselerlebnis.

## Medizinstudent in Cambridge (1947 – 1950)

Hier hatten wir unseren ersten Kontakt mit Patienten in einem Krankenhaus. Wir wurden in die Grundlagen unseres zukünftigen Berufes eingeführt: Anamnese und klinische Untersuchung. Man forderte uns auf, von nun an mit wachen Augen, mit Neugier durchs Leben zu gehen – unsere sechs Sinne zu schärfen. Der Marktplatz, die Straße, der Autobus, die ganze Welt sei unsere Ordination und alle Mitmenschen potentielle Patienten.

„Warum hinkt dieser Mann? – Und welches ist das kranke Bein?"

Nein, nicht so sehr die Beine der jungen Mädchen sollen unsere Aufmerksamkeit fesseln – die auch! – Aber vielmehr diese Schwellung im Nacken des Vordermanns im Bus:

„Was könnte das sein? Eine Fettgeschwulst, ein Furunkel, ein Grützbeutel, ein Bluterguss oder gar ein Tumor?".

„Die Welt ist voll ungelöster Probleme – jeder von Euch ist ein Sherlock Holmes!" Und tatsächlich sah ich nun alles mit anderen Augen – und ich sah mehr als vorher.

Am Krankenbett wurde uns klar gemacht, dass wir es nicht mit „einer Galle" oder „einer Lungenentzündung" zu tun hatten, sondern mit einem Menschen mit all seinen Ängsten und Hoffnungen. Bei Visiten musste jede Patientenvorstellung mit Namen, Alter, Familienstand und Beruf des Kranken beginnen. Das Einfache und das Naheliegende hatte Vorrang, sowohl in der Diagnostik, wie in der Therapie. Weniger sei mehr.

Hier lernte ich gleich zu Beginn die Geheimnisse der Zunge zu deuten. Ihre Beschaffenheit, Farbe, Feuchtigkeit, ihr Geruch, die Art und Weise wie sie auf Kommando herausgestreckt wird (und ob überhaupt) – das alles sagt oft mehr aus über den Zustand des Patienten, als mancher Labor- oder Röntgenbefund. Außerdem spare diese einfache Untersuchung Zeit und Kosten. Noch 50 Jahre später sollten die Mannheimer Assistenten etwas mitleidig, aber doch verständnisvoll lächeln, über diese Marotte ihres Chefs.

Erst ganz am Ende lernten wir dann auch das Ausfüllen von Röntgen- und Laboranforderungsscheinen: „… und vergesst nie ein „Bitte" darunterzusetzen!" Ich habe mir auch das gemerkt. Allerdings fragte ich mich manchmal, ob die gestressten Laborantinnen später in Deutschland dieses „Bitte" überhaupt bemerkt haben.

# 5. Kapitel

Die ersten klinischen Visiten leitete Sir Lionel Whitby selber. Und jetzt kommt das zweite Schlüsselerlebnis. Wir sechs Studenten in weißen Kitteln stehen um das Bett eines 7-jährigen Mädchens. Gestern waren ihr die Rachenmandeln entfernt worden. Sie kann kaum schlucken – alles tut weh.

„Was können wir jetzt tun. Was verordnen Sie?" fragt Sir Lionel reihum. Die Vorschläge, gezielt und pharmakologisch korrekt reichen von verschiedenen Schmerzmitteln, bis zu den Antibiotika. Penicillin war gerade eingeführt worden.

„Ich würde ihr Eiscreme geben – dreimal täglich. Das schmeckt ihr bestimmt und kühlt den Hals" war mein Beitrag. Und das war offenbar die (einfache) Lösung, die Sir Lionel Whitby hören wollte.

*„Aber ich muss gestehen, dass ich einen beträchtlichen Teil meines Tages außerhalb der Vorlesungen verbrachte!",* schrieb Klaus Hartmann später. *„Manchmal ging ich mit meinen englischen Freunden zum Fluss hinaus zum Baden. Einer von ihnen nahm seine Staffelei hinaus.* (Das war ich). *Ein anderer sein Kofferradio".*[29] Und dann diskutierten wir über Deutschland und was alles dort in den 10 Jahren meiner Abwesenheit geschehen war. Fünf Jahre später, als ich britischer Militärarzt in Berlin wurde, haben wir weiterdiskutiert. Klaus hatte inzwischen auch in Harvard studiert, bevor er zu Professor Selbach an die Psychiatrie der Freien Universität kam. Zwischendurch wurde er Patenonkel unserer ersten Tochter. Als Professor für Jugendpsychiatrie nach Köln berufen, kümmerte er sich um schwer erziehbare und verwahrloste Kinder und goss seine Erfahrungen in eindrucksvolle Publikationen.[30]

In diesem Sommer 1949 betrat ich zum ersten Mal wieder deutschen Boden. Bereits im Oktober 1947 wurde meine Mutter „naturalisierte" britische Staatsbürgerin. Das galt auch gleich für mich, den noch nicht volljährigen Sohn. Es verging aber noch viel Zeit, bevor wir jeder einen funkelnagelneuen Pass in Händen hielten – außen dunkelblau mit dem britischen Wappen in Gold, innen ohne das rote „J". Es dauerte dann noch länger, bis alle Formalitäten für die Einreise in jede der drei Westzonen erfüllt waren.

Die Reise begann, wie damals üblich, mit der Fähre über den Ärmelkanal. Diese vier Stunden auf ungestümer See von Dover nach Ostende und dann die Landung auf dem „Continent", zeigte

## Medizinstudent in Cambridge (1947 – 1950)

uns, dass wir wahrhaftig auf einer Insel lebten. Die historisch entscheidende Bedeutung dieser Tatsache wurde hier zum Greifen klar. Für England galt das seit Jahrhunderten – für uns persönlich in der letzten Dekade.

Ein Nachtzug randvoll mit schnarchenden Dänen brachte uns von Brüssel über die Grenze bei Aachen. Schlafen konnte ich sowieso nicht. Zu groß die Aufregung und das Entsetzen über diese Trümmerlandschaft, die stumm bei Vollmond an uns vorüberglitt: Der Kölner Dom über den Ruinen im Mondlicht.

In Hamburg war es fast noch schlimmer, als uns die Familie Geissler am Hauptbahnhof abholte. Der Vater war in Russland vermisst, die Mutter Marie sehr gealtert und leidend, das Haus voller Flüchtlinge. Aber die dunkle, schöne Brigitte, war verlobt und mein alter Spielkamerad Christian war wie immer voller Tatendrang. Nachts wachte er auf einem Bau und tagsüber studierte er Theologie. (Der Bruder von „Tante Marie", Alfred Kurella, wurde übrigens langjähriger „Kultusminister" in der anderen Hälfte Deutschlands).

Gleich am ersten Tag begleiteten sie uns zu Großmutter Annas Haus. Auch das war von mehreren Flüchtlingsfamilien besetzt. Aus jedem Fenster ragte ein Ofenrohr. Man bat uns freundlich herein, um den verwahrlosten Garten und das Haus zu besichtigen – fast zu freundlich, wie ich im Tagebuch notierte. An den Wänden fand ich viel „Kunst des Dritten Reiches" und auf einem Nachttisch einen Totenkopf mit rot ausgemalten Augenhöhlen und den SS-Runen auf der Kalotte...

Erschütternd das Wiedersehen mit Großmutters guter Nachbarin, Frau Ribbentrop. Sie schien sich noch an den kleinen Jungen zu erinnern, der vor dem Krieg bei ihr Postbote gespielt hatte. Und sie erzählte – immer wieder von Tränen unterbrochen – von Annas und Claras letzten Tagen vor der Deportation.

Mit einer Barkasse fuhren wir hinaus nach Blankenese – vorbei am halbverkohlten Rumpf des Hotelschiffs „St. Louis" (!), das uns 10 Jahre zuvor in die Freiheit transportiert hatte. Von der Landungsbrücke „op'n Bulln" kletterten wir die verwinkelten Treppen hinauf ins Dorf. Hier war noch alles beim Alten. Aber das stimmte nicht ganz: Den „Alten" (unseren Fußballplatz) hatte man umgepflügt, um Kartoffeln anzubauen. Und eine Luftmine hatte den

# 5. Kapitel

Ostflügel unserer Gorch Fock Schule weggerissen. Und schließlich hieß unsere Straße nicht mehr „Zur Fernsicht", sondern bis heute Potosistraße. Freundliche Mieter zeigten uns bereitwillig unsere alte Wohnung. Nur nicht mein kleines Kinderzimmer, denn darin hauste jetzt auch eine ganze Flüchtlingsfamilie. Es gab herzliche Wiedersehen, aber auch reservierte, peinliche Begegnungen – etwa mit der Familie, die nach wie vor über uns wohnte und uns nun hinter halb zugezogenen Gardinen argwöhnisch beobachtete. Damals hatten sie offenbar meine Mutter wegen der vielen Flötenstunden angezeigt. „*Fürchten die etwa jetzt einen Grafen von Monte Christo?*" (schrieb ich in mein Tagebuch). Aber wir waren ja gar nicht als Ankläger gekommen und schon gar nicht als Rächer. Ich wollte nur meine alte Heimat wiedersehen und merkte erst jetzt: Hier ist sie nicht mehr zu finden.

Familie Rabe war nicht zuhause – mein Schulfreund Hannes ohnehin zur Behandlung seiner Tuberkulose im Schwarzwald. Aber herzerfrischend war das Wiedersehen mit dem alten Lehrer Petersen, bei einer Tasse Tee in seinem Häuschen.

Eine Woche verbrachten wir auf Gut Mohrberg bei Eckernförde, das meinem Onkel Harder (Bruder meines Vaters) gehörte. Die Ernte schien gut zu werden und alle waren guter Laune, besonders mein Onkel. Ganz im Gegensatz zu seinem sensiblen Bruder Hilmar war dieser stämmige Holsteiner offenbar der eigentliche Nachfahre des Bauern Eggert Trede aus dem 17. Jahrhundert. „*Er zeigte mir jeden Winkel seines Gutes, wobei er sehr viel auf die Engländer schimpfte, während ich sie tapfer verteidigte. Mut gehörte schon dazu. Du solltest mal meinen Onkel sehen!*"[31]

Auf Mohrberg lebte man immer noch wie die Buddenbrooks. Die ganze Familie versammelte sich zu den Mahlzeiten, um eine Riesentafel mit silbernen Kerzenleuchtern und Bedienung. Dunkle Portraits der Ahnen schauten aus ihren Goldrahmen auf uns herab. Aber eines war jüngeren Datums. Es zeigte einen jungen Offizier in fescher Uniform. Das war mein Vetter Harald. Er war mit 21 Jahren in Russland gefallen. Mit an der Tafel saß meine Großmutter, die Ommi, deren 78. Geburtstag wir feierten.

Und dann war da noch meine Cousine Gabriele. „*Die hübsche Cousine besaß eine kleine Kutsche mit zwei norwegischen Ponys.*

# Medizinstudent in Cambridge (1947 – 1950)

*Wenn wir zwei durch die holprigen Straßen Eckernförde's rasselten, begrüßten uns alle die Vorübergehenden, und manchmal hörte ich sie hinter vorgehaltener Hand einander zurufen: „Das sind die Tredes von Mohrberg". Stell Dir vor, wie ich mich dann fühlte! Überhaupt war es etwas Neues, an einem Ort zu sein, wo man Tredes kannte und wo man sie T r e d e nannte und nicht „Tried", wie ich es mir in England gefallen lassen muss".*[31]

Die nächste Station war Frankfurt. Hier lebte eine treue Schulfreundin meiner Mutter, Gertrud Fricke, mit ihrem Mann und zwei Kindern. *„Pastor Fricke hatte an Niemöllers Seite den Kirchenkampf gegen Hitler mitgetragen. Mehrmals ist er verhaftet worden und immer wieder hat er sich geweigert, irgendeinen Kompromiss zu machen. Nun hat er nach dem Krieg eine neue Siedlung auf dem Heilsberg gegründet. Hier bauen Flüchtlinge aus dem Osten ihre eigenen Häuser".*[31] Seelsorger dieser neuen Gemeinde war übrigens ein gewisser Pfarrer Adolf Freudenberg, der den Krieg zusammen mit seiner jüdischen Frau und seinen Kindern in der Schweiz bei ökumenischer Arbeit verbrachte. Seine Tochter, die später den Theologen Helmut Gollwitzer heiratete war jetzt Frickes Sekretärin. Wer konnte ahnen, dass seine Enkeltochter einmal meinen Sohn heiraten würde?

Zwei weitere Erinnerungen habe ich an das damalige Frankfurt: An eine kurze aufregende Fahrt über eine deutsche Autobahn und an die weltbekannten Würstchen. Jetzt merkte ich, was uns beim College-Frühstück fehlte. Diese hier waren offenbar überwiegend mit Fleisch gefüllt.

So näherten wir uns dem letzten Ziel dieser Reise: Hinterzarten. Hier wohnte die Familie meines Vaters (seine zweite sozusagen). Hier war auch sein Grab. Als sie mich sah erschrak Ursula, seine Witwe. Für einen Augenblick glaubte sie Hilmar, ihr verstorbener Mann, käme zur Tür herein. Die vier Geschwister (drei Buben und ein Mädchen) sprangen an dem großen neuen Halbbruder hoch und wichen nicht mehr von seiner Seite, weder beim Malen noch bei Wanderungen, z. B. auf den Feldberg. Nur der älteste sprang nicht. Er war ja schon 15. *„Yngve ist eine Art Wunderkind. Vor mehreren Jahren fing er an zu komponieren und jetzt wurden die ersten Werke gedruckt. Außerdem spielt er phantastisch Klavier (wenn auch ein wenig mechanisch und ohne Wärme) und begleitete mich vom*

# 5. Kapitel

*Blatt. Kürzlich wurde ihm eine Orgel geschenkt (von Hans Henny Jahnn) und Albert Schweitzer hat sie eingeweiht. Das schönste an dem Jungen ist aber, dass ihn all dieses nicht im geringsten beeindruckt und dass er ganz bescheiden und unverdorben geblieben ist".*[31]

Einige Abstecher, nach Colmar zum Isenheimer Altar, nach Basel, um den Freund Hannes wiederzusehen, und nach Grindelwald, wo wir vom Faulhorn aus Jungfrau, Eiger und Mönch zum Greifen nah waren – diese Abstecher waren so etwas wie Oasen auf einer emotional nicht problemlosen Reise.

Ich hatte es schon erwähnt: Als Ankläger waren wir nicht nach Deutschland gekommen. Das Schicksal der Familie meiner Mutter wurde niemals erwähnt – es sei denn, wir wurden von nahen Freunden danach gefragt. Aus heutiger Sicht könnte man vielleicht erwarten, dass man uns damals mit einer gewissen Verlegenheit begegnet sei. Dem war nicht so. Im Gegenteil: Es hagelte Vorwürfe und bittere Angriffe gegen „die Engländer", zu denen wir nun ja auch zählten.

*„Wie oft mussten wir die Geschichten vom amerikanischen KZ Landsberg hören: „Ihr macht es ja genauso!" Wir wurden belehrt, dass die Engländer die Konzentrationslager überhaupt erfunden hätten – im Burenkrieg; dass die Engländer die wirklich Schuldigen am Krieg seien, da sie geleitet durch ihre großkapitalistischen Interessen den armen Deutschen Hitler auf den Hals gejagt und ihn anfangs sogar unterstützt hätten. Die Terrorbombardements (z.B. in Freiburg am 27.11.44) wurden uns vorgerechnet. Und die Franzosen hätten mit Plünderungen, Vergewaltigungen, Demontagewut und gewaltigen Holzeinschlägen im Schwarzwald unvergleichlich schlimmer in ihrer Zone gehaust, als das nach 1918 der Fall war"....*[31]

Natürlich enthielten alle diese Vorwürfe leider ein Körnchen Wahrheit.[32] Aber so viel Verdrängung, so viel an Schuldaufrechnung so bald nach dem Kriege? – Damit hatten wir nicht gerechnet. Erst heute wird mir klar, dass diese Haltung – die heute in Deutschland undenkbar (zumindest „politisch inkorrekt") wäre – damals unmittelbar nach dem Krieg irgendwie verständlich war. Aber wie?

Einer, der dieses Phänomen sehr einfühlsam untersucht hat, ist Julius Posener, ebenfalls Emigrant aus Berlin. 1945 kehrte er als britischer Offizier der „Political Intelligence" nach Deutschland zurück. Erst 50 Jahre später schrieb er eine Autobiographie, aus der ich zwei kurze Absätze zitieren möchte:

„*Wir hatten, das war Vorschrift, im Company Office Bilder aus einigen der Schreckenslager hängen, etwa die Leichenhaufen von Bergen-Belsen. Die Soldaten sollten sehen, was geschehen war und mit welchen Leuten wir es zu tun hatten. Eines Tages kam ein Sergeant und sagte: „Sir, Sie sind doch, irre ich nicht, aus Berlin. Da sind die Leute wahrscheinlich furchtbar grausam". - „Nein, überhaupt nicht. Sie sind genauso wie die Leute hier". Darauf sah der Sergeant mich hilflos an, zeigte auf das Bild mit den Leichenhaufen und sagte: „Aber dann ist das doch ganz unmöglich": Ich sagte: „Lieber Freund, eben dies ist unser Problem: wie das in einem so liebenswürdigen, angenehmen, sympathischen Land, wie dem, in dem wir uns jetzt befinden, hat geschehen können. Aber Sie zweifeln doch nicht, d a s s es geschehen ist? Sie glauben doch nicht, diese Bilder seien eine Fälschung, von uns fotografiert?" - „Nein, das wohl nicht", sagte er zögernd; aber begriffen hatte er es nicht. Es war ja auch nicht zu begreifen.*"[33]

Ein paar Seiten weiter beleuchtet er das gleiche Problem aus deutscher Sicht.

„*Das, was zu Ende gegangen war, wollte man vergessen, ja, es blieb kaum eine andere Wahl: Man begriff es nicht mehr. Es ist wahr, dass man es nicht begreifen w o l l t e, es ist aber ebenso wahr, dass man es nicht mehr begreifen k o n n t e. Man hatte einiges von dem gewusst, was geschehen war, die einen mehr, die anderen weniger. Man hatte die „Stürmer-Kästen" gesehen, man hatte den November 1938 erlebt - und das Verschwinden der Juden. Als man aber nun mit jenen Bildern von Bergen-Belsen konfrontiert wurde, war man d a r ü b e r nicht weniger erstaunt, als unser Sergeant. Die Reaktion war Unsicherheit - und Abwehr*".[33]

Diese Abwehr war es, die wir jetzt zu spüren bekamen. Selbstverständlich nicht von all unseren Gesprächspartnern. Schon gar nicht von Familie Fricke in Frankfurt oder von Christian Geissler in Hamburg. Er gehörte übrigens in den 60er Jahren zu den Schriftstellern, die kompromiss- und gnadenlos mit der „Generation der Väter" abrechneten.[34]

Meine Heimat hatte ich also nicht wiedergefunden. Im Gegenteil: Ich wusste nun, dass ich eigentlich gar keine mehr habe. Sollte ich diesen Verlust beklagen? Oder sollte ich eher dankbar dafür

## 5. Kapitel

sein, dass ich nun in zwei Welten zuhause war? Ich entschied mich für letzteres. Und so ist es bis zum heutigen Tag geblieben. Wenn immer es in einer englischen Runde zu einem „Kraut-Bashing" (der rituellen Auspeitschung der „Sauerkrautfresser") kommt, ergreife ich so gut ich kann die Seite des n e u e n Deutschland. Und umgekehrt, wenn ich an einem deutschen Stammtisch antibritische Parolen höre, verteidige ich Albion. Bin ich ein vaterlandsloser Geselle geworden?

*All the world's a stage
and all the men and women merely players.*

*William Shakespeare*

# 6. Kapitel
# Medizinstudent und House Surgeon in London (1950 – 1954)

## 1. Skizze: Das klinische Studium in London

„Sorry!", schon wieder hatte mich jemand angerempelt. „I beg your pardon!". Diesmal war es wohl meine Schuld. Ich hatte vollkommen die Orientierung verloren. Dabei hatte ich inzwischen die eineinhalb Kilometerstrecke von Golders Green „Tube" Station (Untergrundbahn) zu meinen „Digs" (95, Leeside Crescent) über 100 mal zurückgelegt. Aber heute war es anders. Es war November im Jahre 1950. Und jetzt hatte der berüchtigte „Fog" die ganze Stadt in seinem Würgegriff. Diesmal war es ein veritabler „Pea-Souper". Vom Themsenebel und dem Rauch abertausender Kohlekamine zusammengebraut, überzogen die dicken, ätzenden, gelblich-öligen Schwefelschwaden jeden Winkel. Man konnte buchstäblich die Hand vor Augen nicht mehr sehen. Mit der rechten tastete man sich an den Buchsbaumhecken und Mäuerchen der kleinen Vorgärten entlang. Mit der linken Hand versuchte man Zusammenstöße mit den allerdings seltenen anderen Passanten zu vermeiden – vergeblich, wie wir gesehen haben. Alle 30 m bemühten sich die Gaslaternen einen matten, gelblichen Schimmer zu verbreiten – ebenfalls vergeblich. Ich hatte mich hoffnungslos verlaufen. Dies war dieselbe Atmosphäre, in der Dickens vor 100 Jahren seine Romane spielen oder Edgar Allan Poe mal einen Meuchelmord geschehen ließ. Jetzt war es die Atmo-

## 6. Kapitel

sphäre, in der tausende von Bronchitikern dekompensierten und in den geriatrischen Stationen wie die Fliegen dahinstarben. Übrigens: es gab das Fach „Geriatrie" damals noch nicht. Auch nicht den Begriff „Smog" (aus Smoke und Fog) – von „Umweltverschmutzung" ganz zu schweigen.

Welch ein Kontrast zu den von Narzissen übersäten Wiesen, dem gemächlichen Fluss, den Brücken und Türmen von Cambridge! Irgendwie erreichte ich doch noch meine Studentenbude. Ich wohnte zur Untermiete im Vorderzimmer eines kleinbürgerlichen Reihenhäuschens, jenem, in dem ich in Cambridge angefangen hatte, zum Verwechseln ähnlich. Dieses hier gehörte einem Herrn Dr. Koehne, der sich mit Frau, Schwiegermutter und zwei kleinen Söhnen, die übrigen drei bescheidenen Zimmer teilen musste. Er war einmal Rechtsanwalt in Deutschland gewesen. Seit der Emigration wurde er tagsüber beim Gehalt eines Büroburschen von einem englischen „Kollegen" in der City ausgenutzt. Nachts saß der kurzsichtige und übergewichtige Mann unglücklich über dicken Wälzern in der Küche, um das englische „Solicitor-Examen" nachzuholen; man ließ ihn dann auch noch durchfallen. Bald darauf – viel zu früh – erlag er einem Schlaganfall.

Das war damals überhaupt das Kernproblem der jüdischen Emigranten, die überwiegend in den Londoner Vororten Hampstead, Finchley und Golders Green Zuflucht suchten: Als deutsche Akademiker waren sie überqualifiziert und, wie bereits erwähnt nicht gerade willkommen. Es gibt die tragikomische Geschichte vom Londoner Busfahrer, dessen Route ihn täglich durch diese Vororte führte. Er brauchte sich bloß herauszulehnen und „Herr Doktor!" zu rufen und schon wurden ein Dutzend Fenster aufgestoßen und ebenso viele intellektuelle Köpfe kamen eilfertig und erwartungsfroh zum Vorschein.

Dieser Teil Londons sollte also für die nächsten drei Jahre meine Heimat sein. Aber der Umzug nach London bedeutete keinen Wechsel der Universität. Es war nur so, dass es damals in Cambridge kein Universitätsklinikum für die klinisch-akademische Ausbildung gab. Das wurde erst viel später im Süden der Stadt errichtet. Deshalb war es üblich, dass sich die Medizinstudenten meiner Universität für den klinischen Abschnitt ihres Studiums um

# Medizinstudent und House Surgeon in London (1950 – 1954)

Aufnahme in einem der zehn großen „Teaching Hospitals" in London bemühten (St. Bartholomews, Charing Cross, St. Georges, Guys, The London, St. Marys, The Middlesex, The Royal Free, St. Thomas und University College).

Ich wurde im renommierten Middlesex Hospital aufgenommen. Im Gegensatz zu einigen der anderen, deren Gründung bis ins Mittelalter reichte, war das Middlesex relativ modern – etwa 200 Jahre alt. Als ich 40 Jahre später als „Visiting Professor" von unseren deutschen High Tech-Gebäuden dorthin zurückkehrte, musste ich immer wieder staunen über die erstklassige Medizin, die dort trotz allem praktiziert wurde. Die Gemäuer machen es offenbar nicht!

Das Middlesex lag mitten in der Riesenstadt, eine halbe Meile entfernt von Oxford Circus und für mich mit der eben erwähnten Northern Line der Untergrundbahn in einer halben Stunde zu erreichen. Wenn nicht die Gemäuer, so muss es die Fakultät – der „Staff" gewesen sein, der den Weltruf dieser Klinik begründete. Die Namen waren in Goldschrift auf einer großen Eichenholztafel über dem Pförtner am Haupteingang zu lesen. Sie waren versehen mit einem „In/Out"-Schieber, der angab, ob die Koryphäe gerade an- oder abwesend war. Es war eine lange Liste, denn es gab für ein Fach nicht etwa nur *einen* Chef oder Ordinarius – es gab viele gleichberechtigte „Consultants".

Nehmen wir z. B. die Chirurgie. Der Altmeister Lord Webb-Johnson war gerade ausgeschieden. Jetzt war der unumstrittene Doyen unter den Chirurgen Sir Gordon Gordon-Taylor. Er ließ sich jeden Morgen gegen 10.00 Uhr vom Chauffeur in seinem Rolls Royce vor den Haupteingang fahren. Hier warteten eine Reihe von ehrerbietigen Assistenten in weißen Kitteln. Ihn selber sah ich nie in weiß. Immer nur im Frack mit einer täglich frischen roten Nelke im Knopfloch. (Erst im April 1974 sollte diese Blume – in Portugal – eine bestimmte politische Konnotation erlangen. Aber da war Sir Gordon schon lange weitergezogen). Er war übrigens einer der ersten, der nach dem Krieg seinen deutschen Kollegen die Hand reichte und zwar bei jenem denkwürdigen Chirurgenkongress in einem Frankfurter Zirkuszelt.

Berühmt war auch Sir Thomas Holmes Sellors, der Thoraxchirurg, dem (noch vor Brock) die erste transventrikuläre Pulmonal-

# 6. Kapitel

klappensprengung gelang. Er erinnerte mich immer an Winston Churchill durch sein ganzes Auftreten und weil er an Sonntagen ebenfalls zu malen pflegte. Damals bin ich ihm als Student durch eine Gemeinschaftsausstellung näher gekommen – und ein Vierteljahrhundert später durch die Internationale Gesellschaft für Chirurgie, deren Präsident er 1975 wurde.

Neben den Urologen Sir Eric Riches und Mr. Turner-Warwick sowie der Neurochirurgin, Miss J.K. Beck (ja, eine Frau führte schon damals dieses anspruchsvolle Fach), war Mr. Vaughan Hudson der große Generalchirurg. Die Schilddrüse war seine Spezialität, aber er wagte sich an alles, wie wir noch sehen werden. Wie alle Chirurgen, sofern sie nicht geadelt wurden, war er stolz auf das „Mr." vor dem Namen, das ihn von den Doktoren der konservativen Fächer abhob. Das war kein britisches „Understatement", sondern eine Tradition, die auf die Zeiten zurückreichte, als die Chirurgen zusammen mit den Barbieren eher gering geschätzt wurden.

Jeder „Consultant" verfügte am Middlesex Hospital über höchstens 20 Betten und einen kleinen Stab von zwei bis drei Mitarbeitern, die meist im halbjährlichen Turnus wechselten. Auf der niedrigsten Stufe befand sich als Anfänger der House Surgeon, dessen Anstellung auf sechs Monate begrenzt war. Es folgte der Senior House Officer (1 Jahr), der Registrar (2 Jahre) und die seltene Gattung eines Senior Registrars (4-5 Jahre). Für den Auszubildenden brachten die ständigen Wechsel den Vorteil von verschiedenen Chefs immer wieder neue Aspekte zu lernen; für den Consultant aber den Nachteil mangelnder Kontinuität. Dass sich das im operationstechnischen Bereich auch negativ auswirken konnte, fiel mir erst später im Vergleich zum deutschen Weiterbildungssystem auf.

Schließlich gab es an jedem Teaching Hospital auch einen Professor of Surgery. Er war hauptamtlich von der University of London angestellt und widmete sich vornehmlich der Forschung und Lehre. Im Gegensatz zum deutschen „Ordinarius" genoss er oft weniger Prestige (auch weniger Einkommen) als seine von Patienten aus aller Welt gesuchten Kollegen, die „Consultants". Am Middlesex hatten wir aber auch einen berühmten Professor: Mr. David Patey, dessen „Simple Mastectomy" die organerhaltenden

## Medizinstudent und House Surgeon in London (1950 – 1954)

Verfahren beim Brustkrebs einleitete. Von ihm und seinem Senior Registrar, Mr. Leslie LeQuesne habe ich viel gelernt.

Anders als der „full-time" Professor, mussten die Consultants (und das müssen sie bis heute) mit einem weiteren Problem kämpfen: Ihre Wirkungsstätten lagen über die ganze Riesenstadt verteilt. Für die Privatordination hatte jeder seine Adresse in der Harley Street. Privatpatienten wurden in luxuriösen kleinen Kliniken etwa in der Park Lane operiert und gepflegt. (Die neue Labour Regierung setzte alles daran, die Arbeit auf der im Middlesex selbst eingerichteten „Privatstation" zu behindern). Dann gab es die weltberühmten Spezialkliniken, in denen auch unsere Consultants ihre Spezialgebiete pflegten und weiterentwickelten. So operierte Sir Thomas Zwerchfellbrüche, Lungentumore und Herzfehler auch im Harefield Hospital for Diseases of the Chest, während Mr. O.V. Lloyd Davies dreimal wöchentlich ins „St. Marks Hospital for Diseases of the Rectum and Colon" in die City Road fahren musste. Und schließlich hatten sie alle auch noch Patienten und Lehrverpflichtungen an ihrem Teaching Hospital, z. B. dem Middlesex.

Man kann sich den Aufwand an Kraft und Zeit, den dieses tägliche Pendeln zwischen vier verschiedenen Arbeitsplätzen – mitten durch den Londoner Verkehr! – bedeutet, kaum vorstellen. Das war auch nur zu bewältigen, weil der Dienstbeginn gleitend und vergleichsweise spät war (für uns Studenten am Middlesex erst zwischen 9.00 und 10.00 Uhr) – und weil man die Nutzung der gemeinsamen Operationssäle auf zwei bis drei „Sessions" (Halbtagssitzungen) pro Chirurg und Woche begrenzte. An zwei Werktagen operierten die meisten Chirurgen überhaupt nicht. Sie widmeten sich dann den Lehrvisiten („Rounds") und Ambulanzen („Out-Patients").

Unter den „Honorary Medical Consultants" ist mir der Internist Dr. G. E. Beaumont in lebhafter Erinnerung geblieben. Dieser kleine Napoleon mit einer hohen Stirn genoss einen legendären Ruf, als Arzt, als Prüfer, sowie als Lehrer. Er war als Großinquisitor bei den höheren Facharztprüfungen (M. R.C. P.-Examen) weltweit gefürchtet. Ja, weltweit, denn noch war das Empire groß und Kandidaten, die etwas auf sich hielten (etwa aus Indien, Jamaika oder den Fidji-Inseln), stellten sich der Prüfung in London. „Beau"

215

# 6. Kapitel

war ein wandelndes medizinisches Lexikon. Er kannte sie alle, die exotischsten Symptome und Syndrome einschließlich ihrer Eigennamen. Und er fragte sie auch alle ab. Seine wöchentlichen „Teaching Rounds" (dienstags und freitags am Krankenbett) waren so berühmt, dass die Rede- und Antwortspiele, mit denen er meisterhaft die Fakten aus angehenden Ärzten herauslockte, um daraus eine Diagnose aufzubauen, gesammelt und in Buchform herausgegeben wurden. Bei seiner letzten Stationsvisite (im Juli '53) waren nahezu 200 Zuhörer anwesend.

Ein eher prosaisches, aber für mich damals aufregendes Beispiel habe ich in einem Brief wiedergefunden:

*„Wie üblich erwarteten wir ihn alle in der Eingangshalle. Beaumont tritt ein und wird augenblicklich von aufmerksamen Weißkitteln umringt, die ihm Hut und Mantel abnehmen. Zusammen mit seiner Gefolgschaft verschwindet er im Aufzug, ohne von uns armen Studenten auch nur Notiz zu nehmen. Jetzt – während er emporschwebt – kommt es darauf an, dass wir die zwei Stockwerke heraufstürmen, um rechtzeitig vor ihm die Station zu erreichen. Hier bemerkt und grüßt er uns auf einmal und strahlt. (Das ist das Ritual, an das wir uns zu halten haben). Alsdann marschiert „Beau" ans Ende der Station, bis zum Bett eines Herzpatienten.*

*„Wessen Fall ist dies?"*

*„Meiner, Sir!", sagt Ronny Daniels.*

*„Daniel? Aha, Daniel – oder ist es Daniels?" (Er, der jeden Namen der Medizingeschichte parat hat, kokettiert gerne mit einem angeblich schlechten Namensgedächtnis).*

*„Können Sie, Daniels, mir sagen, was das Wolf-Parkinson-White-Syndrom ist?"*

*Alle lächeln leicht verlegen. Keiner weiß, was das W-P-W-Syndrom ist – wenn es denn überhaupt existieren sollte.*[1]

*„No, Sir!" sagt Ronny.*

*Und jetzt fragt Beau reihum alle, die ums Bett drängenden Ärzte und zuletzt die vielen Studenten. Du hättest mein Herz in Hamburg schlagen hören können (dort hielt sich meine Mutter gerade auf). Ich wusste es nämlich (zufällig) und als ich an die Reihe kam, hielt ich einen kleinen Vortrag. Jeden Absatz kommentierte Beau mit einem „Absolut korrekt!" Als ich fertig war, strahlte er: „Ich denke, er hat*

# Medizinstudent und House Surgeon in London (1950 – 1954)

*sich eine Belohnung verdient!" und fischte eine Silbermünze aus seiner Tasche.*
*Dann zum House Physician: „Wie heißt er?"*
*„Trede, Sir".*
*„Treve?" (Jede Woche macht er denselben Fehler!).*
*„No, Trede, Sir. T-r-e-d-e",*
*„Alright, make a note of it".*[2]

Und so befinden wir uns schon mittendrin im vielgepriesenen englischen „Bedside-Teaching", das ich nun drei Jahre lange genießen sollte. Am unteren Ende der soeben skizzierten Klinikhierarchie fanden wir Studenten unseren durchaus anerkannten Platz. Allerdings mussten wir ihn im Drei-Monate-Turnus wechseln. Jeweils acht Studenten hatten 40 Patienten unter ständiger Aufsicht zu betreuen. Jeder verfolgte seine „eigenen" fünf Patienten von der Aufnahmeanamnese bis zur Entlassung. Die Stationsarbeit an sechs Wochentagen wurde nur durch wenige Vorlesungen oder Bibliotheksstudien ergänzt und allenfalls unterbrochen, wenn wir unsere Patienten zu Spezialuntersuchungen, in den Operationssaal oder am Ende gar in die Pathologie begleiten mussten.

Mit den meisten dieser Kranken verband mich bald so etwas wie eine Freundschaft oder zumindest Zuneigung, die wohl auf Gegenseitigkeit beruhte. Bald erkannte ich die Dankbarkeit der in Not Geratenen in ihrer Ausnahmesituation gegenüber den jungen Männern (und Frauen) in weißen Kitteln. Dabei trugen wir Studenten nur kurze weiße Jacken – und natürlich eine Krawatte, denn die ist bis heute Pflicht an allen anglo-amerikanischen Kliniken. Von nun an sind meine Briefe voller Krankengeschichten – wie diese:

*Das größte Erlebnis der letzten Woche war ein Patient, Mr. C., der seit 8 Jahren einen Knochentumor in der linken Hüfte trägt. Zweimal hat man ihn entfernt und obgleich er gutartig war, ist er erneut gewachsen. Nun ist der Tumor doch bösartig geworden und der Patient ist unter großen Schmerzen zu uns verlegt worden. Sein bisheriges Krankenhaus kann nichts mehr mit ihm anfangen. Die einzige Rettung besteht in einer sogenannten Hemipelvektomie, wobei man nicht nur das Bein, sondern auch das halbe Becken samt Hinterteil amputiert. Diese Operation gilt als die „schwerste und dramatischste" in der ganzen Chirurgie. Wir haben hier am Middlesex einen berühm-*

## 6. Kapitel

ten Chirurgen – Sir Gordon Gordon-Taylor – der mit seinen 70 Jahren nur noch diese „hind quarter amputation" macht. Noch ist Mr. C. zu schwach – man hat die Operation bis Anfang November verschoben. Ich habe viel von ihm gelernt und sollte ich einmal krank werden, dann wünsche ich mir seine Haltung. Er ist ganz ruhig und zufrieden. Er verneint seine Schmerzen nicht, aber er beklagt sich auch nicht. Ich sitze lange an seinem Bett und höre zu, wenn er von den „good old days" erzählt. Er war einfacher Dorfpolizist. Sein ganzer Stolz ist jetzt sein ältester Sohn, der Lehrer ist. Bis zuletzt hat der Sohn ihn im Rollstuhl zu seinen geliebten Kricket Matches gefahren. Dieser Sohn ist verheiratet und gerade in dieser Woche soll nun Mr. C. Großvater werden: „I do hope I will live long enough to see the baby!"[3]

Vier Wochen später: „Du fragst immer so lieb nach Mr. C.. Die große Operation ist für morgen Nachmittag um 5.00 Uhr angesetzt. Ich habe lange mit unserem Oberarzt gesprochen – man erwartet nicht, dass er beides, die Operation und die Folgen überleben wird. Sir Gordon hat ihm auch klar gesagt: „You have one chance in ten!" Man hat ihm nichts vorgemacht und trotzdem war er heute so ruhig und zufrieden wie immer. Das Enkelsöhnchen ist immer noch der beste Gesprächsstoff für ihn – er hat es aber noch nicht gesehen".[4]

Nach einer weiteren Woche:

„Du bist sicher gespannt, wie es mit Mr. C. steht. Er lebt! Allerdings sind wir noch lange nicht in Sicherheit mit ihm. Die Operation am Dienstag war wirklich ein „gran spetacolo". Ungefähr 40 Zuschauer, auch aus dem Ausland, fanden sich dazu ein, denn das Middlesex ist berühmt für diese Eingriffe, von denen man hier mehr gemacht hat, als irgendwo sonst auf der Welt. Die Vorbereitungen unmittelbar vor der Operation dauerten eindreiviertel Stunden. Dann kam der große Moment: Sir Gordon Gordon-Taylor kam herein mit seiner exzentrischen Maske. Jetzt hätte man eine Fanfare spielen sollen (!).

Seine Hände zitterten merklich (er ist weit über 70). Aber sowie das Schneiden anfing, machte er nicht den kleinsten Fehler. Meine bescheidene Aufgabe war es, das steril verpackte Bein zu halten und bei Bedarf zu drehen und zu wenden. In knappen zwei Stunden war alles vorüber. „This was the most difficult one we've ever had!", sagte Sir Gordon zu seinen drei Assistenten. Aber das sagte er wohl jedes Mal.

## Medizinstudent und House Surgeon in London (1950 – 1954)

*Ich blieb dann bei Mr. C. bis er wieder aufwachte. Später musste ich das Bein samt Tumor mit einem Assistenten in einen Kühlraum in die Katakomben tragen. Da unten konnte man das Gruseln lernen! Ich kam nicht vor 11.00 Uhr nach Hause. Am nächsten Morgen ging es ihm ganz fabelhaft gut. Er ist ungeheuer tapfer – aber dann ging es doch langsam bergab. Ich merkte es vor allem an seiner Stimme. Gestern früh war sie ganz schwach. Ich habe lange bei ihm gewartet, aber er hat nur wenige Sätze hervorgestoßen. Seine liebe Frau war da. Sie hat mich natürlich über alles ausgefragt. Und ich habe ihr Mut gemacht. Dann wurde uns klar, dass nun der Moment gekommen sei, zur Anwendung unseres letzten Mittels. Wir sieben Studenten auf Station hatten geplant, ihm etwas Tabak zu schenken, denn Mr. C. ist leidenschaftlicher Raucher. Also, gestern dachte ich noch, wenn wir es ihm nicht heute geben, dann werden wir es wohl nie mehr tun können. Wir wussten, er würde sich freuen und vielleicht denken: „Hier habe ich nun zwei Unzen Tabak. Um die zu rauchen brauche ich mindestens eine Woche. Also werde ich noch eine Woche leben – mindestens". Vielleicht war das Unsinn – aber wir gingen hin, kauften den Tabak – und wie hat er sich gefreut!.*

*Heute geht es ihm nun viel viel besser. Er hat mir schon von weitem zugewinkt und konnte wieder richtig sprechen – und geraucht hat er auch".*[5]

(Nachtrag: Vier Wochen später (zu Weihnachten) wurde Mr. C. nach Hause entlassen. Ein Jahr darauf besuchte er uns anlässlich einer Nachuntersuchung zu Fuß (natürlich mit Prothese) in der Klinik; es ging ihm erstaunlich gut. 25 Jahre später wiederholte ich denselben Eingriff bei einem 22-jährigen Mädchen, das durch einen monströsen Beckentumor (Chondrosarkom) bettlägerig geworden war. Auch sie konnte wieder gehen, aber nur 18 Monate lang, bevor Lungenmetastasen auftraten).

Die Gefäßchirurgie – später eines meiner sogenannten Spezialgebiete – stand damals erst am Anfang ihrer Entwicklung. Noch gab es bei uns kaum röntgenologische Gefäßdarstellungen; die erste erfolgreiche Ausschaltung eines Bauchaortenaneurysmas (Hauptschlagader-aussackung) gelang erst drei Jahre später; eine Embolektomie (Entfernung von Gerinseln aus einer Schlagader) galt als „seltener Eingriff".

# 6. Kapitel

„Mein Herzinfarktpatient, der sich bislang so gut erholt hatte, klagte plötzlich über Schmerzen im rechten Bein. Als ich ihn um 10.00 Uhr sah, war das rechte Bein deutlich kälter und blasser als das linke. Offenbar war ein Blutgerinsel aus seinem kranken Herzen in diese rechte Hauptschlagader geschleudert worden. Jetzt konnte nur noch eines sein Bein retten: Die Operation. Der Chefchirurg, Mr. Vaughan Hudson, sagte sofort zu, es selber zu machen. Erst musste ich den Patienten vorbereiten: Blutdruck messen, Blut abnehmen zur Blutgruppenbestimmung, das Bein rasieren, gut zureden um Zuversicht zu geben, Operationseinwilligung unterschreiben lassen und viele andere Dinge mehr. Dann in den OP – umziehen – waschen um mitzuhelfen. Vaughan Hudson war sehr freundlich – gar nicht der „große Chirurg", obgleich er wie einer aussieht. Er sagte, dies sei ein seltener Eingriff. Es war faszinierend, wie er das Bein aufschnitt und die Arterie freilegte (so dick wie Dein Zeigefinger) – sie pulsierte nicht. Nachdem er sie palpiert hatte, sagte er: „Hier ist das Gerinnsel". An dieser Stelle öffnete er die Schlagader und zog das Gerinnsel heraus. Aber es kam kein Blut von oben. „Da muss noch ein Gerinnsel weiter oben sitzen". Und so arbeitete er etwa eine Stunde lang mit Pinzetten und Saugern und gerade, als wir dachten, dass er aufgeben würde, kam noch ein großes Gerinnsel, gefolgt von einem Blutstrahl, wie eine Fontäne. Die Schlagader hat er rasch wieder zugenäht und wir waren hoch erfreut: Das Bein war gerettet ( – <u>wenn</u> da nicht noch weitere Gerinnsel weiter unten sitzen). Im Augenblick ist es immer noch weiß und kalt".[6]

Heute wundert sich keiner mehr, dass dieses Bein leider acht Tage später doch amputiert werden musste. Der kleine aufblasbare Ballon, mit dessen Hilfe man auch weiter peripher (z. B. in den Unterschenkelarterien) liegende Gerinnsel hätte herausziehen können, der Ballon, der diese inzwischen gar nicht so seltene Prozedur zu einem Routineeingriff oftmals in Lokalanästhesie gemacht hat – dieser kleine Ballonkatheter wurde von seinem Erfinder, Thomas Fogarty, erst 12 Jahre später der Welt bekannt gemacht.

Noch war ich ja ein Medizinstudent, der alle Disziplinen der Reihe nach durchzulaufen hatte. Ich war von allen begeistert und wechselte wankelmütig wie ein Don Juan meine Vorlieben. „Dies war wieder eine herrliche Woche in der Klinik. Jetzt bin ich vom Herz- zum Lungenspezialisten übergewechselt – und alles wegen zwei Patienten ...".[7]

## Medizinstudent und House Surgeon in London (1950 – 1954)

Aber ich glaube, man spürt schon wohin das alles einmal hinauslaufen würde – nämlich zur Chirurgie. Viel später pflegte ich meine Einführungsvorlesung mit der ironischen Bemerkung zu beginnen: „Jeder begeisterte Mediziner will irgendwann einmal im Laufe seines Studiums Chirurg werden. Aber Gott sei Dank bleiben nur wenige bei diesem Entschluss".

So intensiv unsere Einbindung in die Klinik auch war, so begehrt war die Entsendung für ein bis drei Monate in eine der assoziierten Außenstationen, z. B. an das Central Middlesex Hospital, keine zwei Meilen vom Wembley Stadion entfernt. Hier verbrachte ich sechs Wochen unter den Fittichen von Mr. Henley, dessen Name noch heute mit einer Dünndarmersatztechnik nach Magenteilresektion verbunden ist. Und da wir rund-um-die-Uhr im Dienst waren, wurden wir auch gleich in der Klinik untergebracht. Der Arbeitstag begann mit Visiten um 9.00 Uhr und endete selten vor 11.00 bis 12.00 Uhr nachts im „Operating Theatre" (wie es in England heißt). Und nichts war uns zuviel. Es war die alte Geschichte: Je höher die Anforderungen, desto größer die Leistungsbereitschaft. 40 Jahre später konnte ich in Mannheim erleben, wie dieselben Studenten, die sich über die Einteilung zum Nachtdienst (einmal pro Woche) beschwerten, begeisterte Postkarten aus England (wohin ich sie zu einer Famulatur vermittelt hatte) schickten. Sie bedauerten nun ausdrücklich, dass sie nur jede *zweite* Nacht zum Dienst eingeteilt waren.

*„Die Klinikarbeit erreichte am Donnerstag einen Höhepunkt: Meine erste größere Operation! Mr. Henley bat mich eine Patientin zu untersuchen und zu entscheiden, ob eine Appendektomie ratsam sei oder nicht: Und wenn ja, dann dürfe ich sie auch selber operieren! Es war zufällig eine deutsche Frau, 22 Jahre alt, mit einem Engländer verheiratet, die ich bereits vor einer Woche mit vagen Bauchbeschwerden in der Ambulanz gesehen hatte. Diesmal kamen wir zu dem Entschluss: Dieser Appendix muss raus!*

*Am Donnerstag begann die lange Operationsliste um 9.30 Uhr und tatsächlich stand an der Tafel: Nr. 6 „Appendectomy – Trede". Es wurde halb sieben, bis meine Patientin auf dem Tisch lag – und wir hatten noch keine Teepause gehabt. Mein Assistent war der Registrar, Mr. Jackson und der hatte es ob der späten Stunde natürlich eilig. Meine Aufgabe war es nun zu verhindern, dass er beschleunigend ein-*

## 6. Kapitel

*griff. Erst schien es, als ob er diesen psychologischen Zweikampf gewinnen würde – aber dann war ich immer schon einen kleinen Schritt voraus, so dass seine Ungeduld bald einer gewissen Belustigung wich. Ich wusste schon genau, was zu tun war und es war ja auch nicht schwer: Die Appendix lag genau unter dem Hautschnitt und entpuppte sich als recht groß, fettreich und akut entzündet. So hatte sich mein erster Eingriff auch noch wirklich gelohnt. Nach 30 min war die Hautnaht beendet".*[8]

Besonders beliebt war außerdem das West Wales General Hospital in Carmarthen. Hier war ich im Frühjahr 1952 vier Wochen lang als einziger Student dem ortsansässigen Gynäkologen, Mr. James, zugeordnet. Man hatte mich bei freundlichen waliser Wirtsleuten in einem winzigen Kämmerchen direkt gegenüber der Klinik untergebracht. *„Sie haben hier einen kunstvoll erdachten Wecker (für Geburten in der Nacht). Er besteht aus einigen zusammengeknoteten Bindfäden und Verbänden. Das eine Ende, woran ein Stück Blei befestigt ist, schmeiße ich zum Fenster hinaus; das andere binde ich vor dem Einschlafen um meine linke Großzehe. Wenn es dann soweit ist, kommt so eine Hebamme und zieht unten auf der Straße".*[9]

*„Mein Chef ist ein ganz selten guter Chirurg, Gynäkologe und Lehrer. Er hat mich mit seiner Begeisterung soweit angesteckt, dass ich beinahe Gynäkologe werden könnte. Beim Operieren gibt es lange Debatten und Prüfungen. Zum Beispiel fragt er mich: „Wie heißt dieser Arterienast?" oder „Wodurch schneide ich jetzt?" Darauf folgt eine ausgiebige Lektion in Anatomie, Entwicklungslehre und Medizingeschichte. Jetzt will er mir bald eine kleine leichte Operation anvertrauen (unter strenger Aufsicht, selbstverständlich!). Aber damit Du ja nicht denkst, ich sei bereits ein halber Chirurg, erzähle ich Dir lieber die Mini-Tragödie, die mir vorgestern Nacht passierte".*[10]

Beim Zunähen einer Episiotomie (Scheidendammschnitt) war die Nadel zerbrochen und – unauffindbar verschwunden. Es war nachts um halb vier; ich war allein mit der Gebärenden (einer Italienerin, die kein Wort Englisch sprach), ihrem Bambino und der Hebamme.

*„Mr. James war sehr anständig und restaurierte einigermaßen mein Selbstvertrauen mit zwei Bemerkungen: „Ärzte, die niemals einen Fehler machen, sind die, die auch nie etwas unternehmen"; und „Vor vier*

# Medizinstudent und House Surgeon in London (1950 – 1954)

*Wochen passierte mir genau dasselbe in Haverford West. Wir suchten 3 ½ Stunden lang, ehe wir die Nadel erwischten. Also viel Vergnügen. Ich schaue nach dem Frühstück mal herein, um zu sehen, wie weit Ihr seid!" Aber wir hatten Glück: Mit Hilfe eines Röntgenbildes hatten wir die unglückselige kleine Nadel in 3 ½ min wieder. Mutter und Kind (es war mein zwölftes hier) sind vergnügt und gesund".*[10] (Abb. 19).

Aber auch tagsüber war ich im Dauerdienst. Mr. James nahm mich mit auf jeden Hausbesuch über Land in seinem alten Rover und so lernte ich Hügel und Küste von Südwest Wales, die gastfreundlichen Menschen und ihre seltsame Sprache ein wenig kennen. Das heißt, die tausend Jahre alte keltische Sprache nun doch nicht – obgleich es Patienten gab, die kaum ein Wort Englisch verstanden.

„Doctor bach – Ah, Doctor bach" riefen sie mir nach bei den Visiten und ich war geehrt über diese Verbindung zum Thomaskantor, bis man mir erklärte, dass „bach" walisisch für „kleiner" oder „lieber" sei – etwa so, wie die Russen „Väterchen" rufen.

Es sei noch eine kleine Kostprobe dieser Landessprache gestattet, auch wenn sie nicht hierher gehört, denn das Dorf, um das es geht, liegt in Nordwales, genauer auf der Insel Anglesey. Angeblich musste der Bahnsteig dort verlängert werden, um genügend Platz für das Namensschild zu schaffen:

„LlanfairpwllgwyngyllgogerchwyrndrobwyllLlanfairdisilliogogogoch".

So spannend das Studium auch für mich wurde – den Verlockungen und Ablenkungen der Großstadt konnte man nicht immer wiederstehen. Ich hatte die „Winterreise" mit Dietrich Fischer-Dieskau (und Gerald Moore am Klavier) neu kennengelernt. Friedrich Gulda gab ein hinreißendes Debüt in der Wigmore Hall. Und ich machte regelmäßig Kammermusik im Hause von Dr. Hadley (Cellist und Gastroenterologe am Middlesex), dessen Ehefrau, eine Berufsbratscherin, unsere Quartette einstudierte. Ein- oder zweimal im Monat besuchte ich die „Tate" oder die näher liegende Nationalgalerie und vertiefte mich dort immer wieder in meine Lieblingsbilder – allen voran El Grecos „Ghetsemane". Ich selber kam jetzt kaum noch zum Malen. Dafür stellte ich das bereits Gemalte ziemlich ungeniert zur Schau: Einmal bei einer

# 6. Kapitel

Open-Air-Exhibition auf der Hampstead Heath und dann im Rahmen einer Medizinerausstellung, wo mein Matterhornversuch von zwei Landschaften unseres Thoraxchirurgen Holmes Sellors eingerahmt, hing. Auch der aktive Sport trat zwangsläufig in den Hintergrund, wenn man von einigen Bergtouren (z. B. aufs Matterhorn) mal absieht. Dafür sind mir zwei exotische Ereignisse als Zuschauer in Erinnerung geblieben. Das erste war ein Skispringen (im Nieselregen!) auf der Hampstead Heath – also mitten in London, wo heute kein Schnee mehr fällt. Sieger war der Norweger Arne Hoel mit 35,5 m (!), der zwar auch am Holmenkollen (dort aber mit 93 m) erfolgreich war.

Das zweite Sportereignis war das „Boat Race" 1951 zwischen Oxford und Cambridge:

*„Es war ein schöner Tag, aber sehr stürmisch und der Fluss ziemlich unruhig. Den Start – "They're off!" – konnten wir nur unscharf erkennen. Bald war ein Boot meilenweit voraus: Cambridge natürlich. Aber als Oxford überhaupt nicht erschien, begannen wir uns Sorgen zu machen. Dann hielt unser Boot an und aus einem Radio hörten wir: Oxford ist untergegangen! – Sie mussten ans Ufer schwimmen".*[11] Das war seit Menschengedenken nicht mehr vorgekommen.

Immer, wenn die Klinikroutine allzu sehr drückte, fand ich Entspannung bei guten Freunden: In Navin Sullivans altem Ford unternahm ich erste Fahrversuche auf einsamen Landstraßen bei Windsor; oft war ich zu Gast bei Feldbergs, die von Cambridge nach Mill Hill umgezogen waren, wo er nun die Labors des Medical Research Council leitete. Und ebenso oft durfte ich das Ehepaar Schaefer besuchen. Marie Schaefer war jener „Engel", der uns 12 Jahre zuvor bei der Ankunft im fremden Land so rührend betreut hatte. Und Hans Schaefer war praktischer Arzt im Londoner Vorort Enfield. Außerdem war er ein phantasievoller Bildhauer. Der Bilderbuchehe dieser beiden bescheidenen liebenswerten Menschen wurde ein tragisches Ende gesetzt durch den völlig unerwarteten Tod Hans Schaefers fünf Tage nach einer glatt verlaufenen Prostatektomie (von Millin selber durchgeführt) an einer Lungenembolie.

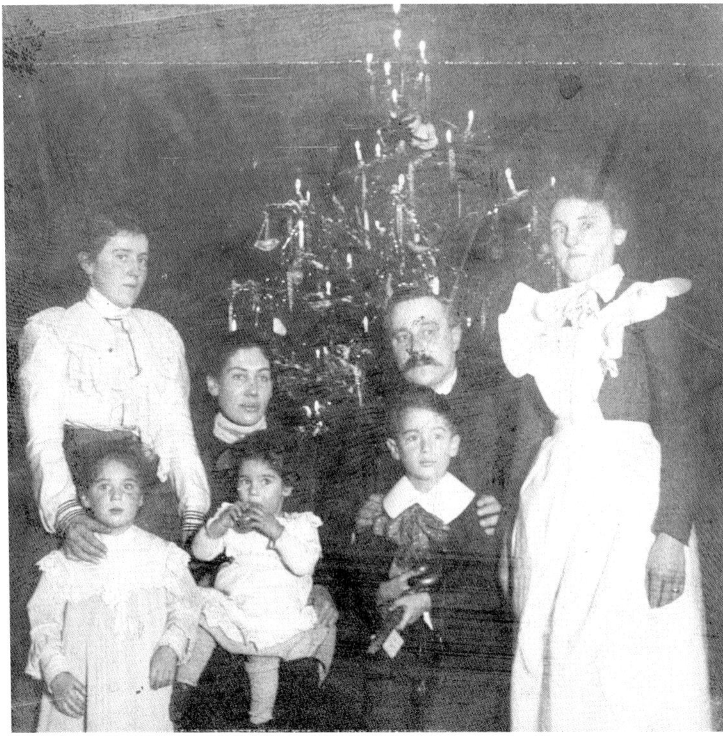

*Abb. 1: Weihnachten bei Familie Daus, 1902. Flankiert von zwei Dienstmädchen sitzen meine Großeltern Anna und Dr. med. James Daus. Davor sehen wir ihre Kinder Clara, Gertrud (meine Mutter) und Franz.*

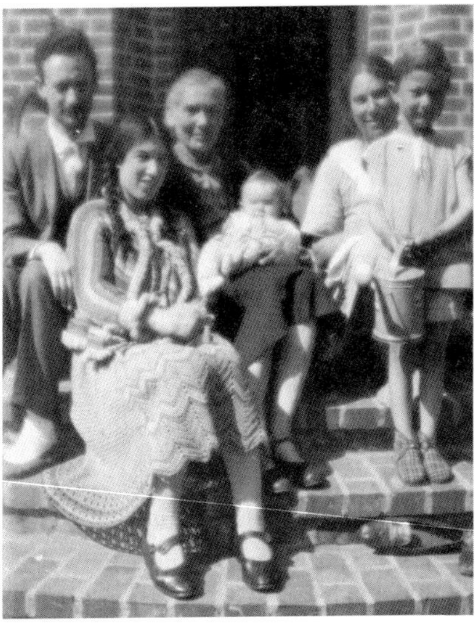

*Abb. 2: Zu Pfingsten 1929 sitzt Großmutter Anna mit ihren Kindern Franz, Gertrud und Clara auf der Treppe zu ihrem Meiendorfer Haus. M.T. thront auf ihrem Schoß; mein Vetter Martin steht vor Tante Clara. Bis auf meine Mutter und mich sollte keiner der Abgebildeten Krieg und Holocaust überleben.*

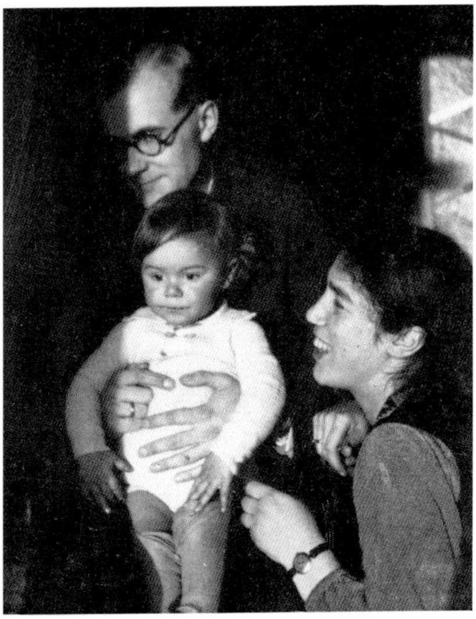

*Abb. 3: M.T. mit seinen Eltern zu Weihnachten 1929.*

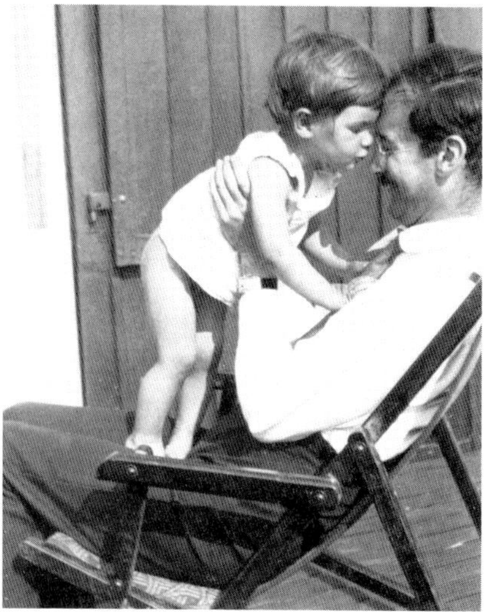

*Abb. 4: M.T. mit Onkel Franz in Meiendorf, 1931.*

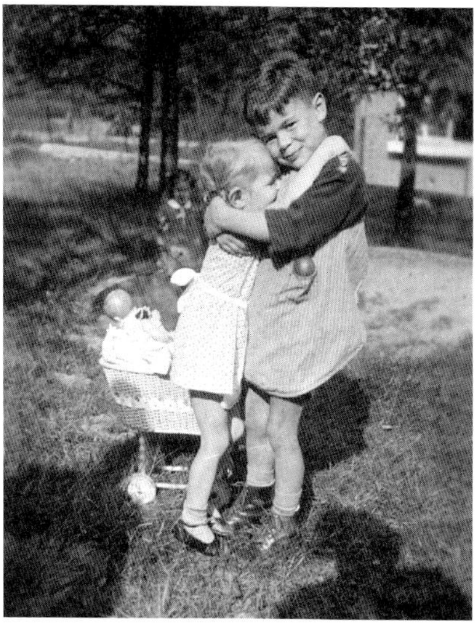

*Abb. 5: „Erste Liebe" in Blankenese, 1933.*

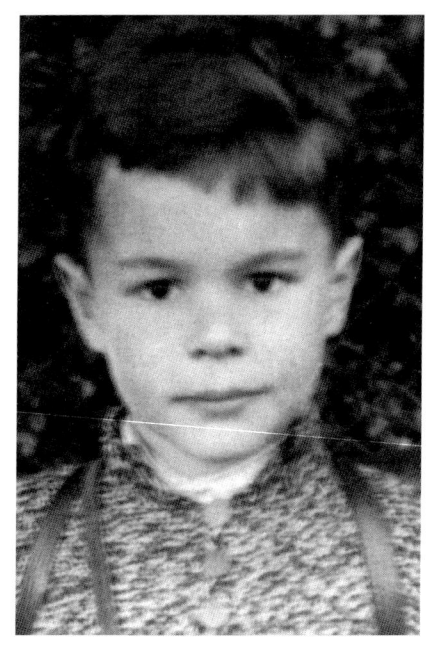

Abb. 6: M.T. am
1. Schultag, Frühjahr 1935.

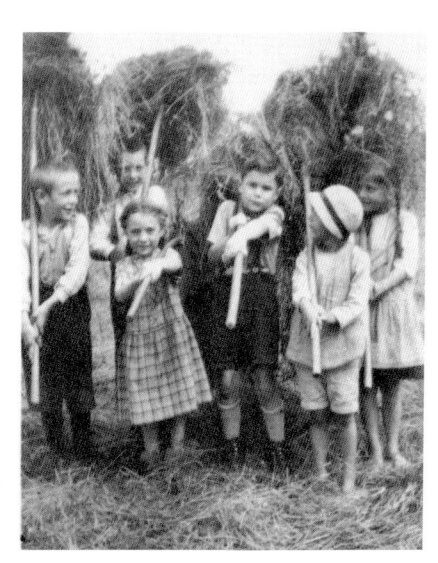

Abb. 7: M.T. (vierter von
links) beim Heuen in Saig,
Hochschwarzwald, 1936.

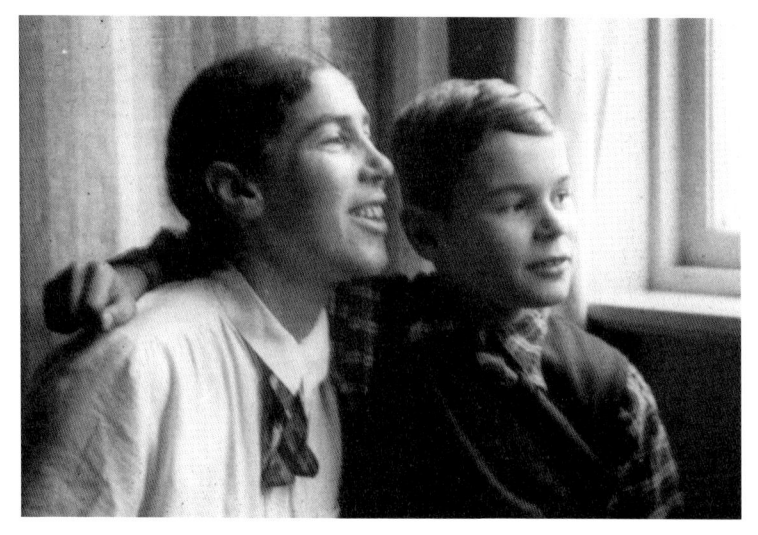

Abb. 8: Mutter und Sohn vor der Emigration, Dez. 1938.

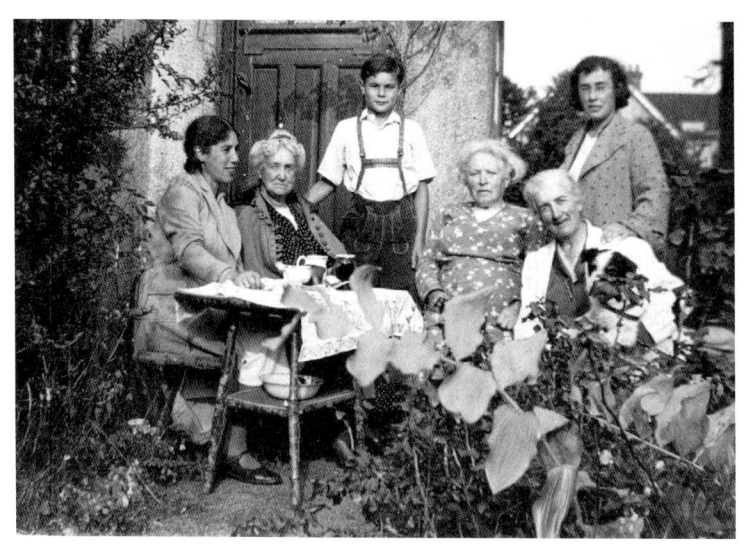

Abb. 9: Im Garten von „Woodlands", August 1940.
Von li. n. re.: meine Mutter, Mrs. Haig, M.T., Sarah,
Aunty Queeny, Margaret Haig.

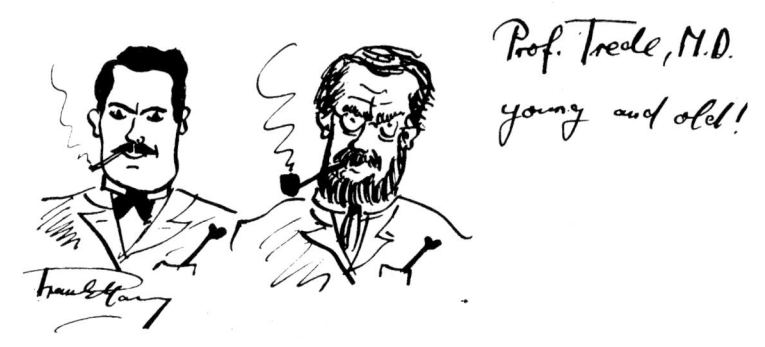

Abb. 10: Die prophetische Karikatur von Frank Marcus,
Mai 1942.

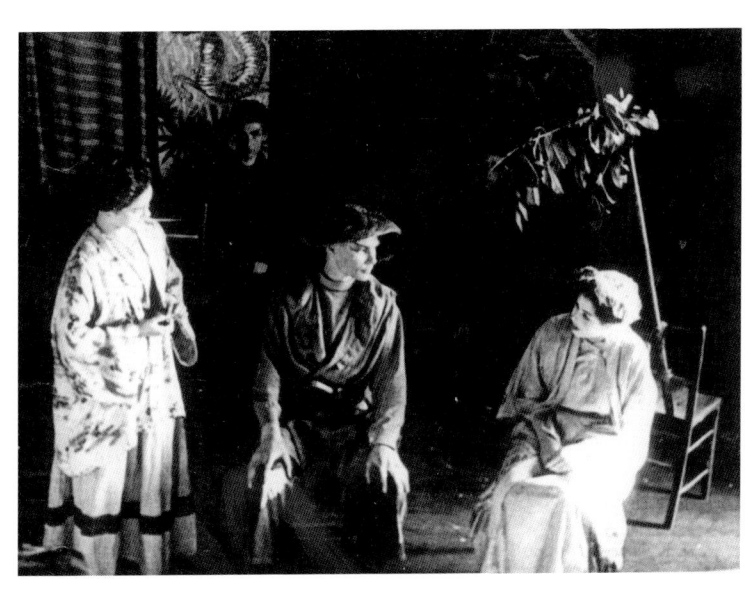

Abb. 11: Szenenfoto des chinesischen Dramas
„Lady Precious Stream", Mai 1943. Von li. n. re.: Peppi Unger
(Zofe), Hermann Essinger (Requisitenmann im Hintergrund),
M.T. (der Gärtner), Ursula Solmitz (Lady Precious Stream).

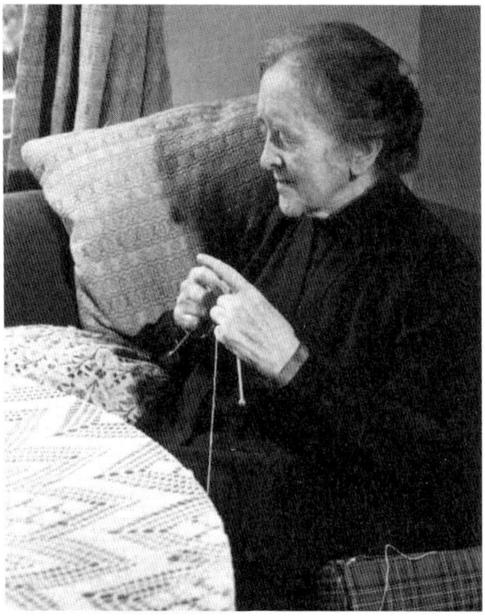

Abb. 12: Anna Essinger, in ihrem letzten Lebensjahr, erblindet aber nicht untätig. Foto: Leslie Brent.

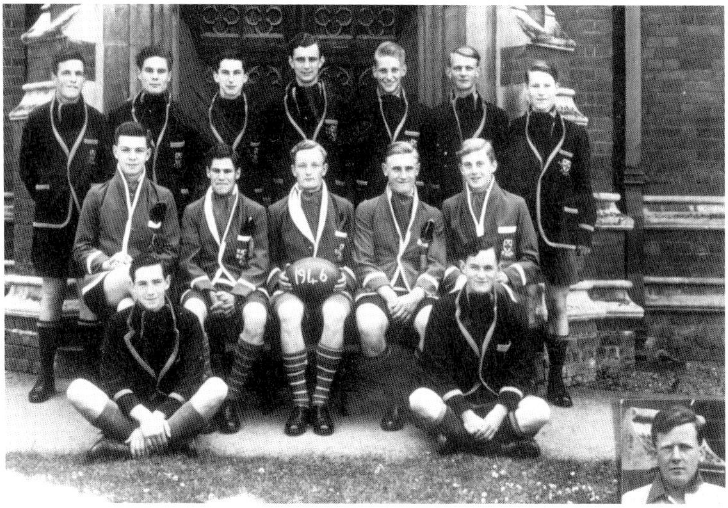

Abb. 13: The Leys School, 1$^{st}$ Rugby XV, 1946. Von li. n. re. stehend: R.N Graham, M. Trede, E.D. Williams, J.E. Nisbet, D.E. Terry, J.M. Childs, G.O.F. McLean. Sitzend: P.H. Merry, G.M. Stannard, G. Cook (Capt.), D.K. Fairweather, W.O. McCormick. Hockend: J.F. Wood, J.C. Barratt, E.B. Galloway (Inset).

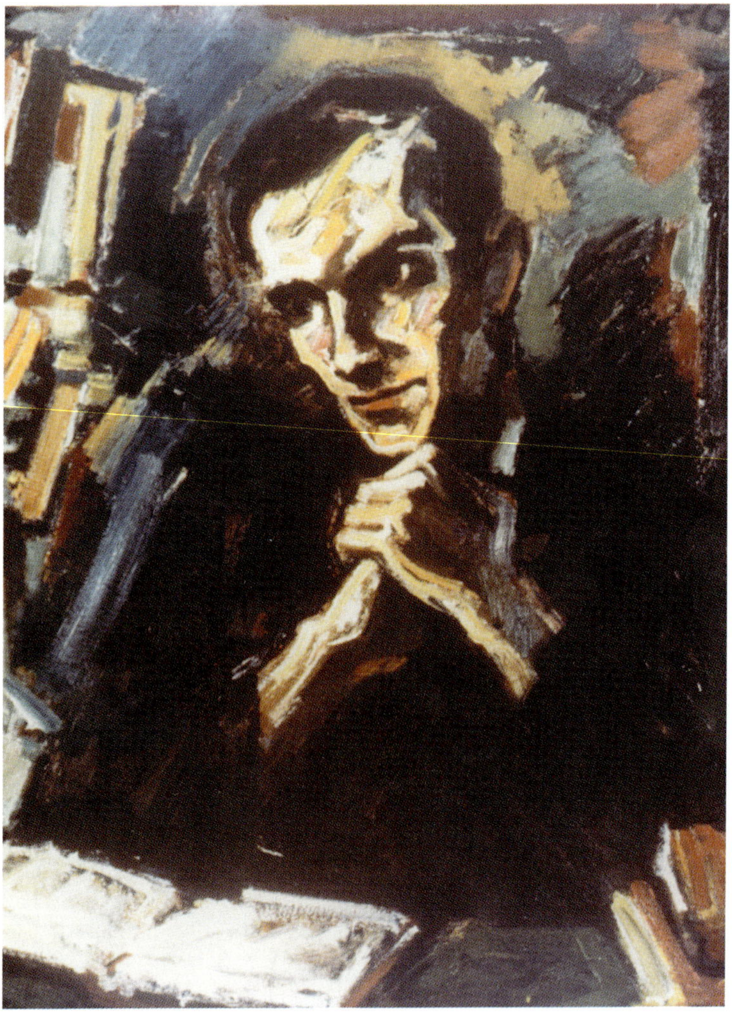

*Abb. 14: Dr. Hilmar Trede, 1936 von R. Gottschalk. Städt. Museum, Braunschweig.*

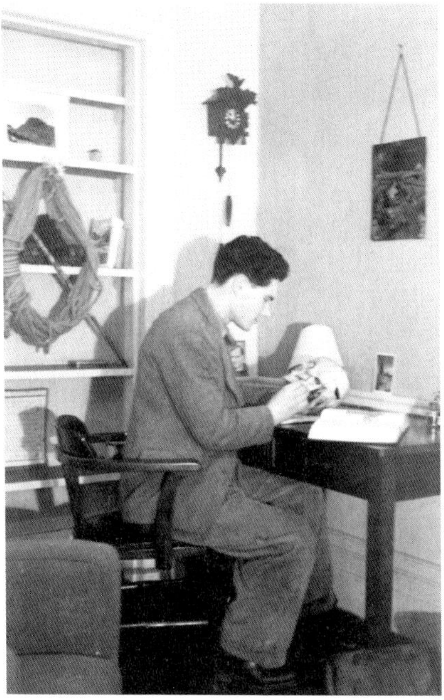

*Abb. 15: Beim Studium in Downing College, Herbst 1949. Über dem Schreibtisch hängt das erwähnte Weihnachtsbild des Vaters.*

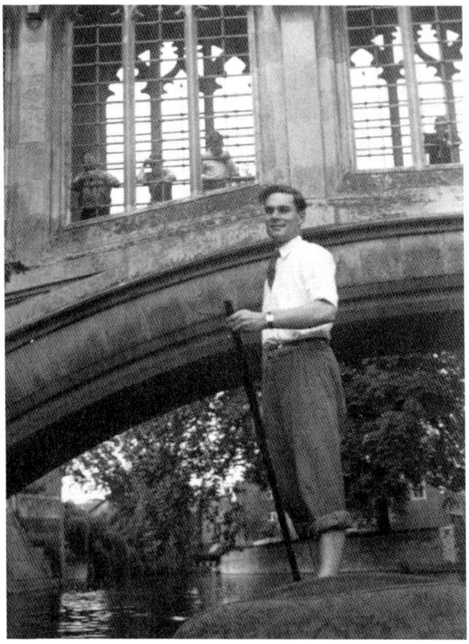

*Abb. 16: Punting unter der „Seufzer Brücke" von St. Johns' College.*

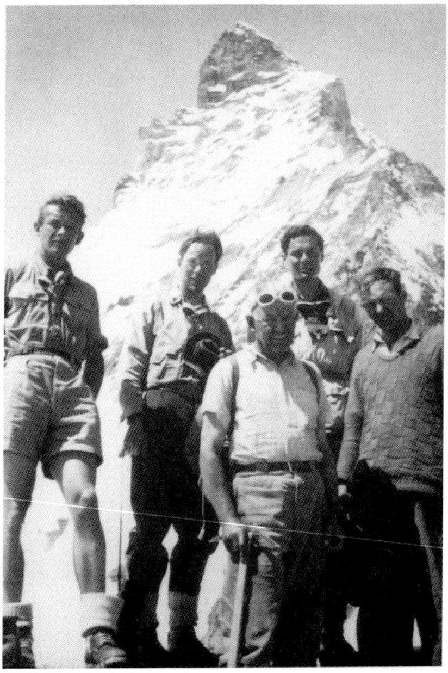

*Abb. 17: Zurück vom Matterhorngipfel, Juli 1951. Von li. n. re.: David, Jack, Dr. T. Howard Somervell, M.T., Jim.*

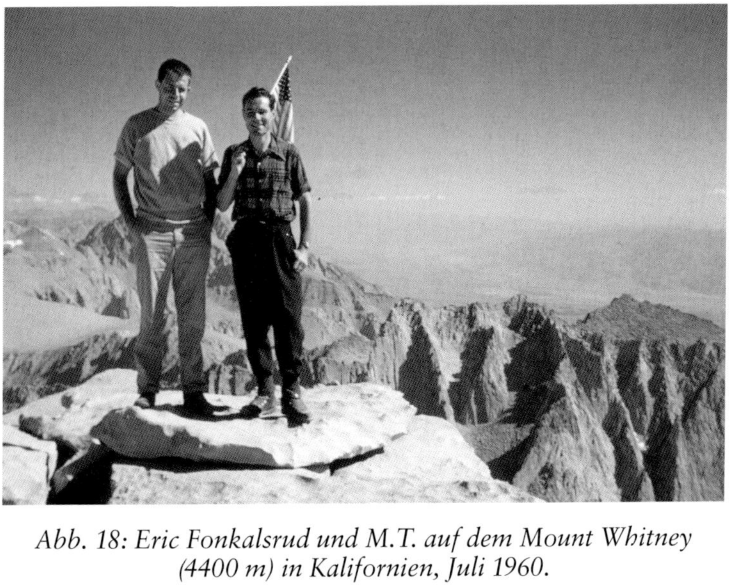

*Abb. 18: Eric Fonkalsrud und M.T. auf dem Mount Whitney (4400 m) in Kalifornien, Juli 1960.*

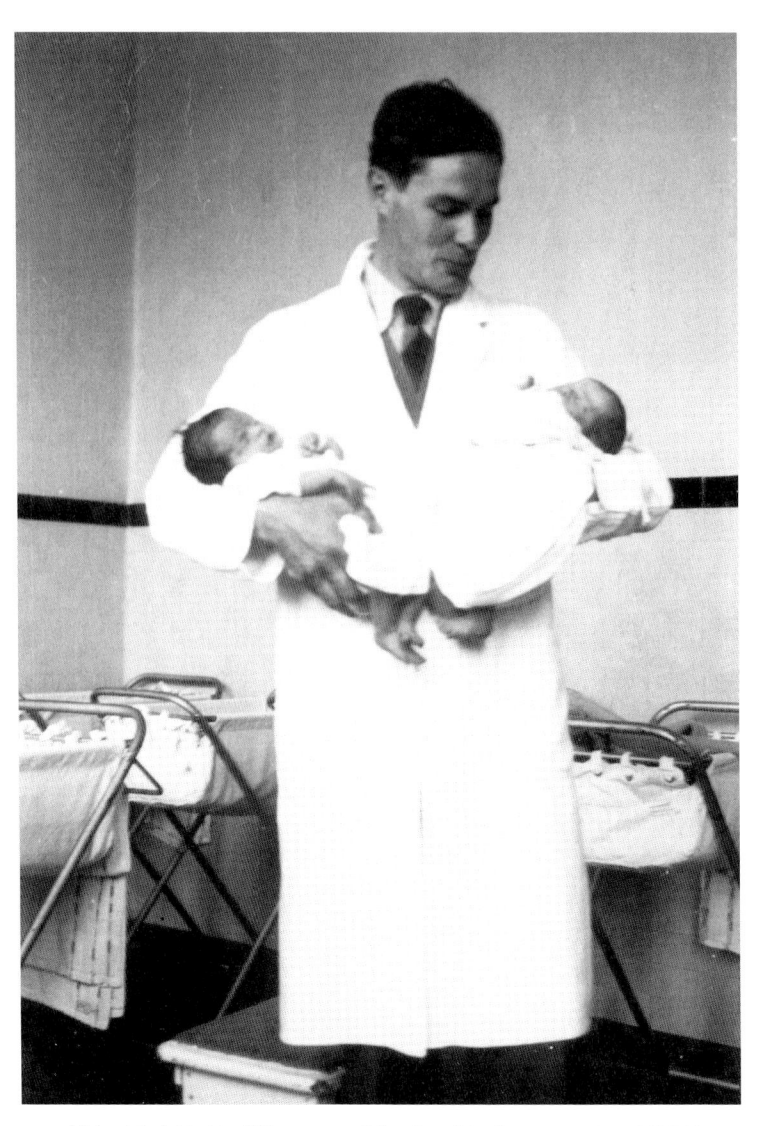

Abb. 19: Mit Zwillingen auf der Entbindungsstation (1952).

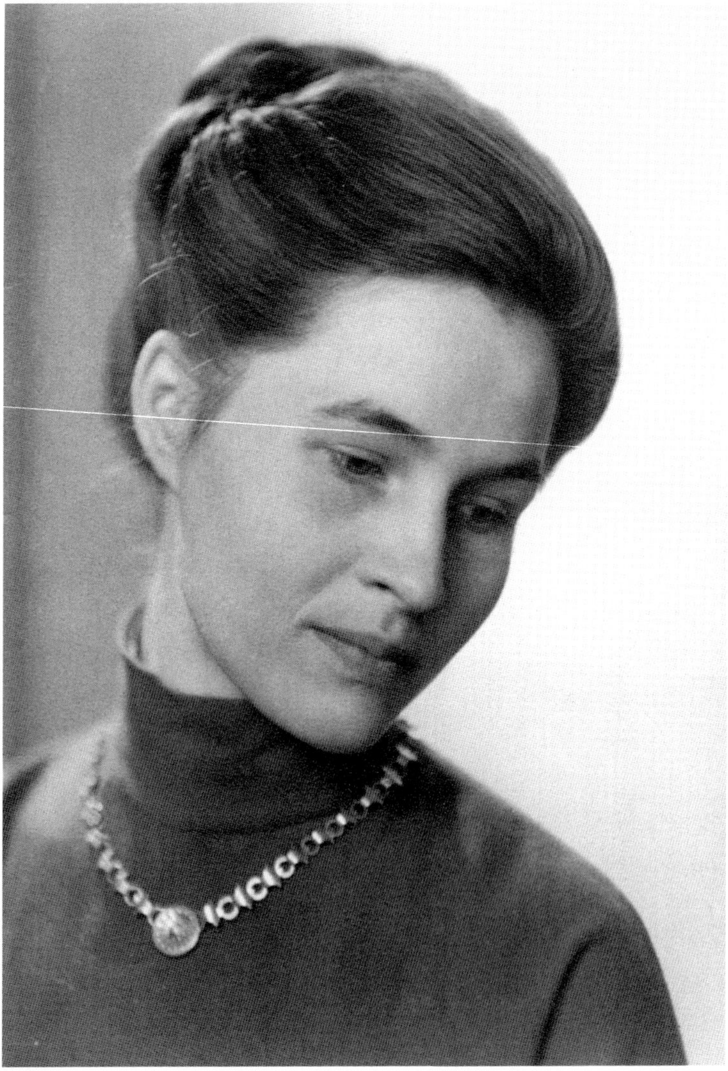

*Abb. 20: Ursula Boettcher, 1955; Foto: B. Stechmesser.*

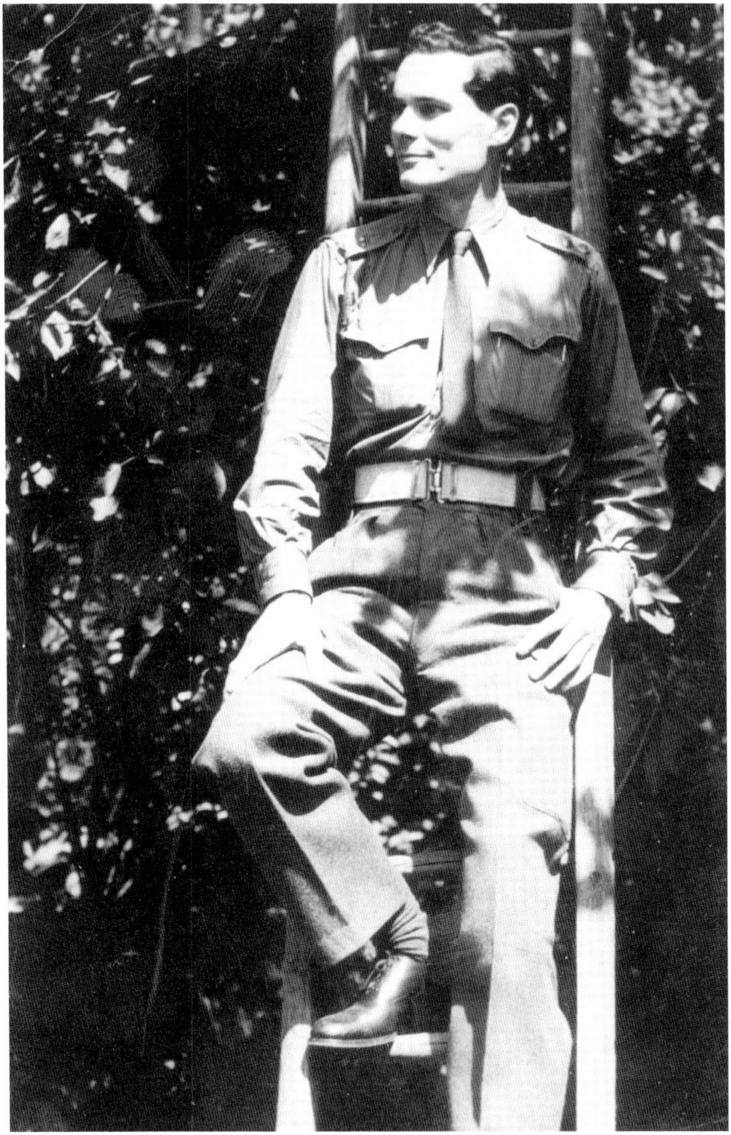

*Abb. 21: Als Oberleutnant im Royal Army Medical Corps, März 1955.*

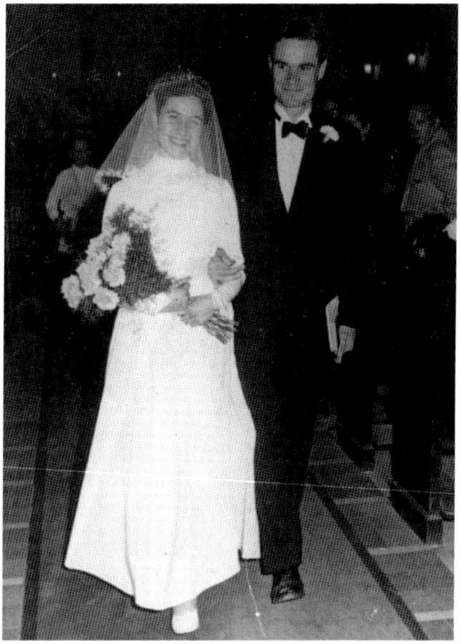

Abb. 22: Die Hochzeit in der Nikolasseer Kirche an der Rehwiese, 22.9.1956.

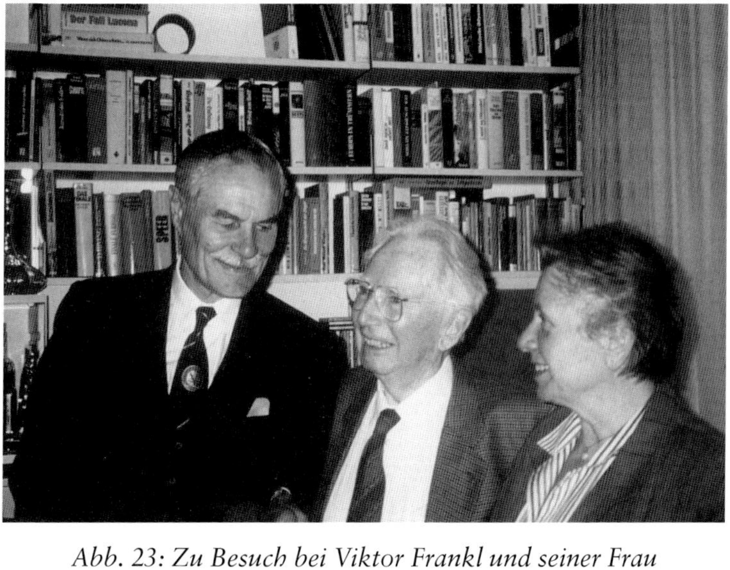

Abb. 23: Zu Besuch bei Viktor Frankl und seiner Frau in Prof. Zängls Wiener Wohnung, Juni 1995.

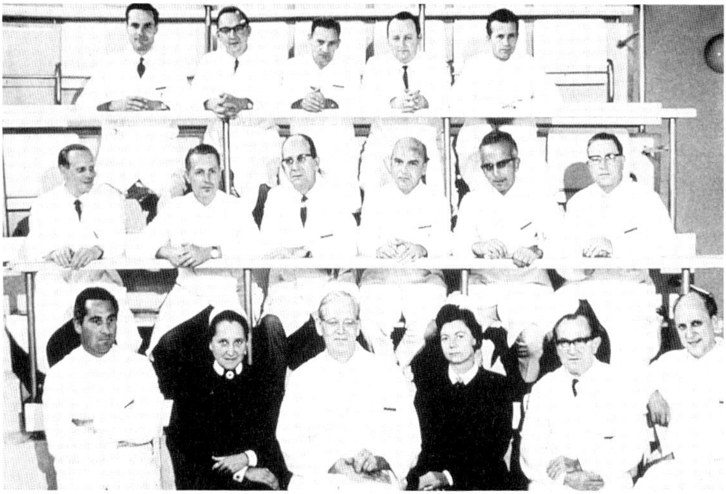

Abb. 24: Lehrkörper der Heidelberger Chirurgischen Universitätsklinik, Herbst 1966. Von li. n. re.: vorne: Otto Just, OP-Schwester Irma, Fritz Linder, Frau Oberin, Ernst Klar, Lars Roehl. Mitte: Johannes Schmier, Waldemar Hecker, Wolfgang Schmitz, Heinz Georg, Jörg Vollmar, Ernst Stenger. Hinten: M.T., Werner Wenz, Eberhard Gögler, Wolfgang Piotrowski, Joachim Potempa.

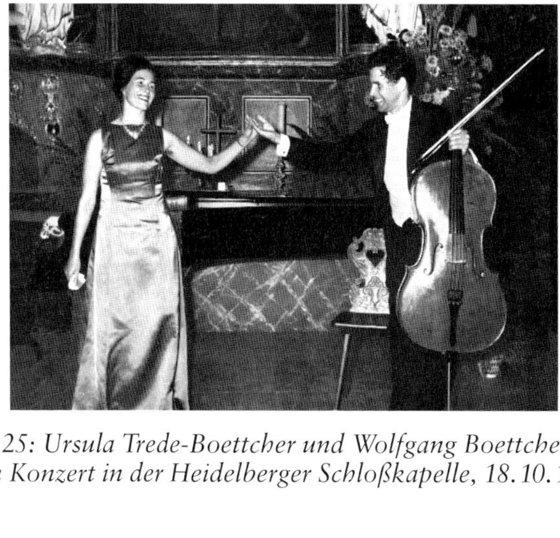

Abb. 25: Ursula Trede-Boettcher und Wolfgang Boettcher nach dem Konzert in der Heidelberger Schloßkapelle, 18.10.1968.

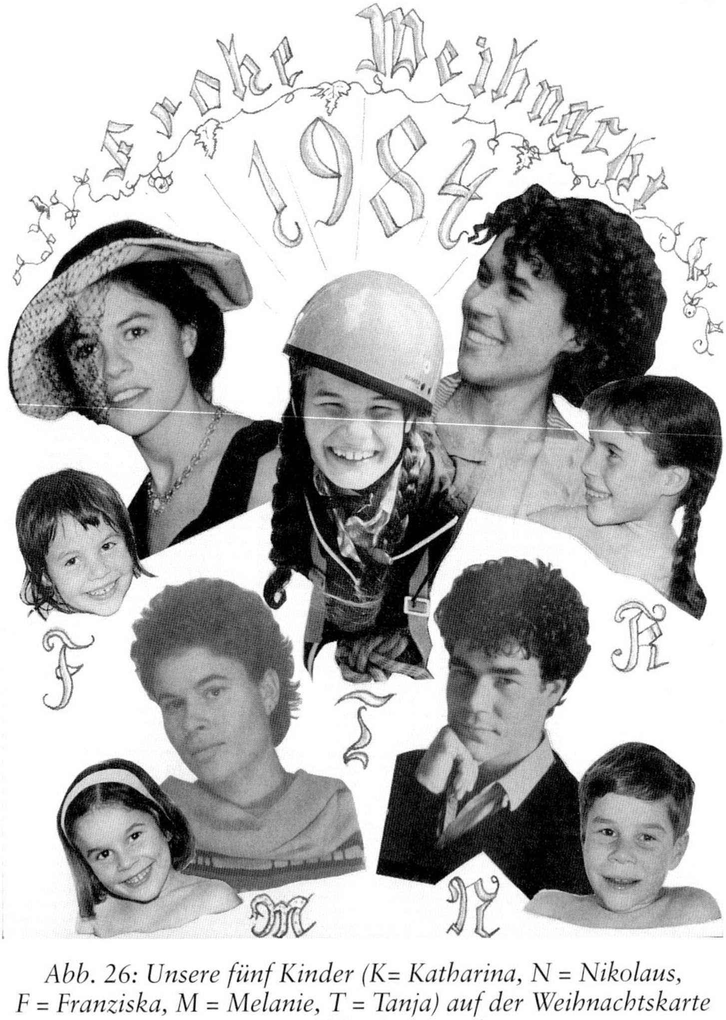

*Abb. 26: Unsere fünf Kinder (K= Katharina, N = Nikolaus, F = Franziska, M = Melanie, T = Tanja) auf der Weihnachtskarte 1984 (mit Rückblenden ins Jahr 1969).*

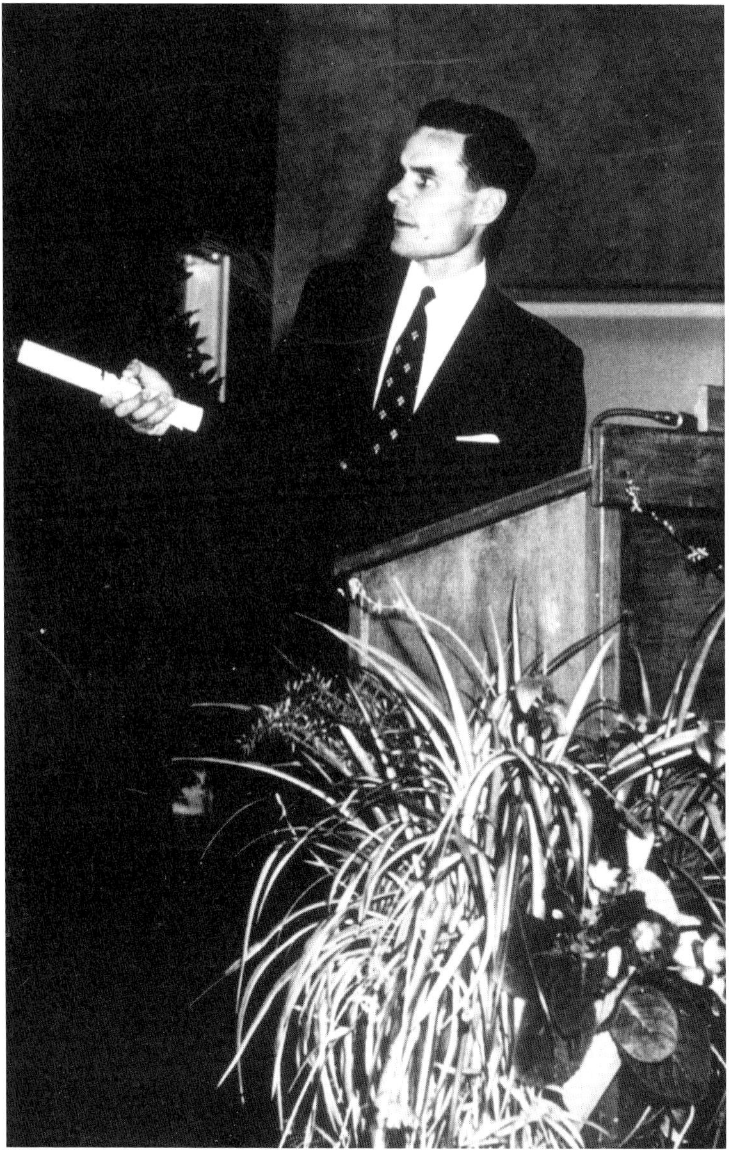

*Abb. 27: Bei der Antrittsvorlesung in Heidelberg, 26. 7. 1966.*

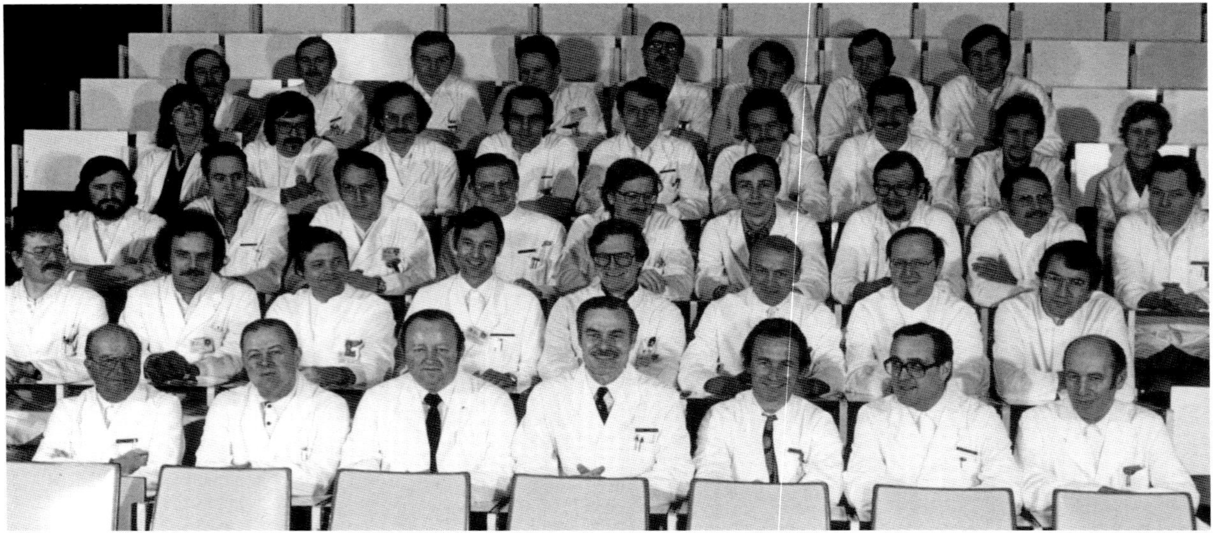

*Abb. 28: Mitarbeiter der Mannheimer Chirurgischen Universitätsklinik(en), 1979:*
*Dr. Stier, Dr. Wesch, Dr. Bayer, Dr. Bräumer, Dr. Lampe, Dr. Evertz, Dr. Saeger, Dr. Geiger*
*Dr. Braun, Dr. Menges, Dr. Schulz, Dr. Raute, Dr. Mennicken, Dr. Ehrlich, Dr. Filzmayer, Dr. Gatti, Dr. Dietze*
*Dr. Ott, Dr. Zillesen, Dr. Dietze, Dr. Lack, Dr. Barth, Dr. Lochbühler, Dr. Belz, Dr. Brands, Dr. Bauz*
*Dr. Bethke, Dr. Storz, Dr. Stempfle, P.-D. Linder, Dr. Kröger, Dr. Thiele, Dr. Reiter, Dr. Oellers*
*Prof. Fürstenberg, Prof. Plaue, Prof. Piotrowski, M.T., Prof. Joppich, P.-D. Manegold, Dr. Pulvermacher*

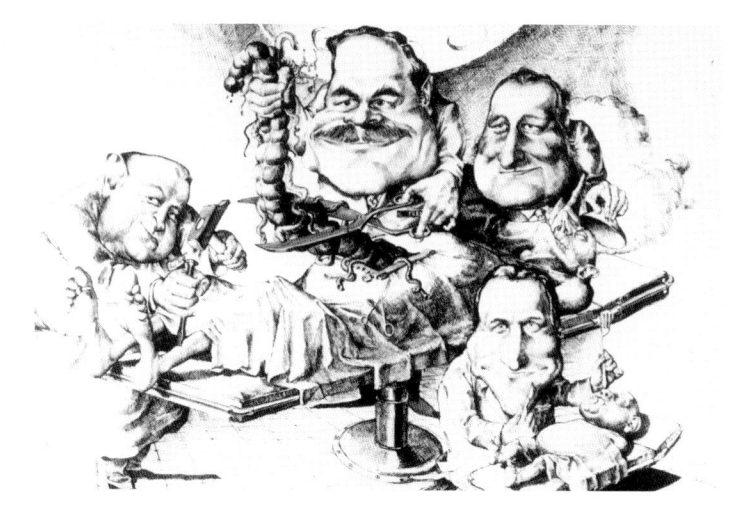

Abb. 29: Das „Mannheimer Modell", karikiert von Hans Reiser, Tegernsee, 1977. Plaue (Unfallchirurgie), M.T. (Visceral-, Thorax- und Gefäßchirurgie), Piotrowski (Neurochirurgie), Joppich (Kinderchirurgie).

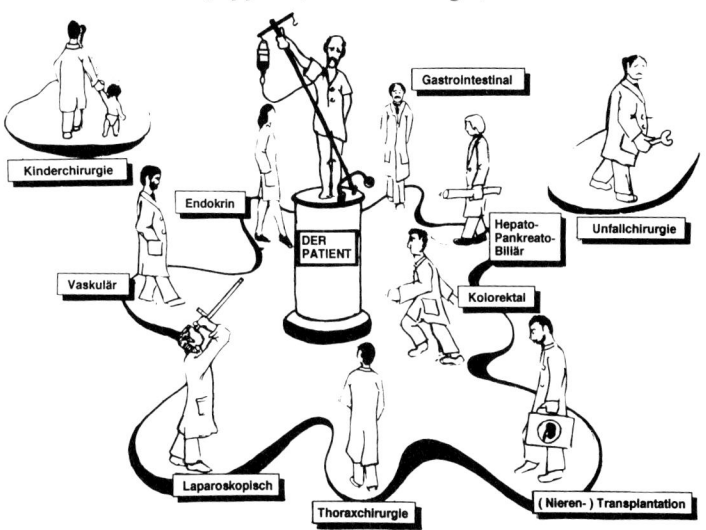

Abb. 30: Das Spektrum der Mannheimer Chirurgie in den 90er Jahren (W. Schaupp).

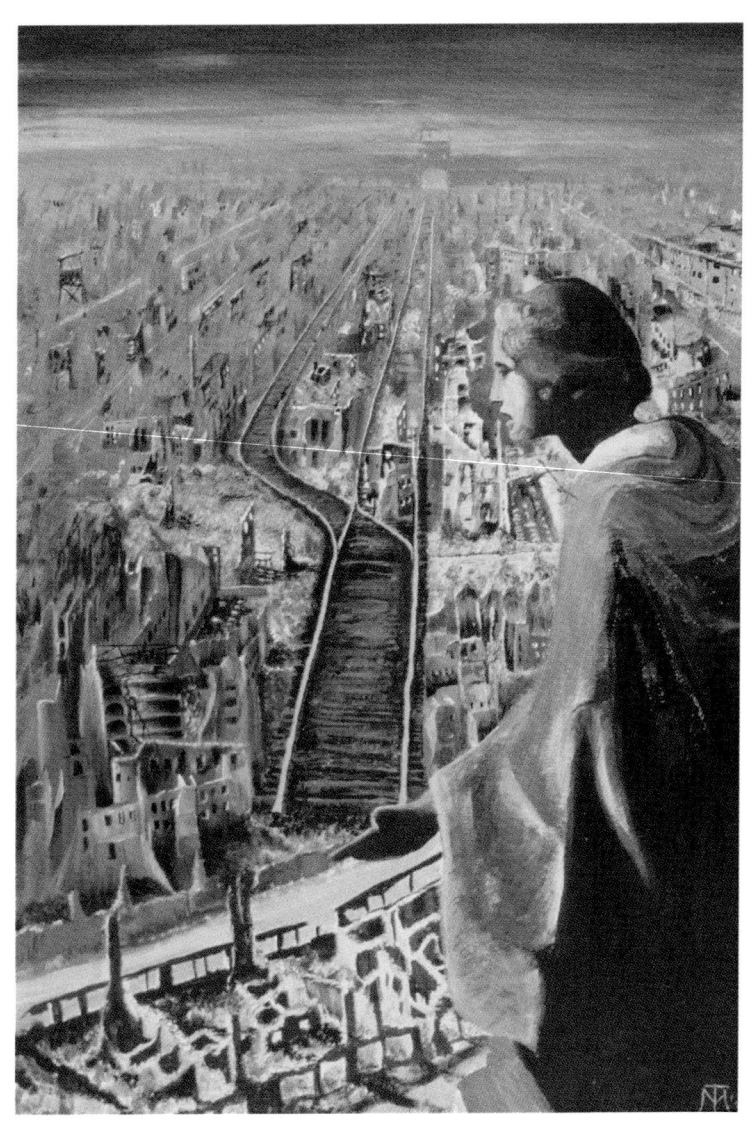

Abb. 31: „Warum?" (Birkenau-Dresden), 1996
(Acryl auf Karton, 45 x 50 cm).

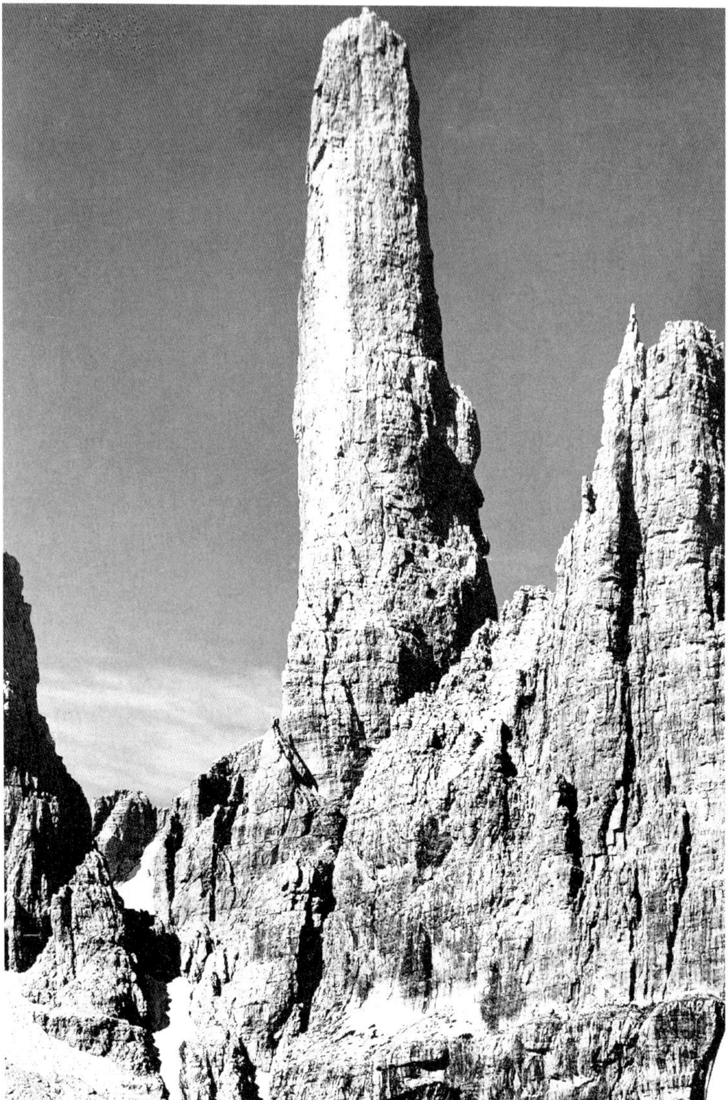

*Abb. 32: Die Guglia in der Brenta (2877 m); Foto: Pedrotti.*

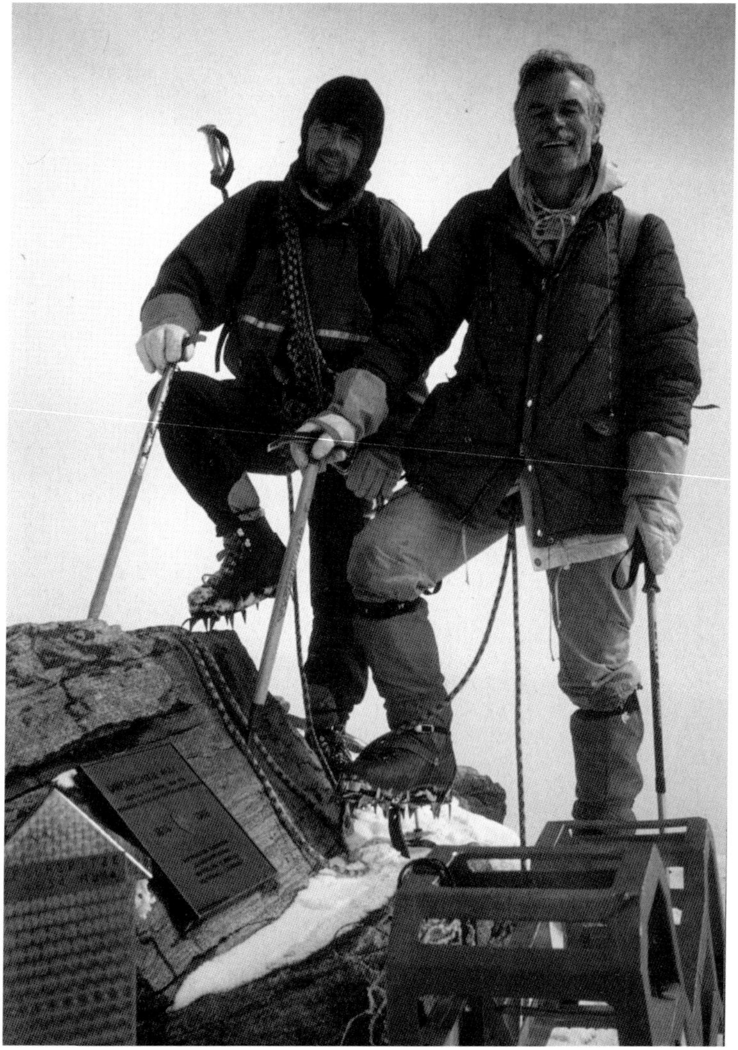

*Abb. 33: Mit K.H. Kersting auf dem Monte Rosa Gipfel (4634 m), Juli 1989.*

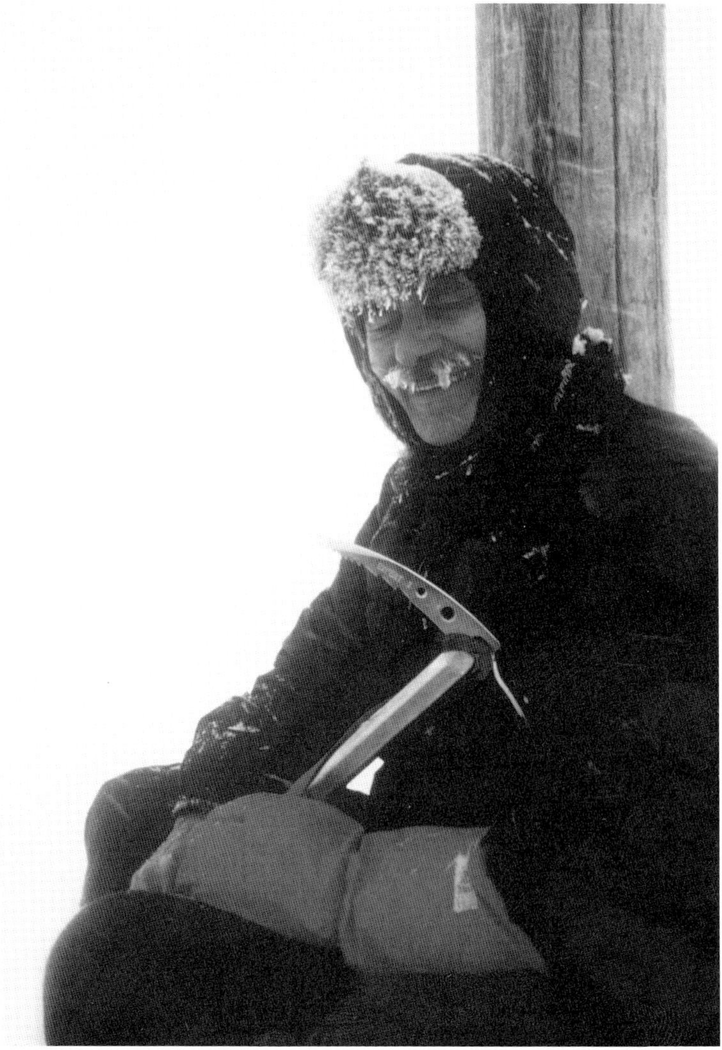

*Abb. 34: Auf dem Gipfel des Fujijama (3776 m), Februar 1988.*

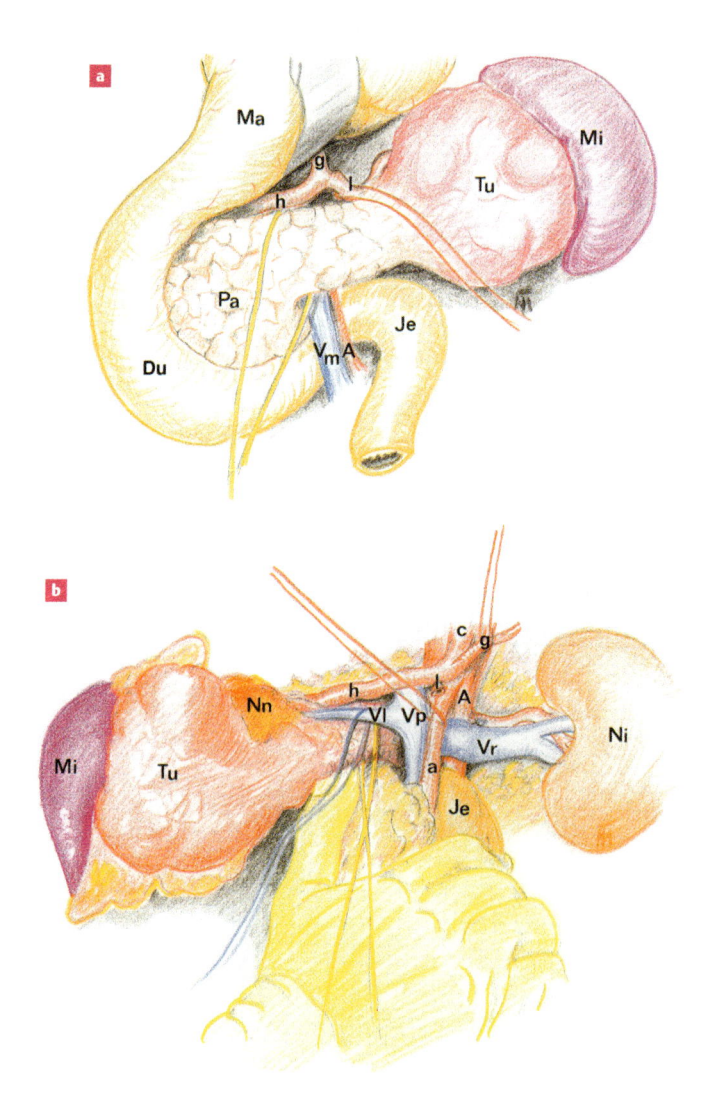

Abb. 35: Operationssitus (a) vor und (b) nach Entfernung eines Bauchspeicheldrüsenschwanztumors mitsamt Milz und linker Nebenniere. Aus: Trede, M. „Das chirurgische Skizzenbuch", Thieme Verlag, Stuttgart 1997.

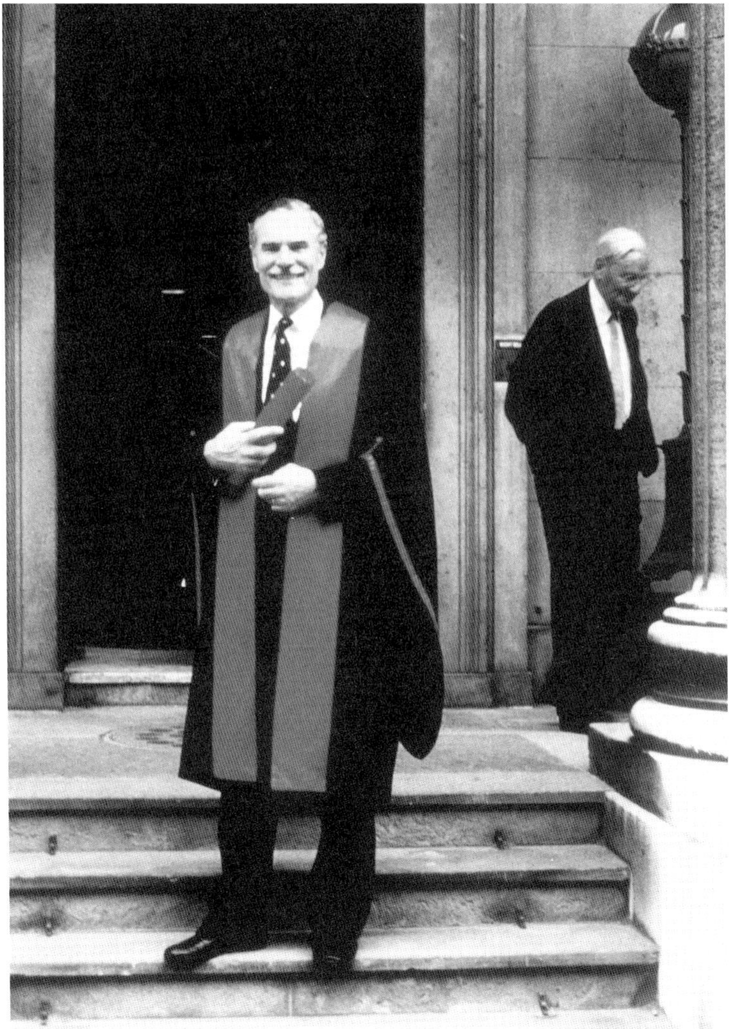

*Abb. 36: Nach der Verleihung des Honorary Fellowships des Royal College of Surgeons of England, Juli 1985. Im Hintergrund wartet bescheiden Prof. Feldberg.*

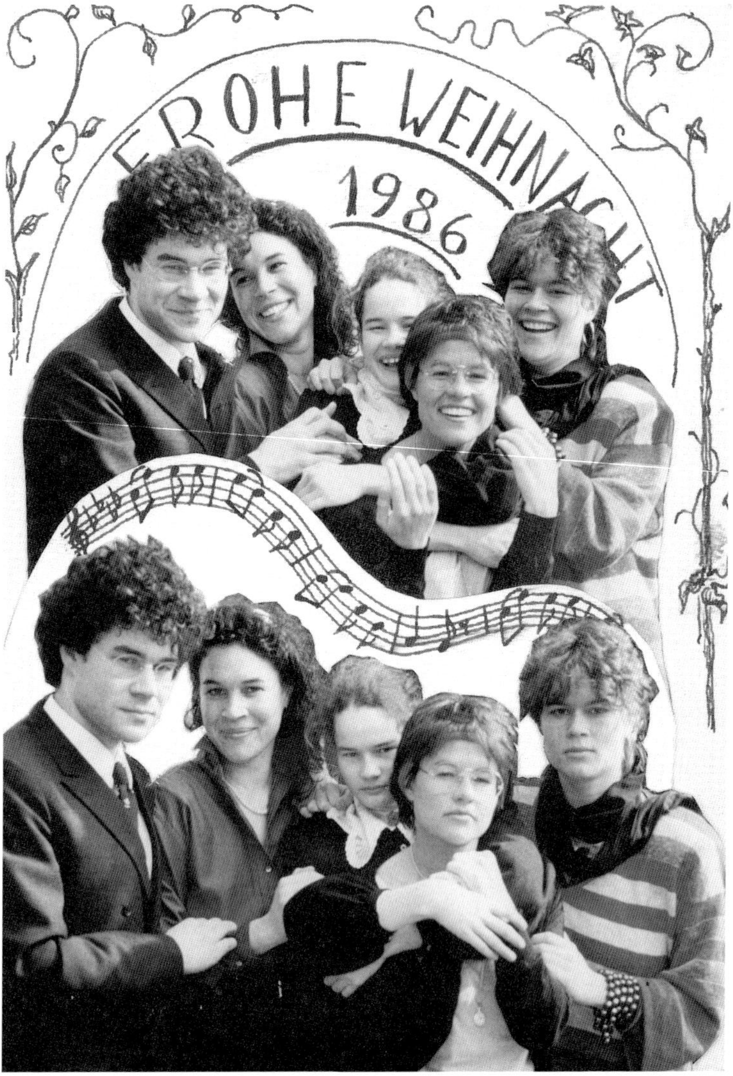

Abb. 37: „Lachen und Weinen". Von links nach rechts: Nikolaus, Katharina, Tanja, Franziska, Melanie, 1986.

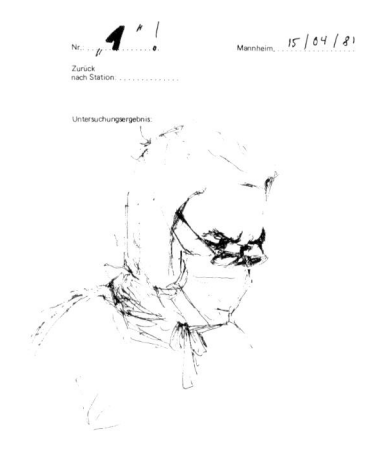

Abb. 38: M.T. beim Operieren (gezeichnet von einer Anästhesistin – Frau Dr. Stump – die jenseits der „Blut-Hirn-Schranke" Zeit und beide Hände frei dafür hatte).

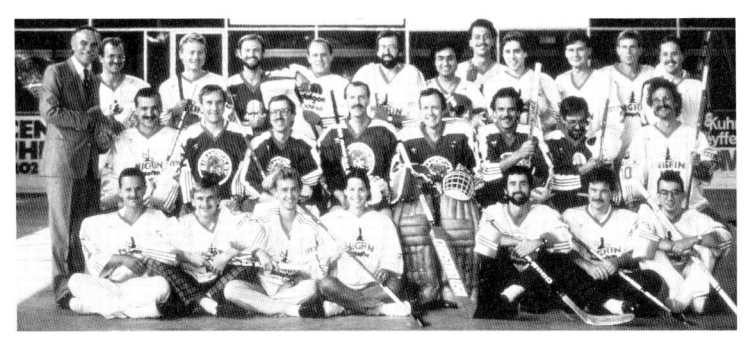

Abb. 39: Die Mannschaft der Chirurgischen Universitätsklinik mit ihrem „Trainer" im Eisstadion der Mannheimer Adler, 1988.
Dr. Hagmüller, Dr. D. Lorenz, Dr. Kopp, Dr. Sebening,
Dr. Winter, Dr. Massoun, Dr. Sauer, Dr. Seßler, Dr. Herman,
Dr. Blimke, Dr. Werthmann
M.T., Dr. Schwall, PD Dr. Geiger, Dr. Barth, Dr. Petermann,
PD Dr. Saeger, PD Dr. Storz, Dr. Menges, Dr. Schaupp
Dr. Zweigel, Dr. Buschulte, Dr. Nagel, Dr. U. Lorenz,
Dr. Schworm, Dr. Ockert, Dr. Rumstadt

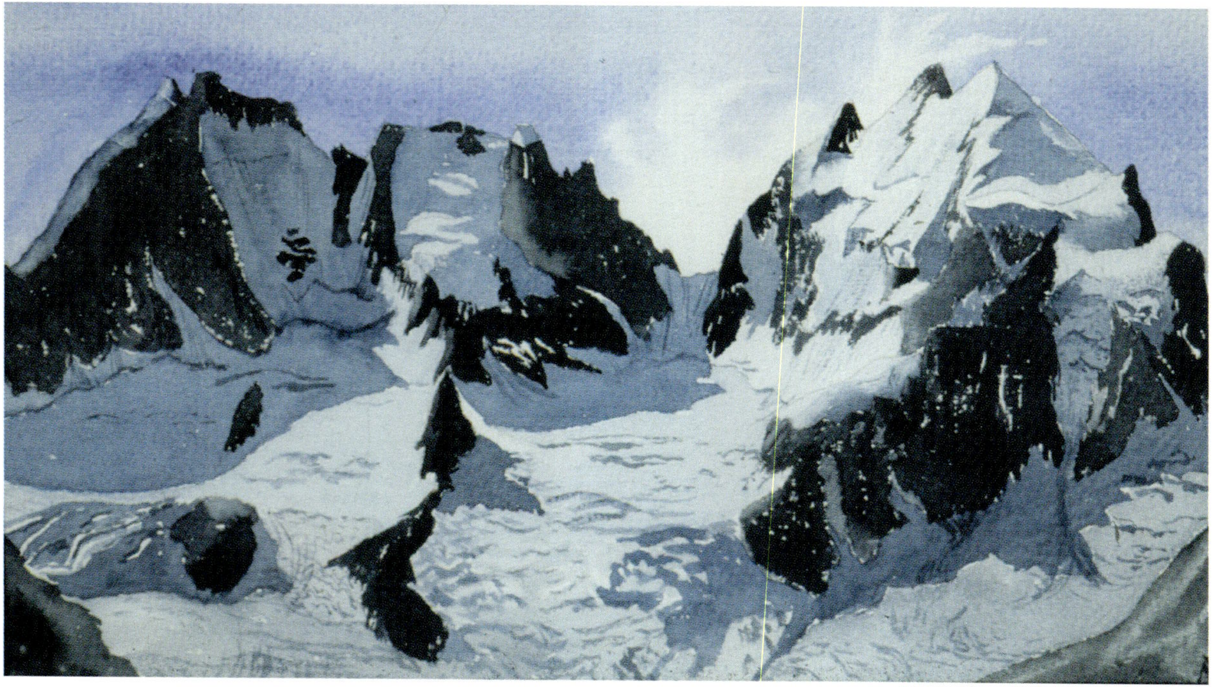

*Abb. 40: Piz Bernina und Piz Roseg von der Fuorcla Surleij, 1991 (Aquarell, 24 × 17 cm)*

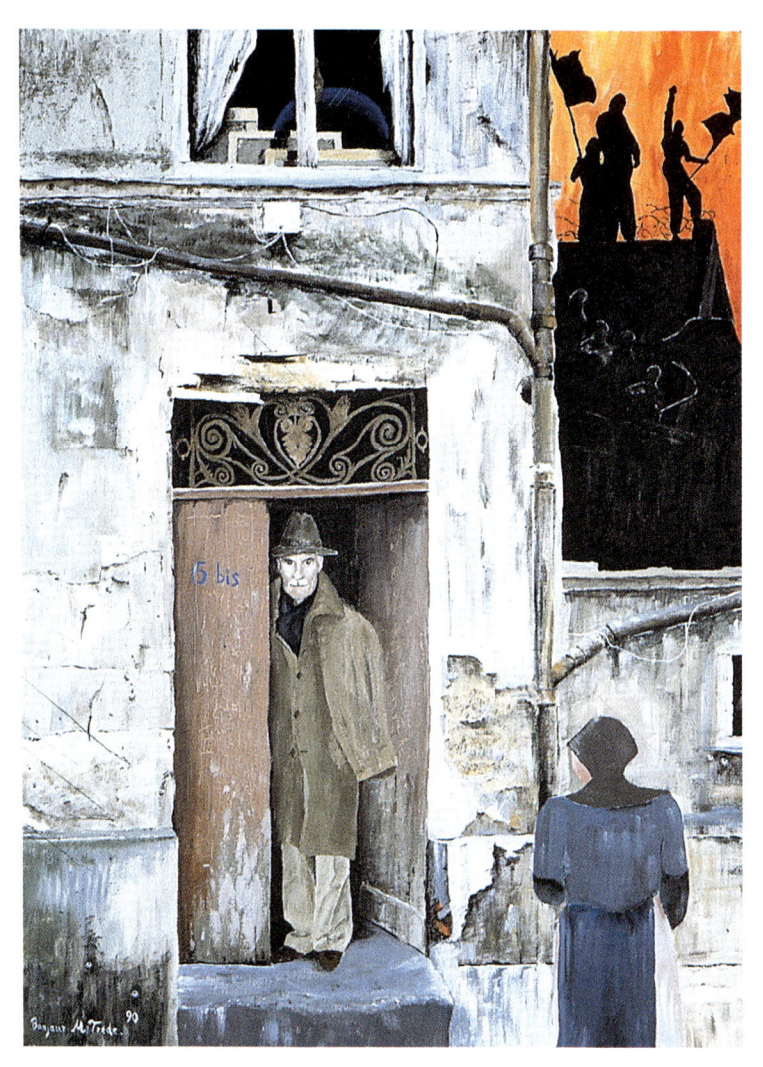

Abb. 41: „Bonjour Monsieur Trede", 1990
(Acryl auf Leinwand, 60 × 80 cm);
in Anspielung auf ein ähnlich betiteltes Werk von Paul Gauguin.

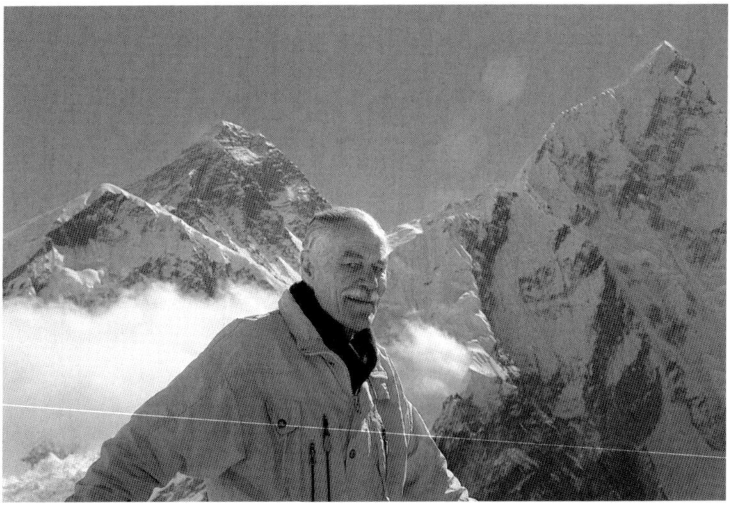

*Abb. 42: Auf dem Kala Pattar (5554 m). Links Everestgipfel, rechts Nuptse, 20.10.1998.*

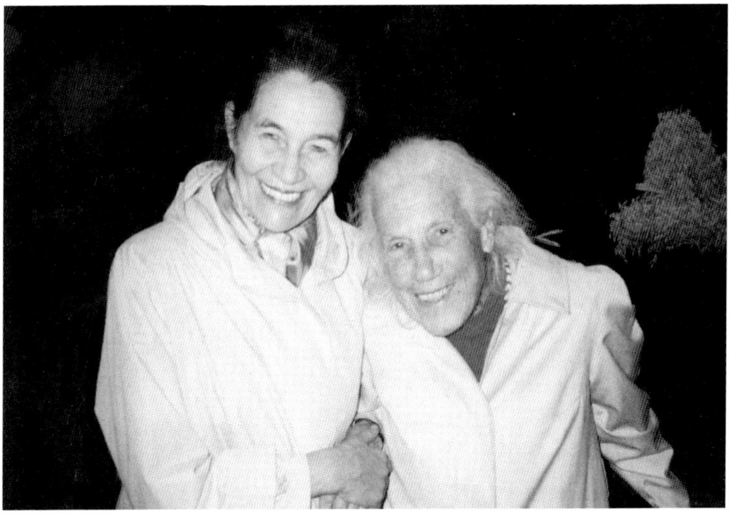

*Abb. 43: Meine Frau mit meiner Mutter 10 Tage vor ihrem Tode, Oktober 1996.*

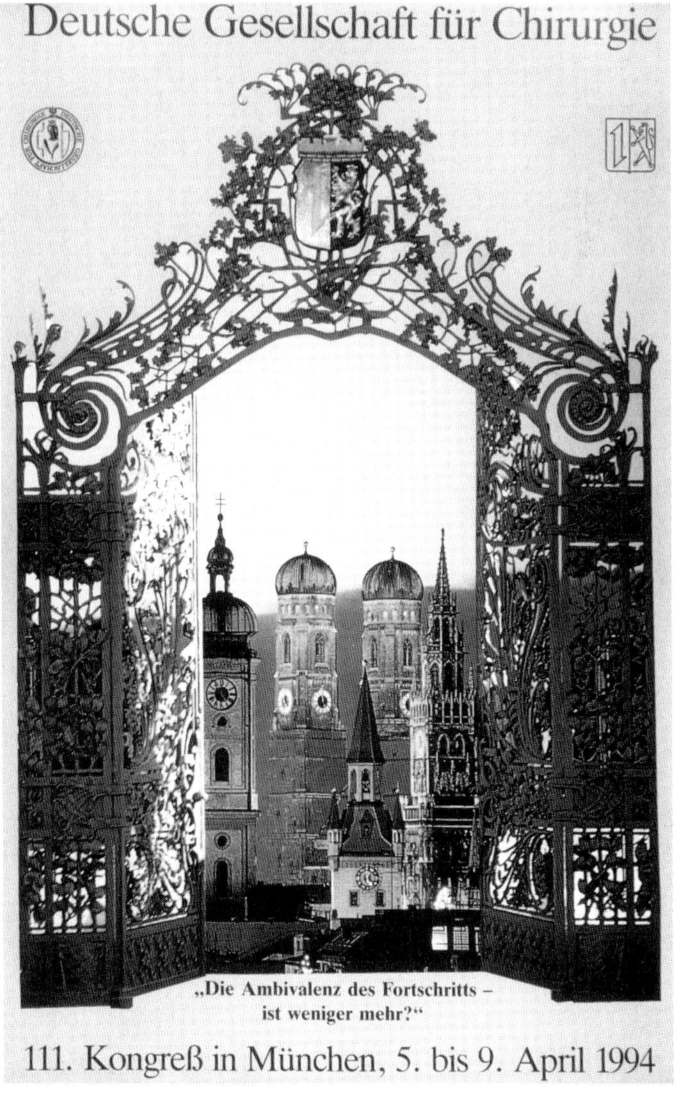

Abb. 44: „Von Mannheim nach München". Durch das schmiedeeiserne Jugendstiltor (1901) des Mannheimer Klinikums geht der Blick auf die Türme der Stadt München, wo der 111. Chirurgenkongress stattfand.

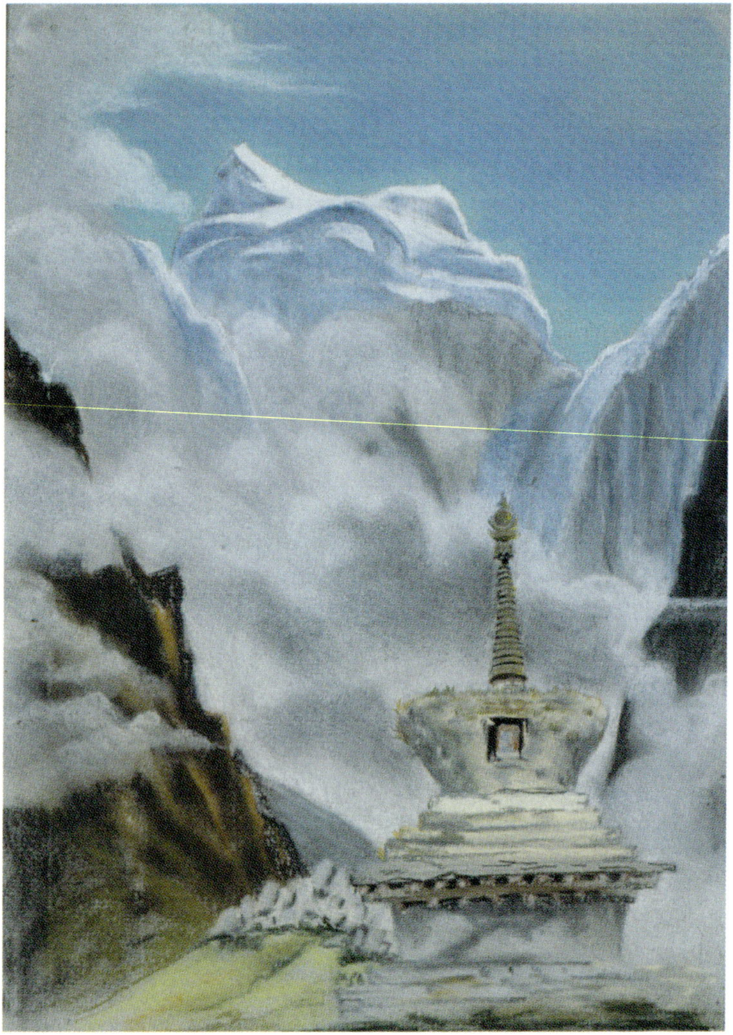

*Abb. 45: Die Nebel verschlingen die Sphinx, Kangtega (6685 m) – vom Kloster Tengboche, Nepal 1998 (Pastell, 24 × 32 cm).*

## Medizinstudent und House Surgeon in London (1950 – 1954)

## 2. Skizze: Sieben vor sieben am siebten neunten einundfünfzig

Wie ist es nur möglich, dass das Wichtigste, *das* entscheidende Ereignis im Werdegang eines jungen Menschen so oft aus der Lebensbeschreibung ausgespart wird? Ist es Scham? Ist es am Ende gar so wichtig nicht? Oder liegt es daran, dass sich dieser Vorfall nur selten chronikalisch und geographisch exakt lokalisieren lässt?

Für den „Inhalt" dieses Buches trifft all dies nicht zu und trotzdem sei der Leser vorsichtshalber noch einmal auf den eingangs zitierten Leitspruch von Montaigne verwiesen.

Nun aber geht die Reise los: Von London über den wie immer schlecht gelaunten Ärmelkanal nach Frankfurt und von dort mit dem Flugzeug nach Berlin. Die Reisenden: M. und seine Mutter. Das Reiseziel: Berlin – um dort die Familie des in den letzten Kriegstagen gefallenen Hans Boettcher zu besuchen. Diese Familie (Mutter Hilde (42), Ursula (18), Wolfgang (16) und Marianne (11)) dürfte dem Leser inzwischen zumindest dem Namen nach bekannt sein. Nur einer hatte sie noch nie kennengelernt. Das war M. – obgleich der gefallene Vater ja sein Patenonkel gewesen war.

Beinahe wäre die Reise überhaupt nicht zustande gekommen. Urlaub gab es während der drei klinischen Studienjahre am Middlesex nur sehr spärlich; Semesterferien wie in Cambridge schon gar nicht. M. wollte auch gar nicht reisen. Dazu war das Studium jetzt viel zu spannend. Er hatte gerade seine erste Operation durchführen dürfen – was übrigens nicht jedem englischen Medizinstudenten geboten wird. Aber die Mutter wollte unbedingt Freunde in Frankfurt, Hinterzarten und Utrecht besuchen. Für Berlin war ohnehin nur ein Abstecher von drei Tagen eingeplant. Und M. sollte sie begleiten. Schließlich war das Flugzeug ausgebucht – man setzte die beiden „Engländer" auf die Warteliste. Irgendwie kam er dann aber doch zustande: M.'s erster Flug über die Wolken (genauer: über die sowjetisch besetzte Zone, SBZ) nach Berlin.

Sie landeten in Tempelhof. Für Freitag, den 7. September hatte man Opernkarten besorgt: Gian Carlo Menottis neue Oper „Der Konsul". *Drei* Karten – wobei offen blieb, ob Mutter Hilde oder Ursula, die Älteste, die englischen Gäste begleiten würde.

# 6. Kapitel

Diesen Opernthriller hatte M. bereits im Frühjahr zweimal in London gesehen. Das Drama spielt sich hauptsächlich im Wartezimmer des Konsulats eines freien Landes (USA?) inmitten einer menschenverachtenden Diktatur („Drittes Reich"?) ab. Eine fesselnde, zuweilen an Puccini gemahnende Musik untermalt die tragischen Schicksale der asylsuchenden Antragsteller, des geduldigen Herrn Kofner (ohne Papiere), der alten Italienerin (die nur ihre Muttersprache spricht), der jungen Frau eines Freiheitkämpfers (deren verwundeter Mann von der Staatspolizei gesucht wird) und des Zauberers (der sie alle in surrealer Phantasmagorie in eine Trance versetzt). Zwangsläufig geraten sie alle ins Räderwerk der Bürokratie, werden von der Sekretärin schikaniert. Der Konsul ist nicht zu sprechen.[12]

Und während M. die Tragödie noch einmal Revue passieren lässt, biegen Mutter und Sohn vom Bahnhof Zoo kommend bereits in die Kantstraße ein. Wenige Schritte trennen sie noch von der dort kreuzenden S-Bahnbrücke, als ihnen ein heller Sommermantel entgegeneilt. Begrüßung – man gibt sich die Hände. Nur flüchtig registriert M. ein gleichmäßig strahlendes Gesicht und darüber die volle hochgesteckte braune Haarpracht. Da war es genau sieben vor sieben. Man hatte noch etwas Zeit, auf und ab zu flanieren, bevor man die Plätze in der Städtischen Oper einnahm (2. Rang-Mitte, 3. Reihe, Nr. 11 – 13).

Von dieser (seiner dritten) Aufführung des „Konsul" bekam der Engländer nur wenig mit. Immer wieder schaute er im Halbdunkel verstohlen nach rechts, wo das schöne deutsche Mädchen neben ihm saß. Irgendwo hatte er dieses Antlitz (wer wird jetzt noch von einem „Gesicht" reden?!) schon einmal gesehen (Abb. 20). War es etwa bei Renoir – jenes junge „Mädchen in der Loge"? Auf der Stelle beschloss er für *dieses* Mädchen hier auch ein solches Hütchen mit Schleier zu kreieren. (Das hat er später auch getan – aber SIE hat dann die alberne Kopfbedeckung leider nur ein- bis zweimal tragen mögen).

Aber lassen wir das. Der Leser hat längst gemerkt, was los ist: Dieser M. war auf der Stelle unsterblich verliebt! Aber nun mal ehrlich: „Können Sie, lieber Leser, Ort und Zeitpunkt genau festlegen, wo Ihnen ähnliches passierte?" „Ach so – es ist Ihnen schon öfter passiert?! Das macht die Festlegung allerdings schwieriger".

## Medizinstudent und House Surgeon in London (1950 – 1954)

Für M. war es einfach: Es war das erste (also gut – sagen wir das zweite), aber gewiss das letzte Mal!

Die Oper war zuende. Aber kaum hatten sie das grausame Schauspiel des kalten Krieges hinter sich gelassen, wurden sie auch schon mit seiner Realität konfrontiert. Ursula wohnte nämlich mit ihrer Familie in der SBZ, genauer in Klein Machnow, Lange Reihe 8 – am Rande Westberlins. Zwar hatte sie einen Passierschein, da sie gerade erst ihr Abitur in Westberlin gemacht hatte. Aber die „Engländer" hätten ein Visum gebraucht. Allein schon der Antrag – schwer zu begründen und womöglich gefährlich für die Familie im Osten – wäre wochenlang liegen geblieben (s. „Der Konsul"!). Und sie hatten doch nur noch 2 ½ Tage. Ursula löste das Problem mit einem Lächeln für ihre Gäste (um ihnen Mut zu machen) und einem zweiten für die Vopos (Volkspolizisten) am Düppeler Grenzübergang. Das wirkte!

So verbrachten die beiden, M. und U. zwei wolkenlose Tage hinter dem Eisernen Vorhang mit Wandern, Schwimmen und viel Kammermusik: Mozart Sonaten zu zweit, und das Schubert B-Dur Trio mit Wolfgang zu dritt. Der erste Kuss – so viel sei noch verraten – galt dem herzzerreißenden Abschied in Tempelhof.

Jetzt kamen bittersüße schwere Zeiten der Trennung für die beiden – insgesamt vier Jahre lang (bis M. im Oktober 1955 als britischer Militärarzt nach Berlin beordert wurde). Bis dahin waren sie nicht nur durch 900 km Luftlinie getrennt, sondern zwischen ihnen lag außerdem der Eiserne Vorhang, der immer undurchlässiger und unheimlicher wurde.

Zum Kalten Krieg kam noch ein heißer in Korea hinzu (1950-1953). Mehr noch: Es roch förmlich nach einem neuen dritten Weltkrieg. Diesmal mit Atomwaffen. Und Berlin lag mitten drin als Zankapfel zwischen West und Ost.

Die Zeitungen waren voll von Meldungen über Grenzschikanen und Verhaftungen, von Massenflucht von Ost nach West (2000 Menschen pro Tag) und von Schießereien einschließlich Abschüssen von westlichen Flugzeugen auf dem Weg nach Berlin. M.'s Wirt, Herr Dr. Koehne, versäumte nie, diese Nachrichten mit vorwurfsvollem Kopfschütteln an seinen Untermieter weiterzureichen:

„Berlin im Schatten einer schleichenden Blockade".

## 6. Kapitel

„Panik in Klein Machnow. Nächtliche Verhaftungsaktionen des SSD."

Besonders alarmierend war eine Meldung der Londoner Times vom 6.12.52:

„Hunderte Einwohner des Dorfes Klein Machnow bei Berlin wurden als Vergeltung für Proteste gegen die Grenzschikanen anlässlich einer Bürgerversammlung an einen unbekannten Ort deportiert". Tatsächlich hat man von der Mehrzahl dieser Unglücklichen (Mutigen!) nie wieder etwas gehört.

Erst durch diese Terroraktionen reifte Mutter Hilde's Entschluss nach Westberlin zu ziehen, wo sie ohnehin seit langem den Unterhalt für die kleine Familie durch Musikstunden zusammenverdient hatte. Wolfgang und Marianne, die in Westberlin die Schule besuchten, zogen mit ihr. Stück für Stück wurde der Hausrat, unter den Mänteln versteckt, an den Vopos vorbei nach Westberlin geschmuggelt. Ausgerechnet Ursula, die inzwischen Kirchenmusik an der Westberliner Musikhochschule studierte, behielt ihren Wohnsitz in Klein Machnow, um den Anspruch auf das Familienhäuschen möglichst lange abzusichern.

Natürlich mochten die jung Verliebten diese Trennung nicht einfach so hinnehmen. Allen Grenzkontrollen, Geldnöten und Visumszwängen zum Trotz traf man sich – in Westdeutschland, in England und auch in Klein Machnow. Dazwischen aber lagen immer wieder Trennungen – bis zu sechs Monate lang – und mehr als 400 Liebesbriefe (jawohl! auch die sauber gebündelt und aufbewahrt). Man stelle sich das alles (jetzt im Jahre 2000) einmal vor: Was sich heute per Handy und e-Mail mit einem müden Lächeln nebenher erledigen lässt – dafür gab es damals nur Tinte, Papier und den Postboten. Telefonieren in die „Zone"? – Unmöglich! Und nach Westberlin? – zu kompliziert und kostspielig.

Schon zum ersten Weihnachtsfest (1951) flogen Mutter und Sohn erneut nach Berlin. Diesmal war es ein Nebel, der den Fliegern die Flügel fesselte und M. für zusätzliche 24 Stunden auf die Folter spannte. Aber dann durfte Ursula doch noch ihren Engländer, mit einem Christbaum auf der Schulter als Weihnachtsmann getarnt, über die Düppeler Grenze mogeln. Damals begnügten sich die Vopos noch mit Stichprobenkontrollen.

So feierten sie gemeinsam das Fest hinter dem eisernen Vorhang. Gemeinsam spielten und sangen sie das Weihnachtsoratorium (den Eröffnungschor, mit besonderer Inbrunst allerdings erst 1 ½ Jahre später). Das war in der alten Teltower Dorfkirche, wo Ursula alles einstudiert hatte. Sie spielten viele Mozartsonaten und Schuberts Trio in B-Dur (Ohweh – dieser zweite langsame Satz!).

Die beiden kannten sich gerade mal 14 Tage, als es zur Verlobung kam. Und schon folgte die nächste grausame Trennung – diesmal einhundertneunundsechzig Tage lang.

Nur gut, dass beide – sie in Berlin, er in London – ihre Aufgaben hatten: Er bereitete sich auf das Staatsexamen in Cambridge vor und sie stürzte sich ganz in die Kirchenmusik und das künstlerische Orgelspiel. Dabei klang ihr die Mahnung ihrer Berliner Gesangslehrerin, „Tante Inge" im Ohr:

„Kind, Ulle – erst das Papierchen, dann rin' in seine Arme!"

## 3. Skizze: Das Staatsexamen und andere Prüfungen des Jahres 1953

Es ist ein turbulentes Jahr inmitten einer gefahrvollen Zeit.

Die ersten Fernsehbilder flimmern in deutschen Wohnzimmern – allerdings nur zwischen 20.00 und 22.00 Uhr, nur schwarz-weiß und nur im Norden des Landes.

Mit General Eisenhower zieht seit 20 Jahren wieder ein Republikaner ins Weiße Haus. Die antikommunistische Hexenjagd des Senators McCarthy mit seinem „Ausschuss zur Verfolgung unamerikanischer Aktivitäten" steuert ihrem Höhepunkt entgegen.

Am 5. März erliegt Josef Wissarionowitsch Dschugaschwili – alias Josef Stalin – einem Schlaganfall.

Die Vereinigten Staaten geben die Entwicklung der Wasserstoffbombe bekannt. Aber die Sowjetunion zieht nur acht Monate später nach.

Im Februar verwüsten die schwersten Orkane und Springfluten seit dem Jahre 1420 große Küstengebiete in Holland und England. Die Bahnlinie London-Birchington wird weggespült.

# 6. Kapitel

Eine amerikanische Umfrage ergibt, dass rund 44 % aller befragten Deutschen der Meinung sind, dass der Nationalsozialismus mehr Gutes als Schlechtes gebracht habe.

In Paris verabschiedete das Parlament im Eilverfahren ein Gesetz, das Franzosen von der Kollektivverantwortung für NS-Verbrechen ausnimmt (auch wenn sie z. B. als Mitglieder von SS-Einheiten daran beteiligt waren).

Konrad Adenauer gewinnt mit 45,2 % die absolute Mehrheit bei der Bundestagswahl. In Berlin stirbt der standhafte regierende Bürgermeister Ernst Reuter (SPD).

Nach drei Jahren Krieg wird im Juli ein Waffenstillstandsabkommen in Korea unterzeichnet.

Der „Brite" Hans Adolf Krebs erhält zusammen mit dem „Amerikaner" Fritz Albert Lipmann den Nobelpreis für Medizin. Der Literaturnobelpreis wird Winston Churchill verliehen, u. a. für „seine brillante Rhetorik, die er als Verteidiger hoher menschlicher Werte eingesetzt hat".[13]

Vor diesem Hintergrund spielten sich Ereignisse ab – einige von allgemeiner, andere von persönlicher Bedeutung – die das Jahr 1953 für mich hervorheben. Die öffentlichen Begebenheiten fielen quasi zusammen und wurden damals in einem Brief an die Braut (und zugleich an zukünftige „Enkel und Urenkel") beschrieben:

*„Hier sitze ich nun auf der Straße (um 20.30 Uhr am 1.6.53) – ich, Vater und Urgroßvater in spe, nur Euch zuliebe – und friere! Ihr könnt Euch die Szene hier kaum vorstellen. Auf dieser Straße, „The Mall", so breit wie der Kudamm, wogt jetzt schon eine unüberschaubare Menschenmenge. Einige lagern hier seit gestern früh! Ronny und ich sind seit 4 Stunden hier.*

*Zuerst gab es fürchterliche Regengüsse, aber alle bleiben vergnügt. Verschiedene Gruppen singen Volkslieder. Bei uns in unmittelbarer Nähe hört man Schwyzerdütsch, Spanisch und Hindi (nehme ich an). Ich versuche etwas „Scharlach" zu repetieren (denn in genau 8 Tagen beginnt mein letztes Staatsexamen in Cambridge). Aber das Trottoir ist hart – sehr sogar (!). Und nun sind die Finger wirklich zu steif zum Schreiben … . Morgen grüße ich unsere Königin von Dir! In 14 Stunden kommt sie in ihrer goldenen Kutsche hier vorbei und 6 Stunden später auf dem Rückweg noch einmal… .*

# Medizinstudent und House Surgeon in London (1950 – 1954)

*Jetzt ist es Viertel nach 11.00 Uhr am 2. Juni – dem größten Tag in der englischen Geschichte seit Waterloo (?!). Ich hocke hier unter einem Baum und kann die Ellenbogen nicht bewegen – gerade noch das Handgelenk, um Dir zu schreiben. Eben hat die Königin ihren Triumphzug die Mall entlang gemacht. Von hier kann ich über die Bäume von St. James' Park hinweg die Türme von Westminster Abbey sehen. Da wird sie jetzt bald gekrönt.*

*Aber warum ist es der „größte Tag" – an dem Du Dich freuen solltest, einmal eine Engländerin zu sein? Ich kann es immer noch kaum glauben: Während ich hier im Nieselregen halb sitzend vor mich hindöste, wurde ich plötzlich so gegen 3.00 Uhr früh durch das Crescendo eines Murmeln, eines Raunens – dann ein Triumphgeheul aufgeweckt: „Everest is climbed!" Die Nachricht lief wie ein Präriefeuer durch die 500.000 Menschen, die hier schon zur frühen Morgenstunde auf ihre Königin warteten. Das hättest Du hören sollen: Diesen Jubel im nasskalten London um 3.00 Uhr morgens!*

*Später las ich es selber in der Zeitung. Nachdem die zwei Versuche am vorigen Wochenende misslangen, dachten wir, es sei vorbei. Dann kam gerade rechtzeitig als Krönungsgeschenk die Nachricht, dass am letzten Freitag Edmund Hillary – ein Bienenzüchter aus Neuseeland – zusammen mit dem Sherpa Tenzing den Gipfel der Welt erreicht und dort unsere Fahne und die der UNO gehisst hatte. Wenn ich später einmal ruhiger bin, werde ich einsehen, dass wir dies dem Wetterglück und dem lieben Gott zu verdanken haben; auch, dass es vielleicht schade ist, dass der „unbezwingbare Everest", das letzte Geheimnis, nun doch erobert wurde. Aber heute – verzeih mir – bin ich stolz, ein Engländer zu sein!"*[14]

Ich bitte auch den Leser um Nachsicht für den patriotischen Überschwang des jungen Studenten. „Wenn etwas vorbei ist, ist man nicht mehr der, dem es passierte". Im übrigen schwappte die Begeisterung über diese Krönungsfeierlichkeiten ganz und gar ungebremst über den Kanal in das republikanische Deutschland hinüber.

Für mich gab es keine Zeit zum Feiern. Schon am 8. Juni begann der zweite und letzte Teil des Staatsexamens, des „Final M.B." Examens in Cambridge. Den ersten Teil, die operativen Fächer Chirurgie, Gynäkologie und Geburtshilfe betreffend, hatte ich bereits im Dezember '52 hinter mich gebracht.

# 6. Kapitel

Dieses Staatsexamen in Cambridge ist streng, ungeheuer aufwendig, aber gerecht. Laut einer damals im British Medical Journal veröffentlichten Statistik war es dasjenige mit der höchsten Durchfallquote im europäischen Vergleich. Es ist aufwendig, weil zweimal jährlich allein für das große Fach Chirurgie etwa 20 Prüfer anreisen, wobei sie drei Arbeitstage opfern und weil außerdem mehrere Stationen der Universitätsklinik für den klinischen Teil einen ganzen Tag lang freigehalten werden müssen. Es ist aber auch gerecht, mit hohen Anforderungen, an die Prüfer, Professoren, die aus allen Teilen des Königreichs und Irlands für den mündlichen Abschnitt anreisen, um die 100 Kandidaten zu prüfen, die sie meistenteils nicht kennen.

Die Prüfung ist in vier Abschnitte unterteilt: Einen schriftlichen, zwei klinische und ein mündliches „viva voce".

Das Schriftliche beginnt mit einem einstündigen Aufsatz, wobei der Prüfling zwischen zwei Themen wählen darf. Am Nachmittag hat man dann zwei Stunden Zeit, um acht obligate Fragen kürzer zu beantworten. Das Spektrum der Fragen reicht vom schielenden Kind bis zum Schenkelhalsbruch, von der Harnblutung über einen Darmverschluss, bis zum angeborenen Herzfehler. Jeder Aufsatz wird von zwei unabhängigen Prüfern begutachtet. (Mit der „Multiple-Choice-Lotterie" hat man sich in Cambridge gar nicht erst abgegeben).

Für den klinischen Teil werden die Prüflinge mit je sechs kurzen „Fällen" (Leistenbruch, Knoten in der Brust, Sehnenkontraktur) und einem langen „Fall" (Gefäßverschluss, Magenkrebs, Gelbsucht) konfrontiert.

Am letzten Vormittag kommt der mündliche Abschluss. In einem großen Saal sitzen je zwei Prüfer an einem von 10 kleinen Tischen und nehmen einen der Kandidaten anhand von Röntgenbildern, Skelettteilen oder musealen Pathologiepräparaten 15 Minuten lang in die Mangel.

So sammelt der Kandidat mühsam seine Punkte. Sie werden addiert und das Gesamtergebnis noch einmal in einer Abschlusskonferenz aller Prüfer besprochen. D. h. besprochen werden natürlich nur die untersten Gefährdeten und die oberen Preisverdächtigen. Das Ergebnis wird noch am selben Tag in einem Anschlag

# Medizinstudent und House Surgeon in London (1950 – 1954)

von der Universität bekanntgegeben. (Ich war durchgekommen; im Fach Chirurgie sogar als Zweitbester).

Warum erzähle ich das alles so ausführlich? Weil diese Prüfung nachahmenswert ist! Weil sie in 50 Jahren, in denen unser deutsches Staatsexamen mindestens dreimal „reformiert" werden musste, nicht einer einzigen Änderung bedurfte.

Woher weiß ich das so genau? Weil mir zwischen 1990 und '95 die Ehre zuteil wurde, dreimal als Prüfer im Staatsexamen nach Cambridge reisen zu dürfen. Es war ein nostalgisches Déjà-vu-Erlebnis – aber ein anstrengendes. Nun saß ich in genau derselben Old Examinations School, die seit dem Jahre 1248 dort steht, an exakt demselben Tisch wie vor 40 Jahren – nur auf der anderen Seite. Am Ablauf der Prüfung hatte sich tatsächlich seit 1953 gar nichts geändert.

Durch die makellose Organisation ist sichergestellt, dass jeder einzelne Kandidat von mindestens acht verschiedenen Prüfern evaluiert wird. Umgekehrt trifft jeder Prüfer – mündlich oder schriftlich – auf 50 verschiedene Medizinstudenten. Und hier machte ich noch eine aufschlussreiche Beobachtung:

Diese britischen Studenten, Absolventen des berühmten „Clinical Teachings" waren unseren deutschen Staatsexamenskandidaten in keiner Weise überlegen – auch nicht in ihren klinischen Fertigkeiten. Das bestätigt nur, dass – entgegen allem Lamentieren über die Ausbildungsmisere hierzulande – dem deutschen Medizinstudenten, wenn er sich nur darum bemüht, gleichwertige Ausbildungschancen geboten werden.

Mein Partner als Prüfer war übrigens Sir Roy Calne, F.R.S., bekannt durch seine Pionierleistungen auf dem Gebiet der Lebertransplantation. Wir harmonierten gut bei den Prüfungen und auch zwischendurch. Wir fanden Zeit, sein Atelier zuhause zu besuchen (auch er malt) und abschließend gemeinsam die Übertragung des Rugbyspiels Oxford v. Cambridge zu genießen (Cambridge holte in letzter Minute den entscheidenden Siegpunkt). Und noch eine Tradition: Am einzigen freien Abend wird in einem der Colleges ein festliches Diner (Smoking ist obligat!) für die Prüfer gegeben.

## 6. Kapitel

Aber zurück zum Juni 1953. Ich kann dem Leser die Einzelheiten dieser allerletzten Prüfung ersparen. Sie galt vor allem den konservativen Fächern Innere Medizin, Pharmakologie, Hygiene: *„Mein dritter „long case" war eine Frau mit drei verschiedenen Beschwerden und für die bekam ich eine ganze Stunde. Mein „Peiniger" war sooo freundlich und gentlemanly; er formulierte seine Fragen überaus vorsichtig und langsam, so dass es mir ordentlich schwer fiel, mit meinen Antworten nicht herauszuplatzen, ehe er fertig gefragt hatte. Das merkte er und die Fragen wurden schwerer – aber warum erzähle ich Dir das alles?!*[15]

Als an jenem Freitagnachmittag (es war der 19.6.53) der Anschlag mit den Prüfungsergebnissen an die Tür der Old Examinations School geheftet wurde, war es amtlich: Ich war Arzt! Ganz genau und nach englischer Tradition von nun an: Dr. Michael Trede, B.A., M.B., B.Chir. Das Ziel war erreicht. Aber bald merkte ich, dass es ja nur eine Etappe auf einem langen Weg darstellte. Und wie nebensächlich es war, das wurde mir so richtig bewusst, angesichts des Dramas, das sich zeitgleich in Berlin abspielte.

Am 16. Juni, als es bereits unter den Berliner Bauarbeitern wegen der verkündeten Arbeitsnormerhöhungen zu brodeln begann, fuhr Ursula nichtsahnend in die „Zone" nach Klein Machnow. Sie wollte dort am nächsten Tag, wie üblich, ungestört an der Orgel der alten Dorfkirche üben. Das tat sie auch – bis gegen Mittag die Küsterin hereinstürmte und schadenfroh verkündete: „Nu' komm'se nich' mehr rüber! Allet jesperrt! Keene S-Bahn – nischt!"

Ursula war einen Augenblick wie vom Donner gerührt. Sie packte ihre Noten zusammen und machte sich auf den Heimweg. Aber der war tatsächlich versperrt. Auf stundenlangen Umwegen erreichte sie schließlich den S-Bahnhof Friedrichstraße. Aber weiter ging es nicht – schon gar nicht hinüber nach Westberlin, wo ihre Familie um sie zitterte. Jetzt hörte sie erstmals vereinzelt Schüsse. Inzwischen hatte der sowjetische Stadtkommandant den Ausnahmezustand verhängt: Von 21.00 bis 6.00 Uhr herrscht Ausgangssperre; wer dann noch auf der Straße aufgegriffen wird, muss mit Erschießung nach dem Kriegsrecht rechnen.

Und Ursula war buchstäblich auf der Straße. Ihre letzten Groschen hatte sie für die Odyssee von Klein Machnow ausgegeben.

# Medizinstudent und House Surgeon in London (1950 – 1954)

Da half ihr ein gutmütiger Ostberliner mit einem 5-Markstück und einer Adresse. So fand sie gerade noch rechtzeitig Unterschlupf bei einer sehr kinderreichen Arbeiterfamilie. Das war tatsächlich „Zille sein Milljöh". Überall, auf dem Sofa, unterm Tisch und im Waschbecken wuselten und quäkten die Kleinen. Und hätte sie am Ende nach jener Ente unterm Bett gefragt, man hätte geantwortet: „Nee, Tante, det is' keene Ente. Det is' der Klappastorch – der hat sich bei uns de Beene abjeloofen!"

Aber im Ernst: Die Familie war rührend bemüht um das arme verstörte Mädchen, das zurück in den Westen wollte. Man gab ihr zu essen und ein provisorisches Nachtlager im Verschlag unter der Treppe – alles für fünf Mark. Am 18. Juni wird der Ausnahmezustand sogar auf die ganze SBZ ausgeweitet. Aber es rollten einige S-Bahnzüge wieder westwärts über die Grenze. Bald darauf ist die verloren geglaubte Tochter wieder mit der Familie in Nikolassee vereint.

Und schon sieben Tage später schließt sie ihren frisch gekürten, eingeflogenen englischen Doktor auf dem Flughafen Tempelhof in die Arme.

## 4. Skizze: Erste Schritte im Beruf

*„Nun, da man einen weißen Kittel trägt und „Doktor" heißt, fühlt man auf einmal, wie alle anderen – die Krankenschwestern, Patienten und ihre Verwandten – etwas besonderes von einem erwarten. Dabei bin ich doch so arm ausgerüstet"*[16]

Nicht a l l e Schwestern übrigens, wie ich gleich bei meinem ersten Job erfahren musste. Wer kennt ihn nicht, welcher frisch gebackene Doktor hat nicht schon einmal unter ihm leiden müssen – dem „Stationsdrachen?!" Bei mir war es Sister Thomas, eine kleine kraus-rothaarige Hexe aus Wales. Erst als sie merkte, dass ich keineswegs als „Doktor Allwissend" auftrat und sogar bereit war, einiges von ihr zu lernen (und das war nicht wenig) wurde sie etwas milder. Aber da kam schon ihr nächstes Opfer auf Station – und ich war weitergezogen.

Ausgerüstet mit vielen „Buchstaben hinterm Namen" warf ich mich also in das Berufsleben. Und das begann, wie überall, mit

## 6. Kapitel

einem ziemlich gnadenlosen Konkurrenzkampf. 30 Bewerber meldeten sich für einen der begehrten „House-Jobs" (= Medizinalassistent) am Middlesex Hospital selber. Dahinter rangierten Kliniken in der Londoner Peripherie und als letzte Wahl jene zahllosen auf dem weiten Lande. 10 mal wurde ich zum Interview geladen – 10 mal fiel ich durch. Beim elften bekam ich immerhin einen Interimsposten für vier Augustwochen am Royal Northern Hospital im Stadtteil Holloway – halbwegs zwischen Englands berüchtigstem Frauengefängnis und dem Arsenal Fußballstadion.

Für ein Monatsgehalt von umgerechnet 400 Mark – mein e r s t e s – war ich der Hals-Nasen-Ohren-Abteilung und der Augenklinik zugeteilt:

*„Das besondere, beeindruckende bei diesen Augenoperationen ist die absolute Ruhe, die nötig ist und die vom Chirurgen auf den oft wachen Patienten überströmen muss. Der Chirurg redet fast die ganze Zeit ruhig mit dem Patienten und schildert Schritt für Schritt alles, was er tut. Dabei kommt es hier wirklich auf jeden Millimeter, auf Perfektion an. Am Donnerstag lobte Mr. Wolff (unser Chef) meine „steady hand" beim Assistieren und ließ mich eine Kleinigkeit, den Verschluss des Tränengangs mit einem elektrischen Draht ganz alleine machen".*[17]

Da wäre ich also um ein Haar Ophtalmologe geworden. Aber schon im nächsten Brief steht zu lesen:

*„Also – gestern durfte ich meine ersten Mandeln und Polypen herausoperieren. Das Opfer war ein goldiger 5-Jähriger, namens Roger. Wie oft hat mir meine Oberärztin schon gesagt: „Wenn Mr. Robin (unser Chef) die Mandeln entfernt, sieht man am Schluss nur zwei kleine Blutflecken auf der Unterlage. Ich weiß nicht warum, aber bei mir scheint es immer viel mehr zu sein!" Es ist immer wieder erstaunlich, wenn dann alles mit entsprechendem „Anfängerglück" wie am Schnürchen geht: Bei Roger waren am Schluss auch nur zwei kleine Blutflecken auf dem Tuch".*[18]

Offenbar war ich ebenso fasziniert von dieser anderen Disziplin.

Die Arbeitstage flogen nur so vorbei. Was heißt hier „Tage"?! Man war Tag und Nacht im Dienst. Längst war ich aus meiner Studentenbude ausgezogen und wohnte nun in einer Dachkammer in der Klinik. Neben der Stationsarbeit mit 38 Patienten (darunter

# Medizinstudent und House Surgeon in London (1950 – 1954)

vielen Kindern), den Ambulanzen, den Operationen, Krankenblättern und Arztbriefen schrieb ich endlose Epistel nach Berlin – in jeder freien Minute wie mir scheint. Und gleichzeitig bewarb ich mich um die nächste Anstellung – diesmal mit Erfolg. Am 1.10.53 sollte ich als House Surgeon im North Middlesex Hospital im Vorort Edmonton anfangen. Gerade noch Zeit, um ein letztes Mal für zwei Wochen nach Berlin zu fliegen. Natürlich war es kein „letztes Mal". Aber danach lauerte wieder eine 6-monatige Trennung.

Im „North Middlesex" war Mr. Ivor Lewis der große Chirurg gewesen, der in England (so wie Martin Kirschner in Deutschland) die Speiseröhrenentfernung einen entscheidenden Schritt vorangebracht hatte. Er geisterte noch immer durch die Korridore der Klinik, als ich meinen Dienst bei seinem Nachfolger, dem Australier Mr. Keith Moore aufnahm. Bei diesem Allgemeinchirurgen durfte ich bald Schilddrüsen- und Magenresektionen assistieren.

Schon als Studenten hatten wir kleine technische Fertigkeiten, vor allem das flinke chirurgische Knoten eingeübt. Das machte offenbar Eindruck. Hoffentlich nicht *nur* das. Und so ließ man mich etliche Leistenbrüche und „Blinddärme" selber operieren. Selbstverständlich spielen diese kleinen Kabinettstückchen in der großen Chirurgie nur eine untergeordnete Rolle. Aber sie schaden nicht. Und ich habe mich später immer wieder geärgert, wenn ein junger Assistent (der doch vorgab, Chirurg werden zu wollen) bei einer Erstoperation nicht nur erwartete, dass man seine Hände führt – sondern ihm auch dabei noch das Knoten beibringe.

Bei Mr. Moore fühlte ich mich sehr wohl. Aber mit Leib und Seele verschrieb ich mich meinem zweiten Chef, dem einäugigen Mr. Michael Bates. Gerade hatte dieser seine Weiterbildung als Herz- und Thoraxchirurg beim berühmten Oswald Tubbs (ein Herzklappendilatator trägt heute noch dessen Namen) absolviert, als er nun am North Middlesex im großen Stil die Herz- und Thoraxchirurgie einführte. Als einer der ersten wagte er sich an erweiterte Lungenresektionen wegen Krebs (wobei auch mal Abschnitte der oberen Hohlvene oder der Trachea geopfert wurden). Bei „Panzerherz"-Patienten befreite er das pulsierende Organ aus der strangulierenden Umklammerung des vernarbten Herzbeutels. Sein Meisterstück aber war die digitale Mitralklappensprengung – die Erweiterung einer durch Rheumafolgen verengten Herzklappe

# 6. Kapitel

(zwischen linkem Vorhof und Herzkammer) durch den in das Herzinnere eingeschleusten Zeigefinger. Dieser Eingriff geht zwar zurück auf die Pioniertat des Londoner Chirurgen Sir Henry Souttar (1925), wurde aber erst 25 Jahre später sozusagen von Amerika nach Europa zurückimportiert.

Das vorbildliche Engagement von Michael Bates wird deutlich in einer Beschreibung meines 25. Geburtstages: *„Angefangen hat er (der Geburtstag) ja um 12.00 Uhr Mitternacht. Um die Zeit war ich noch mit meinem Herz- und Lungenchef auf einer letzten Visite im Krankensaal. Er kommt immer so gegen Mitternacht (noch ist er ja Junggeselle!) und dann sehen wir uns die neuesten Röntgenbilder an, mit denen wir den Fortschritt unserer Patienten verfolgen."*[19]

So kam ich tatsächlich nie vor 1.00 Uhr ins Bett – wobei die nächtlichen Telefonanrufe („Dr. Trede, sofort auf Station zu Mr. X!") noch hinzukamen.

Bald behandelte Mr. Bates mich wie seinen Partner. Immer öfter durfte ich ihm als erster Assistent beistehen. Für die Schwestern waren wir „big Mike and little Mike". Noch heute klingt mir sein ironischer „Hilferuf": *„Do* something, – Trede!!" im Ohr, den dieser absolut souveräne Operateur mit gespielter Panik auf mich (den absoluten Anfänger) losließ, z. B. wenn es mal bedrohlich zu bluten anfing. Er tat dann sowieso immer das Notwendige selber und zwar – angesichts der fehlenden Stereoskopie – mit schlafwandlerischer Zielsicherheit.

Ein anderes Mal – da hatte er gerade geduldig mit einer Lungenkrebsoperation gewartet, während ich 80 Minuten lang mit einem geplatzten Appendix kämpfte. Als dann später auch der erkrankte Lungenlappen entfernt war, rief er: „This is Trede's day – he must close the chest!" Also nähte ich den Brustkasten wieder zu, während „big Mike" sich dem nächsten Patienten zuwandte. Von da an wurde diese Anordnung zur Regel und ich lese zwischen den Zeilen meiner damaligen Briefe, dass ich wohl immer mehr das Berufsziel „Herzchirurg" ins Auge fasste. Nur wusste ich es selber noch nicht.

Von der Vollapprobation trennte mich nun lediglich eine zweite 6-monatige Dienstzeit, diesmal als House Physician in der „Inneren". Am 1.6.54 durfte ich die Arbeit im Addenbrooke's Hospital in Cambridge aufnehmen. Meine Chefs waren der Senior Medical

# Medizinstudent und House Surgeon in London (1950 – 1954)

Consultant (Internist) Dr. Leslie Cole und Sir Lionel Whitby (als Hämatologe). So war ich an meine Alma mater zurückgekehrt – nur : „*Die Stadt und das Studentenleben betrachte ich von außen wie einen Film. Es ist eine herrliche Kulisse, aber ich spiele nicht mehr mit. Das fühle ich genau*".[20]

Ich hatte auch gar keine Zeit zum Spielen: Jede zweite Nacht war „Dienst" und nur jedes dritte Wochenende war frei: Von Samstagmittag bis Montag früh.

„*Dabei war die Arbeit in der vorherigen Woche nicht nur ermüdend, sondern spannend. Fast jeden Tag bekamen wir mindestens einen schwierigen interessanten „Fall". Und – obgleich ich es ja nicht sagen sollte: Die Diagnosen gelingen mir immer besser. Es macht Freude, Verantwortung zu übernehmen und besonders nachts die Vorgesetzten n i c h t aufzuwecken. Zum Beispiel Sonntagnacht um 3.00 Uhr: Ein junger Mann wird mit „akutem Magengeschwür" in die Chirurgie eingeliefert. Dort merkt man schnell, dass es nichts „chirurgisches" sei und holt den diensthabenden Internisten aus dem Bett. Das war ich. Ich nehme mein Stethoskop zu Hilfe. Kein Zweifel: Über dem Herzen hört man ein rhythmisch-raues Reiben. Es ist eine seltene Pericarditis (Herzbeutelentzündung)… . Zwei Tage später kam ein 25-jähriger amerikanischer Wissenschaftlicher Dr. B., der von Geburt an einen schweren Herzfehler hat. Hier in Cambridge bekam er seinen ersten epileptischen Anfall und diese Anfälle gehen immer weiter: Er weiß genau, was er sagen will, kann aber die Worte nicht finden – weder lesen noch schreiben. Nach wenigen Stunden ist dieser hochintelligente Mann wieder ganz normal. Es ist ein Rätsel für uns alle*".[21]

Im nächsten Brief:

„*….. Ich dachte, ich will doch noch weiter forschen. Und zufällig entdecke ich eine Bemerkung, dass diese Herzpatienten manchmal aus blauem Himmel (durch eine Embolie wahrscheinlich) einen Gehirnabszess bekommen können. Tatsächlich hatte er etwas Temperatur, einige Augenzeichen – sonst nichts. Alle lachten mich aus.*

*Dann ging ich am Mittwoch zur Universitätsbibliothek, stöberte durch die Literatur und fand tatsächlich zumindest einen verdammt ähnlichen Fall. Im ganzen gibt es nur 13 solche Patienten bisher und keinen einzigen hat man v o r dem Tode diagnostiziert. Donnerstag früh sagte ich noch einmal Dr. Cole meine Meinung: Dieser Mann hat einen Gehirnabszess! Und diesmal habe ich ihn wohl ausreichend ver-*

## 6. Kapitel

*unsichert: Die renommierteste Neurochirurgische Klinik in London wurde angerufen und Dr. B. noch am selben Nachmittag dahingefahren. Eben haben sie aus London angerufen: Gestern Abend wurde ein Gehirnabszess drainiert! Ob er es überlebt ...?!"*[22]
Er hat es nicht überlebt. Aber wir haben viel vom Patienten Dr. B. gelernt. Und ich trieb meine Studien weiter bis zur ersten Beschreibung eines ähnlichen Falles aus dem Jahre 1814. Die Originalarbeit befand sich auch in der Bibliothek. Es wurde daraufhin eine eigene Mitteilung verfasst – aber nie veröffentlicht.

Sonntag, d. 4. Juli 1954: Kaum ein Deutscher, der mit diesem Datum nichts anzufangen wüsste. Aber für einen Engländer – und ich bin einer – ist es ein Dienst-Tag wie alle anderen. Rein zufällig gehe ich am Nachmittag, sozusagen zwischen zwei Patienten, in das Ärztekasino. Der Fernseher läuft. Zwei müde Kollegen schauen zu. Fußball – offenbar die Weltmeisterschaft. Das Endspiel sogar. Aber was interessiert mich „Soccer"? England hat sich ohnehin nicht qualifiziert, glaube ich. Außerdem spiele ich Rugby. Wer spielt da überhaupt? Jetzt sehe ich, dass Deutschland dabei ist. Und es steht gerade 2:2 gegen den hohen Favoriten Ungarn. Da fällt sechs Minuten vor Schluss das völlig überraschende 3:2 für Deutschland. Ich freue mich für meine ehemaligen Landsleute und gehe zur Tagesordnung über – zurück in die Ambulanz. In Deutschland, das erfahre ich viel später, löste dieser Sieg eine unbeschreibliche Euphorie aus. Die erste für das geschundene Land seit dem Kriege. Es bedeutete mehr als die Everestbesteigung für England – viel mehr.

Ungleich wichtiger war, dass mir mein verständnisvoller Chef in diesem Sommer Urlaub genehmigte. Wir verbrachten 12 kostbare Septembertage im Ötztal und ich entdeckte, dass meine Braut auf messerscharfen Firngraten (Wildspitze, Weißkugel, Similaun, Hintere Schwärze und wie sie alle hießen) – ebenso trittsicher war, wie auf der Orgelbank.

Im Dezember 1954 war es geschafft: Mein Name wurde in das „General Register for Medical Practicioners" eingetragen (= Approbation). Und wenn ihn keiner gestrichen hat (= struck off) dann steht er heute noch drin.

> *Wie mir zumute ist beim Wiedersehen mit dem*
> *Altvertraut-Vergangenen ...*
> *ich versuche gar nicht es Ihnen anzudeuten.*
> *Die Erschütterung wird mir zuteil, die vor mir*
> *andere Emigranten*
> *beim Wiederbetreten des heimatlichen Bodens erfuhren ....*
>
> Thomas Mann

# 7. Kapitel
# Als britischer Militärarzt zurück nach Deutschland (1955 – 1957)

## 1. Skizze: Warum zurück?

„Warum bist Du überhaupt zurückgekehrt – nach Deutschland?"

Diese Frage wurde mir immer wieder gestellt, nicht nur von englischen Weggefährten damals vor 45 Jahren. Auch einige meiner Kinder stellten sie, und stellen sie sogar heute noch. Die Antwort ist ebenso eindeutig, wie vielschichtig.

Ganz im Vordergrund standen meine Verlobte und mein Beruf. Ursula hatte sich zwar schon fast mit einem Leben in England abgefunden. Vieles dort – vor allem die Engländer – hatte sie lieb gewonnen. Aber letztlich waren alle ihre Wurzeln, ihre Familie und ihre Kunst in Deutschland verankert. Deutschland oder England? Das war für die angehende Organistin wie der Vergleich eines Bachchorals mit einer süsslichen Stanford-Hymne aus dem späten 19. Jahrhundert. Nichts gegen die englische Kirchenmusik übrigens! Das Evensong in Kings College Chapel, freitags um 5.00 Uhr, so wie wir es gemeinsam erlebten, war jedes Mal eine Sternstunde. Die glockenreinen hellen Knabenstimmen und über ihnen das 600 Jahre alte frühgotische Fächergewölbe, verschmol-

# 7. Kapitel

zen zu einem Erlebnis, das allem, was man am selben Tag und zur selben Stunde in der Thomas-Kirche zu Leipzig hören konnte, ebenbürtig war. Nebenbei durfte man übrigens die Liturgie in mächtigen, ledergebundenen „Prayer Books" verfolgen, die aus dem 17. Jahrhundert stammten und im Chorgestühl – unangekettet (!) – den Besuchern frei zur Verfügung standen.

Was meine Berufschancen betraf, so haben sie sich in Deutschland auf eine Weise entwickelt, wie das in England kaum möglich gewesen wäre. Allerdings war das zum Zeitpunkt meiner Rückkehr nicht vorauszusehen.

Aber da war noch ein entscheidender Grund: Deutschland war schließlich die Heimat des Heimatlosen. Ich fühlte mich trotz allem als Deutscher. Dabei hatte ich doch so sehr versucht, ein „guter Engländer" zu werden. Die Sprache beherrschte ich – ganz im Gegensatz zu meiner Mutter – akzentfrei. Es war eben „Cambridge-English". Die englische Kleidung: Tweedjacke, weißes Hemd mit halbsteifem Wechselkragen und die Clubkrawatten habe ich auch jahrzehntelang in Deutschland beibehalten. Man hielt mich für einen Engländer in Deutschland – und auch in England. Mein Spitzname unter deutschen Kollegen war „Sir Mike". Und auf jedem Flug nach London reichte mir die Stewardess – ohne auch nur zu fragen – die „Times" oder den „Daily Telegraph". Und ich ließ es mir gerne gefallen. Aber wie andere Refugees auch, habe ich erkennen müssen: Ein r i c h t i g e r Engländer kann man nicht w e r d e n. Man wird niemals ganz dazugehören. Und wer es dennoch versucht, macht sich lächerlich.

Zunächst einmal war ich immerhin „naturalisierter" Engländer. Aus dem staatenlosen „Enemy Alien" (dem feindlichen Ausländer) wurde schon im November 1947 ein britischer Staatsangehöriger mit allen Rechten und Pflichten. Und zu letzteren gehörte, nach der Vollapprobation im Dezember 1954 der Wehrdienst in Her Majesty's Royal Army Medical Corps.

Es begann im Januar 1955 mit einem 6-wöchigen Grundkurs mit Exerzieren, Militärmedizin und den Grundlagen der Strategie. Daraufhin war ich dann Oberleutnant mit zwei Sternen auf den Epauletten (Abb. 21). Gegen Ende dieses Kurses wurde ich zusammen mit einem Dutzend Leidensgenossen zu einem Interview nach

## Als britischer Militärarzt zurück nach Deutschland (1955 – 1957)

Colchester bestellt. Nach den üblichen Einleitungsfloskeln kam die Frage:

„Well, Lieutenant, wo gedenken Sie denn Ihrer Majestät zu dienen, wenn es soweit ist?"

Ich wußte natürlich, dass dies eine Routinefrage war – eine unverbindliche Formsache. Auch wußte ich, dass das britische Empire (noch) groß war und dass es darin mehrere Krisenherde gab, in die auch Wehrpflichtige geschickt wurden. Damals waren es vor allem Zypern und Kenya, die beide den britischen Kolonialherren blutige Unabhängigkeitskämpfe lieferten.

Ich setzte alles auf eine Karte und antwortete: „Berlin".

„Ja, was um Himmels Willen wollen Sie denn in Berlin?"

„In Berlin studiert meine Verlobte".

„Was studiert sie denn?"

„Kirchenmusik".

„Okay, Trede, das genügt, Sie dürfen gehen".

Draußen, im Warteraum gab ich meinen Kameraden ein Resümee des Interviews.

„Ja, bist Du denn ganz bei Trost? Nun kommst Du totsicher nach Famagusta, nach Nairobi – oder nach Singapur!"

„Nein, ich weiß", fügte ein besonders Bösartiger hinzu, „auf die Falkland-Inseln!" Aber – wenig später lautete mein Gestellungsbefehl zur B.A.O.R. (British Army of the Rhine), Garnison Osnabrück. Fünf Monate darauf folgte die Versetzung nach Berlin! Wer sagt, dass Militärbehörden kein Herz haben? Die britischen hatten damals Herz mit einer Prise Humor bewiesen.

Der erste Schritt – zur Rückkehr nach Deutschland – war also getan. Aber damals wußte ich das noch nicht. Für mich war es nur ein Schritt in die richtige Richtung: Richtung Ursula; wenn es auch zunächst nur bis Osnabrück ging.

Offenbar hatte die eingangs gestellte Frage aber noch einen – allerdings unausgesprochenen Unterton: „Zurück nach Deutschland? – Ins Land der Täter?!".

Natürlich war mir bewußt, dass sich viele meiner Schulkameraden aus Bunce Court geschworen hatten, dieses Land nie wieder zu betreten. Die meisten von ihnen hatten auch viel mehr gelitten, hatten viel größere Verluste zu beklagen, als ich das hatte. Sie konnten sich z. B. nicht von der Vorstellung befreien, dass derselbe

# 7. Kapitel

Schaffner, der dann so liebenswürdig ihre Fahrkarte am Bahnhof kontrollieren würde, vielleicht einmal an einer anderen Rampe seinen Dienst versehen hatte ...

Es steht keinem anderen Menschen zu, diese Haltung zu verurteilen; man muss sie respektieren. Aber glücklicherweise wurde ich von solchen Gedanken nicht gequält. Viel mehr habe ich versucht, mich an anderen Menschen und deren Haltung zu orientieren – an Vorbildern, wie Wilhelm Feldberg, Yehudi Menuhin, Victor Frankl und meiner eigenen Mutter.

Wilhelm Feldberg, den wir bereits im 4. Kapitel kennenlernten, war ein warmherziger, gütiger Mensch. Als der grausame Krieg endlich überstanden war, sagte er mir: „Das dümmste, das ein Mensch tun kann, ist zu hassen. Haß kehrt am Ende immer ins eigene Herz zurück". So brachte er die erhebliche Wiedergutmachungssumme, die ihm von der neuen Bundesrepublik zugesprochen wurde, in eine Stiftung ein, mit der Maßgabe, dass in jedem Jahr ein englischer Kollege eine Vorlesung in Deutschland und ein Deutscher eine entsprechende Vorlesung in England halten solle. Das war eben seine Art zur Heilung von Wunden beizutragen.

Leider musste Feldberg dann zwei eigene Wunden verkraften:

Sein Sohn John, der gerade geheiratet hatte und nun anfing, sich als Cembalo-Bauer einen Namen zu machen, bekam in seiner Werkstatt einen seiner epileptischen Anfälle. Er stürzte dabei in einen Haufen Sägemehl und erstickte.

Und dann wurde der inzwischen hochbetagte Forscher das Opfer einer gnadenlosen Tierschutzkampagne. Er konnte sich nicht wehren. Wer ist schon g e g e n den Schutz von Tieren? Aber Feldberg war in einer Zeit als Physiologe groß geworden, als der ganze segenbringende Fortschritt der Physiologie auf Versuchen an Tieren basierte. Sicher sind heute Versuche an Katzen mit Ventrikelkathetern nicht mehr denkbar – und wohl auch nicht mehr notwendig – um die Wirkung verschiedener Medikamente aufs Gehirn zu erforschen. Feldberg wurde aber deswegen mit allen Mitteln der modernen Medien „fertiggemacht". Das hat ihn schwer getroffen. Aber letztlich hat es doch nicht seinen trockenen Humor ganz nehmen können.

# Als britischer Militärarzt zurück nach Deutschland (1955 – 1957)

An einem sonnigen Sonntagnachmittag saßen wir mit ihm (inzwischen war er 85 Jahre alt geworden) auf unserer Terrasse in Mannheim beim Kaffee. Das heißt, er saß dort mit Frau Ursula, während ich mit unserem Sohn Nikolaus immer wieder (und eigentlich etwas unhöflich) zum Fernsehapparat entwischte. Es war der 7.7.85 und Boris Becker stand in seinem ersten Wimbledon-Endspiel. Als es vollbracht war, ertönte ein Jubelschrei aus dem Fernsehzimmer, worauf Feldberg zusammenzuckte und meinte: „War das nun der Vater, der Sohn – oder der Heilige Geist?" Am nächsten Tag erhielt er in der Alten Aula seinen 12. Ehrendoktorhut von der Universität Heidelberg.

Als Yehudi Menuhin im März 1999 starb, wurde daran erinnert, dass er als einer der ersten unmittelbar nach Kriegsende wieder in Deutschland Konzerte gab. Und zwar nicht nur für Überlebende der Konzentrationslager, sondern auch 1946 öffentlich mit den Berliner Philharmonikern im Titania-Palast (Beethoven Violin-Konzert). 1947 spielte Menuhin sogar unter Furtwängler, den er gegen einseitige Verleumdungen, besonders aus Israel und den USA in Schutz nahm. Ein Sturm der Entrüstung brach über ihn herein, zunächst von den bedauernswerten „displaced persons" (meistens Juden, die den Holocaust überlebt hatten) in einem Berliner Lager und drei Jahre später anlässlich seiner ersten Tournee in den neu gegründeten Staat, aus Israel. Es kam sogar zu Morddrohungen und er musste die ersten Konzerte unter bewaffnetem Schutz vortragen. Aber Menuhin stellte sich mutig seinen Kritikern im Düppeller Lager und auch auf dem Tel Aviv'er Flughafen. Er rief ihnen zu: *„Ich kann Euch Eure Verbitterung nicht verdenken. Ihr habt zu viel gelitten. Und doch behaupte ich, dass Ihr auf Euer Leid allein kein neues Leben gründen könnt".* Und weiter: *„Ich habe in Berlin gespielt; deshalb will ich auch in Israel spielen".* Und schließlich: *„Ich glaube, dass das Beharren auf Vergeltung, das alles andere ausschließt, zwar verständlich, aber doch ein Zeichen von Schwäche ist".*[1]

Eine unscheinbare Begebenheit soll die warmherzige Großzügigkeit dieses „Heiligen unter den Geigern" illustrieren. Mein Schwager Wolfgang Boettcher (inzwischen selber Berliner Philharmoniker) und ich hatten im Juli '63 gerade zwei wunderschöne Kletterwochen im Berner Oberland verbracht (Jungfrau, Eiger,

# 7. Kapitel

Mönch u. a. m.). Nun erholten wir uns zusammen mit Eberhard Finke (Solocellist der Berliner Philharmoniker) bei Gstaad in einem Bauernhof – den übrigens eine Frau Ziehöhrchen (!) vermietete. In der alten Dorfkirche von Saanen, bei Gstaad liefen gerade die Menuhin-Festspiele. Da Wolfgang Menuhin vom gemeinsamen Musizieren gut kannte, durften wir jeden Morgen die Proben für die Abendkonzerte miterleben. Es war gegen Ende einer solchen, für den Meister sicher anstrengenden Probe, dass wir erschrocken bemerkten, wie die schwere Türklinke des Kirchenportals hartnäckig auf- und abknarrte. Die Tür war natürlich fest verschlossen. Und so sollte sie nach Meinung eines eifrigen Assistenten, der sich beeilte den Störenfried fortzuschicken, auch bleiben. Aber der gute Menuhin rief: „Lasst sie nur reinkommen!" Und so kamen sie: Eine Mutter mit einem Knaben und der wiederum mit einem Geigenkasten an der Hand. Während Orchester und Solisten erschöpft zur Mittagspause verschwanden, widmete sich Yehudi Menuhin dem kleinen „Wunderkind" – und seiner aufgeregten Mama. Mit Engelsgeduld hörte er sich Teile einer Bach-Solosuite und aus dem ersten Satz des Mendelssohn-Violinkonzerts an. Diese Begebenheit erinnerte mich lebhaft an das Markus Evangelium (Kap. 10, V. 14), wo es heißt: „Lasset die Kindlein zu mir kommen und wehret ihnen nicht". Und sie erfuhr nicht zuletzt dadurch eine Steigerung, dass sie sich in dieser einen Woche mehrmals wiederholte.

Als ich Viktor Frankl 1995 begegnete war er bereits 90 Jahre alt und praktisch blind (Abb. 23). Aber geistig war er immer noch hellwach. In den dreißiger Jahren hatte Professor Frankl seine Logotherapie entwickelt, die nach Freud und Adler als „dritte Wiener Schule" apostrophiert wird. Es ist der Kern seiner Lehre, dass das Leben eines jeden Menschen einen tiefen Sinn besitzt. Es komme eben nur darauf an, diesen Sinn zu erkennen. Nun lebte und arbeitete Frankl in Wien mit seiner fast 20 Jahre jüngeren Frau Elli, die sich rührend um ihn und die bescheidene Wohnung voller Bücher kümmerte. Es war seine zweite Frau. Die erste hatte er im Konzentrationslager Bergen-Belsen verloren – die ganze übrige Familie auch (mit Ausnahme einer Schwester, die rechtzeitig nach Australien entkam).

## Als britischer Militärarzt zurück nach Deutschland (1955 – 1957)

Bis 1942 hatte Prof. Frankl als Chef der Neurologie und Psychiatrie am Wiener Rothschild Spital in privilegierter Stellung überlebt. Und unter diesem Schutz lebten auch seine betagten Eltern mit ihm. Da erreichte ihn die Nachricht, dass endlich sein Visum für Amerika bewilligt sei. Er solle am nächsten Tag ins Konsulat kommen, um es abzuholen. Zuerst war er glücklich. Er würde sein Lebenswerk retten und in den Vereinigten Staaten weiterentwickeln können. Aber gleich darauf fielen ihm seine beiden Eltern ein. Diese würden mit seiner Ausreise allen Schutz verlieren und für die nächste Deportation anstehen. Was sollte er tun? Was war wichtiger, die Verantwortung seiner Logotherapie oder seinen Eltern gegenüber?

Wie schon gelegentlich bei anderen Dilemmafällen, machte es Viktor Frankl auch diesmal: Er pilgerte in den Stefansdom zum Meditieren. Allerdings mit einer Zeitung über dem linken Rockaufschlag, um den Judenstern zu verdecken. Aber es half nichts. Ratlos ging er nach Hause, um seinen Eltern vom Visum zu erzählen. Aber noch bevor es so weit kam, entdeckte er auf dem Tisch ein kleines Marmorfragment.

„Was ist das?", wendete er sich an seinen Vater.

„Das? Ach das habe ich heute auf einem Trümmerhaufen aufgelesen, dort, wo früher die Synagoge gestanden ist. Das Marmorstück ist ein Stück von den Gesetzestafeln. Wenn es Dich interessiert, kann ich Dir auch sagen, auf welches der 10 Gebote sich der eingemeißelte hebräische Buchstabe bezieht. Denn es gibt nur ein Gebot, dessen Initiale er ist".

„Und das wäre?", fragte Viktor.

Darauf gibt der Vater die Antwort: „Ehre Deinen Vater und Deine Mutter, auf dass Du lange lebest im Lande …".[2]

Da wusste Frankl, was zu tun war. Er ließ das Visum verfallen. Ein Jahr später wurde er zusammen mit seinen Eltern und seiner jungen Frau nach Theresienstadt deportiert. Von dort führte sein Leidensweg nach Auschwitz.

Und hier hat sich Viktor Frankl's Lehre vom Sinn des Lebens praktisch bewährt. Er versuchte, so schwer das war, selbst in Auschwitz einen Sinn für sein Leben zu erkennen. Und offenbar half es. Auf jeden Fall überlebte er dieses und zwei weitere Lager.

# 7. Kapitel

Kaum wieder in Freiheit schrieb er in nur neun Tagen ein Buch über seine Erfahrungen: „Trotzdem Ja zum Leben sagen", mit dem Untertitel: „Ein Psycholog erlebt das Konzentrationslager". Damals – 1945/46 – wollte kaum einer das Buch lesen. Der Verlag bot ihm die Restexemplare zum Billigpreis an, bevor man sie eben einstampfe. Damals ahnte keiner, dass dieses Buch ein Best- und Dauerseller mit Millionenauflagen und Übersetzungen in 24 Sprachen werden würde.[3]

Nach dem Krieg wurden Viktor Frankl Professuren von etlichen amerikanischen Universitäten angeboten. Einige davon hat er wahrgenommen – aber letztlich ist er in seine Heimatstadt Wien zurückgekehrt.

Auf die Frage nach einer Kollektiv s c h u l d der Deutschen, antwortete Frankl sinngemäß: „Schauen Sie, der Begriff „Kollektivschuld" ist typisch nationalsozialistisches Gedankengut. Es waren doch die Nazis, die pauschal ganze Kollektive verdammten – etwa weil sie einer bestimmten Rasse angehörten. Der Einzelne zählte für sie nichts".

„Aber wie steht es mit der Kollektiv v e r a n t w o r t u n g ?"

Hierauf Frankl: „Das ist genauso falsch, wie die Lehre von der Kollektivschuld. Ich kann doch nur verantwortlich sein für etwas, was ich selber getan habe oder für etwas, das zu tun ich unterlassen habe".

Allerdings wird die Deutschen die von Theodor Heuss 1949 so formulierte Kollektiv s c h a m wohl in alle Ewigkeiten begleiten. Das spüren alle, auch die ganz jungen Deutschen, wenn sie im Ausland und sensibel genug sind. Auch ich spüre das als Deutscher. Nur im „äußersten Notfall" kläre ich kritische Menschen, denen ich im Ausland begegne, über meine Vergangenheit auf. Sie sollen mich als Deutschen nehmen, der ich bin und nicht als Ausnahme – als „guten Deutschen" – nur wegen einer jüdischen Großmutter. Der ungarisch-jüdische Präsident der Berliner Akademie der Künste, Györgi Konrád, hat es unnachahmlich ausgedrückt: *„Die Tatsache, dass meine Verwandten in Auschwitz ermordet wurden, ermächtigt mich keineswegs Anspruch auf gute Zensuren im Fach Moral zu erheben"*.[4]

Leider sind nicht alle Menschen im Ausland so klarsichtig. *„Bereitwillig nutzen sie die These von der Einzigartigkeit des Holo-*

# Als britischer Militärarzt zurück nach Deutschland (1955 – 1957)

*caust, um den Deutschen die Verwirklichung des Bösen als ewigen Zivilisationsbeitrag zu überlassen, während sich der Rest der Menschheit in bewusstloser Unschuld und Sicherheit der normalen Tagesordnung des Lebens zuwenden kann".*[5] Und darin liegt die Tragik des deutschen Schicksals, dass man – als Deutscher – an dieser Sichtweise nichts ändern kann. Das ist – mehr noch als alle Toten und Trümmerhaufen – das wahre Erbe Adolf Hitler's. Ändern könnten das nur die Außenstehenden, der Rest der Menschheit sozusagen – zu dem ich mich ja auch zählen darf.

Damals, in seiner Wiener Wohnung habe ich Viktor Frankl auch angesprochen auf die Pflicht Widerstand zu leisten gegen das Unrecht. Frankl antwortete: „Widerstand zu leisten gegen ein solches Regime und dabei das eigene Leben und das seiner Angehörigen aufs Spiel zu setzen – das ist etwas, das man nur von einem einzigen Menschen auf der Welt verlangen kann. Und dieser einzige ist man selber!"[2]

Es waren diese Gedanken, die auch mich vor 50 Jahren bewegten, als es um die Entscheidung ging, ob ich nach Deutschland zurückkehren solle oder nicht. Es sind diese Grundsätze, an denen auch die jungen Kritiker von heute nicht vorbeikommen können, wenn sie – manchmal etwas selbstgerecht und „besserwisserisch" – ihre Väter und Großväter fragen, was sie denn „damals" gewusst, getan oder unterlassen hatten. Auf der einen Seite kann kaum einer, der es nicht selbst erlebt hat, nachvollziehen, was es damals bedeutet haben mag, Widerstand zu leisten oder auch nur die Emigration zu wagen. Auf der anderen Seite ist unsere heutige Sicht der damaligen Ereignisse und ihrer Zusammenhänge eine perspektivisch völlig andere.

Es gibt da aber noch eine entscheidende Frage, vor welcher keiner sich drücken kann, der sich anschickt, das Verhalten der Deutschen im Dritten Reich im nachhinein zu beurteilen. Und diese Frage lautet: „Wie hättest Du Dich damals unter den *damaligen* Bedingungen selbst verhalten?" Jeder sollte sich diese Frage stellen. Auch die Verfolgten sollten es tun, wie Klaus von Dohnanyi es kürzlich forderte.[6]

Ich habe mir diese Frage gestellt und im 2. Kapitel beantwortet: Bis meine Mutter mich über die wahre Situation aufklärte, war es ganz natürlich mein Herzenswunsch zusammen mit meinen Blan-

## 7. Kapitel

keneser Schulkameraden auch zur Hitlerjugend zu gehören. Es war zunächst eine bittere Enttäuschung, als mir dies verwehrt wurde.

Wenn auch die Umstände kaum vergleichbar sind, so hat mich doch das Schicksal meiner ostdeutschen Landsleute ähnlich bewegt, die sich nach 1945 gleich ein zweites Mal mit den Alternativen konfrontiert sahen: Widerstand gegen, Flucht vor oder Hinnahme eines Unrechtregimes.

In meiner Eröffnungsansprache zum 111. Chirurgenkongress habe ich versucht, auf Verständnis und Versöhnung hinzuwirken.[7]

Schließlich spielte sicher auch die Einstellung meiner Mutter gegenüber Deutschland nach 1945 eine Rolle, bei meiner Entscheidung zur Rückkehr. Meine Mutter hat die schrecklichen Botschaften vom 3.12.45 nie wieder von sich aus erwähnt (4. Kapitel, 8. Skizze). Sie hat auch nie ein Buch über den „Holocaust" gelesen; sie hat niemals eine der vielen KZ-Gedenkstätten besucht oder auch nur einen Film zum Thema (etwa „Schindler's Liste") angesehen. Natürlich hat sie den Verlust ihrer ganzen Familie – Mutter, Bruder und Schwester – nie vergessen, nie verwunden. Oft hat sie geweint. Aber irgendwie blieb ihr Verhältnis zu Deutschland und natürlich das zu ihren deutschen Freunden von alledem unberührt.

Sobald dies nach dem Krieg möglich war, suchte sie Kontakt zu deutschen Menschen. In ihrem Nachlass fand ich das Dankesschreiben eines wildfremden deutschen Kriegsgefangenen, den sie zusammen mit zwei seiner Kameraden im Oktober 1947 zu uns nach Hause zum Musizieren einladen wollte. Offenbar wurde er noch im POW-Camp 412 (Kriegsgefangenenlager) bei Dover festgehalten – hatte aber die offizielle Genehmigung zu einem solchen Ausgang. Im übrigen hat sie auch immer wieder betont, dass sie hoffe, dass ihr Sohn einmal eine Deutsche heiraten möge(!)

Sie schätzte England. Sie war den Engländern generell und der Familie Haig ganz besonders dankbar für das gewährte, lebensrettende Asyl. Aber wirklich heimisch konnte sie in England nicht werden. Sie spürte, dass sie mit ihrer Sprache (einschließlich jenem ebenso unbekümmerten, wie haarsträubenden Refugee-Akzent) und mit ihrem sprühenden Temperament eine Fremde in diesem Lande bleiben musste. Ihren veritablen Hunger nach menschlichen Begegnungen konnten nur wenige der zurückhaltenden Engländer

# Als britischer Militärarzt zurück nach Deutschland (1955 – 1957)

dauerhaft befriedigen. Zudem fehlte ihr der kulturelle Nährboden, mit dem sie in Deutschland aufgewachsen war. Natürlich hätte sie das Londoner Kulturleben für vieles entschädigen können und ich erinnere mich noch gut, wie sie ihre abenteuerlichen Londonbesuche bis zur letzten Minute plante und ausnutzte. Irgendwie gelang es ihr immer, zwischen einer avantgardistischen Ausstellung und einem besonderen fremdsprachigen Film noch einen Zahnarztbesuch einzuschieben, um dann den Abend mit einem Theaterstück ausklingen zu lassen. Das alles an einem einzigen Tag mit verbilligter Rückfahrkarte. Zwei ihrer Enkel erinnern sich noch gut, wie sie sich – nach einer Open-Air Aufführung des „Midsummer Night's Dream" im Regents Park in Zeitnot geraten mitten auf der Baker Street, wild gestikulierend, praktisch vor einen roten Doppeldecker warf, mit dem Verzweiflungsruf: „Wie möst hef e Böss!" (We must have a bus). Den Bus bekamen sie schon noch – und auch den letzten Zug von Victoria Station nach Birchington. Auf die Idee, ein Taxi zu nehmen, kam die arme, zeitlebens zur Sparsamkeit Erzogene nicht.

Birchington-on-Sea und erst recht Minnis Bay waren für sie eine „kulturelle Einöde". Und tatsächlich war es schwierig unter den rührend bemühten Witwen und Pensionären dieses etwas heruntergekommenen Badeortes adäquate Gesprächspartner, geschweige denn Enthusiasten für ihre kammermusikalischen Ambitionen zu finden.

Das alles schien in Deutschland ganz anders und deshalb strebte sie dorthin zurück. Einstweilen war sie allerdings durch ihre Vortragstätigkeit mit Margaret Haig an die Insel gebunden.

## 2. Skizze: Militärarzt in Osnabrück

Dagegen war ich inzwischen in Osnabrück angekommen. Allerdings nicht als Deutscher zurück in Deutschland, sondern als Oberleutnant der britischen Besatzungsmacht, genauer: bei der 7th Field Ambulance, B.A.O.R. 10. Meine Uniform trennte mich wie eine Art Tarnkappe von der Bevölkerung und von diesem Lande.

Meine beruflichen Pflichten beschränkten sich auf die eines praktischen Arztes für ein im Grunde kerngesundes, weil ziemlich

## 7. Kapitel

junges Klientel. Ich war in der Offiziersmesse, Caprivistr. 30, untergebracht. Jeden Morgen wurde ich von einem Chauffeur im „eigenen" Dienst-Volkswagen zu meinem Lazarett (Medical Reception Station) gefahren. Hier wurden leichtere Verletzungen, fiebrige Infekte, Hautkrankheiten u.ä. stationär behandelt.

„*Dies ist mein Reich*" steht in einem meiner Feldpostbriefe, „*30 Betten, Sprechzimmer, Behandlungsraum, Büro, Küche etc. – alles sehr hell und modern; dazu ein Personal mit zwei deutschen Schwestern und acht englischen Soldier-Nurses. Um halb neun habe ich da eine „Sick Parade", dann die Visite durch die fünf Krankensäle. Danach Hausbesuche bis in den Nachmittag hinein in Osnabrück und seiner herrlichen Umgebung, wo ca. 10.000 Soldaten und ihre Familien stationiert sind. Dienstags und donnerstags habe ich eine Baby- und Mutter-Klinik, was mir sogar viel Spaß macht, obgleich ich die armen Kleinen impfen muss! Jede zweite oder dritte Nacht bin ich „on call" und werde tatsächlich sehr oft aus dem Bett geholt*".[8]

Für Abwechslung sorgten einige Geländespiele – Manöver genannt – die, sehr zum Ärger der Bevölkerung in der Lüneburger Heide stattfanden. Unsere schweren Panzer rissen natürlich tiefe Narben ins Erdreich und die Soldaten requirierten Scheunen und Ställe als Nachtquartiere. Meine Aufgabe war es jeweils hinter der „Front" einen geschützten Standort für meine Sanitätseinheit zu organisieren – am besten ebenfalls in einer Scheune. Hier halfen natürlich meine Sprachkenntnisse fast immer, die Sache im Guten zu regeln.

Im August hielt unsere Division ein großes „Atommanöver" ab.

„*Ich war verantwortlich für fünf Wagen und 18 Männer, mit denen ich einem Panzerregiment folgen musste. Drei Tage lang zogen wir so durch die Landschaft: Weite Heide, tiefe romantische Wälder und Staub, Staub und Staub. Zuletzt war ich schwarz wie ein Neger. Wir mussten schlafen, wann und wo wir konnten, unser eigenes Essen kochen und vor allem den Weg nicht verlieren*".[9]

„*Aber es gab auch geruhsamere Tage: Am Sonnabend fand ich m e i n Dörfchen Bohnshorst, 3 km von hier mit lauter alten friesischen Fachwerkhäusern um einen Dorfteich. Hier setzte ich mich hin und fing an zu malen. Bald hatte ich alle Dorfkinder – über 20 Stück – um mich versammelt, die sich lange mit dem „englischen Onkel" unterhielten.*"

## Als britischer Militärarzt zurück nach Deutschland (1955 – 1957)

„*Am nächsten Abend ging ich mit Bob zu einem Schützenfest in der Nähe. Es gab viel Bier, Tanz und Bratwurst und da wir in Uniform gingen, auch interessante Begegnungen: Einige wollten uns Armeebenzin abkaufen (!); andere wollten gleich mit uns auf die Russen los; zwei alte Nazis waren unfreundlich; der Trommler von der Band war aber besonders nett und ließ mich ein paar Tänze mitpauken*".[10]

In jenem Sommer hatte ich Gelegenheit in Jeeps und anderen Armeefahrzeugen das Autofahren zu erlernen. So erwarb ich nebenbei den englischen Führerschein, den ich später – ohne Prüfung! – in einen deutschen umwandeln konnte. Das eigene Auto ließ dann allerdings noch weitere 10 Jahre auf sich warten.

Zurück in Osnabrück tat ich etwas zur Verschönerung der fünf etwas tristen Krankensäle meines Lazaretts. Ich schmückte die Wände mit 40 Plakaten von deutschen Landschaften. Es waren Traumziele, die ich später einmal zu sehen hoffte: Poster vom Tegernsee, der Ramsau und von Heidelberg waren dabei. Ich bekam sie vom örtlichen Reisebüro; die Rahmen lieferte die Schreinerei der Garnison.

Ob es nun die bunten Bilder waren oder die zufriedenen (weil ja im Grunde gesunden) Patienten, kann ich nicht beurteilen. Immerhin bekam ich von meinem Vorgesetzten, Lieutenant Colonel Sims eine lobende Erwähnung und die wohlwollende Befürwortung meines Antrags auf Versetzung nach Berlin.

Aber vorher musste ich noch drei Monate in Osnabrück absitzen. Die langen Abende benutzte ich um „A History of Western Philosophy" von Bertrand Russell durchzuarbeiten und auch zum Studium des Kardiologie-Lehrbuchs von Paul Wood. Dieses Spezialgebiet faszinierte mich von jeher am meisten – hier wollte ich später einmal arbeiten.

Die freien Abende wurden aber auch kulturell genutzt. Ich hörte das Amadeus-Quartett (Haydn, Mozart und Beethoven) im 300 Jahre alten Osnabrücker Schloss. Mit einem befreundeten Offizier besuchten wir zusammen den „Faust, I. Teil", für den das deutsche Publikum 10 min lang Beifall spendete. Und schließlich spielte ich auch regelmäßig selber meine Geige. Am 26.6.55 gab es abends eine Party für das gesamte Corps „*bei der ich nur halb mitmachte, weil ich 'on duty' war. Es war auch gut, dass ich nicht so viel trank, denn erstens wurde ich gezwungen (als die anderen schon sehr*

# 7. Kapitel

*lustig waren) die ‚Kleine Nachtmusik' zu spielen, wobei der Haupt-Colonel abwechselnd dirigierte und tanzte und zweitens wurde ich nachts, um 2.00 Uhr morgens, aus dem Bett gerufen".*[11]
In den Sommerferien kam Ursula von Berlin herübergeflogen. Für ein paar Wochen wurde ich abkommandiert, um meinen Schul- und Studienfreund Bill McCormick zu vertreten, der mit seiner Frau Aileen, bei den $12^{th}$ Royal Lancers, einem vornehmen Regiment in Herford stationiert war. Wir zwei zogen in deren Wohnung.

Bill, der nicht nur Cambridge University, sondern auch sein irisches Heimatland als hervorragender Hockeyspieler vertrat, wurde später Psychiater. Sein Spezialgebiet waren die Phobien und wie man sie bewältigen könne. 1975 machte ich einen Abstecher von einem Vortrag in Dublin zu ihm nach Belfast, wo er viele Jahre inmitten dieses Unruheherdes arbeitete. Er kam auch einmal zu uns in das vergleichsweise friedliche Mannheim und bemühte sich Ursula ihre Raupenphobie auszureden. Bald darauf zogen Bill und Aileen ans Ende der Welt, wie mir schien: nach Nova Scotia. Hier fand er nun Zeit und Raum für seine Leidenschaften: das Fischen und die Jagd.

Ursula und ich genossen unseren ersten Hausstand in Bielefeld – wenn auch nur „auf Borg" und nur auf Zeit. Meine wenigen Urlaubstage nutzten wir für einen Besuch bei Vincent van Gogh im Kröller-Müller-Museum nahe Amersfoort in Holland. Dieses helle, moderne Museum liegt inmitten eines großen Waldgebiets und beherbergte damals die größte van Gogh-Sammlung der Welt. Es war die Zeit, als mittelmäßige Druckkopien seiner Bilder noch in fast allen Studentenbuden hingen. Ich hatte bis dahin die drei Bände seines Briefwechsels mit Bruder Theo (das bereits erwähnte Taufgeschenk) mehrmals durchgelesen. Seine Malweise beeinflusste mich damals in meinen eigenen autodidaktischen Bemühungen mit Ölfarben.

Ein zweiter Kurzbesuch führte uns in meine Heimatstadt, nach Hamburg; wir wohnten bei Prof. Ulrich Pretzel – Ursula's Patenonkel „Ulli". Den Ruf auf den Lehrstuhl für Germanistik erhielt Pretzel als unnachgiebiger Gegner des Naziregimes erst nach dem Krieg. Sein Bruder, Raimund, alias Sebastian Haffner, war mit seiner jüdischen Frau noch rechtzeitig vor dem Krieg nach England

## Als britischer Militärarzt zurück nach Deutschland (1955 – 1957)

ausgewandert, von wo er scharfsinnig-kritische Beiträge für den „Observer" lieferte. Nach Deutschland zurückgekehrt, wurde Sebastian Haffner bald berühmt durch seine mit hoher Fistelstimme vorgetragenen Beiträge bei Fernsehrunden und seine oft unbequemen Kommentare im „Stern". Sein Buch „Anmerkungen zu Hitler" gehört zum treffendsten, das ich zu diesem Thema gelesen habe.

„Onkel Ulli" dagegen führte das eher zurückgezogene Leben eines deutschen Gelehrten inmitten seiner Bücher. Mehr als 52.000 von ihnen standen in Zweier- und Dreierreihen entlang den Wänden vom Fußboden zur Decke der hohen Räume seiner Hamburger Wohnung in der Sierichstraße – und sammelten Staub. Onkel Ulli sammelte ebenfalls. Nicht nur Bücher, sondern auch alte Briefe, Theaterkarten und sämtliche Straßenbahnfahrkarten, die er jemals gelöst hatte. Er konnte nichts wegschmeißen. „Wer einen handgeschriebenen Brief in den Papierkorb wirft, hat das Herz eines Mörders!" rief er. Aber Straßenbahnkarten?!

Die Abende dort blieben uns unauslöschlich in Erinnerung. Kaum war das bescheidene Abendbrot gegessen, genügte ein Stichwort und schon kletterte Onkel Ulli hoch hinauf auf eine schwankende Leiter, um die entlegendsten Bücher – auch jene aus der dritten Reihe – zu holen (Spitzweg lässt grüßen!). Er kannte sie alle, die 52.000, in ihren verschiedensten Ausgaben. Und er wusste genau, wo sie zu finden waren. Dann begann er bis in die frühen Morgenstunden höchst unterhaltsam zu dozieren und zu rezitieren. Er las uns Gedichte vor von Heine, mittelhochdeutsche Strophen aus dem Nibelungenlied und Anekdoten über seine berühmten Kollegen, die oft an ihn selber erinnerten. Das galt besonders für jene Geschichte von Prof. Hermann Usener, der vor über 100 Jahren klassische Philologie in Bonn lehrte:

*„Usener war ein Mann vom Pathos Friedrichs von Schiller. Wenn er vortragend auf dem Katheder hin- und herschritt, das mächtige Haupt schüttelnd und lange Perioden sozusagen aus dem Boden stampfend, geschah es wohl, dass ihm der zu weit gesponnene Satz aus den Fugen geriet oder dass er sich im Gedanklichen verhedderte. Nie hat ihn das angefochten. Einst hörte ich ihn mit aller Emphase sagen: ‚Plato und Aristoteles sind das größte Dreigestirn am Himmel der griechischen Philosophie', worauf er, den Irrtum im Rechnen bemerkend, mit uner-*

# 7. Kapitel

*schütterlicher Würde fortfuhr:* 'Und das Wunderbare, meine Herren, ist, dass es ihrer nur Zweie waren'".

Das hätte auch Onkel Ulli passieren können, zumal das Rechnen auch seine Stärke nicht war; einmal erzählte er uns, dass er heute noch manchmal aus einem Albtraum aufschreckt, indem er davon träumte, beim Abitur in Mathematik durchgefallen zu sein.

Immer dann, wenn der sonst so scheue Onkel Ulli ins Schwärmen kam und abzuheben drohte, wurde er trocken und bestimmt von Tante Lotte, seiner sachlichen Ehefrau auf den Teppich zurückgeholt: „Ach Ullimann, Du übertreibst mal wieder". Sie war übrigens Lehrerin gewesen. Und so sah sie auch aus, mit Brille, Dutt und trostlos grauer Witwenkleidung, lange bevor das nötig gewesen wäre. Aber sie hatte ein gutes Herz und „Ullimann" hat nie vergessen, dass es ihr Lehreringehalt war, das die beiden (sie blieben kinderlos) im Dritten Reich gerade eben über Wasser hielt.

Schließlich ereilte ihn doch noch eine traurige Berühmtheit in Form eines Pressefotos, das kurz vor seiner Emeritierung 1968 um die Welt ging. Da stand er in der zweiten Reihe mit den anderen Senatoren der Hamburger Universität in traditionellem Ornat mit Barett, Halskrause und Talar. Er sah kreuzunglücklich aus, denn auf einem Spruchband, das die ersten aufrührerischen Studenten hoch über seinen Kopf hielten, stand geschrieben: „Unter den Talaren – Muff von 1000 Jahren".

Prof. Pretzel verstand die Welt nicht mehr. Er hatte sich doch immer liebevoll um seine Studenten bemüht: Bei seinen Vorlesungen (welche allerdings als eher langweilig galten), bei den Abschlussprüfungen (wo er durchaus nachsichtig war) und mit seinen Doktoranden (zu denen u. a. Peter Wapnewski zählte). Aber von nun an war ihm alle Freude an seinem Hochschullehreramt vergällt. Er starb mit 83 Jahren an einem inoperablen Pankreaskarzinom. Bei seiner Beerdigung in Blankenese im Februar 1985 begegnete ich auch Sebastian Haffner zum letzten Mal.

Aber zurück nach Hamburg im Sommer 1954. Wir besuchten auch ein letztes Mal Hans Henny Jahnn, der mit Frau Ellinor, Tochter Signe und meinem Halbbruder Yngve immer noch in jenem sagenhaften weißen Haus im Hirschpark zu Blankenese hauste. Ursula hat seine erste Begrüßung nie vergessen: Er öffnete

## Als britischer Militärarzt zurück nach Deutschland (1955 – 1957)

die Haustür und schräg über sie hinwegblickend verkündete er leidvoll die schicksalsschweren Worte: „Ich gehe jetzt zum Zahnarzt!" und verschwand – mit seinem Hund.

In diesen wenigen Tagen wurde auch Hamburg exploriert, z. B. die Kunsthalle, wo Caspar David Friedrich's Bild „Das Eismeer (die gescheiterte „Hoffnung")" an unsere knabenhaften Mutproben auf den Eisschollen am Blankeneser Elbufer erinnerte. Und auch die Reeperbahn, wo Ursula ebenso unerwartet, wie untypisch verkündete: „Ich will auch mal nackte Frauen sehen!". Aber dieser Wunsch blieb unerfüllt, denn die Abende und Nächte waren ja Onkel Ulli's eher unerotischen Exkursen gewidmet.

Zurück im Osnabrücker Alltag suchte ich Kontakte zur deutschen Bevölkerung. Von britischer Seite war ja die „Fraternisation" längst wieder erlaubt. Von vielen Deutschen wurde sie selbst in der britischen Besatzungszone eher zurückhaltend geduldet. Das bekam ich gleich im Krankenhaus der Stadt Osnabrück zu spüren. Obgleich ich ja die vage Vorstellung hatte, einmal Kardiologe zu werden, zog es mich doch immer wieder magisch an jene Orte, wo operiert wurde. Der damalige Leiter der Chirurgischen Abteilung in Osnabrück war ein strenger Mann, so wie man sich einen deutschen Chefarzt vorzustellen hatte. Nach entsprechender Anmeldung empfing er mich korrekt zwar, aber kühl. Selbst als ich meine Uniform durch einen weißen Kittel behelfsmäßig verdeckt hatte, ließ er mich wissen, dass er von der britischen Besatzung nicht viel hielt. Die Operation, bei der ich zusehen musste (ich meine mich an eine Magenresektion zu erinnern) verlief dann blutreich, aber zügig, und ohne dass ein Wort gewechselt wurde. Es blieb bei diesem einen Besuch.

Aber es gab auch andere Begegnungen.

*„Gestern kam die Krönung einer wochenlangen Vorbereitung meinerseits: Eine große Party für die deutschen Ärzte vom Krankenhaus und ihre Frauen. Es war ein Riesenerfolg! Abgesehen von den 20 Gästen waren unsere Ärzte und Frauen und andere, die in der Messe wohnen, dabei. Unser jugoslawischer Chef machte eine Bowle mit 24 Flaschen Wein, 8 Branntwein, 8 Pfund Erdbeeren und 4 Pfund Zucker! Die hatte es in sich! Ich hatte die Blumen besorgt, überall Kerzen aufgestellt und im Garten hingen Lampions. Dann gab es eine Riesentafel (Büfett) mit allen möglichen Leckerbissen. Bald war alles in vol-*

7. Kapitel

*lem Schwung und wenn ich auch ab und zu dolmetschen musste, so verstanden sich alle ausgezeichnet (auch auf Französisch und Latein). Immer wieder kamen dann die Gäste und sagten begeistert, dass sie es so schön nie erwartet hätten; und unseren Offizieren ging es ebenso. Auf einmal, während Mike ausgezeichnet auf dem Klavier spielte, wurde spontan losgetanzt und so hörte die Party erst um 2.00 Uhr morgens auf. Alle sagten, dass das nun erst der Anfang sei und wir werden so vielleicht auch mehr zu den deutschen Familien kommen".*[12]

## 3. Skizze: In Berlin!

Dazu kam es dann aber nicht mehr, denn am 1.10.55 wurde ich nach Berlin versetzt und zwar in das Hauptquartier der „Berlin Independent Brigade", direkt neben dem Olympiastadion. Ich wohnte im Offizierskasino in einem schönen hellen Zimmer, das 20 Jahre zuvor wohl olympische Athletinnen beherbergt hatte; es war einst das „Frauenheim" gewesen. Außer für Tisch und Stuhl, Schrank und Bett war ausreichend Platz für meine Staffelei. *„Aus dem einen Fenster sehe ich nur über Wälder bis hinaus nach Spandau. Aus dem anderen sehe ich die Reitbahn (nach Pferden werde ich mich noch erkundigen), Tennisplätze und die vielen Anlagen und Sportfelder bis zum Stadion selber".*[13]

In Berlin war ich als praktischer Arzt verantwortlich für die Stabsoffiziere des Hauptquartiers und für die vielen britischen Zivilisten (samt ihren Familien), die im britischen Sektor den verschiedensten kulturellen, politischen und administrativen Aufgaben nachgingen. Ich hatte eine regelmäßige Sprechstunde abzuhalten und Hausbesuche (auch des nachts) zu erledigen. Die Sprechstunde war in der früheren Klinik im „Haus des Deutschen Sports" eingerichtet. Neben Eingangshalle, Warteraum, Sprechzimmer und Telefonzimmer gab es ein *Büro „in dem ein sehr netter Deutscher arbeitete, so dass alles wie am Schnürchen geht".* In den beiden Behandlungsräumen assistierte mir ein korpulenter junger deutscher Pfleger, der vor allem über den Kondomvorrat zu wachen und diesen sparsam an die Soldaten auszuteilen hatte.

## Als britischer Militärarzt zurück nach Deutschland (1955 – 1957)

Für die Hausbesuche stand mir ein eigener Chauffeur, Herr Hoffmann, samt grünem VW-Käfer mit britischem Militärkennzeichen zur Verfügung. Hoffmann war ein kleiner, ebenfalls korpulenter gutmütiger Berliner in den Fünfzigern, der sich in der Stadt gut auskannte und mich nicht nur zu den Patienten fuhr. Ich durfte mich ja auch in allen vier Sektoren Berlin's frei bewegen – so lange ich meine Uniform trug – und solange ich erreichbar war. Muss ich erwähnen, dass die meisten Fahrten (für den Spottbenzinpreis von drei Pennies) südwärts über die Avus nach Nikolassee gingen? Hier wohnte nämlich Ursula inzwischen zusammen mit Mutter Hilde, Schwester Marianne und Bruder Wolfgang in einer Dreizimmerwohnung im dritten Stock eines Berliner Altbaus (der „Teutonenburg") in der Teutonenstraße Nr. 4.

Mutter Hilde verdiente das spärliche Geld durch Klavierstunden am Konservatorium Petersen in Zehlendorf.

Marianne ging noch – ungern – in die Waldorf-Schule. Ungern, weil sie viel lieber Geige üben wollte. Ihr Mathematiklehrer z. B. attestierte ihr im Abschlusszeugnis für dieses zugegeben schwierige Fach: „Kann nicht – will nicht – bemüht sich auch gar nicht!" Als sie 20 Jahre später einmal in ihrer alten Schule ein vielumjubeltes Geigenkonzert („selbstverständlich unentgeltlich!") gab, kam anschließend derselbe Mathelehrer auf sie zu und meinte: „Marianne, wenn Sie mir damals nur einmal so gut zugehört hätten, wie ich Ihnen heute Abend ...".

Wolfgang hatte das Abitur am humanistischen Gymnasium bereits absolviert (und nebenbei im Olympiastadion den 2000 m Lauf beim Sportfest aller Berliner Schulen gewonnen). Nun studierte er Cello an der Berliner Musikhochschule bei seinem alten Lehrer Prof. Richard Klemm.

Das war also die Berliner Familie, eine kleine kulturelle und zivile Oase, zu der es den jungen Militärarzt immer wieder hinzog. Hoffmann fuhr und Hoffmann wartete geduldig in seinem Wagen – oder er kam auf Anruf spät abends wieder, um mich abzuholen. Allerdings wurden die Besuche rationiert, denn Ursula, der sie ja vor allem galten, studierte weiter eifrig und sehr gewissenhaft Kirchenmusik bei Prof. Joseph Ahrens. Die Montage waren tabu, denn am Dienstag musste wöchentlich eine Theoriearbeit über Tonsatz, Kontrapunkt etc. abgegeben werden. Aber die anderen

# 7. Kapitel

Tage waren auch nicht viel besser, weil sie natürlich regelmäßig und stundenlang Orgel üben musste. Bei dieser Gelegenheit zitiere ich eine Passage aus einem Brief: *„Der Höhepunkt der Woche war natürlich der Vortragsabend (der Orgelklasse von Prof. Ahrens) am Donnerstag. Der Saal war vollgepackt mit allen Musikgrößen Berlins und die einzige, die nicht aufgeregt war, als es darauf ankam, war Ursula. Die beiden ersten Stücke, ein Ahrens und eine Bachtriosonate wurden mittelmäßig brav gespielt. Dann kam Ursula. Das herrliche neue Kleid mit hohem Stehkragen und Silberkette war schon ein Erlebnis (für mich!). Ihr Spiel war einfach vollkommen. Sie spielte virtuos, kristallklar, spannend-aufregend, dann wieder majestätisch-überlegen, so wie es eben im Reger auf und ab geht (Reger Opus 135 b). Ich merkte zum ersten Mal bei der Orgel den Unterschied zwischen Virtuose und Amateur. Und sie spielte so musikantisch, dass mir Reger zum ersten Mal (abgesehen von der ‚Suite im alten Stil') Freude machte. Es gab dann einen solch brausenden Beifall, dass sie sich fünfmal immer wieder verbeugen musste.* Nachher gab's noch Glückwünsche allerseits, am schönsten von Beltz (ihr Klavierlehrer Prof. Hans Beltz), *dem beim Reger die Tränen kamen, der laut in den Saal hinein immer wieder ‚Bravo' rief und von den Aufführungen von Straube redete …".*[14]

In den fünfziger Jahren – zwischen Aufhebung der Blockade (1949) und Mauerbau (1961) erlebte Berlin eine erste Blütezeit nach dem Kriege. Es war ein Leuchtturm der Freiheit, tief hinter dem eisernen Vorhang gelegen. Hier waren wir nicht mehr Besatzer, sondern eher Beschützer. Und als Offizier in Uniform stand mir die ganze Stadt offen. Am berüchtigten Checkpoint Charly wurden wir einfach durchgewunken und im Ostsektor wirkte die Uniform wieder wie eine „Tarnkappe".

Das kulturelle Angebot war faszinierend. In der Westberliner Oper hörten wir z. B. „Othello" an meinem 27. Geburtstag. Es war die Zeit von Elisabeth Schwarzkopf und Dietrich Fischer-Dieskau. Der soll einmal gesagt haben: „Fluch dieser Stimme! – Ich wollte doch Schauspieler werden." In der Oper war er beides. Und wie er spielen und singen konnte! Kurz nach dem Krieg, noch bevor er zum berühmtesten Liedersänger der Welt wurde, hatte Ursula ihn kennengelernt und gehört. Das lag an seiner Bekanntschaft mit einer Familie Wikarski, die auch in Klein-Machnow wohnte und deren zwei Töchter („Susi" und „Nörchen") mit Ursula zusammen die Drei Linden-Schule in Wannsee besuchten. So kam es, dass Ursula noch als Schülerin unter anderem die „Winterreise" von Fischer-Dieskau sozusagen als Hauskonzert erleben durfte.

Im Konzertsaal der Hochschule für Musik in der Fasanenstraße (auch „Hindemith-Garage" genannt) besuchten wir die Berliner Philharmoniker unter Herbert von Karajan. Dabei bevorzugten wir die Chorplätze hinter dem Orchester. Für fünf Mark erlebte ich so den Meister auf 15 m Entfernung sozusagen Aug' in Auge. Das heißt, er hielt die seinen meist geschlossen. Das verleitete den Spaßvogel der Cellogruppe, Christoph Kapler in einer Probe zu der halblauten Bemerkung: „Herr von Karajan, schaffen'se sich doch'n Blindenhund an!"

1958 wurde eine Stelle in der legendären Cellogruppe der Philharmoniker frei. Zum Probespiel meldete sich auch der erst 23-jährige Wolfgang Boettcher. Vor versammeltem Orchester und seinem Dirigenten spielte er das Lalo-Konzert – am Klavier begleitet von seiner Schwester Ursula. Die Kollegen waren sehr angetan und wollten Wolfgang – zunächst wie immer für ein Probejahr – in ihre Reihen aufnehmen. Karajan war offenbar auch zufrieden, aber vor der Abstimmung meinte er: „Dass Ihr ihn aber nicht wegen der hübschen Schwester nehmt ...!"

Sie nahmen ihn. Und als 1963 der Solocellist Wilhelm Posegga bei einem Verkehrsunfall in Südfrankreich umkam, spielte Wolfgang noch einmal wie um sein Leben, um diese Stelle. Auch diesmal war er erfolgreich und blieb als Solocellist bis 1976. (Später hat mir Wolfgang einmal gesagt: „Wenn Du operierst, geht es immer um's Leben anderer. Wenn ich spiele, spiele ich wie ums *eigene* Leben!")

Es waren die Glanzjahre der Berliner Philharmoniker und ihres Dirigenten. Eine gegenseitige Zuneigung und Respekt verband Wolfgang mit seinem Chef. Dann – lange bevor sich das Verhältnis zwischen Karajan und seinen Philharmonikern zu trüben begann – verließ Wolfgang das Orchester, um sich dem Solospiel und seiner Professur an der Hochschule für Musik in Berlin zu widmen. Als Solist und Kammermusiker (u. a. mit dem Brandis-Quartett, aber auch mit seiner Schwester und mit dem Geiger Ulf Hoelscher) reist

# 7. Kapitel

er heute noch um die Welt. Er ist einer der wenigen Virtuosen, der auch seine Aufgabe als Lehrer sehr ernst nimmt. Er ist wahrscheinlich einer der besten Cellolehrer, die es gibt – und seine Schüler verehren ihn und danken es ihm. Derzeit kommen nicht weniger als sechs der zwölf Cellisten des Berliner Philharmonischen Orchesters aus der „Boettcher-Schule" – einschließlich dem Solocellisten.

Unvergessen ist auch die Probe der Philharmoniker mit dem alten weißhaarigen Magier aus Philadelphia, Leopold Stokowsky, die ich an einem Sonntagmorgen miterleben durfte. Sein beschwörendes „Kon-zen-tuir-uen!!" (Konzentrieren) klingt mir noch heute in den Ohren – eine Ermahnung, die ich Jahre später (dann allerdings mezzoforte) an meine OP-Mannschaften weitergegeben habe.

Überhaupt schien der 76-jährige Stokowsky an jenem Morgen den Tyrann zu markieren. Er probte „Verkaufte Braut" in einem irrwitzigen Tempo.

„C! – Buchstabe C!" rief er ins Orchester und legte gleich los. Aber der Einsatz der Geigen kam nicht.

„Spielen! – Warum Sie nicht spielen?!"

„Erlauben'se mal – det könn'wa so schnell nich' finden", kam die kleinlaute Antwort.

Darauf machte sich Stokowsky so groß wie eben möglich und schrie:

„Sind SIE Diruigent?!"

Und in die Kunstpause hinein entgegnete der Geiger Malecek entwaffnend: „N o c h nicht".

Da haben sie dann alle gelacht – auch Stokowsky. Bald darauf kam die Zeit, da so mancher Virtuose – des ewigen Übens samt Lampenfieber müde – zum bequemeren Taktstock griff.

Aber auch im Ostsektor der Stadt gab es Sternstunden. Hüben wie drüben entfachte der kalte Krieg einen regelrechten Kulturwettbewerb. Und wir profitierten davon. In der Komischen Oper inszenierte Felsenstein sein zauberhaftes „Schlaues Füchslein" (Janaçek) und die „Zauberflöte", wo am Ende die singenden Knaben auf Wolken über die Bühne schwebten und echte Rosen ins Publikum warfen. Der Osten nutzte die Kultur als Agitprop und ließ sie sich was kosten. So lehnte Felsenstein einen Ruf an die

## Als britischer Militärarzt zurück nach Deutschland (1955 – 1957)

MET in New York nicht etwa aus ideologischen Gründen ab (er wohnte ohnehin bezeichnenderweise in W e s t berlin). Er lehnte ab, weil man ihm dort nicht die unbegrenzten Probezeiten gewähren konnte, die er für seine phantastisch-aufwendigen Inszenierungen benötigte. Und die bekam er eben nur im sonst so puritanischen Osten.

Wir verpassten keine Brecht-Aufführung am „Schiffbauerdamm" („Mutter Courage", „Der kaukasische Kreidekreis", „Galileo" u. a.m.). Es waren großartige Inszenierungen mit Helene Weigel und der Giehse. Damals war ich von diesem Schauspiel begeistert. Erst später ging mir Brecht's penetrant belehrender Agitprop-Ton auf die Nerven.

Wie immer in Uniform, denn die war ja im Osten Pflicht, hörte ich den großen David Oistrach. Er spielte das E-Dur-Konzert von Bach und das Doppelkonzert mit seinem Sohn Igor. Hinterher im Künstlerzimmer strahlte seine große russische Seele genauso warm, wie auf dem Podium. Er schrieb dem englischen Offizier eine Widmung in dessen Ausgabe der Beethoven-Sonaten und zwar auf die 5., die „Frühlingssonate".

Wenn man dies alles liest, wird man verstehen, dass wir uns im Berlin der fünfziger Jahre wohlfühlten. Dabei wurden wir aus Fernsicht der großen weiten und freien Welt keineswegs um unsere Lage in dieser umzingelten Stadt beneidet. Punktuell bekam auch ich diese besondere Lage zu spüren.

Da gab es z. B. das „teuerste Gefängnis der Welt" in Spandau mit seinen damals noch fünf Insassen (Hess, Funk, Dönitz, Speer und von Schirach). Mit großem Aufwand, aber deutlich gestaffelter Strenge, teilten sich die Siegermächte turnusmäßig in deren Bewachung. Alle vier Monate waren also die Engländer an der Reihe. Dann wurde auch ich ein- bis zweimal zum täglich stattfindenden Mittagessen der Offiziere eingeladen.

Da saßen sie nun an einem Tisch: Amerikaner, Franzosen, Engländer – und die Russen. Das Tischgespräch verlief holprig. Das Essen war ... nun ja: eben englisch (in diesem Monat). Medizinische Probleme bereitete gelegentlich nur der Gefangene Hess. Dann wurde er sogar stationär ins British Military Hospital Spandau zur Behandlung eines psychosomatischen Magengeschwürs

# 7. Kapitel

aufgenommen. Meine Kollegen hielten ihn für einen schwierigen Hypochonder; ich habe ihn nie behandelt.

Bald lernte ich Peter Lunn kennen. Er war der Sohn von Sir Arnold Lunn, dem britischen Pionier des Skisports. So unwahrscheinlich es auch klingen mag, dieser insuläre Flachländer hatte nicht nur den Slalom erfunden, sondern seinerzeit den Abfahrtslauf als olympische Wettkampfdisziplin durchgesetzt. Erwartungsgemäß wurde Sohn Peter ein begeisterter Skiläufer, der es 1936 sogar bis zum Kapitän der englischen Olympiamannschaft in Garmisch brachte (was allerdings nicht viel heißen musste).

Peter konnte aber nicht nur zu Land, sondern auch auf dem Wasser die Skier beherrschen. Und so lud er mich oft in der Mittagspause zu seinem Wassersportclub ein – dem Club Nautique Français in Tegel. Hier unterwies er mich in der Kunst des Wasserskifahrens. Ich habe das rasante Gleiten hinter einem schnellen Motorboot und das Springen über die Bugwellen genossen und bis heute noch nicht verlernt.

Peter Lunn war hoher Offizier bei BRIXMIS, der britischen Militärmission in Berlin. Er war bei den Russen akkreditiert und durfte sich überall in der S.B.Z. frei bewegen. Diese Freiheit wurde natürlich genutzt, um so gut es eben ging, Spionage zu betreiben. Die Russen taten dasselbe im Westen.

Eines Tages holte er mich in seinem Wagen ab – nicht zum Wasserskifahren – sondern um einen Patienten zu untersuchen. Auf vielen Umwegen in einen mir unbekannten Stadtteil erreichten wir über einen Hinterhof eine wohl „konspirative" Wohnung im 6. Stock. Dort lag der Patient mit hohem Fieber. Schon bei Erhebung der Anamnese fiel mir auf: Das ist kein Engländer, wie alle meine Patienten sonst. Es war offenbar ein deutscher Spion aus der Ostzone, der ab und zu nach Westberlin fuhr, um „Material" abzuliefern. Diesmal kam er, um sich behandeln zu lassen. Seinen Namen habe ich nie erfahren. Im halbdunklen Zimmer konnte ich ihn auch kaum wahrnehmen. Die Diagnose eines grippalen Infekts war aber trotzdem richtig und die Therapie offenbar erfolgreich.

Als es sich gegen Ende meiner Militärzeit abzeichnete, dass ich wohl weiter in Westberlin bleiben würde, versuchte Peter Lunn mich für seine Spionageaktivitäten – sozusagen als I.M. zu gewinnen; natürlich gegen Bezahlung. Das Honorar hätte ich zwar gut

## Als britischer Militärarzt zurück nach Deutschland (1955 – 1957)

brauchen können, aber ich lehnte ab. Ich wollte mich und meine gerade gegründete Familie lieber nicht mit diesem Abenteuer belasten.

Freundschaftlich verbunden waren wir auch dem zivilen Oberhaupt des britischen Sektors Mr. Peck, der mich nur selten als Patient aufsuchte, denn er war ja gesund. Er war sogar Bergsteiger und wie so viele, litt er in hohen Alpenvereinshütten an Schlaflosigkeit. Die Mittel dagegen musste ich ihm vor jedem Bergurlaub verschreiben.

Eines Abends trafen wir in seiner Wohnung bei einem Essen den renommierten englischen Bergsteiger und Chirurgen Charles Evans. Er war 1953 als Stellvertreter von John Hunt mit der britischen Expedition am Mount Everest gewesen. Am 26. Mai erreichte er mit Tom Bourdillon den 8712 m hohen Südgipfel des Everest. Das war bis dahin der höchste Gipfel, den Menschen je bestiegen hatten. Aber der Rekord hielt nur drei Tage, denn Probleme mit dem geschlossenen Sauerstoffapparat zwangen die beiden zur Umkehr. Am 29. Mai erreichten dann Hillary und Tenzing den Hauptgipfel. Und nun durften wir beim Abendessen den Erzählungen dieses sympathischen und bescheidenen Kollegen folgen.

Einmal pro Woche mussten wir Offiziere im Kasino dinieren. Es gab dabei eine strikte Kleiderordnung: „Full dress uniform" oder „dinner jacket". So kam ich notgedrungen zu meinem ersten Smoking, der mich dann noch weitere 30 Jahre begleitete (wohl weil ich ihn fast nie benötigte).

Zu diesen Abendessen durfte man Gäste einladen und so lernte ich den Schotten Bob Shields kennen, Medical Officer bei den Argyll and Sutherland Highlanders, einem traditionsreichen Regiment, das in Kladow stationiert war und dessen Offiziere zum Abendessen immer im Kilt erschienen. Damals wussten wir noch nicht, dass seine Frau Marianne als Hebamme im British Military Hospital bei der Entbindung unserer ersten Tochter assistieren würde. Und noch viel weniger ahnten wir, dass er mir 40 Jahre später – inzwischen Prof. Sir Robert Shields und Präsident des Royal College of Surgeons of Edinburgh – die Urkunde zur Aufnahme in eben dieses College (als Honorary Fellow) überreichen würde.

7. Kapitel

## 4. Skizze: Die Hochzeit

Aber kommen wir nun endlich zur Hochzeit! Im Sommersemester 1956 hatte Ursula die Voraussetzungen dazu erfüllt, in dem sie ihr A-Examen für Orgelspiel und Kirchenmusik mit Auszeichnung bestand. Unmittelbar davor hatte sie beim Deutschen Hochschulwettbewerb in Hamburg den 1. Preis für Orgelspiel gewonnen. Offenbar hatte sie die Juroren nicht nur mit einer furiosen Interpretation von Max Regers Opus 135 b überzeugt. Den Preis allerdings musste sie sich mit Hedwig Bilgram aus München teilen. Durch diese Teilung kam es zu einer ersten Bekanntschaft. Als diese beiden Organistinnen bald darauf wiederum als gleichplatzierte Sieger aus dem Wettbewerb des Bundesverbandes der Deutschen Industrie hervorgingen, wurde aus der Bekanntschaft eine Freundschaft fürs Leben. Hedwig Bilgram avancierte später zur Professorin an der Hochschule für Musik in München und ging viele Jahre mit dem weltberühmten Trompeter Maurice André auf Tournee. Außerdem wurde „Hedl" Patentante unserer dritten Tochter Franziska. (Allerdings musste ja (damals) v o r h e r noch geheiratet werden).

Eine bürokratische, politisch-brisante Hürde galt es noch zu überwinden, denn Ursula hatte noch immer ihren Wohnsitz in Klein-Machnow und war somit Bürgerin der DDR. Mutig wagte sie sich auf das Bezirksamt in Potsdam und beantragte die Ausreise, zwecks Eheschließung mit einem Engländer – einem Arzt.

„Moment mal," unterbrach sie der Beamte, „dann soll doch lieber Ihr Mann zu uns rüberkommen. Wir brauchen Ärzte. Wir verschaffen ihm sofort eine gute Stelle!"

Aber der gute Funktionär glaubte wohl selber kaum an den Erfolg seines Vorschlags. Nach einem längeren Bekehrungsversuch gab er auf und meine Braut konnte legal und endgültig in den Westen übersiedeln.

Das Hochzeitskleid war geschneidert, das Datum – der 22. September 1956 – festgelegt, der Pfarrer bestellt und die Gäste eingeladen. Da wurden wir durch eine surreale Episode aus allen Träumen gerissen: Ursula verschwand ganz plötzlich – eine Woche vor dem großen Tag. Sie war geplagt von Zweifeln, ob sie einem Leben als Hausfrau neben der Musik gewachsen sein würde. Sie floh

## Als britischer Militärarzt zurück nach Deutschland (1955 – 1957)

nach Winterstein in Thüringen (wo sie in den letzten Kriegswochen mit Mutter und Geschwistern untergekommen war) und wanderte auf den Gr. Inselsberg, um nachzudenken. Inzwischen hatte ich ein Telegramm nach England geschickt: *„Ua unerwartet nach Thüringen abgereist, Hochzeit abgesagt, bitte kommt nicht, Brief folgt"*. Aber am nächsten Tag war Ursula bereits zurückgekehrt. Die Meditation auf dem Inselsberg hatte geholfen. Nun war sie fest entschlossen und der Entschluss hat bis heute 44 Jahre lang gehalten.

Der 22. September war ein strahlender Sonnentag. Vormittags auf dem Charlottenburger Standesamt waren Onkel Ulli und Wolfgang als Trauzeugen dabei. Nach dem Mittagessen im engsten Familienkreis auf den Wannseeterrassen pilgerten wir über die Rehwiese zur kleinen Nikolasseer Kirche. Sie war übervoll von Freunden aus Ost und West zusammen mit einigen Engländern aus meinem Offizierskasino (Abb. 22).

Der wortgewaltige Pastor und Professor Heinrich Vogel hielt die Predigt über unseren Trautext: „Ist Gott für uns, wer mag wider uns sein?". Im Dritten Reich war er neben den Pastoren Niemöller und Gollwitzer eine verlässliche Säule der Bekennenden Kirche und deshalb auch inhaftiert gewesen. Ursula hatte aushilfsweise schon viele seiner eindrucksvollen Gottesdienste auf der Orgel begleitet. Seine behinderte Tochter Brigitte lebte mit rührender Anhänglichkeit von einer Flötenstunde zur nächsten und vergötterte geradezu ihre geduldige Lehrerin Mutter Hilde. Wir kannten also die Familie Vogel recht gut.

Die Musik wurde von Ursulas Kommilitonin und Freundin Marlene Kühne (Tochter des bekannten Schauspielers am Schiller-Theater, Wolfgang Kühne) an der Orgel und vom Ortleb-Quartett (mit Wolfgang als Cellist) begleitet. Bis auf einen sollten die Mitglieder dieses Quartetts einmal alle Berliner Philharmoniker werden; an diesem Tag spielten sie einen Satz aus der „Kunst der Fuge." Man sieht, wie „schrecklich ernst" eine Hochzeit damals noch genommen wurde.

Gefeiert wurde anschließend nicht in der „Teutonenburg", sondern nebenan im Hause von Frau Ilse Töpfer. Diese Gesangs- und Atempädagogin (nach der Methode Schlaffhorst!) war in der Berliner Musikszene als unkonventionelle, bärenstarke, aber herzens-

# 7. Kapitel

gute Frau bekannt. Nach dem Essen spielte auch hier wieder Wolfgang mit seinem Quartett. Noch am selben Abend zogen Ursula und ich in unsere erste Wohnung in der Leistikowstraße Nr. 5 im Stadtteil Westend ein.

So begann unsere Ehe, so wie die meisten normalerweise nicht beginnen, nämlich in einer feudalen Berliner Altbauwohnung, die von der britischen Schutzmacht für einen ihrer Offiziere (ich war inzwischen zum Captain avanciert) requiriert war. Neben den sieben großzügigen Zimmern gab es noch ein kleines Atelier zum Malen für mich und einen Konzertflügel zum Spielen für Ursula.

Zur Wohnung gehörten auch zwei Bedienstete: Hoffmann, der Chauffeur samt (Volks-)wagen und eine gewisse Frau Platzek als Köchin und Putzfrau. Und diese Frau war das einzige „Haar in der Suppe". Sie schikanierte nämlich meine junge und noch unerfahrene (Haus-)frau Ursula durch ständig nörgelnde Besserwisserei in Haushaltsangelegenheiten. Trotz allem Humor – so ganz erholt hat sich Ursula bis heute nicht von diesem Trauma. „Platzek" wurde zu einem Begriff in der Familie.

Aber das Alltagsleben ging weiter. Für eine Hochzeitsreise gab es weder Zeit noch Geld; d. h. diese Reise haben wir im Januar 1957 auf der Dortmunder Alpenvereinshütte nachgeholt. Eine behelfsmäßige Skiausrüstung einschließlich Seehundfelle (denn damals gab es in Kühtai noch kaum Lifte) hat uns das großzügige Militär geliehen.

Wenn ich mir so die Bilder ansehe von unseren Touren auf Birk- und Neunerkogel, auf Schafzoll und Grieskogelscharte, so stehen mir heute noch die Haare zu Berge. Von hierher stammt auch ein Ausspruch des Tiroler Hüttenwirts. Nach der örtlichen Lawinengefahr befragt, meinte er lakonisch:

„Da kann ma' nix soag'n ... und i sag' a' nix!"

Diesen weisen Satz habe ich mir für's spätere Berufsleben gemerkt, wenn immer es um eine schwierige Prognose ging.

Zurück in Berlin musste Ursula hart an ihrer kirchenmusikalischen „Theoriearbeit" zum Thema „Der Sologesang im Gottesdienst" arbeiten. Dies war als Teil der Abschlussprüfung noch nachzuliefern. Außerdem übte sie für weitere Konzerte mit Bruder Wolfgang, unter anderem im Herbst 1957 im Westberliner British Center. Von diesem einen Konzertprogramm wurde damals eine

Als britischer Militärarzt zurück nach Deutschland (1955 – 1957)

Schallplatte gepresst mit einem Bild des Geschwisterpaares sozusagen auf der Titelseite. Und wenn man genau hinschaut erkennt man, dass die junge Pianistin guter Hoffnung war. Aber der Reihe nach.

## 5. Skizze: Das Schicksal nimmt seinen Lauf

Ich versah weiter meinen Dienst im Olympiastadion und drum herum und weil mich das allein nicht ausfüllte, versuchte ich mich weiterzubilden. Mehrfach besuchte ich das British Military Hospital in Spandau und auch hier zog es mich in den OP. Ich durfte ab und zu assistieren und in meinem allerersten Operationsbuch finden sich auch Eintragungen über drei Appendektomien, die ich selber ausführen konnte.

Aber da ich in Richtung Kardiologie strebte, arbeitete ich an verschiedenen Lehrbüchern und besuchte nun regelmäßig die thorax- und herzchirurgischen Konferenzen im Westend-Krankenhaus, der Klinik der Freien Universität Berlin. Hier trafen sich an jedem Mittwochnachmittag die Chirugen, um zusammen mit Kardiologen und Radiologen jene Patienten durchzusprechen, denen man eventuell durch einen Eingriff zu helfen hoffte. Viele interessante und radiologisch besonders gut dokumentierte Fälle wurden übrigens von der Charité – also aus Ost-Berlin, beigesteuert. Denn es gab damals in der gesamten DDR keine derart spezialisierte Herzchirurgie.

Noch heute erinnere ich mich sehr gut an den für mich ersten Auftritt des Chefs der Chirurgischen Universitätsklinik, Herrn Prof. Dr. Fritz Linder. Die Konferenzteilnehmer waren bereits versammelt und begannen miteinander zu diskutieren, als die Tür aufging. Herein kam der „weiße Riese", Princeps genannt. Mit seinen 1,91 m, ganz in weiß, vom Haupthaar bis zu den Klinikschuhen hat er mich gleich sehr beeindruckt. Das Haar schien weiß zu sein. Vielleicht war es auch nur weißblond, denn der Professor war damals nur 44 Jahre alt.

Fritz Linder hatte 1932 ein Semester lang an der Bristol University sein Medizinstudium vorangetrieben. Dort hat er die Engländer und ihre Sprache kennen und schätzen gelernt. Das kam ihm

# 7. Kapitel

zugute, als er im Krieg als Chirurg in der Luftwaffe auf den Channel Islands in Guernsey landete. Später kam er dann in derselben Funktion an die Ostfront. Nach einem Volltreffer auf seine Operationsbaracke, nach Verwundung und Fleckfieber, konnte er sich und seine Einheit samt 300 Verletzten nach Kriegsende in die amerikanische Gefangenschaft bei Eger retten.

Es war ihm vergönnt, bereits im Sommer '45 die Arbeit bei seinem Lehrmeister, Prof. K. H. Bauer – inzwischen nach Heidelberg berufen und dort zum ersten Rektor der Universität nach dem Kriege gewählt – wieder aufzunehmen. Damals galt es zunächst in der für 320 Patienten konzipierten Heidelberger Klinik die 700 bis 800 Verwundeten zu versorgen.

Nebenbei widmete sich Linder der Forschung, gab das Deutsche Zentralorgan für Chirurgie heraus und habilitierte sich 1948 mit einer Arbeit über den Nierenhochdruck.

Mit 39 Jahren bereits wurde Linder auf den gerade neu errichteten Lehrstuhl für Chirurgie an der Freien Universität berufen. In kurzer Zeit schuf er aus dem wenig attraktiven Westend-Krankenhaus im eingeschlossenen Berlin ein chirurgisches Mekka mit Ausstrahlung nach West und Ost. Hier kam seine Vielseitigkeit als einer der letzten Generalchirurgen ganz zur Entfaltung. Fritz Linder erkannte den großen Nachholbedarf der deutschen Chirurgie im Vergleich zum anglo-amerikanischen Standard nach dunklen Jahren der Isolierung. Durch seine faszinierende Erscheinung, durch seine Leistung als Chirurg, als Forscher und Lehrer half er mit, die deutsche Chirurgie aus ihrer Isolation heraus und schließlich zu einem hervorragenden Platz im Konzert der internationalen chirurgischen Gemeinschaft zurückzuführen.

Mein erster guter Eindruck steigerte sich bald zur restlosen Bewunderung, als Linder dann die Leitung dieser Sitzung übernahm: Bestimmt aber stets zuvorkommend höflich stellte er kritische Zwischenfragen. Die anschließende Diskussion bereicherte er dank seines phänomenalen Gedächtnisses durch ausgefallene aber passende Literaturzitate. Den allfällig vorzustellenden Patienten beggenete er mit einfühlsam freundlicher Anteilnahme. Kein Wunder, dass am Ende alle Konferenzteilnehmer seiner ausgewogenen Indikation für oder wider Operation zustimmten.

## Als britischer Militärarzt zurück nach Deutschland (1955 – 1957)

Ich saß dabei wie immer in Uniform hoch oben in der letzten Reihe des Hörsaals und hörte zu. Man nahm von mir keine Notiz – dachte ich. Später wurde mir klar, dass der anglophile Fritz Linder den Captain in der letzten Reihe sehr wohl bemerkt hatte. Am Schluss der Konferenz bat ein Assistent mich herunter und ich wurde ihm vorgestellt.

Schon beim zweiten Mal wollte er mich wieder sprechen: „Darf ich Sie um einen Gefallen bitten?" fragte er. „Ich habe in drei Wochen einen Vortrag zu halten – bei der Royal Society of Medicine in London. Es geht um Antibiotika-Therapie. Würden Sie mir vielleicht bei der Übersetzung des Vortrags helfen?"

„Natürlich mache ich das; sehr gerne sogar", gab ich zurück.

Also wurde ein Termin vereinbart. Und da bei Linders gerade die Maler das Haus besetzt hielten, einigten wir uns auf die Leistikow-Wohnung, um die Arbeit zu erledigen.

So kam der große Professor drei Tage lang in unsere Wohnung. Wir sprachen den Text durch und aßen dann mit Frau Ursula zu Abend. Anschließend tippte ich bis in die Nacht hinein den englischen Text. Hier merkte ich zum ersten Mal, wie sehr mir das „medizinische Deutsch" fehlte. Dagegen beherrschte Linder die englische Sprache erstaunlich gut und hätte meine Hilfe eigentlich kaum gebraucht. Wie dem auch sei, der Vortrag wurde fertig und er wurde mit großem Erfolg in London gehalten: „The problem of resistant organisms and chemotherapeutic sensitivity in surgery".[15]

Fritz Linder wurde als Ehrenmitglied in die Royal Society of Medicine aufgenommen. Das bedeutete besonders damals so bald nach dem Krieg eine seltene Ehrung für einen Deutschen.

Noch bevor er aus London zurückkam fanden wir als Dank eine Kiste Pfälzer Wein vor unserer Tür. Es war übrigens „Ungsteiner Honigsäckl" vom „Linderhof" bei Ungstein in der Pfalz, der Urheimat des Professors, wie ich erst viel später erfuhr.

Bald darauf kam Prof. Linder noch einmal in die Leistikowstraße, während ich gerade Krankenbesuche machte.

„Ich wollte mich noch einmal bedanken", sagte er zu Ursula, die ihn hereinbat. „Ihr Mann hat mir wirklich sehr geholfen".

„Aber – das hat er doch sehr gern getan. Ich weiß, es hat ihm Spaß gemacht".

## 7. Kapitel

Er aber fuhr fort: „Können Sie mir nicht sagen, womit ich ihm eine Freude machen könnte?"

Ursula überlegte nur kurz. Sie dachte an die Zukunftspläne, die wir zwei in letzter Zeit immer wieder hin- und hergewendet hatten. Meine zwei Wehrdienstjahre würden Anfang '57 auslaufen. Wenn ich bis dahin nicht durch einen Zufall doch noch in Deutschland eine Stellung bekäme, würden wir nach England zurückkehren.

„Ja", meinte sie, „das ist sehr freundlich von Ihnen. Wir haben schon überlegt, ob wir nicht doch in Deutschland bleiben sollen .... Vielleicht können Sie meinem Mann helfen, hier eine Stelle zu finden. Er will ja gerne Internist – eigentlich Kardiologe – werden".

„Gut", meinte Professor Linder, „ich will sehen, wie ich ihm da helfen kann".

Keine zwei Tage später klingelte das Telefon. Ich nahm den Hörer ab: „Guten Tag – hier Linder. Wenn Sie wollen, können Sie am 1. Oktober bei mir im Westend anfangen!".

Dieses Angebot schlug wie ein Blitz bei uns ein. Was gab es da noch zu überlegen? Natürlich – ich wollte ja eigentlich gar nicht Chirurg werden – oder? Oder wollte ich es im Grunde doch schon immer?! Aber Assistentenstellen waren schwer zu kriegen. Es war noch gar nicht so lange her, da arbeiteten junge deutsche Ärzte als Volontäre – gerade mal für ein warmes Essen auf Station. Und dann würde dies ja nicht irgendeine Stelle sein, sondern hier in Berlin beim großen Professor Linder. Für ihn und bei ihm wollte ich schon gerne arbeiten. Also sagte ich zu. Die Würfel waren für die Rückkehr nach Deutschland gefallen. Und auch für die Chirurgie.

Allerdings galt es noch die neun Monate bis zum 1.10.57 zu überbrücken. Ein zweites Mal waren die Engländer großzügig. Sie verlängerten meine Stellung in Berlin um ein Dreivierteljahr. Die Zeit nutzte ich um eine Dissertation vorzubereiten, denn für den Posten eines wissenschaftlichen Assistenten an der Universität benötigte ich den deutschen Doktortitel.

Die rührende, inzwischen schwangere Ursula holte mir mithilfe ihres noch gültigen Studentenausweises Literatur aus der Stabi (die Staatsbibliothek in Ost-Berlin). Ganze Folianten mit den Originalarbeiten schleppte sie herbei – und wieder zurück.

# Als britischer Militärarzt zurück nach Deutschland (1955 – 1957)

Das Thema hatte mir Prof. Linder gestellt: „Die Entwicklung der Intubationsnarkose". Eigentlich war dies eine einfache historische Aufgabe. Für die deutsche Chirurgie handelte es sich aber tatsächlich um ein heikles Problem. Denn auf diesem Gebiet der Narkose bei Thoraxeingriffen war sie bis zum Kriegsende weit hinter dem Standard in vergleichbaren Ländern – vor allem weit hinter England – zurückgeblieben. Ein Großteil der „Schuld" daran trug der berühmteste unter den deutschen Chirurgen, Ferdinand Sauerbruch, selber. Sein starres Festhalten an der seinerzeit bahnbrechenden Entwicklung einer Unterdruckkammer (für den Patienten und die ganze Operationsmannschaft) verstellte den Blick für die viel einfachere Lösung der Intubation mit Überdruck (lediglich in den Luftwegen des Patienten selber). Zwar landete Sauerbruchs Unterdruckkammer bereits in den zwanziger Jahren in einer Abstellkammer seiner Münchner Klinik, aber noch immer wurden große Operationen, etwa die Thorakoplastik, in Lokalanästhesie durchgeführt. Deshalb musste alles möglichst schnell gehen. Ein amerikanischer Hospitant berichtete (1927): *„Bei einer Thorakoplastik nahm ich die Zeit. Der Hautschnitt war um 11.12 Uhr, um 11.17 Uhr waren 7 Rippen von oben nach unten und um 11.22 Uhr 3 weitere Rippen enfernt".*[16] Es sollten noch weitere drei Dekaden vergehen, bis die moderne Intubationsnarkose – und überhaupt die Anästhesie als Fach – auch in Deutschland allgemeine Akzeptanz fand.

Letztlich habe ich diese Doktorarbeit doch nicht termingerecht fertiggestellt. Das Thema und meine Vorbereitungen samt Literatur gaben Prof. Linder und ich weiter an eine Ärztin, die 1933 mit ihrem Mann nach Los Angeles auswandern musste, noch bevor sie eine Dissertation erarbeiten konnte. Es war dies Toni Marcy, die uns drei Jahre später in Kalifornien eine liebe Freundin und Gastgeberin wurde.

Ich bekam bald ein anspruchsvolleres Thema zu bearbeiten. So endete am 1. Oktober 1957 der Lebensabschnitt als Engländer. Kurz vorher waren wir von der Leistikowstraße in die Nußbaumallee Nr. 40 – ebenfalls in Westend – umgezogen. Aus dem 7-Zimmerappartement mit Atelier wurde eine winzige 2 ½ Zimmerwohnung mit schrägen Wänden unterm Dach, für DM 120,– Monatsmiete! Dem Dienstmädchen und dem Chauffeur sagten

## 7. Kapitel

wir Adieu. Aus dem Auto wurde ein Fahrrad. Statt Offiziersgehalt bekam ich nun monatlich DM 600,–, da ich ja vorläufig nur „mit den Aufgaben eines wissenschaftlichen Assistenten betraut" war. Wir kehrten also wesentlich erleichtert vom Luxus auf den bescheideneren Boden der Tatsachen zurück.

Meiner Mutter, die erst drei Jahre vor ihrem Tode endgültig nach Deutschland zurückkehrte, wurde von der Bundesrepublik als „Wiedergutmachung" eine bescheidene Rente (zum Schluss waren es DM 1.100 monatlich) zuerkannt. Es fehlte auch mir nicht an gut gemeinten, aber unerbetenen Ratschlägen, ich möge doch auch eine solche Wiedergutmachung beantragen.

Wiedergutmachung? – Was sollte denn da wieder gut gemacht werden? War ich nicht sogar – im Vergleich etwa zu meinen Blankeneser Schulkameraden – vom Schicksal begünstigt worden? Dankbar nahmen wir die sogenannte Starthilfe für Heimkehrer von DM 4000 an und investierten sie in einen gebrauchten Blüthnerflügel und ein Ehebett. Wiedergutmachungsanträge haben wir darüber hinaus nie gestellt.

Auch die anderen Regularien wurden rasch und unbürokratisch erledigt: mein Cambridge Staatsexamen und die englische Approbation wurden anerkannt. Die deutsche Staatsangehörigkeit wurde mir zurückgegeben – die britische durfte ich behalten.

*Glücklich der, der seinen Beruf erkannt hat,
er verlange nach keinem anderen Glück.
Er hat seine Arbeit und Lebensaufgabe und
wird ihnen obliegen.*
                                    *Thomas Carlyle*

# 8. Kapitel
# Assistenzarzt in Berlin (1957 – 1962)

## 1. Skizze: Der Anfang im Westend-Krankenhaus

Aller Anfang ist schwer. Jeder junge Arzt wird beim ersten Eintritt in eine Chirurgische Universitätsklinik zunächst einmal überwältigt von einem Gefühl der Ohnmacht, angesichts des Gebirges, das sich da vor ihm aufbaut. Ob Gebirge oder Karriereleiter, Ende der 50er Jahre erschien es angesichts der unüberschaubaren hierarchischen Hindernisse, ganz aussichtslos, jemals diesen Gipfel zu erklimmen. Für einen Fremden von Übersee Hinzugereisten, der überhaupt nicht mit den Gepflogenheiten, den Dosierungen und nicht einmal mit dem Fachvokabular des deutschen Medizinbetriebs vertraut war, schien diese Besteigung nicht gerade einfacher. Und als es erst zum Schriftlichen kam – den ersten Schritten in der Wissenschaft – da spürte ich schmerzlich, dass ich noch nie einen regulären Deutschunterricht genossen hatte. So musste mein guter Chef (Sohn eines Gymnasialdirektors) meine Arbeiten noch jahrelang weniger auf den Inhalt, als auf die Interpunktion hin überprüfen. (Heute erledigt das meine Frau).

Bei dieser Ausgangslage half nur eines: Vergiss das Ganze – widme Dich den Teilen. Wie beim Beginn einer Bergtour muss man den Blick senken – weg von der schwindelnden Höhe des Gipfels, hinunter zur naheliegenden ersten Aufgabe – zur ersten Kletterwand.

# 8. Kapitel

So bin ich an einem frühen Oktobermorgen die Nußbaumallee hinunter zum Dienst geradelt. Keine 1000 m weiter und ich war im altehrwürdigen Westend-Krankenhaus. Später sollte ich noch oft einem anderen Radler begegnen. Das war der hochverehrte Hans Freiherr von Kress, Ordinarius für Innere Medizin an derselben Klinik. Aber der hatte vermutlich ein Auto in der Garage für Regentage. Ich nicht – noch lange nicht.

An jenem 1. Oktober im Jahre 1957 hatte Prof. Linder drei neue Assistenten eingestellt: Emil S. Bücherl, Waldemar Hecker und mich. Bücherl, ein schon etwas älterer intellektueller Bayer mit hoher Stirn und einem Walrossschnurbart war durch seine Grundlagenforschung beim Physiologen Rein geprägt. An der Göttinger Klinik hatte er dann zusammen mit dem Chirurgen J. Koncz den extrakorporalen Kreislauf (also eine Herz-Lungen-Maschine) experimentell vorangetrieben. Der erste klinische Einsatz war geplant. Da holte Linder ihn als Oberarzt nach Berlin, weil er selber die Bedeutung der gerade aufkommenden Chirurgie am offenen Herzen erkannte.

Hecker, ein schneidiger, blonder Preuße, der sich im Krieg als Aufklärungsflieger über Russland hervorgetan hatte, konnte bereits Erfahrungen auf dem ebenfalls noch jungen Spezialgebiet der Kinderchirurgie vorweisen, eine Chirurgie, die auch Linder (unter dem Einfluss anglo-amerikanischer Pioniere, wie Haight und Waterston) sehr am Herzen lag. Hecker wurde zum 1. Dienst eingeteilt.

Schließlich kam ich, als unbeschriebenes Blatt und kompletter Anfänger in die dritte und niederste Dienstgruppe. Man schickte mich auf die Frauenstation 12C zum Stationsarzt Dr. Cramer. Und das war mein Glück, denn der humor- und gemütvolle Werner Cramer war nicht nur ein guter Chirurg, sondern inmitten dieses Großbetriebs sehr menschlich geblieben. Er nahm mich unter seine Fittiche und half mir bei schwierigen Blutentnahmen und ersten Verbandswechseln. „Der Mensch ist kein Veilchen – er stinkt!" war einer seiner unvergessenen Lehrsätze.

Unvergessen auch die Souveränität, mit der er die ihm vom gestrengen Chef Linder zugedachten wissenschaftlichen Aufgaben löste. Er sollte nämlich aus den kilometerlangen Druckfahnen des Zentralblatts für Chirurgie die für die Linder'sche Klinik relevan-

## Assistenzarzt in Berlin (1957 – 1962)

ten Kurzfassungen herausschneiden und wohl sortiert in Bücher einkleben. Monat für Monat wurde Linder bei allfälligen Fragen nach dem Verbleib der Referate fröhlich vertröstet. Solange, bis herauskam, dass inzwischen ganze Jahrgänge dieser Fahnen in Wäschekörben auf Cramer's Dachboden ruhten – unangetastet. Dabei war bekannt, wie Linder selber noch als Oberarzt in Heidelberg sich gewissenhaft und nächtelang im Springer Verlagsgebäude eben dieser Aufgabe gewidmet hatte. Aber Cramer dachte nicht daran, es ihm gleich zu tun. An der Wissenschaft lag ihm gar nichts. Er war eben „nur" ein guter Arzt. Und der Chef wusste, was er an ihm hatte. Mittwochs pünktlich um 12.00 Uhr pflegte er zu sagen: „Dieser Nachmittag gehört der Familie". Und ward nicht mehr gesehen. Das konnte sich nur Cramer leisten. Er wurde trotzdem bald darauf ein erfolgreicher Chefarzt in Bremen.

Wie das an Universitätskliniken üblich ist, bekam auch ich eine wissenschaftliche Aufgabe zugeteilt, die mich für einige Monate vom Operationsgeschehen (vom selber-Operieren ganz zu schweigen) fernhielt. Ausgangspunkt war ein Hauptreferat über die Pathophysiologie der Hypothermie (Unterkühlung), das Prof. Linder im Auftrage des damaligen Präsidenten der Deutschen Gesellschaft für Chirurgie seines Lehrers K.H. Bauer, beim nächsten Jahreskongress in München zu halten hatte. Meine Aufgabe war es, die gesamte überwiegend angelsächsische Literatur auf diesem Gebiet zu sammeln, zu sichten, zu übersetzen und in Form von handlichen Zusammenfassungen meinem Chef vorzulegen. Eine wahrhaftige Herkulesarbeit. Aber ich war ja noch jung, ehrgeizig und bestrebt, es meinem verehrten Chef recht zu machen.

Begünstigt wurden meine Bemühungen durch die Tatsache, dass fast der gesamte Klinikbetrieb (so schien es), dieser Referatsvorbereitung untergeordnet wurde. Es war so, als ob der Ruf der Klinik (vor allem ihres Chefs) vom Erfolg dieses Vortrags abhing.[1] So wurde z. B. der für die Anästhesie zuständige Oberarzt, Otto Just, freigestellt, um mich des öfteren zu einer amerikanischen Bibliothek in die Clay-Allee zu chauffieren. Denn dort lagerten die Schätze in englischer Sprache, die ich aufzuspüren hatte. Ich weiß noch genau, wie Just die Beifahrertür zu seinem VW-Käfer aufhielt und, nicht ohne ironischen Unterton „come on, Captain", rief.

## 8. Kapitel

Meinen ersten Spitznamen hatte ich also bald erworben: „Captain". Erst viel später wurde „Sir Mike" daraus.

Nebenbei war es auch meine Aufgabe der Klinikmannschaft (an eine Frau kann ich mich nicht erinnern) Englischunterricht zu erteilen. Ich tat das in Form von Referateabenden, wo angelsächsische Fachzeitschriften referiert und in englischer Sprache diskutiert wurden. Da saßen nun alle meine vielen Vorgesetzten artig wie eine Schulklasse vor mir. Bis auf den Chef selber, denn der beherrschte diese Sprache schon. Aber wie so viele gut gemeinten Ansätze, verflüchtigte sich auch dieser bald unter dem Druck der alltäglichen Klinikarbeit. Der Englischunterricht schlief wieder ein.

Dafür konnte ich mein karges Monatsgehalt (DM 600) durch Übersetzungen beim Springer Verlag aufbessern. Das war auch nötig, denn nun erwarteten wir Nachwuchs. Am 19. Dezember 1957 um 15.15 Uhr kam unsere Katharina im British Military Hospital in Spandau auf die Welt. Ich war nicht dabei, denn erstens war das damals nicht üblich und zweitens hatte ich Dienst. Erst gegen Abend fuhr mich ein Kollege in seinem Auto hinaus nach Spandau. Meine tapfere Frau hatte alles alleine und ohne Narkose bewältigt. So waren wir ab Weihnachten zu dritt in der 2 ½-Zimmerwohnung mit den schrägen Wänden unterm Dach. Wir waren sehr glücklich – und sehr müde. Denn – auch das war damals üblich – wir ließen die Kleine des nachts schreien, auch wenn es uns schier das Herz brach. Als Abwechslung blieben mir ja noch immer die Nachtdienste in der Klinik. Allerdings – auch da war an Schlaf nicht zu denken. Aber unsere weise Katharina hatte bald ein Einsehen und schlief durch.

Inzwischen hatte man mich auf die Thoraxchirurgische Station versetzt. Geleitet wurde sie von Valentin Jagdschian, einem warmherzigen und stets freundlichen Kollegen armenischer Abstammung. Er hatte sein Handwerk in Zürich beim Altmeister Prof. Alfred Brunner gelernt. Jagdschian war ein guter Arzt für unsere Patienten und ein geduldiger Lehrer für seinen Assistenten. Von ihm lernte ich die bedächtige und anatomisch übersichtliche Resektion von kleinen Lungensegmenten, bis hin zu ganzen Lungenflügeln. Ich war auf Anhieb begeistert von dieser sauberen Chirurgie, die sich, sechs Jahre nach Entdeckung des Streptomyzins weg von der Bekämpfung der Tuberkulosefolgen und zunehmend den bösartigen Tumoren zuwandte. Mit genauer Kenntnis der Anatomie und ihrer Varianten war es möglich, die Bronchien, die großen Arterien und Venen in unmittelbarer Nähe des schlagenden Herzens gefahrlos zu versorgen. Aber wehe man hielt sich nicht peinlich genau an die Spielregeln!

Von Bücherl, dem ebenfalls sehr geschickten Operateur und zweiten Stationsarzt lernte man, wie die Lungenchirurgie auch großzügiger – auf jeden Fall zügiger zu bewerkstelligen sei. Auch noch Jahrzehnte später habe ich meinen Mannheimer Assistenten von einer damals sehr lehrreichen Entfernung des rechten Oberlappens wegen einer Krebsgeschwulst erzählt. Von den drei Schlagadern dieses Lappens, die es zuerst zu unterbinden galt, verlief die oberste tief hinter dem Lungengewebe – eine an sich bekannte, aber seltene Spielart. Als man schon nicht mehr mit ihr gerechnet hatte, riss sie aus ihrem Ursprung der rechten Hauptschlagader heraus. In Sekundenschnelle war die offene Brusthöhle mit Blut gefüllt und alle Übersicht verloren. Nur die blinde Abklemmung der großen Lungenarterie, schließlich unter Opferung des gesamten Lungenflügels, konnte den Patienten gerade noch retten.

Jagdschian war – wie Cramer – ein guter Arzt und weniger Wissenschaftler. Die Legende seiner Habilitation ist noch allen alten Berliner Assistenten geläufig. Wie ein Mühlstein schleppte er die Last dieser Habil-Arbeit über Pneumothoraxbehandlung nach Lungenresektionen hinter sich her. (Es ging darum, dem Schrumpfungsprozess einer nach Lungenentfernung leeren Brustkorbhälfte durch das Einblasen von Luft entgegen zu wirken). Schließlich riss die Geduld des Klinikchefs. Gestützt auf die vage Zusage, dass nun bestimmt alles fertig sei, meldete er ganz einfach den Tagesordnungspunkt „Habil. Jagdschian" für die nächste Fakultätssitzung an. Als dann die Hohe Fakultät tagte, hatte Linder alle Unterlagen beisammen – bis auf die eigentliche Habilitationsschrift. Mitten in seinem Vortrag über den hochverdienten Assistenten Dr. Jagdschian, stürzte dieser atemlos in die Versammlung, verbeugte sich, legte einen vielversprechenden dicken Ordner vor seinen Chef und verschwand unter weiteren unnötigen Verbeugungen rückwärts aus dem Saal. Linder beendete sein Referat nicht

# 8. Kapitel

ohne immer wieder auf den eindrucksvollen Ordner zu klopfen. Dieser enthielt – und Linder ahnte es – nichts. Gar nichts, außer einer Inhaltsangabe. So etwas konnten sich mächtige Ordinarien – und Fritz Linder war einer – damals noch erlauben. Die Arbeit wurde schließlich irgendwann doch fertig und Professor Jagdschian wurde ein hochangesehener Chefarzt in Bielefeld.

## 2. Skizze: Die Herzchirurgie

Ende der 50er Jahre waren noch weite – um nicht zu sagen alle – Bereiche der Chirurgie unter einem Dach vereint. Prof. Linder, der Chef, hatte früher, z.T. kriegsbedingt, urologische, neurochirurgische und natürlich unfallchirurgische Eingriffe selber durchgeführt. Jetzt aber konzentrierte er alle seine Energien auf die Entwicklung der gerade aufstrebenden zukunftsträchtigen Spezialgebiete. Kinder- und Thoraxchirurgie habe ich bereits erwähnt. Nun kamen die Gefäß- und vor allem die Herzchirurgie hinzu. Damals unvorstellbar, dass dies inzwischen alles eigene Fachgebiete sind – überwiegend mit eigenem Facharztdiplom.

Die Entwicklung der offenen Herzchirurgie war (neun Jahre später) Thema meiner Antrittsvorlesung[2]. Ich will das jetzt nicht alles wiederholen, nur soviel: Die Eroberung dieses (scheinbar) „letzten Problems" – war damals an vielen Universitätskliniken der Schlüssel zum Erfolg. Das war der Weg zum Gipfel (von dem ich in der vorigen Skizze sprach). Es ging um die operative Beseitigung (besser Korrektur) angeborener und erworbener Herzfehler innerhalb des geöffneten blutleeren Herzens. Hierzu musste der Blutstrom umgeleitet und das Herz stillgelegt sein. Die Hürde, die es zu überwinden galt, war die gleichzeitige ununterbrochene Versorgung des Gehirns mit Blut und dem darin enthaltenen Sauerstoff. Bei normaler Körpertemperatur stellt das Gehirn nämlich nach höchstens drei min ohne Sauerstoff seine Funktion ein. Nach fünf min erleidet es irreversiblen Schaden.

Die ersten Pioniere auf diesem Gebiet versuchten experimentell durch Ausklemmen der zu- und vom Herzen abführenden Gefäße kurze Eingriffe im Herzen innerhalb der Drei-Minuten-Grenze durchzuführen.[3] Klinisch, d. h. am Patienten reichte das z. B.

## Assistenzarzt in Berlin (1957 – 1962)

gerade eben für die Entfernung eines Geschosses aus dem Kammerseptum eines US-Soldaten im Koreakrieg. Der Kreislauf wurde dabei nur 1 Minute und 40 Sekunden unterbrochen.[4]

In einem nächsten Schritt versuchte man die van't Hoff'sche Regel von der Temperaturabhängigkeit biologischer Funktionen zu nutzen. Liegt nämlich der Sauerstoffverbrauch des Gehirns bei einer Körpertemperatur von 37 °C um 100 %, so beträgt er bei 29 °C nur noch die Hälfte, bei 22 °C nur mehr 25 %. Wenn das so ist, dann müsste das Gehirn bei 29 °C eine doppelt solange Kreislaufunterbrechung vertragen. Und tatsächlich hatte bereits 1952 F. Lewis in Minneapolis den Herzfehler eines auf 28 °C gekühlten 5-jährigen Mädchens auf diese Weise behoben.[5] Auch in Deutschland hatte vor allem Derra in Düsseldorf inzwischen die Herzchirurgie mithilfe der Hypothermie weiterentwickelt. In Berlin hatte Otto Just eine eigene Unterkühlungsmaschine konstruiert (und sich auch damit habilitiert), so dass auch Prof. Linder ab Juli 1957 mit diesen Operationen beginnen konnte.

Aber diese Hypothermie hatte einige „Haken". Erstens war die Unterkühlung selber nicht ungefährlich. Unter einer Körpertemperatur von 30 °C begann das Herz unregelmäßig zu schlagen. Ab etwa 28 °C musste mit Kammerflimmern – also praktisch einem Herzstillstand – gerechnet werden. Das Hauptproblem aber lag in der Zeitnot. In den zur Verfügung stehenden sechs bis acht Minuten ließen sich nur die einfacheren Herzfehler sicher korrigieren. Und es war deshalb von vitaler Bedeutung, dass die Diagnose stimmte. Die kleinste Ungenauigkeit mit eventuell notwendiger Ausweitung der Korrektur war undenkbar.

An diesem Punkt setzte der extrakorporale Kreislauf ein. Mit Hilfe einer Maschine, die Herz und Lunge funktionell ersetzen konnte (Pumpen-Oxygenator) wurde es möglich, diese beiden Organe aus dem Kreislauf über eine längere Zeit auszuschalten – lange genug, um auch die kompliziertesten Herzfehler zu korrigieren.

Maßgeblichen Anteil an der Entwicklung dieser Maschine hatte John Gibbon in Boston und Philadelphia. Nachdem er einmal hilflos am Bett eines gesunden jungen Patienten stand, der nach einem harmlosen Eingriff an einer Lungenembolie verstarb (Verlegung der Lungenschlagader durch Blutgerinnsel) begann Gibbon nach-

## 8. Kapitel

zudenken. Wenn es nur gelänge, Herz und Lunge – etwa durch eine Maschine – für kurze Zeit zu ersetzen, lange genug, um das Blutgerinnsel aus der Lungenschlagader wieder zu entfernen, dann wäre ein solches Menschenleben zu retten. Mit Hilfe seiner Frau Mary bastelte Gibbon über viele Jahre an dieser Apparatur. Er war es auch, der am 6.5.53 am Jefferson Medical College weltweit die erste erfolgreiche Operation am offenen Herzen mithilfe seiner Maschine durchführte.[6] Aus unerfindlichen Gründen ist dieser sympathische Pionier (dem ich 20 Jahre später einmal begegnen durfte) danach in den Hintergrund getreten. Andere haben die offene Herzchirurgie weiter vorangebracht. John Gibbon wurde mehrfach für den Nobelpreis vorgeschlagen – aber es blieb beim Vorschlag.[7]

In Deutschland – wo alle amerikanischen Errungenschaften (ob Boogie-Woogie, Hoola-Hoop oder Studentenrevolte) mit etwa vierjähriger Verspätung angeschwemmt werden – hatte es im Herbst '57 noch keinen erfolgreichen Eingriff mithilfe der Herz-Lungen-Maschine gegeben. Wer würde der Erste sein? Weit vorn im „Rennen" lagen Zenker/Marburg und Derra/Düsseldorf mit ihren Mannschaften. Und auch in Berlin wahrte Linder seine Chance. Es ist schwer zu beurteilen, ob es Unsicherheit, Misstrauen oder das auch an Universitätskliniken geläufige Prinzip der Antriebskraft durch Konkurrenz war, das Linder bewog, die Aufgabe aus verschiedenen Richtungen und von noch viel mehr Mitarbeitern angehen zu lassen.

Da war zunächst der etwas ältere Kollege H., der nach dem Kriege amerikawärts zog und einige Jahre bei herzchirurgisch renommierten Meistern, z. B. Walton Lillehei in Minneapolis verbrachte. Von dort holte ihn Linder, mit einer teuren Herz-Lungen-Maschine im Gepäck, nach Berlin, im festen Glauben, dass schon allein der Stempel i.A.g. (= in Amerika gewesen) einer Qualitätsgarantie gleichkam. H. war ein liebenswürdiger, gebildeter Kollege mit vielen guten Qualitäten. Aber die Herzchirurgie war nicht eine von ihnen. Ich war zugegen, als H. einmal gebeten wurde, eine Thorakotomie (Brusthöhlenschnitt) zu verschließen. Als nach halbstündiger Mühewaltung keine Schicht, kein Muskel mehr dorthin genäht war, wo er hingehörte, als unser erster Oberarzt einspringen und die Situation bereinigen musste, da war auf einmal klar, dass H. noch nie einen Brustkorb eröffnet, geschweige denn verschlossen hatte.

Aber was noch schlimmer wog, die teure Herz-Lungen-Maschine lagerte monatelang unausgepackt in einem Vorratskeller. Angeblich fehlte irgendein Schlauchansatz. Am Ende wurde sie nie ausgepackt. Professor H. blieb in Berlin als Leiter einer Abteilung für „Experimentelle Chirurgie", lange nachdem die Linder'sche Karawane nach Heidelberg weitergezogen war. Jahrzehnte später erfuhr ich, dass H. von einer Bergwanderung in Kreta nicht zurückgekehrt war. Erst 2 Jahre später fand man sein Skelett neben dem Rucksack in unwegsamem Gelände. Man sollte einmal eine ganze „Skizze" jenen bedauernswerten Kollegen widmen, die zu spät – oder niemals erkannten, dass die Chirurgie nicht ihr Weg sei. Oft trugen dabei die Chefs eine Mitschuld, weil sie versäumten, rechtzeitig ein warnendes Wort zu sprechen.

Die zweite Trumpfkarte war der schon erwähnte Priv.-Doz. Dr. Bücherl. Wahrscheinlich war er damals in Deutschland der Chirurg, der am besten die pathophysiologischen Grundlagen des extrakorporalen Kreislaufs beherrschte. In wenigen Wochen hatte er im Keller der Klinik ein Labor aufgebaut, in dem Hundeversuche mit seinem eigenen Plastikpumpenoxygenator liefen. Die Klinikarbeit „lief" nebenher. Als sein Adlatus auf Station war ich von Anfang an an dieser Arbeit beteiligt. Gäste kamen aus dem In- und Ausland, um die Herz-Lungen-Maschine in Aktion zu sehen. Es kamen Presse und Rundfunk. Ich war dabei, als der R. I. A. S. eine Reportage über eine solche Herzoperation aus dem Bücherl'schen Labor sendete. Und da lag das Problem. Bücherl war nicht nur begabt und ehrgeizig. Er hatte einen stark ausgeprägten Sinn für das, was man heute euphemistisch mit „Öffentlichkeitsarbeit" umschreibt. (Jahrzehnte später beging er seinen Abschied von der Freien Universität ausgerechnet auf der Titelseite der „Quick" mit einem Bericht über den ersten (allerdings frustranen) Einsatz eines Kunstherzens bei einem deutschen Patienten). Zwangsläufig kam es zu Konfrontationen mit dem Chef der Klinik. Bücherl fühlte sich ihm auf seinem Spezialgebiet überlegen. Und er machte keinen Hehl daraus.

Und dann entschwand Bücherl auch noch zweimal für ein paar Tage in seinem Volkswagen mit der sterilisierten Herz-Lungen-

## 8. Kapitel

Maschine im Fond. Die Fahrt ging in Richtung Göttingen. Dort operierte er herzkranke Kinder zusammen mit J. Koncz, aber leider jedes Mal ohne Erfolg. Prof. Koncz wurde später einer der ersten hochangesehenen Ordinarien für das junge Fach Herz-, Thorax-, Gefäßchirurgie. Bücherl blieb trotz allem in Berlin und trug schließlich dort mit seiner Erfahrung zum Erfolg des Projekts Herzchirurgie bei. Außerdem wurde er mein Doktorvater.

Nachdem mein erstes historisches Thema an jene Emigrantin aus Los Angeles vergeben war, schrieb ich eine Arbeit über „Das Verhalten der Kreislaufgrößen vor, während und unmittelbar nach Kreislaufunterbrechung bei Herzoperationen in Hypothermie".[8] Dabei kam mir zugute, dass ich nicht nur im Tierlabor, sondern auch im Operationssaal die Aufzeichnung verschiedener Herz-, Kreislauf- und Gehirnfunktionen zu überwachen hatte. Das geschah mit dem sogenannten 12-fach Schreiber der Fa. Schwarzer, einem Maschinenmonstrum, das die Funktionskurven auf endlosen Papierfahnen festhielt, die dann nachts von mir ausgewertet wurden. Heute wird das alles von der Elektronik erledigt: kompakt, jederzeit abrufbar und farbig!

Bücherl weihte mich auch in die Kunst der Blutgas- und pH-Analysen mithilfe des damals modernen „Astrup"-Geräts ein. Diese besonders in der postoperativen Phase oftmals entscheidenden Befunde musste ich selber erheben. Heute ist auch dies längst eine maschinelle Laborarbeit und keine ärztliche Tätigkeit mehr. Trotzdem bin ich meinem Doktorvater dankbar für diese Hands-on-Erfahrung, die sich später auszahlte.

Die dritten Pfeile in Linder's Köcher: Das waren ausgewählte Mitarbeiter seiner Klinik, die jeweils für ein Jahr an die University of California in Los Angeles (UCLA) zu Professor William P. Longmire, Jr. delegiert wurden. Dort lernten sie alles über die Handhabung einer Herz-Lungen-Maschine. Denn bei Longmire, einem Schüler des legendären Pioniers der Herzchirurgie Alfred Blalock (Johns Hopkins Hospital, Baltimore), war der extrakorporale Kreislauf schon lange im klinischen Einsatz. Auf diese Weise kamen alljährlich technisch ausgebildete Kollegen zurück an die Linder'sche Klinik, die darauf brannten, sich an der Herz-Lungen-Maschine im OP zu bewähren. Einer von ihnen – sehr begabt, aber fast rücksichtslos ehrgeizig, beging den Fehler, aus Kalifornien auch eine Ehefrau mitzubringen. Nach einem Berliner Winter resignierte diese und so kehrten beide endgültig nach Los Angeles zurück. Man sieht, dass die Linder'sche Taktik gleich mehrere auf dasselbe Problem anzusetzen, so verkehrt nicht war.

Das vierte und heißeste Eisen im Feuer waren die Gäste aus Amerika, die selber bereits über große Erfahrungen mit offenen Herzoperationen verfügten. Angezogen durch die reizvolle Aufgabe, aber auch durch die Ausstrahlung Fritz Linder's fand im Laufe der Jahre eine veritable Galaxie amerikanischer Herzchirurgen den Weg nach Berlin – und später Heidelberg. Ich nenne nur David Sabiston (Duke University), Henry Bahnson (Pittsburgh), Frank Gerbode (Stanford), Frank Spencer (New York) sowie James Maloney, Don Mulder und John Burroughs (alle von der UCLA).

Als „Captain" fiel mir meistens die Aufgabe zu, die illustren Gäste in der Klinik und weiteren Umgebung herumzuführen. So lernte ich sie alle persönlich kennen. Verbindungen wurden geknüpft, die bis heute halten. Jeder war auf seine Weise für mich vorbildlich – vor allem durch den Ernst, mit dem sie die Bewältigung einer so heiklen Aufgabe auf fremdem Terrain angingen. Das Operieren in ungewohnter Umgebung, besonders wenn es um Pionierleistungen geht, ist nicht jedermanns Sache. So berichtete Bahnson über eine Gastoperation mit der Herz-Lungen-Maschine, bei der die Zugabe von Heparin offenbar von den Gastgebern vergessen wurde. (Heparin hebt vorübergehend die Blutgerinnung auf). Ohne Heparin gerann das Blut in der Maschine und in ihren Schläuchen – mit tödlichem Ausgang. Spencer verdanke ich die Anregung, ein Tagebuch zu führen. Das heißt in einem Taschenbüchlein etwaige Besonderheiten oder Zwischenfälle nach jedem Eingriff und nach jeder Visite festzuhalten. Dies mit dem Vorsatz, jeden Fehler nur einmal zu machen.

Nebenbei lernte ich auch erstmals die für uns Europäer mitunter erstaunliche Bandbreite amerikanischer Bildung kennen. Als ich einmal einen unserer Gäste durch den Speyerer Dom führte, dessen Riesenschiff damals noch zahlreiche allzu bunte Fresken aus dem 19. Jahrhundert zierten, entfuhr ihm der bewundernde Ausruf:

„Gee, are those *h a n d*-painted?"

# 8. Kapitel

Aber zurück zur eigentlichen Herzchirurgie.

Im März 1958 gelang Rudolf Zenker und seiner Mannschaft in Marburg die erste erfolgreiche Operation mit der Herz-Lungen-Maschine in Deutschland. Auch Zenker hatte sich gründlich vorbereitet, hatte Mitarbeiter (namentlich Werner Klinner und Hans Borst) zu amerikanischen Herzchirurgen delegiert und hatte sich Hilfe aus Übersee für den ersten Eingriff gesichert. Der Südafrikaner Donald Ross – in London tätig – war damals maßgeblich in Marburg beteiligt.

Im Oktober desselben Jahres war es auch bei uns soweit. Dr. James V. Maloney, Jr., kam für die erste und zwei weitere Operationen aus Los Angeles nach Berlin geflogen. Und gleich bei diesem ersten Eingriff handelte es sich um eine Fehldiagnose (!). Es lag nicht nur ein Ventrikelseptumdefekt (d. h. ein Loch in der Scheidewand zwischen den großen Herzkammern), sondern auch eine Pulmonalstenose (Verengung der Lungenschlagaderklappe) vor. Diese gefährliche Kombination zweier Herzfehler lag nur wenig entfernt von der gefürchteten Fallot'schen Tetralogie, die allerdings mit einer Blausucht (Sauerstoffuntersättigung im Blut dieser „blue babies") einhergeht. So war es ein Segen für dieses 11-jährige Mädchen, dass eine gut funktionierende Herz-Lungen-Maschine einen längeren Eingriff ermöglichte und dass ein Erfahrener mit am OP-Tisch stand. Ich selber stand am „Schwarzer", der von Bücherl's zuverlässiger technischer Assistentin bedient wurde.

Diese erste offene Herzoperation in Berlin war ein voller Erfolg. Schon eine Woche später erschien ein reich bebilderter Bericht im „Stern". Das löste nicht nur Freude bei den Kollegen im Lande aus. Umso mehr als ruchbar wurde, dass das Honorar für den Artikel zur Anschaffung eines neuen Pumpenoxygenators verwendet werden sollte. Dagegen wäre nichts einzuwenden gewesen, wenn nicht gerade diese Maschine ursprünglich für einen anderen Herzchirurgen in Schwaben vorgesehen wäre. Damals gab es also ein Tauziehen um eine einzige Herz-Lungen-Maschine. Heute sind das Wegwerfartikel, von denen täglich in Deutschland allein über 100 verbraucht werden (!).

Aber wichtiger als aller Neid und Streit war die Tatsache, dass sich unsere erste Patientin sehr rasch erholte. Noch 30 Jahre später schrieb sie – inzwischen glückliche Mutter gesunder Kinder – Briefe voller Dankbarkeit an ihren Lebensretter, Prof. Linder. Aber mit der Operation allein war es ja nicht getan. Wir haben schon gesehen, wie wichtig die Rolle des Kardiologen für Diagnostik und Indikationsstellung *vor* der Operation ist. Unmittelbar danach aber befand sich der frisch Operierte in einer besonders prekären, komplikationsträchtigen Lage. Gerade diese ersten am offenen Herzen Operierten bedurften der ständigen Überwachung. Rund um die Uhr. Nur gab es damals noch keinen Aufwachraum, geschweige denn eine Intensivstation. Selbst der Begriff „Intensivmedizin" – heute vielerorts ein zwischen Anästhesisten, Operateuren und Internisten umkämpftes Gebiet – selbst dieser Begriff wartete noch auf seine Geburt.

Einstweilen fanden Linder und Just eine pragmatische Lösung: Die Patienten blieben einfach auf dem Operationstisch liegen. Zumindest bis zum nächsten Morgen. Sie blieben angeschlossen an die gewaltige Überwachungsmaschine und da ich ja einige Erfahrung hatte, blieb auch ich im Operationssaal. Bis zum nächsten Morgen. Es waren lange, bange Nächte alleine im OP mit diesen, meist jugendlichen, Herzoperierten. Ich war verantwortlich für die Infusion, die Schmerzmitteldosierung und für die kontinuierliche Aufzeichnung der Herz-Kreislauffunktionen (einschließlich Blutgasanalysen), sowie für die Ausscheidungen: Urinproduktion und Blutabsonderung aus dem Operationsgebiet. Bei Zwischenfällen sollte ich Alarm schlagen, nicht zu früh und nicht zu spät – und gleichzeitig, wenn erforderlich, mit der Wiederbelebung beginnen.

So also funktionierte gegen Ende der 50er Jahre eine „Intensivstation". Der Intensivist war ich. Man hatte mir übrigens eine Art Liegestuhl zwischen OP-Tisch und Registratur gestellt. Aber an Schlaf war nicht zu denken – und das normale Klinikprogramm ging am nächsten Tag weiter. Das Arbeitszeitschutzgesetz (1996) lässt grüßen!

Auf den ersten Artikel in jener populären Illustrierten, folgten bald seriöse Arbeiten in Fachzeitschriften.[9] Umgekehrt wäre es wohl besser gewesen; aber wie soll das gehen in diesem schnelllebigen Medienzeitalter? Die Berliner unter Linder's Führung waren also nicht die ersten geworden – aber doch die ersten, die auf dem

# 8. Kapitel

folgenden Chirurgenkongress zu Ostern 1959 über eine ganze Serie am offenen Herzen Operierter berichten konnten. Damals lag die Gesamtsterblichkeit noch bei 26%.

## 3. Skizze: Research Fellow in Kalifornien

„Kommen Sie rein, Herr Trede – und setzen Sie sich erst mal". Der Princeps hatte mich in sein Zimmer gebeten.

„Hätten Sie Lust für ein Jahr nach Kalifornien zu fahren?" Jetzt musste ich mich wirklich hinsetzen. Zwar war mir bewusst, dass ich bei unserem Chef gewissermaßen einen Stein im Brett hatte; weniger aufgrund irgendwelcher Leistungen, sondern weil ich eben ein „Engländer" war. Aber, dass ich so bald Anerkennung und Zugang zu seiner Elitetruppe finden würde, hatte ich nicht erwartet. Denn genau das war durch die Entsendung an die U. C. L. A. (University of California in Los Angeles) für ein Forschungsjahr impliziert.

Und so zögerte auch Ursula keinen Augenblick mit ihrer Zusage, obgleich diese Reise eine Unterbrechung ihrer Konzerte bedeuten würde. Am 1.9.59 sollte ich abfliegen. Bis dahin gab es viel zu organisieren. Der noch recht übersichtliche Haushalt musste aufgelöst und die Dachwohnung vermietet werden. Klaus Hartmann, gerade frisch verheiratet, übernahm sie gerne, lag sie doch direkt vis-à-vis der Psychiatrie, wo er inzwischen arbeitete. Dann musste meine Dissertation – neben dem Klinikbetrieb – druckreif für die Publikation in Langenbecks Archiv abgeschlossen werden.[8]

„Ihr Urlaub wird diesmal gestrichen – das verstehen Sie doch", meinte der leitende Oberarzt Wolfgang Schütz mit neidvollem Seitenhieb auf das was er wohl für einen Jahresurlaub an einem kalifornischen Strand hielt. Ich verstand. Und großzügig genehmigte er doch noch eine freie Woche im August.

Diese Reise ging nach Salzburg, wo Wolfgang mit seiner Schwester am Rande der Festspiele zu einem Duoabend engagiert war. Wir drei fuhren also los in Wolfgang's Käfer („blauer Boll" genannt, wegen seiner ursprünglichen Farbe). Mit etlichen Noten, drei Rucksäcken, Bergstiefeln samt Ausrüstung und einem Violoncello. Das Konzert im Rittersaal der Residenz war ein schöner Erfolg. Und gleich früh am nächsten Morgen machten wir uns auf in die Berge. Das Ziel: Die Umrundung des Königsees mit Besteigung aller Gipfel vom Hohen Göll bis zum Watzmann. Von dieser Klettertour sind mir neben den Gipfeln, die Übernachtungen im Gedächtnis geblieben. Da waren zwei hoch oben auf der Dürr*feichten*alm, die der zweiten Hälfte ihres Namens alle Ehre machte: wir saßen dort nämlich im Salzburger Schnürlregen fest. Eine weitere Nacht verbrachten wir im Heu der Saletalm einsam am Südufer des Königsees gelegen. Der alte Öhi kochte Polenta in einem Kupferkessel über dem offenen Feuer und erzählte uns von den guten alten Zeiten, als noch sein Nachbar gelegentlich vom Obersalzberg herunterkam, um ihn zu besuchen. Das war ein feiner, freundlicher Herr, der mit ihm redete, wie mit seinesgleichen. „Hier hat er am Feuer gesessen, da wo ihr jetzt seid. Und seinen Hund hat er immer dabei gehabt". (Einen Schnurrbart trug er auch ... ). Wir haben uns später noch oft gefragt, ob wir den Öhi über diesen „Nachbarn" aufklären oder besser die Hütte gleich fluchtartig hätten verlassen sollen. Was hätten *Sie* getan?!

Am 1. September nahm ich schweren Herzens Abschied von Frau und Tochter. Sie sollten erst im Dezember mit dem Dampfer nachkommen – die längste Trennung in unserer Ehe. Denn Ursula hatte zusammen mit ihrem Bruder noch etliche Konzertverpflichtungen in und außerhalb Deutschlands für die „Bundesauswahl junger Künstler".

Ich dagegen konnte auf Kosten der Ford Foundation fliegen und zwar mit einer SAS Maschine, die viermal zwischenlanden musste: In Kopenhagen, Grönland, Neufundland und in Winnipeg. (Heute geht das alles non-stop). Als wir dann Amerika überflogen, durfte ich neben dem Piloten Platz nehmen. No problem! – die erste Flugzeugentführung mit den darauffolgenden Sicherheitsmaßnahmen geschah erst einige Jahre später. So bekam ich einen ersten gewaltigen Eindruck vom „Land der unbegrenzten Möglichkeiten" – vor allem von dessen Menschenleere, den unendlichen Wüsten, Waldungen und Gebirgen.

Dann schwebte unser Vogel sanft herunter auf die Megalopolis. Schon damals umfasste Greater Los Angeles ein locker bebautes

# 8. Kapitel

Gebiet in einer Ausdehnung, die spielend von Berlin bis Dresden gereicht hätte. Je tiefer wir sanken, umso deutlicher erkannte man die mit einem Lineal gezogenen kilometerlangen Boulevards, die schmucken Bungalows, jedes zweite mit einem türkisfarbenen Tupfer daneben. Das waren die Swimming Pools.

Jim Maloney holte mich ab vom Flughafen. Und schon auf der Fahrt in die Stadt – in seinem neuen Mercedes Sport Cabriolet und ohne Rücksicht auf die puritanischen Geschwindigkeitsbegrenzungen des Landes – begann er mir seine Forschungspläne zu entwickeln. Für mich hatte er sein Lieblingsprojekt aufgehoben: „Die offene Herzchirurgie mit Blausäure". Hier muss ich einfügen, dass Jim ein hochintelligenter, brillanter Forscher war, mit guten Ideen, etlichen Auszeichnungen und reichlich Drittmitteln gesegnet. Aber mitunter drohten seine Einfälle ins Genial-Fantastische abzugleiten.

So war es auch hier. Seine Vorstellung: Wir suchen seit langem ein Mittel, den Sauerstoffverbrauch zu senken, um so im still gelegten offenen Herzen ungestört und blutleer zu operieren. Die Hypothermie ist eine (unvollkommene) Möglichkeit. Wir sollten es mit Zyanid versuchen, das ja bekanntlich, durch Hemmung des Atmungsferments Cytochromoxidase, den Sauerstoffverbrauch aller Zellen schlagartig auf den Nullpunkt bringt. Warum war bisher noch keiner auf diese Idee gekommen?!

Ich brauchte drei Wochen in der weitläufigen Medical Library von U. C. L. A., um herauszufinden, warum das so sein musste. Wie dem „Zauberlehrling" die erlösende Formel, fehlt uns nämlich ein wirksames Gegengift, um die Zyanidwirkung wieder aufzuheben. Außerdem fand ich heraus, dass Jim schon meine beiden Berliner Vorgänger im Labor mit diesem Projekt gequält hatte, so dass ihnen viel kostbare Zeit verloren gegangen war.

Deshalb packte ich nun ein eigenes, aktuelles, wenn auch nicht sonderlich originelles Vorhaben aus: „Die Kombination der tiefen Hypothermie mit dem extrakorporalen Kreislauf". Dabei diente die Herz-Lungen-Maschine gleichzeitig zur Kühlung (und späteren Wiedererwärmung) des Blutes und damit des Patienten samt seinem Gehirn; sie diente außerdem zur Unterstützung der Herz- und Lungenfunktion im kritischen Temperaturbereich zwischen 30 und 25 °C. Die so erreichten Kerntemperaturen unserer Versuchstiere

## Assistenzarzt in Berlin (1957 – 1962)

lagen bei etwa 10 °C, so dass die Herz-Lungen-Maschine mit ihren schädlichen Nebenwirkungen (auf Blut und Organe der Tiere) eine halbe Stunde lang ganz abgestellt werden konnte. Zeit genug für Eingriffe im stillgelegten Herzen. Parallel zu dieser Versuchsanordnung liefen aufwendige Untersuchungen zur Erforschung der pathophysiologischen Wirkung dieser Unterkühlung auf verschiedene Organsysteme (Herz, Niere, Lunge und Gehirn).

Inzwischen war ein ähnliches Verfahren in Paris und San Francisco bereits klinisch zur Anwendung gekommen. Und wir mühten uns immer noch mit Experimenten ab? Wie sagte der texanische Herzchirurg Denton Cooley so richtig?:

„The biggest obstacle to heart surgery – is dog surgery!"

Aber damals wie heute galt es als unethisch, derartige Methoden am Menschen anzuwenden, ohne vorherige Erprobung am Tier. Das Problem dabei ist nur – wie Cooley richtig erkannte – dass Canis lupus familiaris ungleich empfindlicher als Homo sapiens recens auf einen extrakorporalen Kreislauf reagiert.

Die Versuche waren dennoch aufschlussreich, wurden schließlich im prestigiösen Annals of Surgery publiziert[10] und von der Los Angeles Heart Association mit einem Preis gekrönt. Am Rande von Jim Maloney's Swimming Pool in Beverly Hills wurde auch an einem Vortrag gebastelt. Das sollte meine allererste wissenschaftliche Rede werden – und die ausgerechnet vor der anspruchsvollen American Physiological Society, die 1960 in Stanford tagte.

Mein Vortrag lief recht erfolgreich in einer lockeren Atmosphäre ab. Das lag weniger an meinen Ausführungen, als denen meines Vorredners. Sein Thema: „Vergleichende Messungen der Flatuserzeugung nach Einnahme verschiedener Bohnensorten". Schon bei der detailliert und toternst vorgetragenen Versuchsanordnung (diese möge der verehrte Leser sich selber ausmalen) konnten die versammelten Koryphäen der amerikanischen Physiologen-Gesellschaft nur mühsam die Contenance bewahren. Bald prusteten sie los – reihenweise. Und in dieser fröhlichen Atmosphäre durfte ich dann mein erstes Referat halten – selbstverständlich auf Englisch, was mir bis heute leichter fällt als das Deutsche.[11]

# 8. Kapitel

Diese Hypothermieversuche waren kompliziert, langwierig und konnten natürlich nicht im Alleingang bewältigt werden. Mein „Assistent" war Andrew V. Foote, F.R.C.S., der von Edinburgh aus ebenfalls ein Forschungsjahr in Maloney's Labor verbrachte. Im Gegenzug assistierte ich ihm bei seinem Projekt. Dieses basierte auf einer von Jim's besseren Ideen. Es ging um die Füllung der Herz-Lungen-Maschine mit ganz normalem Blut aus der Blutbank. Zum besseren Verständnis: Vor Beginn jeder Herzoperation muss die extrakorporale Maschine samt ihren Schläuchen natürlich mit Flüssigkeit gefüllt sein. Wäre sie leer, würden ein, zwei Pumpaktionen ausreichen, um beim angeschlossenen Patienten eine tödliche Luftembolie zu erzeugen. Also wurden die damals noch recht voluminösen Apparate mit Blut gefüllt, mit frischem heparinisierten Blut. Aber dazu mussten frühmorgens pünktlich vor jedem offenen Herzeingriff bis zu zehn Spender zur Blutentnahme in der Klinik erscheinen. Ein logistisches Problem, besonders wenn mehr als eine Operation pro Tag angesetzt war. (Man stelle sich vor: wenig später brachte es der eben erwähnte Denton Cooley in Houston auf 30 derartige Eingriffe täglich).

„Wie wäre es", dachte Jim laut, „wenn wir ganz normales Blut aus der Bank nehmen, mit Heparin versetzen und dann das enthaltene Zitrat (das normalerweise die Gerinnung hemmt) mit Kalziumchlorid neutralisieren? Dann ist man unabhängig von Spendern und kann langfristiger planen".

Gesagt, getan: Diese Anordnung wurde sogar von Versuchshunden gut vertragen. Die Methode wurde (mit hohem Citationsindex) veröffentlicht[12], im Surgical Forum beim Jahreskongress des American College of Surgeons vorgetragen[13] und eine Zeitlang in anglo-amerikanischen Herzzentren angewendet. Andrew kehrte später nach Schottland zurück und wurde Herzchirurg an der Universität von St. Andrews.

In Jim's Labor gab es noch andere hoffnungsfrohe Forscher aus aller Welt: Einer aus Ecuador und selbstverständlich auch zwei Japaner, von denen einer sich vor allem durch seine asiatische Geduld bei der Überwachung von Langzeitperfusionen hervortat. Dr. Ohara konnte bis zu 48 Stunden lang (ein paar Nickerchen eingeschlossen) an der pumpenden Herz-Lungen-Maschine ausharren.

Aber es war ein Kalifornier, Eric Fonkalsrud (norwegischer Vater, deutsche Mutter), mit dem ich eine Freundschaft fürs Leben schloss. „Rick", mit der Statur und dem Gang eines gutmütigen Kodiakbärs, war ein vielseitiger Athlet. Nur knapp verpasste er einen Platz im amerikanischen Achter bei der Olympiade in Melbourne. Jetzt absolvierte er das übliche Forschungsjahr als Teil seiner chirurgischen Weiterbildung. Gleich zu Beginn bat er mich, ihn bei einer Möbelauktion in der Stadt zu vertreten, da er mit seiner Frau ausgerechnet am Stichtag verreist sei. Ich hatte das noch nie gemacht. Und ich betrat auch später nie wieder ein Auktionshaus. Aber jenen, vom Ehepaar Fonkalsrud so sehnlichst herbeigewünschten Esstisch samt 12 Stühlen ersteigerte ich und blieb dabei sogar weit unter dem verabredeten Limit. Tisch und Stühle stehen heute noch in der Fonkalsrud'schen Residenz in Santa Monica.

Da auch unsere Frauen bestens harmonierten fuhren wir an einem Wochenende im März 1960 zu viert zum Skifahren in die Sierra Nevada und anschließend zu den Olympischen Winterspielen in Squaw Valley. Eigentlich waren wir ja zu sechst, denn Katharina kam natürlich mit und die beiden Frauen waren schwanger – Ursula „etwas mehr" als Peggy, weshalb sie keine Skier mitgenommen hatte. Das war übrigens eine der letzten *freundlichen* Olympiaden auf der noch beide deutschen Mannschaften unter einer gemeinsamen Olympiaflagge auftraten. In Squaw Valley konnten wir bequem an einem einzigen Tag und zu Fuß Willi Bogner beim Riesenslalom anfeuern (Silber), die Künstler auf dem Eis bewundern und Georg Thoma beim Kombinationsskispringen zujubeln (Gold). Kaum vorstellbar, dass vor über 100 Jahren ganz in der Nähe dieses Schneeparadieses (am Donnerpass) eine Gruppe 49-er Pioniere mit ihren Ochsenwagen 60 Tage lang von unheimlichen Schneemassen eingeschlossen wurden. Etliche erfroren – die Überlebenden retteten sich durch Kannibalismus.

Mit Rick unternahm ich damals auch meine einzige Bergtour und sie hatte gleich den höchsten Gipfel der Vereinigten Staaten (außerhalb Alaskas) zum Ziel: Den Mount Whitney. Mit seinen 4400 m Höhe ist er nur 150 km vom tiefsten Punkt der westlichen Hemisphäre, dem Death Valley (-85 m) entfernt.

An einem einzigen Wochenende waren wir von Los Angeles (in Meereshöhe) auf den Gipfel und wieder heruntergewandert. Kein

# 8. Kapitel

Wunder, dass wir höhenkrank wurden – Rick bereits in unserem Felshöhlenlager (eine Hütte gab es nicht) und ich erst auf der Spitze. Ein Gipfelfoto zeigt den „Kodiakbär" und daneben den „Pinscher", eine Stars-and-Stripes-Fahne schwenkend, denn erstens hatten wir sie dort oben zufällig gefunden und zweitens war es gerade der Nationalfeiertag (4.7.1960) (Abb. 18).

38 Jahre später haben wir unser vorerst letztes gemeinsames Abenteuer bestanden: Die Wildwasserfahrt den Grand Canyon hinunter in einem Schlauchboot.

Rick ist ein international anerkannter Pionier der Kinderchirurgie geworden. Über 30 Jahre lang leitete er diese Abteilung an der U. C. L. A. Von unserer Freundschaft konnten auch die Kinder profitieren. Sein Jüngster (Rob) studierte in Deutschland und wohnte längere Zeit bei uns in Mannheim, während unsere Älteste (Katharina) in Los Angeles famulierte, bei Fonkalsruds wohnte und dort das fünfte Familienauto (einen Buick Station Wagon) ausgeliehen bekam.

Aber ich bin vorausgeeilt. Noch waren Frau und Kind gar nicht in Kalifornien eingetroffen. Um ein Haar wären sie überhaupt nicht eingetroffen. Sie kamen Anfang Dezember nach – auf der SS „United States" über den Atlantik. Das war nicht nur billiger – es war bei dem vielen Übergewicht an Gepäck die einzige Lösung.

So weit so gut. Aber auf dem Nordatlantik war Sturmstärke 10 angesagt. Das Riesenschiff ächzte, stampfte und schlingerte durch die Wellengebirge. Meine Frau, zwar schwanger, aber als Einzige an Bord nicht seekrank, nahm nichtsahnend ihr Kathrinchen an die Hand, um an Deck ein wenig frische Luft zu schnappen. Dieser Ausflug dauerte keine halbe Minute: es war ein Wunder, dass beide nicht über Bord gefegt wurden.

Mit acht Stunden Verspätung und 12 großen Kartons landeten sie schließlich in New York. Für die letzte Strecke über den Kontinent war ein Flugzeug vorgesehen. Vorher aber musste das viele Gepäck auf den Postweg gebracht werden. Nun fehlte dazu die Zeit, denn in einer Stunde sollte der Flieger abheben. In ihrer Not wandte sich Ursula an den nächsten Gepäckträger. Es war ein Afro-Amerikaner:

„Wäre es vielleicht möglich, dass Sie diese Pakete auf die Post bringen und für mich aufgeben?" und sie reichte ihm ausreichend

## Assistenzarzt in Berlin (1957 – 1962)

viele Dollarnoten. Ein dankbares Grinsen leuchtete über das schwarze Gesicht: „OK, Ma'am – you bet I will!"
In Los Angeles schlugen alle (weißen) Kalifonier entsetzt die Hände überm Kopf zusammen: „Diese Pakete seht Ihr nie wieder!" Offenbar wussten sie, wovon sie redeten – oder? Keine Woche später läutete der Postbote an unserer neuen Wohnung (Nr. 517B San Vicente Blvd., Santa Monica). Und schwitzend schleppte er sie herein: Alle 12 Kartons. Es fehlte keiner.
Allmählich lernten wir die Amerikaner näher kennen. Sie waren immer gleichbleibend freundlich und hilfsbereit. Wann immer meine Frau, mit Kathrinchen an der Hand, zum Strand ging – ein Spaziergang von fünf Blocklängen – konnte sie sicher sein, dass spätestens bei Nr. 417 ein Auto anhielt und anbot, sie mitzunehmen. Oder es war eine Polizeistreife, die an den Bordstein fuhr, um besorgt zu fragen, ob denn alles in Ordnung sei. Erst allmählich dämmerte es uns: *In Amerika geht man nicht spazieren*. Oder eben doch, wenn man aus Europa kam. Als Ursula ein halbes Jahr später einen Kinderwagen, mit dem inzwischen hinzugekommenen Nikolaus, die Santa Monica Promenade entlang schob, begegnete ihr regelmäßig ein freundlicher alter Herr. Das war *der* andere Spaziergänger. Beim dritten Mal beugte er sich über den Kinderwagen, um den Kleinen zu begutachten. Es war Bruno Walter und er schenkte uns später eine seiner Schallplatten mit Widmung.
Für längere Strecken nahm Ursula ja auch einen der seltenen Autobusse. Da geschah es, dass sie einmal dem Schaffner eine 20-Dollar-Note entgegenstreckte. Der aber hatte nicht so viel Wechselgeld. (Sie, lieber Leser, und ich wissen, was ein Berliner Schaffner gesagt hätte? Richtig: „Aussteigen und erstmal wechseln!"). Dieser (natürlich auch schwarze) Kalifornier aber winkte nur freundlich ab und meinte: „OK, honey – you pay next time!" (Schon gut, Kleine – Du zahlst beim nächsten Mal). Und sie zahlte – natürlich.
Wir hatten uns gut vorbereitet auf unser Amerikaabenteuer, hatten Freunde ausgefragt, viele Bücher gelesen und natürlich auch Filme gesehen. So fuhren wir also los – randvoll mit Vorurteilen. Und was soll ich sagen? Nach wenigen Wochen fanden wir sie alle bestätigt. Es kamen sogar noch einige hinzu.
Zum Beispiel der amerikanische Bürokratismus! Wir dachten wir seien von „Preußen" in das „Land der Freiheit" gekommen.

# 8. Kapitel

Aber was ich von Seiten der Behörden an engstirniger Auslegung von Vorschriften erlebte, stellte alle diesbezüglichen Anstrengungen eines preußischen Beamten in den Schatten. So dauerte es mehr als 2 Monate, bevor ich mein erstes, mit 300 Dollar ohnehin bescheidenes Gehalt bekam. Bis dahin lebte ich von Äpfeln, Peanutbutter und Brot. Brot?!! – Aber das ist ein Thema für sich. Nur so viel: das Laib Brot, das ich – vorgeschnitten und in Plastik verpackt – vom Supermarkt abholte, ließ sich bei entsprechend kräftiger Druckanwendung mühelos in eine Streichholzschachtel pressen. Warum nur lassen sich die Bürger des reichsten Landes der Welt so ein Brot gefallen?

Wir hatten „The Loved One" („Tod in Hollywood" von Evelyn Waugh) gelesen – und gelacht. Also besuchten wir Forest Lawn, die Friedhofslandschaft, um die sich das Buch dreht. Da grinste uns auch schon der kommerzielle Aspekt aus Riesenplakaten entgegen: „Pay now – Die later!" („Zahl' jetzt – Stirb' später"), eine nette Anspielung auf eine gängige Fluglinienreklame „Fligh now – Pay later".

Wir gingen in die Kirche. Sie war immer voll. Hin und wieder bat man Ursula, die Orgel zu spielen. Der Prediger (ein Methodist) war ausgezeichnet und nach dem Gottesdienst konnte man alles, was er gesagt hatte, hektographiert nach Hause nehmen und nachlesen. Aber einen unguten Eindruck hinterließen dann doch die Reklamewände der Methodist Church. Man sah eine idyllische Landschaft, durch welche eine Familie Hand in Hand dem Kirchlein auf einem Hügelchen entgegenschreitet. Darunter stand: „It's smart to go to church!" („Es macht sich gut in die Kirche zu gehen" oder: „Wenn Du vorankommen willst, lass Dich in der Kirche sehen").

Von der erstaunlichen Bandbreite amerikanischer Bildung war bereits die Rede. Auch hier bot Los Angeles Anschauungsunterricht par excellence. Vor mir liegt ein Stadtplan, auf dem die Wohnungen europäischer Kulturträger (fast alle vor Hitler geflohen) minutiös eingetragen sind. Die Liste ihrer Namen ist niederschmetternd (für Europa): Thomas Mann, Lyon Feuchtwanger, Franz Werfel, Bert Brecht, Arnold Schönberg, Igor Strawinsky, Sergej Rachmaninow, Bruno Walter, Max Reinhard, Jean Renoir, Fritz Lang und, und, und … .[14]

## Assistenzarzt in Berlin (1957 – 1962)

Und sie müssten doch alle Spuren hinterlassen haben. Sicher, es gab die „Gregg Smith Singers" in U. C. L. A., die wöchentlich fünf Stunden probten und Schönberg vom Blatt singen konnten. Auf der anderen Seite gab es in dieser viertgrößten Millionenstadt des Landes keinen einzigen Konzertsaal (David Oistrakh hörten wir im „Shrine Auditorium", einer Freimaurerhalle und Leonard Bernstein in der Hollywood Bowl – Open Air!). Und auf dem Programm wurde das werte Publikum höflich ersucht, nicht *zwischen* den Sätzen zu applaudieren.

Es gab kein Museum, keine Gemäldegalerie (wenn man einmal vom Huntington Museum absieht, „voll aufgekauften continentalen Kulturgutes" (Thomas Mann), in dem es einen süßlichen Gainsborough zu bewundern galt: „The Boy in Blue"). Es gab kein einziges richtiges Theater – dafür aber natürlich viele Filmstudios. Es gab keine Oper und kein Opernhaus. Einmal im Jahr gastierte eine der drei Opernensembles des Weltreichs USA, die San Francisco Opera, für zwei Wochen im Shrine Auditorium. Da langweilte ich mich durch „Eine Frau ohne Schatten".

So spürten wir, dass wir auf Dauer in diesem Land „mit seinem Mangel an historischer Atmosphäre" (Thomas Mann) kaum leben könnten. Santa Monica war wunderschön: Das Gras grüner als grün. Leuchtend blühten die Bougainvillas, Oleander und Strelizien. Aber ich hatte das ungute Gefühl: wenn hier einmal die Sprinkler für nur drei Wochen aussetzen, wird alles wieder unter dem Flugsand der Wüste verschwinden. Selbst diese Hortikultur schien oberflächlich, auf eine dünne Schicht begrenzt und stets gefährdet.

Genauso war es mit der „Kultur". Oder würden Sie sich einen rosagespritzten Weihnachtsbaum ins Zimmer stellen? Sie könnten auch einen weißen nehmen – oder einen pechschwarzen. Das alles gab es in Los Angeles. Nur keinen ungekünstelten, einfach grünen, Weihnachtsbaum.

Die Amerikaner waren allesamt durchaus freundlich. Aber Freundschaften, die über Small Talk hinausreichten, gab es nur selten. Auf einer Party wurde man mit einem fröhlichen „See you later" verabschiedet und lernte alsbald, dass man sich nie wiedersehen würde.

# 8. Kapitel

Die Kollegen in der Klinik und im Labor waren ebenso freundlich. Mit allen, außer mit Dr. Longmire, dem Klinikchef, verkehrte man auf Vornamenbasis. Aber man war ja nur Besucher, Kollege-auf-Zeit, sozusagen außer Konkurrenz. Vielleicht muss man die Nuancen der Sprache so gut beherrschen, wie ich es tat, um zu erkennen, dass Konkurrenzkampf und Intrigen unter und gegeneinander innerhalb amerikanischer Kliniken genauso schlimm – nein schlimmer noch – als an deutschen Kliniken ihr Unwesen treiben.

Neben der Hauptarbeit im Labor verpasste ich keine Gelegenheit am Klinikbetrieb teilzunehmen. Alle vier Wochen schickte ich einen ausführlichen Bericht über die neuesten herzchirurgischen Errungenschaften dieser kalifornischen Universitätsklinik an meinen Chef in Berlin. Und er hat sie allesamt ordentlich abgeheftet und aufgehoben in einer „Personalakte Trede".

Es war die Pionierzeit der Herzchirurgie. Damals erlebte ich die ersten Korrekturen komplizierter Herzklappenfehler, sowie die Koronar-Endarteriektomie von Longmire. Dabei ging es um die operative Ausschälung verstopfter Herzkranzgefäße; die Operations-Sterblichkeit war deprimierend hoch. Heute ist diese diffizile Operation an diesen kleinsten Gefäßen mit 1 bis 2 mm Durchmesser längst verlassen zugunsten des einfacheren Herzbypass (Umgehungsoperation), mit einer Sterblichkeit unter 1%. Oder es geht inzwischen noch simpler: durch die Ballondilatation, bei der der chirurgische Eingriff ganz vermieden wird. Weniger ist mehr.

Parallel zu diesen Entwicklungen am Operationstisch liefen die ständigen Verbesserungen am extrakorporalen Kreislauf. In Los Angeles war man inzwischen vom unhandlichen Gitteroxygenator (bei dem sich der Gasaustausch der künstlichen Lunge über große Gitterflächen vollzog) zu einem einfacheren System mit rotierenden Scheiben übergegangen. Hierbei wird das sauerstoffarme, venöse Blut aus den Hohlvenen (den großen Zubringergefäßen zum Herzen) in die künstliche Lunge abgeleitet. Diese besteht nun aus einem silikonisierten Glaszylinder, in dem etwa 100 gewellte V2A-Stahlscheiben in einer sauerstoffreichen Atmosphäre rotieren und dabei mit Blut benetzt werden. So wird ständig ein großflächiger Blutfilm dem Gasaustausch ausgesetzt. Das frische, mit Sauerstoff gesättigte Blut wird schließlich durch eine Rollenpumpe (dem

## Assistenzarzt in Berlin (1957 – 1962)

künstlichen Herzen) zurück in eine der großen Körperschlagadern gepumpt.

Bei jeder dieser „Pumpenoperationen" war ich dabei, vor allem, um die Handhabung der neuen Maschine zu erlernen. Und bald beherrschte ich den komplizierten Apparat, konnte ihn nach dem Eingriff in seine zahllosen Einzelteile zerlegen, reinigen und wieder zusammensetzen. (Umso erstaunlicher ist es, dass ich bis heute nicht genau weiß, was eigentlich unter der Haube meines Opels vor sich geht). Aber an der Herz-Lungen-Maschine kannte ich sie alle – die mechanischen und elektrischen Anschlüsse und Knöpfe. Auch jenen knallroten Plastikknopf mit der Aufschrift „Panic Button", den ein Spaßvogel auf das Maschinengehäuse geklebt hatte.

Anlass zur Panik gab die Herz-Lungen-Maschine allerdings nur einmal und dass war gottlob nicht im Operationssaal, sondern im Labor. Es lief gerade ein Versuch. Der extrakorporale Kreislauf war in vollem Gang, als die Tür aufging und Prof. Longmire zusammen mit einem hohen Gast aus Rom hereinspazierte. Letzterer trug – dem kalifornischen Wetter angemessen – einen makellos hellen Leinenanzug. Und da passierte es: der von der Pumpe führende Schlauch verselbstständigte sich und schoss wie gezielt einen hellroten Strahl direkt auf den hohen Gast. Nein! Nicht *einen* Strahl. Durch die unaufhaltsamen Pumpaktionen angetrieben überzog der Schlauch wie eine wild gewordene Schlange den Besucher kreuz und quer mit seiner Blutspur. Ich vermute, dass dieser Zwischenfall die Entwicklung der offenen Herzchirurgie in Italien um Jahre zurückgeworfen hat.

Als „Research Fellow" durfte ich zwar nicht direkt an Patienten arbeiten, aber ich war ein immer willkommener Hospitant in der Klinik bei den vielen täglichen Visiten, Besprechungen, Mortalitäts- sowie Komplikationskonferenzen und Gastvorlesungen. Zu den Gastprofessoren mit damals schon bekannten Namen zählten Martin Allgöwer (Verbrennungsgift), Ben Eiseman (Leberzirrhose mit Pfortaderüberdruck) und Charles Rob (Eingriffe an der Halsschlagader).

Nebenbei lernte ich das hochkonzentrierte, rund-um-die-Uhr Weiterbildungssystem meiner amerikanischen Kollegen kennen. Ihr Arbeitstag begann um 5.00 Uhr morgens mit den Vorbereitun-

# 8. Kapitel

gen zur Morgenvisite und endete meist erst abends um 9.00 Uhr mit den täglichen Notizen (alle mit der Schreibmaschine getippt) in die Krankenakten. Lästerzungen behaupten zwar, dass *dazwischen* nicht allzu viel passiert – aber das stimmt nicht ganz. Der Einzelne verbringt sicherlich weniger Zeit im Operationssaal als sein deutsches Gegenüber, aber der Tag ist voll von den bereits erwähnten Meetings. Dass dabei viele Assistenten einen Dämmerschlaf einlegen (sobald das Licht wegen der Diaprojektion gedämpft wird) findet eine zusätzliche Erklärung in der Tatsache, dass diese Kollegen jede zweite Nacht ihren Notdienst versehen. Natürlich haben auch hier inzwischen die Gesundheitspolitiker eingegriffen. Während bei uns das Arbeitszeitschutzgesetz längst eine Wochenstundenzahl von 38 ½ festschreibt, läuft man in Amerika immer noch Sturm gegen eine (nur) 80-Stundenwoche. Und während unsere deutschen Assistenten nicht mehr als vier Nachtdienste im Monat machen dürfen, beklagen sich die amerikanischen Azubis:

„The trouble with being on duty every other night is, that you miss half the good cases". („Das Problem mit Nachtdiensten an jedem zweiten Tag ist, dass man die Hälfte der guten Fälle verpasst").

Der Tagesablauf eines amerikanischen Privatassistenten z. B. bei Professor Bill Silen in Boston ist in einer 30 Seiten starken Denkschrift festgehalten, mit dem vielsagenden Titel: „Survival Manual". Ich habe später dieses „Überlebenshandbuch" vervielfältigt und meinen Privatassistenten als Einführung überreicht. Weniger zur Nachahmung, als mit dem Fingerzeig, wie gut sie es doch immerhin bei mir hätten. Und ich bin ehrlich überzeugt, dass sie es nicht schlechter hatten.

Die amerikanische Weiterbildung ist zweifellos konzentrierter. Der Assistent wird früher zu Operationen eingeteilt. Und bereits in seinem fünften und letzten Jahr darf der angehende Chirurg – als Chief Resident – alles (gerade auch alle anfallenden Notfälle) selbstständig operieren. Er *kann* sich dabei der Assistenz der erfahrenen Professoren (der Attendings) bedienen. Aber er muss es nicht tun. Bei der nächsten Morgenbesprechung wird dann „abgerechnet". Nach Ablauf der wenigen Weiterbildungsjahre und Absolvierung einer allerdings strengen Facharztprüfung (the

## Assistenzarzt in Berlin (1957 – 1962)

„Boards") wird der amerikanische Chirurg sozusagen auf die Bevölkerung losgelassen.

Demgegenüber wird der Assistent an einer deutschen Klinik nur langsam (*zu* langsam vielleicht) an das Operieren herangeführt, um nach vielen (manchmal *zu* vielen) Weiterbildungsjahren endlich die Selbständigkeit zu erreichen. Am Ende gibt es dann aber keinen erkennbaren Qualitätsunterschied.

Alles zusammen genommen war dies bestimmt kein „Jahresurlaub an einem kalifornischen Strand". Meine Arbeitstage waren eher noch ausgefüllter, als an der Berliner Klinik. Allerdings fielen die Nachtdienste weg; auch die Wochenenden waren frei. Und die haben wir weidlich ausgenutzt, um die einmaligen Naturschönheiten des Südwestens von San Francisco bis San Diego, vom Grand Canyon bis zum Monument Valley, von den Sequoias bis zur Mojave Wüste zu explorieren.

Ohne Auto ging das alles nicht. Also haben wir einen gebrauchten Chevrolet (Jahrgang 1950) erstanden – für $ 136. Das war also mit 31 Jahren mein erstes Auto. (Ich schreibe dies mit neidlosem Blick auf den überfüllten Studentenparkplatz unter meinem Fenster!). Dieser alte Wagen ist uns über 30.000 km treu geblieben. Er hat uns vier (die Eltern, die fast zweijährige Katharina und den halbjährigen Nikolaus) im Oktober 1960 auch noch quer durch die ganzen Vereinigten Staaten transportiert, bis er in Boston den Geist aufgab. Aber nur scheinbar, denn eine Wiederbelebung gab ihm noch einmal Kraft bis New York, wo wir ihn für immerhin noch $35 loswurden. Wir denken noch heute dankbar und wehmütig an dieses alte Gefährt, mit seinen vielen kleinen Vorzügen zurück. Zum Beispiel war es mit Gardinen ausgerüstet, die es meiner Frau im prüden New York ermöglichten, den kleinen Nikolaus mitten in der Wall Street zu stillen.

Wie vielen anderen auch, machte man uns Angebote, an der U. C. L. A. zu bleiben – wenigstens ein Jahr noch. Muss ich noch einmal erklären, warum wir es – trotz allen Verlockungen – vorzogen, in das eingeschlossene, damals von einem Chrustchow-Ultimatum bedrohte Berlin zurückzukehren? Ich denke, ich habe das bereits hinreichend getan.

Also kehrten wir zurück ins gute alte Europa. Wiederum mit der SS „United States". Diesmal war der Atlantik gnädig. Katha-

301

8. Kapitel

rina konnte den kleinen Nikolaus stolz auf dem Promenadendeck spazieren fahren. Er war über und über mit Anstecknadeln geschmückt, die alle nur eine Botschaft hatten: „Kennedy for President!" Und diese Botschaft kam offenbar an. Wir waren noch auf hoher See, als das Wahlergebnis bekannt gegeben wurde. In Le Havre stieg der treue Hannes an Bord – und in Southampton Mutter Gertrud. In Bremen hieß uns dann der norddeutsche November willkommen: durch wabernde Nebelschwaden wateten wir an Land. Zurück in Deutschland.

Nachtrag: Natürlich hat sich nach 40 Jahren einiges dort drüben zum Guten gewendet. Es gibt in Los Angeles nicht nur ein großes County Art, sondern auch das legendäre (neue) Ghetty Museum, sowie die herrlich gelegene Simon Norton Art Gallery. Ein ausgezeichnetes Orchester konzertiert regelmäßig unter seinem Stardirigenten in einer modernen Konzerthalle und es wird gerade eine noch größere Disney Hall gebaut. Auch in Los Angeles gibt es inzwischen „German Bakeries" und stillen könnte man heute ein Baby auch ohne Gardinen.

## 4. Skizze: Hinter der Mauer

„Los, los! – Feuer in die Hosen!!"

Mit diesem Schlachtruf trieb uns allmorgens der Leitende Oberarzt in den Operationssaal. Es war klar: Ich war zurück in Deutschland. Dabei war Wolfgang Schütz – klein von Statur, mit Adlernase, hoher Stirn und deutlich gerötetem Teint – überhaupt nicht bösartig. Wie ein Schäferhund seinem Hirten nahm er unserem Chef die lästigen alltäglichen Disziplinfragen ab – aber mehr mit Bellen, als Beißen. Dasselbe Übel, das für seinen Teint mitverantwortlich war, brachte ihn wiederholt mit der Verkehrspolizei in Konflikt. So kam es, dass er zwar im OP freie Fahrt genoss (und er war ein guter, ein erfahrener Chirurg), dafür aber in der Stadt die U-Bahn nehmen musste (wegen Entzug des Führerscheins). Obwohl er auf Wissenschaft weniger Wert legte, konnte er sich habilitieren und bald die Leitung der Chirurgischen Klinik in den Städtischen Krankenanstalten zu Bremen übernehmen. 16 Jahre später war er ein großzügiger Gastgeber, als ich in dieser Hanse-

## Assistenzarzt in Berlin (1957 – 1962)

stadt einen Vortrag zu halten hatte. In Berlin radelte ich übrigens wieder (kein Auto mehr).

Gleich nach unserer Rückkehr im November 1960 nahm mich Prof. Linder als Privatassistent auf seine Station (3B). Hier lernte ich nicht nur einige interessante Privatpatienten, sondern vor allem den Princeps selber näher kennen. So streng, leise aber scharf er manchmal beim Morgenrapport mit missliebigen Assistenten umgehen konnte, so rührend geduldig und einfühlsam kümmerte er sich um seine Patienten. Er nahm sich Zeit – setzte sich an den Bettrand – und hörte ihnen zu. Ich erinnere mich an den verzweifelten Anruf einer bedauernswert krebskranken Witwe, die zum friedlichen Sterben (auf eigenen Wunsch) nach Hause entlassen war. Fritz Linder ließ sich Infusionsbesteck und etliche Flaschen einpacken und fuhr hinaus, um sie zu versorgen. Das war an einem Samstagabend.

Zu Beginn seiner Berliner Zeit litt der erst 39-jährige Linder unter der Konkurrenz der dort längst etablierten Chirurgen mit wohlklingenden Namen: Gohrbandt, Heim, Wildegans u. a. Sein Ruf als akademischer Herzchirurg bewirkte, dass viele Patienten mit ihren allgemeinchirurgischen Problemen zunächst nur zögerlich seinen Rat suchten. Aber zehn Jahre später, als ich auf seine Privatstation kam, begegnete man dort zahlreichen bemerkenswerten Persönlichkeiten.

Da war der Pfälzer Maler Hans Purrmann (1880 – 1966), der spannend von seinem Freund und Lehrer Henri Matisse erzählte. Des öfteren kam der katholische Bischof von Berlin, Julius Döpfner – nicht als Patient, sondern als gütiger Seelsorger. Als ich ihn wiedersah, war er Kardinal geworden – aber das war fünf Jahre später auf dem Gipfel des Matterhorn. Köstlich amüsiert hat uns alle der Berliner Schauspieler Curt Bois. Typisch war sein Dank – nicht an den Operateur nach erfolgter Genesung von zuhause, sondern noch vom Krankenbett aus an dessen Ehefrau:

„Verehrte Frau Linder, auch ich liege gern bei Ihrem Gatten!"

Selbst im Vergleich zu allem, was ich in England erlebt hatte, musste ich Linders behutsame Operationstechnik bewundern. Wenn es schwierig wurde, konnte es schon sein, dass er fast die Geduld verlor und mit dem Fuß stampfte (das sog. „Rumpelstilzchen"). Aber er wurde nie laut und Instrumente flogen allenfalls mal beim Oberarzt Schütz.

Unsere restlose Bewunderung und Zuneigung galt dem Oberarzt Rolf Dohrmann. Er war ein ruhiger, gutmütiger Berliner, mit trockenem Humor und schnörkellos sauberer Operationstechnik. Ich erinnere mich, wie ich ihm einmal zwei Magenresektionen (wegen gutartiger Geschwüre) hintereinander assistieren durfte. Bei der letzten Hautnaht war der Uhrzeiger gerade um 90 min weitergerückt. Das Operationstempo hatte damals – bei mediokren Narkosen und entsprechend „unruhigen" Patienten – einen höheren Stellenwert, als heutzutage. Dohrmann wurde ein beliebter Chef am Behring-Krankenhaus in Zehlendorf und verwaltete 20 Jahre lang klug und sparsam die Kasse der Deutschen Gesellschaft für Chirurgie.

Allmählich durfte ich dann dem großen Princeps selber zur ersten Hand assistieren – auch bei großen Eingriffen z. B. bei einer abdomino-thorakalen Cardiaresektion (der Entfernung eines Mageneingangskrebses, bei dem die Grenze zwischen Brust- und Bauchhöhle überschritten wird). Es wurde zur Regel, dass ich mir jeden Operationsschritt genau einprägte und am selben Abend noch in einem Notizbuch notierte, in der Vorstellung, dass ich schon am nächsten Tag dasselbe alleine irgendwo auf dem Lande würde durchführen müssen. Dabei kam ich in dieser Zeit kaum zum selbstständigen Operieren – allenfalls im Nachtdienst. Nachdem nun meine chirurgische Lehrlingszeit bald drei Jahre zählte (das kalifornische Forschungsjahr nicht mitgerechnet) fasste ich mir ein Herz und legte dem Chef eine Liste meiner bisher durchgeführten Operationen vor. Er schien selber erstaunt, dass es weniger als zwei pro Monat waren – und eben nur die kleineren Eingriffe. Aber das war das deutsche System: Man wurde dort eingesetzt, wo man zum Wohle der Klinik gebraucht wurde. Die eigene Weiterbildung lief mehr oder weniger zufällig nebenher.

Zu allem Überfluss wurde ich auch noch zum Kollegassistenten ernannt. Immerhin erfuhr ich auf diese Weise etwas über den Lehrbetrieb einer deutschen Universitätsklinik – hatte ich doch selber nie in Deutschland studiert. Die „große Vorlesung" kannte ich nicht. Meine Aufgabe war es, interessante Fälle und dazu die entsprechenden Fallberichte zu sammeln und dem Chef am Abend vor jeder Vorlesung zu unterbreiten.

Fritz Linder war ein souveräner Redner und der Hörsaal war immer gut gefüllt. Seine Vorlesungen baute er allerdings um die Patientenvorstellungen herum so, dass eine Systematik schwer erkennbar war. Es gab sie eigentlich nicht – und manche Gebiete fielen somit völlig unter den Tisch. Natürlich redete er immer vollkommen frei. Als Sohn eines Gymnasialdirektors war seine Rede stets syntaktisch unanfechtbar – eben perfekt. Vielleicht *zu* perfekt. Es fehlte die lebendige Spontaneität – ein Zögern hier, ein nicht ganz zu Ende geführter Satz dort. Bei manchen ohnehin trockenen Themen hatte dieser geschliffene Syntax eine gewisse soporöse Wirkung.

Stichwort Sopor! Einmal schlief der Patient, während alle anderen im Hörsaal hellwach blieben. Dieser Mann hatte ein Insulinom (einen insulinproduzierenden Tumor in der Bauchspeicheldrüse). Vor dieser Vorlesung musste ich ihm seine morgendliche Zuckerration vorenthalten, so dass er wieder in dasselbe Koma fiel, mit dem er in die Klinik eingeliefert wurde. (Die ganze Sache wurde übrigens durch die enttäuschte Ehefrau ins Rollen gebracht, die sich bitter beschwerte, dass ihr Ehemann allzu oft – vor Erfüllung gewisser Erwartungen – in einen Tiefschlaf entfiele). Nun musste ich ihn also – im Koma – auf einer Tragbahre in den Hörsaal fahren, während Professor Linder den pathophysiologischen Ablauf: Insulinüberschuss → Unterzuckerung → Koma erläuterte. Dann erst durfte ich eine Spritze mit 10%-iger Traubenzuckerlösung füllen und diese intravenös verabreichen. Keiner der Anwesenden wird je vergessen, wie dieser „Scheintote" alsbald die Augen aufschlug, sich aufrichtete – und dem Kollegassistenten eine (allerdings schlecht gezielte) Ohrfeige verpasste. (Er war noch nicht ganz bei sich). Das war eine Patientenvorstellung, die in dieser Form heute undenkbar wäre.

Unmittelbar danach hat aber der Princeps diesen Mann durch die operative Entfernung des 1,5 cm messenden Tumors geheilt. Was war die Chirurgie doch für ein wunderbares Handwerk! In diesem Fall machte sie (ähnlich wie die sprichwörtliche Axt im Hause) den Scheidungsrichter überflüssig.

# 8. Kapitel

Zum Thema Schlaf nur noch dieses: Wir alle – aber allen voran der Privat- und Kollegassistent wie mir schien – bekamen nicht genug davon. Denn neben den vielen Stunden auf Station, hatte ich häufig Nachtdienst, musste mich bei den Herzoperationen auf dem laufenden halten und nebenbei noch in Prof. Bücherl's Labor experimentell arbeiten. Da erinnerte ich mich an ein ungeliebtes Ritual meiner Kindheit: an den Mittagsschlaf. Der war wohl auch irgendwie im damaligen Tagesablauf einer Chirurgischen Klinik vorgesehen. Die offizielle Dienstzeit ging nämlich von 8.00 bis 13.00 Uhr und dann wieder von 16.00 bis 19.00 Uhr. Aber da man kaum jemals die großzügige Mittagspause wahrnehmen konnte (man stand fast immer im Operationssaal), bedeutete das den 11-Stundentag – und mehr. So entwickelte ich eine Technik, den Schlaf – und wenn es nur 20 min waren – zu allen möglichen (und unmöglichen) Gelegenheiten sozusagen nachzuholen: Auf einer Operationstrage etwa zwischen zwei Operationen des nachts, oder tagsüber auf einer Untersuchungscouch, während gleich daneben eine Schreibmaschine klapperte. Der rituelle Mittagsschlaf (allerdings auch nie regelmäßig) kam erst viel später, als ich ein eigenes Zimmer bekam. Honi soit qui mal y pense! Ich befinde mich mit dem Mittagsschlaf in guter Gesellschaft. Thomas Mann und Winston Churchill und viele andere mochten auch nie auf ihn verzichten.

Neben den spektakulären Eingriffen am offenen Herzen waren wir alle eingebunden in die bescheideneren Fortschritte der Allgemeinchirurgie. Und die trieben damals seltsame Blüten (aus heutiger Sicht). In meinem Operationsbuch sind – nur für 1959 – acht Arteria-temporalis-Resektionen vermerkt (Entfernung eines kurzen Segmentes der Schläfenarterie), wegen Glaukom oder „Entzündung" dieser Arterie. Später kamen sie dann nicht mehr vor. Dasselbe Schicksal ereilte die Arteria-mammaria-interna-Ligaturen bei Angina pectoris. Eine Zeitlang glaubte man durch Unterbindung dieser kleinen Schlagader hinterm Brustbein eine Umverteilung des Blutstromes zugunsten der Herzkranzgefäße zu erreichen. So lange – bis herauskam, dass sich zwei kleine Hautschnitte (also eine Scheinoperation!) ebenso günstig, wenn auch nur vorübergehend, auf die Anginabeschwerden auswirkten. Auch wurden damals viele Sympathektomien (Grenzstrangausschaltungen) durchgeführt: lumbal (also im Lendenbereich) gegen Bluthochdruck und thorakal (im Brustkorb) gegen Asthma.

Es gab damals Krankheitsbilder und Komplikationen, die unsere Assistenten heute nicht mehr sehen. Wir erlebten thyreotoxische Krisen (lebensbedrohliche Überflutung des Organismus mit Schilddrüsenhormonen) als gefürchtete Komplikation der Schilddrüsenoperation bei Basedow-Patienten. Ähnliche Krisen – sogar mit Herzstillstand – kamen häufig vor nach Nebennierenentfernungen wegen eines Phäochromozytom (einer Geschwulst, die Adrenalin-ähnliche, blutdrucksteigernde Hormone ausschüttet). Erst als man lernte, die Hormone *vor* der Operation zu neutralisieren, verloren solche Eingriffe ihr tödliches Risiko.

Der Tetanus (Wundstarrkrampf) war ein stets aktuelles Kongressthema und ich habe noch tragische Patienten erlebt, die man durch künstlichen Winterschlaf zu retten hoffte. Ebenso gab es Patienten mit Kinderlähmung, die von unseren Anästhesisten durch künstliche Beatmung am Leben gehalten wurden. Das war übrigens die Initialzündung für die Einrichtung von ersten Intensivstationen. Noch gab es keine Schluckimpfung gegen diese Seuche. Noch gab es – nebenbei bemerkt – auch keine „Anti-Baby-Pille". (Und in unserer kleinen Dachwohnung gab es keinen Fernsehapparat, keine Wasch- bzw. Spülmaschine; nicht einmal einen Kühlschrank).

Als kümmerlichen Ausgleich für die ungezählten Überstunden durften wir Assistenten je eine Woche zu Weihnachten/Neujahr und zu Ostern/Pfingsten daheimbleiben – Zeiten, zu denen ohnehin Patienten die Klinik mieden. Der Jahresurlaub wurde auf die Monate Juli/August beschränkt – wo dann ebenfalls der Krankenstand der Berliner Bevölkerung am niedrigsten war. Darüber hinaus gab es keinen Urlaub, etwa zum Skifahren – auch wenn wir ihn uns hätten leisten können. Das raffinierte Zusammenbasteln von langen Wochenenden, Feiertagen, Haushalts- und AZV-Tagen (Arbeitszeitverkürzung!) – derart, dass die Klinikarbeit zur lästigen Unterbrechung freier Lebensgestaltung degradiert wird (statt umgekehrt) – das alles war damals undenkbar.

Andererseits ist es heute schwer vorstellbar, dass wir unsere beiden Kleinen (Katharina inzwischen 3 ½, Nikolaus 1 Jahr alt) in der Obhut liebevoller Großmütter ließen, unsere schweren Rucksäcke

## 8. Kapitel

schulterten und im August 1961 die Dolomiten von Hütte zu Hütte alleine durchstreiften. Es waren drei herrliche Wochen mit unvergesslichen Gipfelerlebnissen auf der Großen Zinne, der Marmolada und dem Cimone della Pala (dem „Matterhorn" der Dolomiten). Beim Anstieg auf letzteren muss sich der Kletterer durch einen engen Spalt unterm Gipfelgrat zwängen. Wir haben ihn deshalb nicht vergessen, weil Ursula gerade noch durchpasste (es hatte sich nämlich Nummer 3 angekündigt). Über den Rosengarten und die Boé-Spitze (für mich ein Wiedersehen nach 11 Jahren) wanderten wir zurück nach Colfosco.

Der 13. August war ein strahlender Tag. Nichtsahnend pilgerten wir zu einer Wallfahrtskapelle unterm Heiligkreuzkofel. Als wir gegen Abend zurückkehrten, erfuhren wir von der endgültigen Abriegelung Westberlins, zunächst durch Stacheldraht, dann durch eine Betonmauer. Zwar konnten wir unbehelligt zurück nach Hause fahren, aber von nun an waren wir von allen Freunden im Osten – auch von Klein Machnow – ganz und gar abgeschnitten. Darüber hinaus wuchs wieder einmal die Sorge, dass die ständigen Krisen um Berlin zwangsläufig auf einen Dritten Weltkrieg zusteuerten.

Ausgerechnet in dieser Zeit flatterten mehrere verlockende Angebote auf Fritz Linders Schreibtisch. Sie kamen aus Homburg/Saar, aus Zürich, Wien und sogar vom fernen Kapstadt. Als seinem vertrauten Privatassistenten, weihte mich der Professor in alle diese Pläne ein. Ernstere Verhandlungen wurden allerdings nur mit Wien aufgenommen. Linders reisten dort hin. Er wurde sehr umworben und hörte sich die Zusicherung eines Neubaus an; eine Versprechung, auf deren Einlösung schon Billroth zeitlebens vergeblich gewartet hatte.

Dann kam der Ruf aus Heidelberg – auf den Lehrstuhl seines Lehrers K. H. Bauer. Offensichtlich hatte Linder nur darauf gewartet. Man wurde sich schnell einig: Zum 1. März 1962 sollte die Arbeit im Süden aufgenommen werden. Und Linder erhielt wie damals üblich, die Zusicherung, acht Mitarbeiter nach Heidelberg mitnehmen zu dürfen. Neben den Anästhesisten Just, Lutz und Wawersik, dem neuen 1. Oberarzt Wolfgang Schmitz und dem Kinderchirurgen Hecker stand auch mein Name auf der Liste.

> *Lange lieb' ich dich schon, ...*
> *Du, der Vaterlandstädte*
> *Ländlichschönste, so viel ich sah.*
> *Friedrich Hölderlin*

# 9. Kapitel
# Assistent und Oberarzt in Heidelberg (1962 – 1972)

## 1. Skizze: Umzug nach Heidelberg

Die Hölderlin-Verse waren mir vertraut. Und jetzt war ich hier?! Diese bezaubernde Stadt und ihre weitere Umgebung – die Kurpfalz – sollte die letzte Station auf meiner Lebensreise sein. Aber als ich im Frühjahr 1962 in Heidelberg ankam, wusste ich das freilich noch nicht. Was immer beruflich kommen möge, für mich war es wieder einmal ein Schritt in die richtige Richtung – diesmal Richtung Alpen!

Für die ersten drei Monate wurden wir Berliner im spartanischen Ärztehaus auf dem Klinikgelände einquartiert. Eben dort, wo Prof. Linder vor 17 Jahren als Heimkehrer aus dem Kriege auch notdürftig untergebracht war. Unsere Familien mussten einstweilen in Berlin zurückbleiben, bis Wohnungen gefunden waren. Das war für mich besonders schmerzlich, da sich unser drittes Kind für Mitte März angemeldet hatte. Wieder erreichte mich die frohe Botschaft – jetzt von Franziskas Geburt – telefonisch mitten im Dienst. Diesmal stand Wolfgang seiner Schwester bei – aber nur bis zum Aufnahmeschalter der Frauenklinik (in der Pulsstraße, Berlin). Weiter kam er nicht:

„Sind Sie der Vater?!" wurde er misstrauisch angefahren.

„Nein, aber ..."

# 9. Kapitel

„Warum nicht?!" setzte die garstige Schwester nach – und ließ ihn draußen stehen.

Zehn Tage später gönnte man mir ein langes Wochenende. Der Anästhesist Horst Lutz in selbiger Mission unterwegs nach Berlin nahm mich mit in seinem Volkswagen.

Zurück in Heidelberg wurde ich gleich wieder da eingesetzt, wo ich in Berlin aufgehört hatte: Als Kollegassistent (im schwindelig steilen Amphitheater des großen Hörsaals) und auf der Privatstation (mit Blick über den Garten bis zum Neckarufer).

Hier erwartete mich eine angenehme Überraschung. In Berlin waren Patienten und Schwestern helle, schnell, meist hochintelligent, aber auch kritisch bis skeptisch den Ärzten gegenüber. (Sicher nicht immer unbegründet). Hier in der Kurpfalz überwog ein warmes südlicheres Klima. Die Patienten waren langmütig und voller Vertrauen, während die Schwestern (Lisa, Paula und wie sie alle hießen) uns Stationsärzten mit mütterlicher Fürsorge beistanden.

Nebenbei war ich jetzt der „Pumpenmann" – verantwortlich für Auspacken und Aufbau der aus Berlin mitgebrachten Herz-Lungen-Maschine. Außerdem fungierte ich als Kontaktperson für sämtliche Kardiologen Südwestdeutschlands (wie mir schien) und für ihre Patienten. Da wo heute an jeder vierten Autobahnausfahrt ein Herzzentrum steht, gab es im Frühjahr '62 weit und breit nur diese eine „Heidelberger Pumpe". Ich nahm also die Anmeldungen entgegen, verwaltete bald eine längere Warteliste und erstellte den provisorischen Operationsplan für unsere Herzpatienten.

Es dauerte nicht lange, bevor ich die Brisanz eines Chefwechsels nach deutscher Art spürte. Wir waren zwei Lager: Hier die neuen Berliner – dort die zurückgebliebenen Heidelberger. Zahlenmäßig unterlegen zwar, hatten wir den unschätzbaren Vorteil einer Rückendeckung durch den neuen Chef. Das führte dazu, dass einige der Berliner – unter Verkennung ihrer eigenen Fähigkeiten (und übrigens auch der erwähnten Rückendeckung) gewissermaßen wie Dragoner und mit „Hurra!" auf die Heidelberger einstürmten. Dem schlimmsten vorbeugend, hatten etliche der letzteren noch vor Einmarsch der gegnerischen Truppen das Feld geräumt. Sie waren als Chefs in umliegende und fernere Kliniken geflohen. Die Zurückgebliebenen beobachteten nun kritisch alles, was die Berliner so viel besser machen wollten. Und dabei fanden sie wohl auch moralische Unterstützung bei ihrem alten emeritierten Chef, dem Übervater, Prof. K. H. Bauer. Als einer der ganz Großen der deutschen Chirurgie fiel es Bauer nicht leicht, von heut auf morgen das Feld gänzlich zu räumen und ins zweite Glied zurückzutreten. Am liebsten hätte er wohl neben dem Nachfolger seine Praxis (wenn auch reduziert) in der Klinik weitergeführt. Natürlich wäre das nicht lange gut gegangen und deshalb blieb sein Nachfolger (und weiterhin loyaler Schüler!) in diesem Punkte hart. Bauer musste einige Räume in 100 m Entfernung im sogenannten Schwesternhochhaus beziehen. Dort arbeitete er und hielt noch lange Hof, bevor er in das von ihm neu gegründete Deutsche Krebsforschungszentrum (DKFZ) – zunächst in provisorischen Baracken entlang der Berliner Straße – umziehen konnte.

Es war eine meiner Aufgaben, die ausländischen Gäste, die in steigender Anzahl die Linder'sche Klinik aufsuchten, Herrn Prof. Bauer vorzustellen. Unvergessen bleibt dabei die Visite des altehrwürdigen Philip Alison, einer der führenden Thoraxchirurgen Englands und Regius Professor of Surgery in Oxford. Nachdem Bauer uns 20 min hatte warten lassen, empfing er den hohen Gast durchaus zuvorkommend. Aber dann – dann folgten weitere 20 min einer temperamentvollen Schilderung seiner eigenen, K. H. Bauers Verdienste. Und das waren gewiss nicht wenige: Schöpfer der Mutationstheorie der Geschwulstentstehung, Verfasser der Monographie „Das Krebsproblem", Gründer des Deutschen Krebsforschungszentrums, erster frei gewählter Nachkriegsrektor der Heidelberger Universität, zweimaliger Präsident der Deutschen Gesellschaft für Chirurgie u. v. a. m.

Aber es war ein Monolog. Der Gast kam kaum zu Wort. Über ihn hat Bauer nichts erfragt, nichts erfahren. Mir war diese Live-Bestätigung angelsächsischer Vorurteile über *die* Deutschen peinlich. Nicht so Prof. Alison: „What a personality!" meinte er gutgelaunt, als wir im Aufzug wieder hinabfuhren. Und damit hatte er auch wieder recht.

Nach und nach haben sich unter Linder's liberaler Autorität die Berliner und die Heidelberger zusammengefunden. Es entstand eine Vielfalt von Arbeitsgruppen und Spezialeinheiten, von denen

# 9. Kapitel

einige wichtige gerade von „Alt-Heidelbergern" angeführt wurden, namentlich die Gefäßchirurgie von Jörg Vollmar, die Neurochirurgie von Ernst Klar, die Radiologische Diagnostik von Werner Wenz und die Unfallchirurgie (nach den eben verkündeten Richtlinien der Schweizer Arbeitsgemeinschaft für Osteosynthese) von Heinz Georg. Letztere, die Unfallchirurgie, blieb aber unter Linder's Ägide eher ein „Aschenbrödel" im Vergleich zur Thorax- und Herzchirurgie, in der sich neben dem Chef selber Wolfgang Schmitz als brillanter Operateur zunehmend profilierte. In der Anästhesie knüpfte Otto Just, in der Kinderchirurgie Waldemar Hecker an die Berliner Entwicklung an. Neu hinzugekommen waren der Schwede Lars Roehl für die Urologie, Ernst Stenger für die Poliklinik und der Physiologe Johannes Schmier für die Abteilung Experimentelle Chirurgie (Abb. 24).

In diesen ersten Heidelberger Jahren war tatsächlich noch „alles unter einem Dach" und wir jüngeren Assistenten profitierten davon durch Rotation zu den verschiedenen Einheiten und durch die gemeinsame Morgenbesprechung um 8.00 Uhr. Mein Stallgefährte (ab 1966) Hans-Dietrich Röher hat die Situation unnachahmlich geschildert:

*„In dem Maße, wie Linder zu Selbständigkeit anregte und vielfältig freie Entfaltung einräumte, wachte er über die Rückinformation der entstehenden Spezialitäten zum Nutzen der Klinikgesamtheit, begrenzte zentrifugale Tendenzen und reagierte vor allem empfindlich auf außer Acht gelassene Loyalität".*[1]

Erst später – ab 1967 – wurden einige dieser Spezialgebiete als Ordinariate (übrigens fast durchweg als „Hausberufungen") in die volle Selbständigkeit entlassen. Für die Rotation waren nicht alle Teilfächer gleich beliebt. Im Gegenteil, es gab damals für in Misskredit Geratene *„Zeiten des Nachdenkens in meist weniger attraktivem Klinikeinsatz – u.U. mit Stagnation der eigenen Fortentwicklung".*[1] Die Rede ist von dem gefürchteten „Bermuda-Dreieck", der wiederholten Rotation: Poliklinik – Neurochirurgie – Urologie – aus dem manch Unglücklicher sich kaum noch befreien konnte.

Als Mitglied der Herzmannschaft und unabkömmlicher Pumpenmann blieb mir dies erspart. Mehr noch: Im Sommer 1962 wurde ich als Stationsarzt auf die Allgemeinchirurgische Frauenstation (10) versetzt und durfte nun endlich das chirurgische Handwerk so richtig erlernen. Viel geholfen hat mir dabei der Stationsoberarzt Priv.-Doz. Dr. Georg, der – wie alle anderen an dieser Klinik – neben seinem Spezialgebiet, der Unfallchirurgie ein „Allround" – ein Allgemeinchirurg geblieben war. Er war es, der mich in die große Magenchirurgie einführte: *„14.2.63 – 63 ♀ L.H. – MagenCa – totale Gastrektomie, 2/3 Pankreas u. Milzexstirpation – Trede, Georg, Toth".*[2] (Diese 63-jährige Patientin hat überlebt. „Beginners luck"). Außerdem durfte ich an jenem Donnerstag zwei Appendektomien, eine radikale Mastektomie wegen Brustkrebs und eine Laparotomie wegen galliger Bauchfellentzündung durchführen. Jetzt war der Damm gebrochen.

Aber auch von Prof. Erich Holders glänzender Operationstechnik habe ich sehr viel profitiert. Er war K. H. Bauers letzter Leitender Oberarzt gewesen. Ich glaube, er mochte mich und die anderen Berliner nicht besonders, zumal Prof. Linder seinen eigenen Vertreter und Oberarzt Dr. Wolfgang Schmitz aus Berlin mitgebracht hatte. Als Holder dann nicht – wie von Bauer geplant und inszeniert die vakant gewordene Chefarztposition in Ludwigshafen bekam, führte das zu einer wenig nachbarschaftlichen Fehde zwischen dem Heidelberger Altmeister und dem schließlich reüssierten Prof. Heinz Gelbke in Ludwigshafen. Bald darauf erhielt Holder den mindestens gleichrangigen Chefposten in Nürnberg. Von dort propagierte er noch über viele Jahre die in seinen Händen sehr erfolgreiche *drei*reihige Nahttechnik bei Darmanastomosen;[3] das alles in schwäbischer Mundart und zu einer Zeit, als die einreihige Naht längst als Standard galt.

Es wurde Juni, bevor meine Frau mit den drei Kindern nachkommen konnte. Wir mieteten eine Dreizimmerwohnung in Handschuhsheim (Steubenstraße 22/24, 3. Stock, ohne Aufzug). Die Kinder hatten unten einen betonierten Innenhof zum Spielen und Ursula relativ tolerante Nachbarn, was das Musizieren betraf. Für mich war auch jetzt die Klinik mit dem Fahrrad erreichbar, selbst im Eis und Schnee des ersten bitteren Winters 1962/63.

Damals war der Neckar zugefroren und nicht nur kleinere Autos, sondern auch meine Frau mit Babywagen und den drei Kleinen wagte sich zwecks Überquerung auf das Eis. Das Eis hielt auch – aber nicht Nikolaus' Hosen, so dass ein Windelwechsel in Neckarmitte (bei –12 °C) notwendig wurde.

## 2. Skizze: Musik in Heidelberg

„Wagners Musik ist besser, als sie klingt!" meinte der Amerikaner Samuel Clemens (alias Mark Twain), als er von Heidelberg aus die nahe gelegene Mannheimer Oper besuchte. Aber auch unabhängig vom großen Nachbarn hatte Heidelberg mit eigenem Symphonieorchester, Oper und Ballett, mit Bachchor, Studentenkantorei und einer erlesenen Kammermusikreihe einiges zu bieten. Viel sogar, im Vergleich etwa zum damals 54 mal größeren Los Angeles. An einem sonnigen Maientag dirigierte hier sogar Herbert von Karajan seine Berliner Philharmoniker (mit dem Solocellisten Wolfgang Boettcher) in der Stadthalle. Sie spielten Beethovens Fünfte. Und eigens dafür wurden die Neckarstaden gesperrt. Nie zuvor und nie wieder; andere Orchester müssen es mit vorbeidonnernden Lastwagen aufnehmen.

Ursula fasste bald Fuß im Heidelberger Musikleben – so gut wie es eben ging bei drei, vier – fünf Kindern. Am Cembalo begleitete sie die Oratorien des Bachchors unter Leitung des Kantors Erich Hübner. Am Klavier war sie Partnerin ihres Bruders und später auch der Schwester Marianne, die 1966 ihre Geigenabschlussprüfung mit Glanz bestand. Schließlich spielte sie die Orgel in unserer Dorfgemeinde vor den Toren Heidelbergs in Nußloch.

Erich Hübner ist uns in Erinnerung geblieben, nicht nur wegen seiner starken Persönlichkeit und seinen großen Aufführungen, sondern wegen seiner weltfremden Replik auf die Bitte von Chor und Orchester, er möge doch ausnahmsweise die Probe pünktlich beenden – wegen der Übertragung eines Europapokalspiels (!): „Aber Kinderchen, reicht es denn nicht, wenn Ihr das Ergebnis morgen in der Zeitung lest?!"

Das Geschwisterduo (Cello/Klavier) war nicht nur in den Konzertsälen Berlins (wo ein Kritiker sich zum Vergleich mit den Menuhin-Geschwistern hinreißen ließ), sondern auch in der Heidelberger Kammermusikreihe gefragt. Unvergessen ist mir ein Konzert im Hause des Direktors der Musikhochschule Prof. Ernst Lothar von Knorr. Unvergessen, nicht wegen des Programms oder der großzügigen Bewirtung durch seine schwedische Frau Britt-Gun, sondern weil uns am Abend desselben Tages (es war der 22.11.63) die Nachricht von der Ermordung John F. Kennedy's in

## Assistent und Oberarzt in Heidelberg (1962 – 1972)

Dallas erreichte. Ich kann mich an kein politisches Attentat dieser Jahrhunderthälfte erinnern, das uns alle so aufgewühlt hat, wie dieses am jungen, charismatischen US-Präsidenten, der mit seiner Rhetorik zeitweilig an Churchill heranreichte. Sein „Ich bin ein Berliner!" lag erst fünf Monate zurück. Am Mythos Kennedy konnten auch die späteren Enthüllungen, sein Privatleben betreffend, nicht mehr kratzen.[4]

Es gab auch eine denkwürdige Begegnung am Rande eines der Konzerte meiner Frau mit ihrem Bruder Wolfgang. Das war in der Alten Aula, jener holzgetäfelten „guten Stube" der Universität – und es muss nach Oktober 1966 gewesen sein – als ich einen distinguierten hochgewachsenen Herrn mit seiner Frau rechts hinten im Saal Platz nehmen sah. Als wir wie immer zur „3. Halbzeit" (wie mein Schwager das anschließende Beisammensein nannte) ins Restaurant Sole d'Oro zogen, schloss sich dieses Ehepaar unserer bunten Truppe an. Ich wurde vorgestellt. Es war Albert Speer mit seiner Frau Margaret. Wir sprachen ein wenig über das gelungene Konzert – Speer war bekanntlich ein großer Musikliebhaber – und dann fuhren wir nach Hause.

Einige Wochen später erreichte uns eine Einladung zum Abendessen im Hause Speer am Schloss Wolfsbrunnenweg. Wir sollten zu sechst sein, denn einer von Linders neu hinzugekommenen Oberärzten Ernst Stenger und seine Frau, die die Speers schon vor dem Kriege gekannt hatten, würden uns begleiten. Vielleicht erfuhr er so etwas über meine Vergangenheit. Vielleicht kam gerade deshalb die Einladung. Ja, wir nahmen sie an. Am Ende wurde es natürlich keine Konfrontation des zurückgekehrten Emigranten mit „des Teufels Architekten". Nach dem Essen unterhielten wir uns lange über die Musik, über die Berge und das Skifahren. *Das* Thema wurde ausgespart. Speer war an jenem Abend sehr freundlich, aber auch unnahbar, verschlossen. Er wirkte auf mich, wie das Paradigma eines englischen Gentleman. Dieser Mann war offensichtlich sehr einsam – „von so vielen weiter verachtet und verhasst, weil er Hitler gedient und ihn danach verraten hatte". Erst viel später fand ich die erlösende Formel im allerletzten Satz von Gitta Serenys Buch über Speer und das Deutsche Trauma: „… dass dieser Mann – gerade dieser Mann – unter der Last einer unerträglichen und untilgbaren Schuld versucht hatte,

9. Kapitel

mithilfe eines protestantischen Pastors, eines katholischen Mönchs und eines jüdischen Geistlichen ein anderer Mensch zu werden".[5]
Ein weiterer treuer Besucher dieser Konzerte war kein geringerer als Prof. K. H. Bauer. Auch Bauer war sehr musikalisch. Er erzählte, wie er an manchen Abenden gerne eine Schallplatte auflegt und sich dann, mit der Partitur auf einem Pult, vor das Grammophon postiert, um eine Beethoven-Symphonie zu dirigieren. Selbstverständlich war er der Dirigent. Wenn immer Ursula mit Wolfgang auftrat, saß Bauer aufrecht und aufmerksam in vorderster Reihe. Und anschließend fehlte nie eine überschwängliche, glänzend formulierte Kritik auf zwei, drei handgeschriebenen Seiten.

Und was war aus meiner eigenen Geige geworden? Sie schlummerte in ihrem Kasten. Es schien irgendwie nicht opportun, sie auszupacken. Es fehlte ohnehin die Zeit zum Üben. Und wenn ich sie dann doch etwa zu Weihnachtsfeiern in der Klinik (zum Duo-Spiel mit dem Unfallchirurgen Heinrich Krebs) hervorholte, dann gab es statt Applaus eher zynische Bemerkungen: „Aha, der Trede ist wohl noch nicht ganz ausgelastet ...".

Erst als ich habilitiert war und mich „sicherer" fühlte, wurde die Geige etwas öfter gestimmt. Zum Beispiel gleich bei meiner eigenen Habilitationsfeier, und bei diversen Fakultätsfesten. Etwa, als unser Ophthalmologe Prof. Wolfgang Jäger als Dekan ein zusammengewürfeltes Fakultätsorchester im Rokoko-Theater des Schwetzinger Schlosses dirigierte. (Bei den zweiten Geigen saß ich). Oder als Prof. Gotthard Schettler, der große Internist, als Pianist mutig zum Dvoràk Klavierquintett rief. Dieses herrliche Werk spielten wir gleich dreimal: Bei Schettlers Fakultätsfest auf dem Heidelberger Schloss, zur Feier von Prof. Eberhard Bocks 65. Geburtstag in Tübingen und als Hauskonzert bei uns in Nußloch – dann aber mit meiner Frau am Piano. Was für ein Unterschied! (An der 2. Geige, wie immer, ich).

## 3. Skizze: Noch einmal Herzchirurgie

Meine Fortschritte in der Abdominalchirurgie wurden nicht eben erleichtert durch zusätzliche Aufgaben im herzchirurgischen Team. Nach 3-monatiger Vorbereitung war es soweit: Die erste offene

## Assistent und Oberarzt in Heidelberg (1962 – 1972)

Herzoperation wurde im Juni 1962 in Heidelberg durchgeführt. Als „Pumpenmann" war ich verantwortlich für das Funktionieren des extracorporalen Kreislaufs während der Operation. Und wenn alles gut überstanden war, begann für uns der tägliche „Abwasch": Das Auseinandernehmen des Oxygenators, die Reinigung der 120 V2A-Stahlscheiben, den Wiederaufbau des ganzen mit Silikonisierung, Sterilisation und Anschluss der vielen Plastikschläuche. Diese Arbeit teilte ich mit einem anderen „Berliner", Dr. Dr. Hans-Henning Storch, dessen trockener Humor über manche Langeweile dieser Routine hinweghalf. Nach und nach wurden diese Handgriffe von meinen Nachfolgern an der UCLA (Prof. Linder hatte schließlich 18 „Angelinos" hintereinander dorthin entsandt) und später von einem Pfleger erledigt. Inzwischen sind hier hochspezialisierte Kardiotechniker am Werk.

Und so avancierte ich von der Pumpe an den Tisch – zunächst als jüngster Assistent bei den täglichen Herzoperationen. Ab 1963 durfte ich dann selber am Herzen operieren: Im Mai die erste Herzschrittmachereinpflanzung, im Juli eine Mitralklappensprengung und an meinem 35. Geburtstag den ersten offenen Herzeingriff (Verschluss eines Vorhofscheidewanddefektes). Alle drei Operationen und etliche weitere hat mir unser Chef persönlich assistiert, was nicht an allen Universitätskliniken selbstverständlich war. In den folgenden Heidelberger Jahren durfte ich insgesamt über 500 Herzoperationen durchführen – die Hälfte davon mit dem extrakorporalen Kreislauf. Am Ende waren auch etliche Mitral- und Aortenklappenersatzeingriffe dabei und über 20 Korrekturen der Fallot'schen Tetralogie.

Als Linder mit seiner Mannschaft nach Heidelberg zog, konnten wir auf 220 offene Herzeingriffe mithilfe der Herz-Lungen-Maschine zurückblicken.[6] 40 Patienten, vor allem jene mit komplizierten Herzfehlern, wie der Fallot'schen Tetralogie, hatten die Operation nicht überlebt. So tragisch das in jedem Einzelfall auch war – für die oft jungen Patienten selber, für ihre Angehörigen und für uns Ärzte – so beachtlich war diese Operationssterblichkeit von *nur* 18 % im Vergleich zu anderen Zentren in der damaligen Pionierzeit. Es sollten noch einige Jahre vorüberziehen, bis diese Sterbeziffer auf unter 5 % gesenkt werden konnte.

# 9. Kapitel

Es war sehr oft meine Aufgabe, die Angehörigen nach dem Eingriff auf dem Laufenden zu halten, um ihnen am Ende die traurige Botschaft zu überbringen. Da war es hilfreich, dass ich im Verlaufe der Operationsvorbereitungen bereits Kontakt mit ihnen gehabt hatte. Natürlich ging es meistens um Patienten, deren Leben ohne den Eingriff nicht länger lebenswert erschien. Aber es waren auch Kinder mit angeborenen Herzfehlern dabei, deren Lebenserwartung zwar stark verkürzt, deren Leistungsfähigkeit aber noch wenig eingeschränkt war. Wie dem auch sei, es spielten sich immer wieder erschütternde Szenen ab, die ich nicht vergessen konnte.

In lebhafter Erinnerung sind mir auch die häufigen postoperativen Konsile geblieben. Das waren lange Besprechungen bis in die Nacht hinein am Bett der Frischoperierten (bzw. in einem Nebenraum). Teilnehmer waren neben uns Chirurgen die Kardiologen (Dieter Wolff, wenn es um ein Kind, Helmut Wolter, wenn es um erwachsene Patienten ging), aber auch die Gerinnungsspezialisten (Albrecht Encke und sein Mentor Gotthard Lasch), da ja die extrakorporale Zirkulation das Blut buchstäblich durcheinanderwirbelte und traumatisierte. Die dabei resultierende Hämolyse (Auflösung der roten Blutkörperchen) z. B. ließ ich von einem Doktoranden Klaus Peter untersuchen, der es inzwischen zu höchsten Ehren in der Anästhesiologie gebracht hat.

Und ganz am Ende kamen dann die unvergessenen Demonstrationen in der Pathologie, die der eloquente Prof. Wilhelm Doerr immer persönlich leitete. Er war einer der funkelnden Sterne am Firmament der Fakultät, die von Fritz Linder (so ziemlich im Alleingang) nach Heidelberg geholt wurden. Wir haben viel von seinen profunden Kenntnissen auf dem Gebiet der Herz-Gefäßerkrankungen profitiert. Aber hier wurde mir auch bewusst, dass die Pathologie nicht der Weisheit letzter Schluss war. Nicht immer konnten unsere Pathologen eine Todesursache überzeugend festlegen. Und manchmal mangelte es am Verständnis der praktisch-klinischen Zusammenhänge, etwa wenn Prof. Doerr in aller Behutsamkeit rügte, dass hier der Herzbeutel am Ende offenbar nicht dicht genug zugenäht sei. Dabei geschah dies immer und absichtlich, um den Sekreten der Herzwunde Abfluss zu verschaffen.

Verantwortlich für deletäre Operationsausgänge waren keinesfalls nur operationstechnische Fehler oder Komplikationen, wie die Nachblutung. Dunkle Schatten warfen jene Verläufe auf unser Team, bei denen die Patienten nach gelungener Korrektur des Herzfehlers, verzögert oder überhaupt nicht mehr aus der Narkose aufwachten. Diese schweren cerebralen Komplikationen wurden als Perfusionsschäden, Auswirkungen des extrakorporalen Kreislaufs im weitesten Sinne gedeutet. Wahrscheinlich waren Embolien die Ursache, d. h. die Verstopfung kleiner Hirnarterien durch Silikon-, Kalk- oder Fettpartikel. Am wahrscheinlichsten waren jedoch kleine Luftbläschen trotz aller Maßnahmen zur Entlüftung des eben noch offenen Herzens, bevor man es wieder als „Pumpe" arbeiten ließ.

Zu den weitgestreuten Bemühungen, hier Abhilfe zu schaffen, gehörte auch meine Entsendung als Beobachter an verschiedene in- und ausländische Herzzentren: Nach München (1964 Prof. Zenkers Klinik), London (1970 National Heart Institute, Great Ormond Street Hospital for Sick Children) und nach Amerika (1966 Mayo Clinic, Los Angeles, Houston, Washington). In Linders „Personalakte Trede" finde ich sie alle wieder, meine ausführlichen, reichlich illustrierten Reiseberichte. Fazit: Man konnte überall viel lernen, aber Hirnkomplikationen hatten auch die Anglo-Amerikaner zu beklagen und keiner wusste ganz genau, wo die Ursache lag oder wie man das Übel zuverlässig beherrschen könnte. Und dann – wie schon so oft in der Chirurgie – verschwand dieses Problem allmählich von der Bildfläche. Heute wird es kaum noch gesehen. Und keiner vermag im nachhinein ganz eindeutig die Ursache zu benennen. Zu viele kleine gleichzeitige Fortschritte hatten neben zunehmender Erfahrung der Operationsteams ihren Beitrag geleistet.

Kein Zweifel: Die Herzchirurgie war damals die Königsdisziplin in der Chirurgie – nicht nur an Linders Heidelberger Klinik. Der Weg zu höheren Weihen – in und außerhalb der Klinik – führte kaum an ihr vorbei. Und noch waren es *Allgemein*chirurgen, die sie tatkräftig vorantrieben. In dieser Zeit des Aufbruchs zu einem neuen Spezialgebiet wurde der Austausch zwischen uns jüngeren immer wichtiger. Neben dem alljährlichen Deutschen Chirurgenkongress in München gab es die „Thoraxchirurgische Arbeitstagung" in Bad Nauheim, auf der ich den hervorragenden Pionieren, wie Derra (Düsseldorf), Vossschulte (Gießen) und Zen-

# 9. Kapitel

ker (ab 1961 München) begegnete. Besonders letzterem und seiner Frau waren wir später freundschaftlich verbunden, einmal weil er die Musik liebte und selber recht ordentlich Cello spielte und dann, weil er als mein Vor-Vorgänger überwiegend positive Erinnerungen an Mannheim hatte. Aber vorher musste noch ein peinlicher Missklang ausgeräumt werden. In Bad Nauheim nahm Zenker meinen Chef beiseite und klagte: „Du hast da einen netten Mitarbeiter, den Trede. Warum grüßt er mich nicht?!" Ich hätte im Boden versinken mögen, als ich dies erfuhr. Ich dachte gar nicht ans Grüßen – in Wahrheit: Ich *traute* mich nicht. War das nur meine englische Erziehung?

Ab 1966 gab es dann noch die „Herzchirurgischen Gespräche" in Rottach-Egern. Sie wurden von der Münchner Klinik im feudalen „Hotel Überfahrt" im Frühjahr ausgerichtet. Unter den auf zwei Dutzend begrenzten und eingeladenen Teilnehmern traf man die Männer der Zukunft: Wolfgang Bircks, Hans Borst, Werner Klinner, Berthold Löhr, Fritz Sebening, u. v. a. m. Hier durfte auch ich von Heidelberger Erfahrungen berichten und versuchen, mich in den anschließenden offenen Debatten zu behaupten. Mehr noch als dieser wissenschaftliche Austausch hat mich die Tegernseer Bergkulisse beeindruckt und, dass es Berthold Löhr (ab 1963 Ordinarius in Kiel) in einer Wette mit Ake Senning (ab 1961 in Zürich) tatsächlich gelang, eine ganze Flasche Bier im Kopfstand auszutrinken.

Diese Tegernseer Gespräche hatten noch einen wundersamen Nebeneffekt für unsere wachsende Familie. Während ich in Rottach-Egern die herzchirurgischen Neuigkeiten registrierte, war meine Familie hoch überm Tegernsee beim „Bergerbauer" einquartiert. Und nach der Tagung – während der traditionellen Pfingstbefreiung – konnten wir unsere Kleinen (damals 4, 5, 7 und 9 Jahre alt) mit einem richtigen Bauernhof und dem Gebirge vertraut machen.

Beim Bergerbauer (sie hießen eigentlich Weber und hatten vier Kinder im selben Alter) ging es in den ersten Jahren noch recht urig zu. Man war Selbstversorger. Holz fürs Bauen und die Feuerung kam reichlich aus dem Hochwald; Wolle für Strümpfe, Wams und Teppiche lieferten die Schafe; Obst und Schnaps die vielen Bäume; Milch, Butter, Käse und Fleisch die Herde von 11 Kühen.

## Assistent und Oberarzt in Heidelberg (1962 – 1972)

Pferd und Wagen ersetzten das Auto (das ohnehin nur unter Lebensgefahr den Hohlweg zum Bergerbauer passiert hätte). Es gab weder Telefon noch Radio und schon gar kein Fernsehen; man wusch sich am Brunnen vor dem Hause; und andere Geschäfte wurden durch ein rundes Loch im Kuhstall erledigt. Aber wir fühlten uns wohl dort – wohler als in der „Überfahrt" (!). Die acht Kinder vertrugen sich prächtig. Alle halfen wir beim Heumachen am steilen Wiesenhang mit Blick auf den See und kauerten uns abends um ein Kerzenlicht, wenn es mal draußen blitzte und donnerte.

Die Herzchirurgischen Gespräche waren längst immer größeren Kongressen gewichen, als wir immer noch zu jeder Pfingstzeit, bislang 34 Jahre lang (!) auf „unseren" Bauernhof zogen.

Inzwischen ist auch dort oben Wohlstand und Fortschritt (?) eingezogen. Das, was in den 60er Jahren noch eine ganze Familie mit Pferd und Leiterwagen beim mühsamen Heuen erarbeitete, leistete schließlich der Bergerbauer ganz alleine mit einem Traktor und diversen Anhängern. Mit Hilfe seiner Söhne hat dieser stets vergnügte und optimistische Gebirgler den Hof zu einem stattlichen Anwesen ausgebaut. Er wusste, dass er ein König war in seinem Reich und er liebte die Berge.

Es war an einem jener goldenen kristallklaren Oktobertage im Jahre 1997. Ich hatte mich auf unseren Bauernhof zurückgezogen, um einige Vorträge vorzubereiten. Zum Abschluss stiegen wir, der Bauer und ich, auf den Schafreiter im Karwendel. Während ich malte, hielt er auf Gemsen Ausschau. Sechs Monate später hat ein metastasierendes Pankreaskarzinom innerhalb weniger Wochen diesem vorbildlichen Leben ein Ende bereitet.

Im Frühjahr 1968 wurde unsere Tegernseer Pfingstwoche jäh durch ein Telegramm aus Heidelberg beendet: „Sofort zurückkommen. Dolmetschen für Barnard!"

Zwei Tage später saß ich auf der Bühne des Schwetzinger Rokoko-Theaters schräg hinter dem gerade weltberühmt gewordenen Herzchirurgen aus Kapstadt. Christian Barnard hatte am 3.12.67 die erste Herztransplantation gewagt. Zwar starb sein erster Patient 17 Tage später an Abstoßungsreaktion und Infektion. Aber sein zweiter, der Zahnarzt Philip Blaiberg war noch wohlauf und sollte insgesamt 20 Monate mit einem Spenderherz überleben.

# 9. Kapitel

Barnard wurde also von Fritz Linder einem gemischten Publikum und der Presse vorgestellt, während ich die an ihn gerichteten Fragen übersetzen musste. Ich hatte einen zwiespältigen Eindruck von diesem Kollegen. Barnard war in unseren Fachkreisen schon seit einigen Jahren als hervorragender Herzchirurg bekannt. Jetzt aber schien dieser sagenhafte Erfolg, der ganze Medienrummel ihn verändert zu haben. Dieser strahlende charmante Mann wirkte irgendwie hektisch und überdreht.

Es spricht für Linders kluge Besonnenheit, dass er sich und sein Team nicht überhastet in das neue Abenteuer Herztransplantation stürzte. Die operationstechnischen Probleme schienen zwar gelöst, nicht aber die der Abstoßungsreaktion. Es sollten noch 14 Jahre vergehen, bevor neue Immunsuppressiva (Medikamente, welche die Abwehrreaktion des Körpers hemmen) die Transplantation zu einer segensreichen Operation machten; fast zu einer Routineoperation – wäre da nicht der bedauerliche Mangel an Spenderorganen.

Inzwischen hatte ich über sieben Jahre lang in der Linder-Schule gelernt und war immer noch nicht Facharzt. Dabei galt eine fünfjährige Weiterbildungszeit als ausreichend. Diese Verzögerung hatte eine einfache Erklärung: Es galt als unangebracht, den Chef um das notwendige Zeugnis zu bitten. Es hätte ja bedeuten können, dass man sich als „reif" betrachtete, am Ende gar seinen Abschied nehmen wolle. Von K. H. Bauer wird berichtet, dass er nie Facharzt für Chirurgie wurde. Linder sah das aber nicht so eng, schrieb ein Zeugnis – und das reichte. Einen detaillierten Operationskatalog, eine Prüfung gar, gab es nicht. 1965 erhielt ich somit das Facharztdiplom.

Als nächstes begann sich die Habilitationshürde – wieder so ein Gebirge! – am Horizont abzuzeichnen. Zwischen mir und ihr gab es eigentlich nur noch ein Hindernis und das war der 1. Oberarzt der Klinik. Dieser war noch nicht habilitiert und die hierarchische Reihenfolge musste natürlich eingehalten werden. Aber Wolfgang Schmitz ließ sich Zeit und verbrachte sie lieber im Operationssaal, als am Schreibtisch oder gar im Labor.

Endlich im Spätherbst 1965 bekam ich grünes Licht. Im Gegensatz zu anderen hatte ich versäumt, (d. h. ich *dachte* überhaupt nicht daran), eine fertige Habil-Arbeit aus dem kalifornischen

## Assistent und Oberarzt in Heidelberg (1962 – 1972)

Labor mitzubringen, die ich jetzt nur noch hätte aus der Schublade ziehen müssen. Immerhin, das „know-how" hatte ich mitgebracht.

Die Problemstellung ergab sich aus der klinischen Arbeit mit dem extrakorporalen Kreislauf und seinen Komplikationen. Eine Ethikkommission gab es (noch lange) nicht und die heute so unabdingbaren „Drittmittel" waren reichlich überflüssig. So gelang es, die Experimente innerhalb von zwei Monaten fertigzustellen. Ich wurde für diese Zeit von der Klinikarbeit (allerdings nicht vom Nachtdienst) befreit. Aber ohne den selbstlosen Einsatz mehrerer Helfer, einige als Doktoranden, wäre das Projekt nie realisiert worden. Dankbar erinnere ich mich an Eberhard Roth (ab 1978 Chef in Konstanz), Albrecht Encke (seit 1977 Ordinarius in Frankfurt), Otto Hallwachs (Urologie-Chef in Darmstadt) und Fred Stöhrer (Chef-Urologe in Murnau).

Es war unser Ziel, die Eigenblutverdünnung (d. h. den Verzicht auf Fremdblut) im extrakorporalen Kreislauf in ihrer Wirkung auf verschiedene Körperfunktionen zu untersuchen. Das Prinzip war nicht neu. Was fehlte, waren vergleichende Untersuchungen mit verschiedenen Blutersatzmitteln und ihre Wirkung auf Gehirn- und Nierenfunktion, Blutgerinnung, verschiedene Kreislaufgrößen, Säure-/Basen-Haushalt und vieles mehr.

Die Experimente waren zu Weihnachten abgeschlossen. Nun folgten drei Monate der Analyse und des Zusammenschreibens mit weitgehender Klausur in der Klinik, bis das (doch nur) 100-Seiten lange Opus „Tierexperimentelle Untersuchungen über Eigenblutverdünnungsperfusionen mit dem extrakorporalen Kreislauf" gebunden werden konnte.

Das Fazit?: Die Perfusion mit 5,25% Traubenzuckerlösung brachte deutliche Vorteile für alle Messparameter, vor allem für die Nierenfunktion – im Vergleich zu homologem Fremdblut. Das schien den Glaubenssatz der Zeugen Jehovas zu belegen, einer Sekte, deren Mitglieder jede Zufuhr – selbst die lebensrettende – von Fremdblut strikt ablehnen. Sie stützen sich dabei auf das 3. Buch Moses, Kapitel 17, Vers 10. Bald darauf konnte ich meinem Gefährten Storch beim Verschluss eines Vorhofscheidewanddefektes assistieren. Die Patientin war eine 16-jährige Zeugin Jehovas aus Mannheim und sie erhielt keinen Tropfen Fremdblut –

## 9. Kapitel

weder über die Herz-Lungen-Maschine, noch postoperativ. Aber auch das war nicht neu. Der bereits erwähnte Denton Cooley hatte schon über eine ganze Serie solcher Operationen berichtet.[7]

Eine angenehme Arbeitsunterbrechung bot im Februar '66 eine Reise nach Berlin, um den amerikanischen Herzchirurgen C. Jahnke im „Westend" operieren zu sehen; um Wolfgang und Ursula in der „Hindemith-Garage" (dem Hochschulsaal) spielen zu hören; und um Wolfgangs Hochzeit mit Regine Vollmar zu feiern. Ich durfte den Schwager – an seinem eigenen Hochzeitstag – zu einer Probe mit Karl Böhm und den Philharmonikern begleiten. Diesmal war der oft grantelnde Grazer aufgeräumter Stimmung und ließ den Cellisten vor versammeltem Orchester hochleben. Diesen Dirigenten hatten sie schon ganz anders erlebt:

„Foilsch! Sie blasn's foilsch!!!" zeterte er einen Klarinettisten an, dessen Gesicht ihm irgendwie unbekannt (und deshalb unsympathisch) vorkam.

„Aber Herr Doktor, ich hab' doch noch gar nicht …".

„Foilsch! – Sie san's foilsch –– *eh* Sie blas'n!"

Zurück in der Heidelberger Klinik war ich zuständig für die Betreuung einer jener englischen „Surgical Traveller" Gruppen, die regelmäßig wie die Zugvögel zum Frühjahr die Linder'sche Klinik heimsuchten. In diesem Jahr war es der traditionsreiche „Moynihan Club" mit Koryphäen, wie Lord Brock und Oswald Tubbs (dem Lehrer meines ersten Chefs, Michael Bates). Wie immer gab es einen regen Austausch mit Vorträgen aus Heidelberg und London, sowie Demonstrationen im Operationssaal. Die abschließende Schwarzwaldrundfahrt war lustig aber verregnet. Als wir endlich wieder durch die Wolkendecke hinab ins freundlichere Rheintal stießen, beendete ich meinen Reisekommentar mit: „That *was* the Black Forest". Wir hatten nichts gesehen.

Bald darauf kam der Probevortrag vor der Heidelberger Fakultät, zu der inzwischen auch einige der Mannheimer Klinikchefs als Ordinarien zählten und am 26.7.66 die Antrittsvorlesung im Hörsaal der Heidelberger Chirurgie (Abb. 27). Glücklich, wer für diese Zeremonie einen wortgewaltigen Dekan als Beistand hat. Prof. Wilhelm Doerr war *mein* Dekan und als Redner landauf, landab bekannt. Er soll jede seiner Vorlesungen um 6.00 Uhr früh bei offenem Fenster (und vor einem Spiegel?) geprobt haben. Seine

## Assistent und Oberarzt in Heidelberg (1962 – 1972)

Reden waren hochgelehrt und nie langweilig. Er hat sie derart mit unmotivierten Sforzandi angereichert, dass es schier unmöglich war, unaufmerksam zu werden. Am Ende waren alle begeistert – nur wusste kaum einer, was er denn nun gesagt hatte. Von Dekan Doerr humorvoll eingeführt und getragen, erlebte ich diese wichtige Vorlesung wie auf einer Wolke.

Vier Tage später fielen wir aus allen Wolken, als Deutschland – u. a. durch *das* Wembley-Tor – das Weltmeisterschaftsendspiel gegen England verlor. Ich erwähne das nur, weil wir noch immer keinen Fernsehapparat hatten und ich der Übertragung bei freundlichen Nachbarn (meinem Sohn Nikolaus zuliebe?) beiwohnte.

Nun war ich also Privatdozent für Chirurgie, durfte Prüfungen abnehmen und Vorlesungen halten. Im folgenden Wintersemester übertrug man mir die Vorlesung „Chirurgische Poliklinik". Diese Demonstration einer bunten Folge von interessanten Patienten machte mir zunehmend Spaß, auch wenn Prof. Linder es verständlicherweise ungern sah, dass ich mich nicht auf poliklinische Bagatellen beschränkte. Der Hörsaal war immer mit etwa 200 Studenten gut gefüllt, auch dann, als diese anfingen „unruhig" zu werden. Aber ich war ja ein frisch gebackener Privatdozent (am Ende sogar ein Engländer?) und sie, die Studenten hatten es auf die Spitzen der Hierarchie abgesehen.

Über die Studentenunruhen, die mit der üblichen vierjährigen Verspätung aus Amerika (Berkeley!) nach Europa importiert wurden, ist viel geschrieben worden. Ich beschränke mich auf ein persönliches Erlebnis anlässlich der feierlichen Eröffnung des Wintersemesters 1967 in der großen Aula der „Neuen Universität". Die couragierte Rektorin Margot Becke, wohl ahnend, dass die aufgewiegelte Studentenschaft die Veranstaltung stören und sprengen wollte, bat den in dieser Sache durchaus kämpferisch eingestellten Fritz Linder den Festvortrag zu halten.

Die Aula war bis auf den letzten Platz besetzt, als der „weiße Riese" im vollen Ornat eines Ehrendoktors der Universität Glasgow das Podium betrat. Er hatte mit kluger Planung „Die moderne Herzchirurgie" als sein unangreifbar klinisches Thema gewählt. Aber schon nach seinen Einleitungsworten wurden Transparente entrollt und Sprechchöre zum Thema „Benno Ohnesorg" skandiert. (Ohnesorg war jener Student, der am 2. Juli

## 9. Kapitel

am Rande der Demonstrationen beim Besuch des Schahs von Persien in Berlin von einem Polizisten – angeblich aus Notwehr – erschossen wurde). Als dann Linder's Rede trotz Einsatz eines starken Mikrophons im Tumult unterzugehen drohte, gab er das Zeichen. Daraufhin wurde wie verabredet unser Film über die Behandlung des Herzwandaneurysmas (einer mächtigen Aussackung der linken Herzkammer) auf die große Leinwand projiziert. War es nun Neugier oder der Schock? Der Film – blutreich und sicher für Laien ungeeignet – zeigte Wirkung! Es wurde fast still im Saal. Etlichen Demonstranten wurde schlecht. Einige mussten herausgetragen werden. Mit diesem Film ging der Festakt zu Ende. Es war für Jahrzehnte der letzte an der Universität Heidelberg.

Denselben Film habe ich danach alljährlich bei meinen Vorlesungen in Mannheim – nicht ohne Hinweis auf die Feier '67 – gezeigt; bei einem Medizinerauditorium natürlich mit ganz anderem Erfolg. (Der Mannheimer Ordinarius, Prof. Hans Oberdalhoff, hatte mich gebeten, innerhalb seiner Vorlesung ab 1966 das Thema Herzchirurgie zu übernehmen).

Zu den Pflichten des Privatdozenten zählte auch noch das Abnehmen der Prüfungen für das Staatsexamen im Fach Chirurgie. In Anlehnung an meine Erfahrungen in Cambridge versuchte ich herauszufinden, was die Kandidaten wussten bzw. praktisch konnten und nicht so sehr bloßzulegen, was sie *nicht* wussten. Zwar war ich sparsam mit der Note „eins" – aber durchgefallen sind bei mir nur wenige (vielleicht *zu* wenige). Ein Jahr nach der denkwürdigen Feier saß mir der notorische Thomas Ripke gegenüber, einer der Anführer der Studentenrevolte in Heidelberg. Es war eine harte, faire Prüfung und am Ende hatte er sich ohne Zweifel eine „eins" verdient. Er betrieb dann bis vor kurzen eine ganz normale Allgemeinpraxis in Heidelberg-Handschuhsheim.

Mit dem Weggang von Heinz Georg auf den Chefarztposten in Pforzheim wurde eine Oberarztstelle frei. Als ich am Abend des 1.11.66 beim „gemütlichen Abendbrot" im Kreise der Familie nicht ohne Stolz verkündetete: Nun sei ich Oberarzt, gab es den erwarteten Jubel. Nur die vierjährige Franziska wurde ganz still und nachdenklich. Plötzlich stürzte sie auf mich zu, umklammerte ein Bein und fragte ängstlich:

„Bist Du dann kein Papa mehr?!"

# Assistent und Oberarzt in Heidelberg (1962 – 1972)

Das Thema des so oft abwesenden Chirurgen-Vaters hat mich bis heute beschäftigt. Wahrscheinlich mache ich es mir zu leicht, wenn ich diesen Hilferuf eines Kindes dahingehend interpretiere, dass ich immerhin *bis* zu diesem Zeitpunkt (als ich Oberarzt wurde) als „Papa" präsent *gewesen* war – oder?!

Die Ernennung zum Oberarzt bescherte mir ein schönes, kleines Zimmer auf der Chefetage, eine Garage für meinen nicht mehr ganz wasserdichten Opel – und ein erstes (einziges) Zerwürfnis mit meinem verehrten Chef. Das war die Folge einer Oberarztbesprechung – meiner allerersten – in Prof. Linders Zimmer. Es ging um die Verteilung der Stationen und Aufgaben. Ich war neben der Vollzeitbeschäftigung mit der *Herz*chirurgie, seit zwei Jahren Stationsarzt (unter der Leitung von Oberarzt Jörg Vollmar) auf der *Gefäß*chirurgie. Linder verkündete nun seinen Entschluss, dass ich zusätzlich als Oberarzt die Allgemeinchirurgische (heute: *Viszeral*chirurgische) Männerstation (5b) übernehmen solle.

Drei Aufgaben auf einmal?! Natürlich hätte ich zugreifen sollen: Man könnte sich ja die interessanten Fälle heraussuchen – den Rest delegieren … . In den 40er Jahren wurde schließlich die gesamte Heidelberger Großklinik von nur zwei Oberärzten „geschmissen": Dem brillanten Operateur Max Schwaiger für die A-Stationen und dem intellektuellen Fritz Linder für alle B-Stationen … . Dies alles ging mir durch den Kopf. Aber ich wollte diskutieren, wenigstens hinterfragen, ob das nicht zu viel für mich sei. An diesem Abend gab es keine Diskussion – nur eisiges Schweigen. Was ich nicht wissen konnte: Linder wollte den Star-Gefäßchirurgen Vollmar nicht zusätzlich mit der Viszeralchirurgie betrauen (wonach dieser im Hinblick auf seine Zukunftspläne offenbar trachtete). Nun hatte ich mit meiner Frage (aber es war ja nur eine Frage) Linders Pläne durchkreuzt, war ihm sozusagen „in den Rücken gefallen". Also sollte/durfte Vollmar nun doch zusätzlich als Oberarzt diese Männerstation übernehmen. Meine Aufgaben blieben unverändert in der Herz- und Gefäßchirurgie. Und zwischen Lehrer und Schüler war Funkstille. Nein, kein Bermuda-Dreieck für mich. Kein lautes Wort. Aber ein ungutes Gefühl, das einige Monate andauerte.

Aber schon im Frühjahr '67 kam Tauwetter, als es um Organisation und Durchführung des „Bad Nauheimer Herzchirurgen-

# 9. Kapitel

kongresses" ging, denn Linder war Vorsitzender, als Tagungsort fungierte erstmals Heidelberg – und ich war Kongresssekretär. Die Tagung verlief zur Zufriedenheit aller Beteiligten.

In diese Zeit fiel auch der Auftrag, mich für zwei altehrwürdige Organe der deutschen Chirurgie zu engagieren. 1968 bat mich Dr. Götze vom Springer Verlag, die Schriftleitung der „Ergebnisse für Chirurgie und Orthopädie" zu übernehmen. Ich hoffe, dass es nicht nur an mir lag, dass ich diese traditionsreiche Zeitschrift sozusagen zu Grabe tragen musste. Sie war ohnehin zum ehrenvollen Friedhof von Habilitationsarbeiten verkommen; die meisten unlesbar, weil viel zu lang.

Um ein Haar wäre es mir mit „Langenbecks Archiv für Chirurgie" ähnlich ergangen. Im selben 68-er Jahr trat ich mit F. Linder und M. Allgöwer in den Redaktionsstab dieser weltweit ältesten kontinuierlich erscheinenden chirurgischen Zeitschrift ein. Hier ist die ehrfurchtgebietende Liste unserer Vorgänger: Bernhard von Langenbeck, Werner Körte, Ferdinand Sauerbruch, Karl-Heinrich Bauer. Auch Langenbecks Archiv war in Format und Zielsetzung, aber vor allem mit der deutschen Sprache leider nicht mehr zeitgemäß. Mit einigem persönlichen Einsatz – viel Zeit zum Schreiben eigener Publikationen wurde stattdessen zum Durchlesen der Arbeiten anderer verbraucht – gelang es wenigstens dieses Archiv am Leben zu halten und sozusagen ins „Englische" hinüberzuretten.

Bei all diesen Aktivitäten konnte es nicht ausbleiben, dass man über die Grenzen Nordbadens hinaus allmählich bekannter wurde. Es kamen Anfragen aus Münster und München und schließlich die Aufforderung der Rijksuniversiteit Utrecht dort eine neue Abteilung für Herz- und Gefäßchirurgie zu übernehmen.

Konkreter wurde es in Frankfurt. Prof. Ungeheuer, der sich als erfolgreicher Chef am Nord-West-Krankenhaus berechtigte Hoffnung auf den dort frei gewordenen Lehrstuhl machte, lud mich in sein modernes Krankenhaus ein, um ihm bei der Operation eines Herzwandaneurysmas zu assistieren. Als einziger nicht-universitärer Chirurg war es Ungeheuer gelungen, die offene Herzchirurgie mit der Herz-Lungen-Maschine an seiner Klinik zu etablieren. Nur mit Herzwandaneurysmen fehlte noch Erfahrung. Dieser Eingriff war erfolgreich.

## Assistent und Oberarzt in Heidelberg (1962 – 1972)

1970 kam ich schließlich in Frankfurt erstmals auf eine Berufungsliste – für den Herzchirurgischen Lehrstuhl. Allerdings nur an 3. Stelle hinter Franz Gall (der bald darauf die Erlanger Universitätsklinik übernahm) und Peter Satter (der als Grazer, die Frankfurter Herzchirurgie erfolgreich aufbaute).

Dieser Ausgang kam mir gar nicht ungelegen, denn inzwischen war ich eigentlich kein Herzchirurg mehr (!). Das lag an der Heidelberger Entwicklung. Schon seit geraumer Zeit spürten wir, dass unser verehrter Chef gewillt war, die nervenbelastende Herzchirurgie jüngeren Händen anzuvertrauen. Als es z. B. um den Einsatz einer künstlichen Aortenklappe beim Sprössling einer namhaften Chirurgendynastie ging, überließ er das Skalpell seinem technisch so begabten Schüler W. Schmitz. Übrigens hat sich gerade dieses eine Kugelventil noch über viele Dekaden bewährt. Sein Träger spielte Tennis und hörte sich vergnügt (und inkognito) meine Vorträge über Verschleiß und Komplikationen bei diesem seinem Klappenmodell an. Man bedenke dabei, dass es sich allein in einem Jahr mehr als 70.000.000 mal öffnen und schließen musste!

1970 also wurde Prof. Wolfgang Schmitz die Leitung der Heidelberger Herzchirurgie übertragen. Natürlich hätte ich auch gut unter ihm als Herzspezialist weiterarbeiten können. Aber ich nutzte die Gelegenheit dieser Zäsur, um in der weitaus vielseitigeren Allgemein-, Thorax- und Gefäßchirurgie zu bleiben. Mein letzter offener Herzeingriff war im Januar '71.

Im Rückblick möchte ich die Erfahrung 12 Jahre Herzchirurgie nicht missen. Sie lehrte mich das chirurgische Handwerk in die anatomische Genauigkeit einerseits und in die pathophysiologischen Regeln andererseits einzuordnen. Mit diesem Rüstzeug konnte man sich zuversichtlich an neue Aufgaben wagen.

Nachtrag: Im Februar 1977 berief mich die Deutsche Gesellschaft für Herz-, Thorax-, und Gefäßchirurgie zum Vorsitzenden ihrer 6. Jahrestagung in Bad Nauheim. Als Herzchirurg? – wohl nicht mehr; als Thoraxchirurg – wohl kaum; vielleicht als Allgemeinchirurg, der auch viel Gefäßchirurgie machte? Wie auch immer, es war dieselbe Tagung, die ich zehn Jahre zuvor in Heidelberg als Kongresssekretär betreut hatte und ich genoss das Wiedersehen mit so vielen herzchirurgischen Mitstreitern der ersten Stunde.

## 4. Skizze: Gefäßchirurgie

*„De vaatchirurgie is een zeer subtiele vorm van chirurgie. En vaatchirurg moet per definitie een perfectionist zijn. Hij moet voor honderd, eigenlijk vor hondertenvijftig procent zeker zijn van zijn zaak".*[8]

Man muss nicht unbedingt Holländisch beherrschen, um diesen wahren Satz des niederländischen Pioniers der Gefäßchirurgie, R.J.A.M. van Dongen zu verstehen. Nur würde ich hinzufügen, dass das gleiche für *jeden* Chirurgen gilt – gelten sollte. Das was die Gefäßchirurgie zur „Hohen Schule" auch für den Allgemein- bzw. Viszeralchirurgen macht, ist zweifellos die Kunst des zügigen schonenden Zugangs, die subtile bluttrockene Präpariertechnik und es ist die Blutung, mit der jeder kleinste technische Fehler gnadenlos bestraft wird. Schließlich verliert man die Angst – niemals den Respekt! – vor bedrohlich pulsierenden Gefäßen. Natürlich gilt das auch für die Herzchirurgie. Aber während hier alles auf ein Organ, eine Körperhöhle beschränkt ist, gibt es in der Gefäßchirurgie keine Grenzen. Ihr Terrain reicht von den Halsschlagadern bis zu den Knöchelarterien.

Im November '64 wurde ich auf die Gefäßstation (8) versetzt. Sie stand unter der Leitung von Priv.-Doz. Jörg Vollmar. Er hatte sich sein Rüstzeug für das eben erst aufstrebende Spezialgebiet, bereits zu K.H. Bauers Zeiten u. a. in London bei Charles Rob im St. Marys Hospital geholt; demselben englischen Gentleman (Pionier der Carotis-Chirurgie), den ich fünf Jahre zuvor als Gastprofessor in Los Angeles erleben durfte. Bald galt Vollmar als führender Pionier auf diesem Gebiet in Deutschland. Als ich auf seine Station, zusammen mit dem etwas jüngeren Klaus Laubach kam, schrieb er gerade an seiner bahnbrechenden Monographie. Diese „Rekonstruktive Chirurgie der Arterien" wurde in mehrere Sprachen übersetzt und gilt heute noch als ein Standardwerk.[9] Es ist das „Kochbuch der Gefäßchirurgie" (nach Vollmar!).

Welch einen Wandel hatte ich in der einen Dekade seit meinem Staatsexamen allein in der Gefäßchirurgie miterlebt!

Als ich meinen Prüfern in Cambridge gegenübersaß war die einzig richtige Antwort auf die Frage „Was tun bei einer Großzehengangrän?" – „Die Oberschenkelamputation!".

## Assistent und Oberarzt in Heidelberg (1962 – 1972)

Ich erinnere mich an die frustranen Bemühungen des Mr. Vaughan Hudson am „Middlesex" bei jener Oberschenkelarterienembolie (s. 6. Kapitel, 1. Skizze).

Noch am „Westend" assistierte ich bei einer Aortenbifurkationsembolie (Verstopfung der Hauptschlagadergabelung) mit Verschluss beider Beinarterien. Man versuchte, das Gerinnsel bei diesem schwer herzkranken Patienten über einen großen Bauchschnitt direkt aus der Aorta zu entfernen. Das gelang auch technisch – aber der Patient überlebte den großen Eingriff nicht.

Selbst in den ersten Heidelberger Jahren fiel mir die Gefäßstation bei den Morgenbesprechungen eher negativ auf. Weil schon wieder eine Amputation gemeldet wurde!

Nun aber war die Parole: Rekonstruktion statt Amputation! Wegen einer schwarzen Zehe wurde kein Bein mehr so ohne weiteres geopfert. Was war geschehen?

Zunächst wurde die Diagnostik der Gefäßverschlüsse standardisiert – vor allem vom Darmstädter Angiologen Max Ratschow, mit dem Vollmar eng zusammenarbeitete. Nicht nur durch die Katheterangiographie (Seldinger, 1957), der gezielten röntgenologischen Gefäßdarstellung mittels Kontrastinjektion, sondern durch die standardisierte *klinische* Untersuchung (Pulse fühlen und abhören!) konnte man nun Verschlüsse genauer lokalisieren und eine gezielte Therapie planen.

Und diese Therapie richtete sich vornehmlich gegen vier Übel:

Gegen die chronischen, durch arteriosklerotische Ablagerungen bedingten Arterienverschlüsse;

gegen die akuten Verschlüsse durch Gerinnselembolien;

gegen die Aneurysmen (den rupturgefährdeten Aussackungen der Gefäßwand) und

gegen die Gefäßverletzungen – von denen schon Homer in seiner Ilias über 300 Beispiele detailliert beschrieben hatte.

Bei den *chronischen* Verschlüssen (Stichwort: Raucherbein!) konkurrierte damals die Ausschälung unter Belassung der Gefäßaußenhaut (vom Portugiesen J. L. Dos Santos 1947 publiziert) mit der Umgehung der Verschlussstrecke durch eine körpereigene Vene (vom Franzosen Jean Kunlin 1948 inauguriert). Diese beiden

# 9. Kapitel

Pioniere zählten übrigens zu den vielen namhaften Besuchern, die ich auf Vollmars Gefäßstation miterleben durfte. In diesem Wettstreit vertrat Vollmar lange Zeit die Ausschälung, als einfacheres, wenn auch nicht so dauerhaft wirksames Verfahren. Sein Hauptkontrahent war der anfangs zitierte René van Dongen – auch er ein Besucher in Heidelberg. Auf Vollmars Vorschlag, man könne ja im Falle eines Scheitern der Ausschälung immer noch auf die Umgehung, den Venenbypass zurückgreifen, meinte van Dongen lakonisch, er würde doch auch lieber zuerst die attraktivere Frau heiraten (!).

Natürlich lernte ich zunächst die Kunst der Ausschälung mit den von Vollmar dafür erfundenen „Ringstrippern". Aber kaum war der Meister im Frühjahr 1965 für längere Zeit auf Amerikatournee, da führte ich mit Laubachs Assistenz, den ersten Venenbypass in Heidelberg durch. Als dieser Patient mich zehn Jahre später in Mannheim aufsuchte, war sein Transplantat immer noch durchgängig. Und wieder sage ich mal: „Beginners luck!". Stand keine geeignete körpereigene Vene zur Verfügung und war der Gefäßverschluss für eine Ausschälung ungeeignet, konnten wir bald auf die neu entwickelten Kunststoffröhren aus Dacron und später Goretex$^R$ ausweichen.

Die Behandlung der *akuten* Verschlüsse wurde durch das schonende Prinzip der Fernembolektomie revolutioniert. So konnte jetzt z. B. eine Aortenbifurkationsembolie durch zwei kleine Schnitte in örtlicher Betäubung mithilfe kleiner, über die Leistenarterien eingeführter Ballonkatheter bereinigt werden. Die Patienten überlebten nun. Zu diesem Thema habe ich damals einen wie ich meinte „spannenden" Film gedreht.[10]

Und die *Aneurysmachirurgie*? Als der große Meister Rudolf Nissen anlässlich einer Probelaparotomie (wegen Verdacht auf Gallenblasenentzündung?) bei seinem Patienten Albert Einstein ein solches Aneurysma der Hauptschlagader entdeckte, musste er es bei einer nur lindernden Maßnahme belassen. Das war 1948. Sieben Jahre später erlag Einstein der erwarteten Ruptur.[11] Jetzt konnten wir (aufbauend auf die Pioniertat von Charles Dubost, 1951 in Paris) derartige Aneurysmen durch Kunststoffröhren ausschalten, bevor es zur Ruptur oder anderen Komplikationen kam.

## Assistent und Oberarzt in Heidelberg (1962 – 1972)

Schließlich wurde auch für Gefäß*verletzungen* ein einheitliches Vorgehen entwickelt. Mehr als einmal wurden z. B. Metzger bei uns eingeliefert, denen beim Ausbeinen im Heidelberger Schlachthof das Messer ausgeglitten und in die Leiste gedrungen war. Trotz blutstillendem Druck durch die Faust eines Metzgerkollegen etwa, kamen diese Verletzten im Schock und halb entblutet in die Notaufnahme. Jetzt galt es Ruhe zu bewahren und nicht überhastet die Wunde selber anzugehen. Vielmehr wurde zuerst die betroffene Oberschenkelschlagader ober- und unterhalb des Einstichs freigelegt und abgeklemmt. Erst dann gelang die Reparatur bei klarer, weil blutleerer Übersicht.

Aber dies soll doch kein Operationslehrbuch werden! Bei diesem Exkurs habe ich meiner Faszination für die steile Entwicklung des jungen Spezialgebietes etwas zu viel freien Lauf gelassen. Dabei hat Vollmar einmal sehr richtig bemerkt, dass die Geschichte der Gefäßchirurgie zu allererst die Geschichte der Wiederentdeckungen ist. Die Grundlagen der Gefäßnaht und Transplantation waren tierexperimentell bereits um die Jahrhundertwende von Alexis Carrel (dem dafür 1912 der Nobelpreis verliehen wurde), Ernst Jeger (dessen Buch über die Chirurgie des Herzens und der Blutgefäße 1913 erschien) und vielen anderen europäischen Chirurgen gelegt. Wir Zwerge standen nun auf den Schultern der Giganten und hatten dadurch natürlich einen besseren und weiteren Überblick.

Fünf Jahre lang erlernte ich also neben Herz-, Thorax- und Viszeralchirurgie auf den nicht immer ganz ruhigen Schultern eines Jörg Vollmar stehend, das Handwerk der Chirurgie der Arterien, der Venen und sogar in rudimentärer Form der Lymphbahnen. Als Vollmar dann 1969 dem Ruf auf den neu gegründeten Lehrstuhl in Ulm folgte, musste ich – noch immer Zwerg – plötzlich auf eigenen Beinen stehen. Ich wurde sein Nachfolger als Leiter der Heidelberger Gefäßchirurgie. Sehr unterstützt hat mich dabei K. Laubach, der – obgleich selber noch Neophyt – mir sehr umsichtig assistierte und F. Linder, der – ungeachtet seiner eigenen großen Erfahrung auf diesem Gebiet – mir das Vertrauen schenkte.

Bald überließ man mir sogar die Betreuung der gefäßchirurgischen Privatpatienten. Das waren zunächst nur wenige. Aber es wurden mehr. Angezogen durch den guten Ruf Heidelbergs auf

# 9. Kapitel

diesem Gebiet – und das war Vollmars Verdienst! – kamen nicht nur Patienten von weit her, um sich chirurgisch helfen zu lassen. Es kamen auch lernwillige Kollegen von Glasgow bis Kobe, von Haifa bis Mexico City. Das angelsächsische Prinzip „See one – Do one – Teach one!" schien sich zu bewähren, denn nach meinem Eindruck wurde kaum einer (weder Patient, noch Kollege) enttäuscht.

Als mir dann Prof. Schettler bei seinem Internistenkongress in Wiesbaden (1972) ein gefäßchirurgisches Hauptreferat anvertraute (es ging um die chronischen Beinarterienverschlüsse[12]), da erschien das wie eine neuerliche Akkolade, diesmal als Spezialist für ein anderes Spezialgebiet, der Gefäßchirurgie. Und um ein Haar wäre es dabei geblieben, wenn nicht – ja wenn nicht just um diese Zeit einige chirurgische Lehrstühle frei geworden wären – chirurgische *Leer*stühle, sozusagen.

## 5. Skizze: Familiäres Intermezzo

In der Zeit, als ich anfing die Gefäßchirurgie zu erlernen, hatte auch unsere familiäre Situation einen Wandel vollzogen. Wir bekamen ein viertes Kind, ein Haus und ein Auto. Melanie war bereits im Juni 1963 auf die Welt gekommen. Nicht nur ihretwegen wurde die Handschuhsheimer Wohnung zu eng. Wahrscheinlich hielten wir es dort nur deshalb aus, weil wir von Anfang an wussten, dass dies nur eine Zwischenlösung war. Wir waren nämlich dabei, ein Haus zu bauen. Welch eine Hybris des jungen Assistenten! – wohnten doch vorerst alle anderen „Berliner" und auch der Chef zur Miete.

Aber gemach! es war ja nur die *Hälfte* eines bescheidenen Reihenhauses, preiswert gebaut von einem Verwandten meiner Frau (Christian Kimm). Und die Gemarkung, auf der diese Siedlung in Nußloch, neun km südlich von Heidelberg entstand, trug den seinerzeit durchaus zutreffenden Namen: „In den Kotäckern".

Aber es war das Paradies auf Erden. Es wurde (ab Mai '64) die Heimat unserer vier Kinder. Vier? – Im März '72 kam noch ein fünftes, die Tanja, dazu. (Das erinnert mich an die Bemerkung

## Assistent und Oberarzt in Heidelberg (1962 – 1972)

eines irischen Kollegen: „*Fünf?! Wir hatten auch fünf – bevor wir merkten, wo sie alle herkamen!*").

Insgesamt spielten auf dieser Jahnstraße in Nußloch mehr als zwei Dutzend Kinder der Siedlung. Nur ein paar Wiesen und Weinberge trennten sie vom geheimnisvollen Rand des südlichen Odenwalds mit seinen Quellen, Fuchshöhlen und Rodelbahnen in der Winterzeit. Vom Balkon reichte unser Blick westwärts über die Rheinebene, bis zu den Pfälzer Hügeln und den Türmen des Doms zu Speyer. Allerdings konkurrierten mit diesen bald die unheimlichen Kühltürme des Atomkraftwerks zu Philippsburg … .

Für meine Frau war nun endlich das leidige Problem des Klavierübens in einer Mietwohnung gelöst. Außerdem hatten wir inzwischen auch ein Au-pair-Mädchen namens Renate, die mit 14 Jahren direkt von der Schulbank zu uns kam. Die meiste Zeit war sie eine große Hilfe im Haushalt und bei den Kindern. Manchmal allerdings war sie mit ihren Problemen ein sechstes Kind. Es spricht für die Treue dieses Mädchens, aber noch mehr für die Duldsamkeit meiner Frau, dass Renate 22 Jahre lang bei uns blieb – bis zu ihrem allzu frühen Tod in Mannheim.

Indessen war nun mein Dienstweg länger geworden. Er führte durch Boris Beckers Leimen, vorbei an Eichendorffs „Kühlen Grunde" in Rohrbach zur Chirurgischen Klinik im Neuenheimer Feld und war keineswegs mehr mit dem Fahrrad zu bewältigen. So erstanden wir unser erstes richtiges Auto: Einen gebrauchten hellblauen Opel-Caravan. War schon mein Fahrrad der Spott der Klinik gewesen („Herr Trede, Sie bringen unseren Berufsstand in Misskredit!"), so reichte der Opel kaum aus, um die Kollegen zu beeindrucken. Er machte es aber noch zwei Jahre und blieb dann auf dem Rückweg vom Tegernsee auf der BAB 8 bei Kilometer 216,5 vor Ulm stehen. Sein Nachfolger gleichen Typs war gelb – allerdings auch schon gebraucht.

Das Problem des „abwesenden Chirurgenvaters" hatte ich bereits gestreift. Wieder hat es die damals 6-jährige Franziska auf den Punkt gebracht:

„*Nichts ist mehr schön – im ganzen Leben!*", schmollte sie eines abends.

Und auf mein „Warum denn?", kam die Klage:

„*Weil Du immer n i e da bist!*".

# 9. Kapitel

Das stimmte aber nicht ganz. Morgens, nachdem die beiden kleinen Töchter mir beim Rasieren „geholfen" hatten, fuhr ich auf meinem Weg zur Klinik die beiden älteren zu ihrem Gymnasium in Heidelberg. Im morgendlichen Stau gab es immer wieder Gelegenheit für Gespräche oder auch für die Musikerziehung, mithilfe des Autoradios. Und abends versuchte ich immer pünktlich zum Austausch der Tageserlebnisse beim „gemütlichen Abendbrot" zuhause zu sein.

Vor allem aber die Wochenenden gehörten der Familie – wenn ich nicht gerade Dienst hatte. (Der reichte freilich von Samstagfrüh bis Montagabend). Sonst aber unternahmen wir lange Wanderungen, Blumen- und Beeren-Sammelexpeditionen im Odenwald, der ja direkt vor der Haustür lag.

Mit Hilfe des 5-sitzigen Opels fuhren wir (ab 1967) regelmäßig zu sechst in den Urlaub. Sechs Jahre hintereinander nach Sexten in den Dolomiten. Auch hier kamen wir bei herzensguten, aber bitterarmen Südtiroler Bauern unter, mit Blick ins Fischleintal und auf die Zinnen und Türme der „Sextener Sonnenuhr". Sie wurden alle bestiegen mithilfe unseres treuen Bergführers Thomas Innerkofler. Auch die Kinder ließen sich das Seil um die stolze Brust binden. Manchmal mischte sich Ehrfurcht in den Stolz, etwa wenn eine Tafel zu Beginn eines Klettersteiges warnte: „Solo per esperti!".

Entgegen allen Warnungen haben diese Ausflüge den Kindern keineswegs „die Berge für den Rest des Lebens verleidet". Im Gegenteil: Katharina trekte später mit schwerem Rucksack bis zum Everest Base Camp; Nikolaus begleitete mich auf einer Mont Blanc Überquerung; Franziska und Melanie erklommen einige Viertausender im Wallis und Tanja unternimmt heute noch Wanderungen quer durch die Dolomiten.

Es war bei einer dieser Bergwanderungen, als der 6-jährige Nikolaus auf dem steinigen Pfad neben mir herstolperte und vor sich hin philosophierte:

„*Papa, weißt Du was? – Wenn die Steine Berge wären – dann wärst Du der liebe Gott!*"

Da war was dran, dachte ich, beeilte mich aber, mit britischer Bescheidenheit, etwas vom „*Halb*gott-in-Weiß" zu murmeln.

Einige Jahre später – wir hatten gerade (1970) unseren ersten Fernsehapparat erworben, war es dann soweit. Eine Reportage

## Assistent und Oberarzt in Heidelberg (1962 – 1972)

wurde angekündigt mit dem vielversprechenden Titel „Halbgott in Weiß". Natürlich sollte es um einen Chirurgen gehen. In stolzer Erwartung versammelte ich die ganze Familie um mich im Wohnzimmer. Nun sollten Sie einmal sehen, was der Papa so den ganzen Tag in der Klinik macht. Aber es dauerte nicht lange, da hätte ich den Apparat am liebsten wieder abgeschaltet.

Dieser inzwischen notorische Bericht war der Auftakt zu einer regelrechten Medienjagd auf Ärzte, vor allem Chirurgen und speziell auf chirurgische Chefärzte. Auslöser war ein heftiger Klinikstreit zwischen einem „fortschrittlichen" Assistenten namens Hans Mausbach und seinem Frankfurter Chef Prof. Ungeheuer. Es ging um angebliche Kunstfehlervertuschung, überflüssige Eingriffe, Experimente an Menschen, überhöhte Rechnungen, autokratische Klinikstrukturen u. v. a. m.

Dieser Film passte ins Szenario der 68er Revolution. Und er hatte ein Nachspiel bei der Mitgliederversammlung der Deutschen Gesellschaft für Chirurgie unter der Leitung von Prof. Gütgemann. Am Ende einer emotionsgeladenen Debatte, in der sich Dr. Mausbach weigerte, seine (unbewiesenen) Anwürfe zurückzunehmen, verließ er den Saal, die Gesellschaft und die Klinik.[13]

Damals stellte ich erleichtert fest, dass zumindest unsere Kinder nicht alles verstanden hatten und somit mein Ansehen zuhause fast unbeschädigt blieb.

Es war ein polnischer Chirurg aus Breslau/Wroclaw, der in dieser Zeit mehrmals bei uns in Nußloch zu Gast war und ein denkwürdiges Wort hinterließ. Als die Sprache auf seine Familie zuhause kam, rief er vergnügt: „Hab' ich gehabt Glick mit Techter!" Diesen Satz haben wir uns gemerkt, denn auch wir hatten Glück mit unseren Töchtern – und mit dem Sohn.

Allerdings streifte der revolutionäre Geist der frühen 70er Jahre auch unser Haus – vorübergehend. Unter dem Einfluss der unruhigen Studenten und auch ihrer eigenen Entwicklungsphase begann Katharina zu rebellieren. Freilich mehr in der Schule, dem K.F.G. (das damals vom Kurfürst Friedrich-Gymnasium inoffiziell in „Kommunistisches Front Gymnasium" umgetauft wurde), als zuhause, so dass wir uns zu einem Schulwechsel entschlossen. Wir schickten sie für ein Jahr nach England. Aber nicht eine „Public School" (wie der Herr Papa) musste sie dort erleiden, sondern eine

337

sogenannte Progressive School namens Abbotsholme in den Hügeln von Derbyshire. Und sie hat nicht gelitten, hat England kennen und Englisch sprechen gelernt, bevor sie nach Heidelberg zum Abitur zurückkehrte.

Obgleich die folgenden vier Kinder weder durch Adoleszenz noch Revolution aus der Bahn geworfen wurden, schickten wir – ermutigt durch diese Erfahrung – zwei weitere Töchter in dieses koedukative Landschulheim. Und das war dann doch ein Fehler. Zwar lernten auch sie perfekt Englisch – aber eine von ihnen, Franziska, verliebte sich in den Head Boy. Und der war ausgerechnet Australier. So lebt sie heute, glücklich verheiratet zwar, aber in Sydney (Abb. 26).

## 6. Skizze: Kongress-Splitter

„Join the army – and see the world!"

Setzt man „Linders Klinik" statt „army" so wird aus dem britischen Weltkriegsslogan eine Parole, die in den 60er Jahren durchaus in Chirurgenkreisen kursierte. Es war Linders Verdienst, die deutsche Chirurgie nach dem Kriege aus der selbstverschuldeten Isolation herausgeführt zu haben. Nicht im Alleingang natürlich, aber an vorderster Front. Dazu waren Kontakte, Kongresse, Weltoffenheit und Englischkenntnisse fast schon die Voraussetzungen. Linder erfüllte sie alle. Und wir, seine Mitarbeiter, profitierten davon.

In den 60er Jahren tauchen sie immer häufiger auf, diese Kongressmeilensteine in der Landschaft alltäglicher Klinikroutine und bei einigen von ihnen lohnt es sich vielleicht, einen Augenblick zu verweilen.

Muss ich mich dafür entschuldigen oder geht es dem verehrten Leser genauso? – Nämlich, dass das was von den allermeisten Kongressen im Gedächtnis haften bleibt, weniger die wissenschaftliche Aussage, als das Ambiente drum herum betrifft. So wie man von einem Redner nicht so sehr was, sondern *wie* er es gesagt hat, behält. Natürlich spricht dies nicht gerade für den inneren Wert dieser Kongresse – aber davon mehr in einer späteren Skizze.

## Assistent und Oberarzt in Heidelberg (1962 – 1972)

Im Sommer 1962 nahm mich Horst Lutz, inzwischen Oberarzt der Heidelberger Anästhesie mit zum Europäischen Anästhesie-Kongress in Wien. Dort sollte ich einen Vortrag über „Hypotherme Perfusion bei Herzoperationen" halten. Wir fuhren wieder in seinem kleinen Volkswagen. Aber wir kamen zunächst nicht einmal bis Bruchsal. Auffahrunfall! Bei Lutz bohrte sich die Lenkradsäule ins Brustbein, während das Steuerrad – als ob von Salvador Dali weich gemacht – zu beiden Seiten nach vorne bog. Ich flog Kopf zuerst durch die Windschutzscheibe und landete auf der Kühlerhaube, denn Sicherheitsgurte (geschweige denn Airbags) gab es damals noch nicht.

Nachdem wir erleichtert festgestellt hatten, dass wir noch lebten und vor allem, dass das Auto grundsätzlich noch fahrtüchtig schien, steuerten wir die nächste größere Klinik in Karlsruhe an. Hier gab man sich große Mühe, ein Dutzend Glassplitter aus meiner oberen Gesichtshälfte zu entfernen. (Weitere neun begegneten mir im Laufe der nächsten drei Monate morgens beim Rasieren).

Dann wurde die Fahrt fortgesetzt – ohne Windschutzscheibe und mit deformiertem Lenkrad. Es war schlimmer, als eine Fahrt im offenen Cabriolet. Nur ganz große Sonnenbrillen und Temporeduktion boten etwas Schutz gegen den Aufprall unzähliger Insekten. Bis sich eine Autowerkstatt auf der Schwäbischen Alb erbot, Lenkrad und Windschutzscheibe zu ersetzen.

Der weitere Verlauf war komplikationslos – wie es immer in Krankengeschichten heißt. Ich war ganz hingerissen von Wien, von Pieter Breughels „Heimkehr der Jäger" im Kunsthistorischen Museum, von Ludwig van Beethovens Wohnungen (er wechselte sie bekanntlich innerhalb von 35 Jahren 69 mal!) und von Franz Schuberts armselig-letzter. Mein Vortrag wurde freundlich aufgenommen und dabei plante ich schon die Rückreise. Es sollte ein Umweg durch die Alpen *hindurch* (nicht bloß an ihnen entlang) werden. Noch nie war ich so frei im Auto unterwegs gewesen – auch wenn der Chauffeur vielleicht nicht der sicherste und der Wagen nicht mein eigener war.

Für den Herbst 1967 erreichte mich eine Einladung zum Herzchirurgischen Symposium, das Prof. Karl-Ludwig Schober alljährlich in Halle/Saale organisierte. Ich war einer von nur sechs Herzchirurgen aus dem kapitalistischen Westen, die Einladung und

## 9. Kapitel

Einreiseerlaubnis erhielten. Die anderen Teilnehmer kamen aus den „sozialistischen Bruderländern" angereist. Die überwiegende Mehrzahl meiner westdeutschen Kollegen lehnte es übrigens damals ab, auch nur einen Fuß in die „Zone" zu setzen. Für mich und meine Frau, die mitreisen durfte, waren Neugier, ein bisschen Abenteuerlust, aber auch das Bedürfnis, die „anderen Deutschen" näher kennenzulernen, Grund genug, die Einladung anzunehmen.

Das Abenteuer begann bereits sieben km hinter dem schikanösen Grenzübergang, als wir uns kurzerhand entschlossen, vom streng vorgeschriebenen und kürzesten Weg (über die Autobahn nach Halle) abzuweichen, um zwei großen Deutschen unsere Reverenz zu erweisen: Johann Sebastian Bach in Eisenach und Martin Luther auf der darübergelegenen Wartburg. Auch auf der Rückfahrt bogen wir allen Warnungen zum Trotz vom rechten Weg ab, um den Naumburger Dom – sein Westlettner Relief und seine Stifterfiguren – zu bewundern. Jetzt ahnte ich, warum die Franzosen 1918 gerade diese Kunstwerke als Kriegsbeute entführen wollten. Sie ließen sich aber Gott sei Dank nicht aus den Chorsäulen herausbrechen. (Nebenbei bemerkt: Kein VoPo hat uns entdeckt.)

Zwei Hallenser Tage genügten, um manche Vorurteile zu bestätigen: Die trostlos heruntergekommenen Straßenzüge der Saale-Stadt; der schrille Kontrast grellrot verlogener Spruchbänder und dem bleigrauen Einerlei der Kleidung; die Spielwarenläden randvoll mit Kriegsspielzeug – bei gleichzeitig aufgeregtem Geschrei über „Frieden"; und der „Körpergeruch" von Braunkohle, Chemie und Kunststoff, der die ganze Republik zu durchdringen schien.

Aber es gab viel Positives – vor allem unter den Menschen! Wir wurden ganz ausgesucht herzlich aufgenommen, nicht wegen irgendwelcher Mitbringsel, sondern vielleicht gerade, weil wir aus dem Westen kamen. A propos Mitbringsel: Prof. Schober unser Gastgeber, hatte Gefallen an meinem Sherlock-Holmes-Hut gefunden. Ihn hatte ich gerade erst von einem schottischen Kollegen geschenkt bekommen. Nun musste ich ihn in Halle zurücklassen und Prof. Schober demonstrierte fortan ein wenig seine Unabhängigkeit, indem er diesen Hut (sicher den einzigen seiner Art in der gesamten DDR) ganz ungeniert in den Straßen Halles spazieren trug.

## Assistent und Oberarzt in Heidelberg (1962 – 1972)

Schober war Individualist geblieben: Er hatte Stalingrad und Jahre der Gefangenschaft überlebt und dabei perfekt Russisch gelernt; jetzt sammelte er Bilder Hallenser Künstler und pflegte die Kammermusik; seine Söhne ließ er konfirmieren – nicht „jugendweihen". Ich hatte ihn bereits im „Westend" kennengelernt, als er – noch vor der „Mauer" – mit einigen Assistenten mehrmals nach West-Berlin kam um Herzoperationen zu sehen und unsere Herz-Lungen-Maschine quasi abzuzeichnen. Wir versorgten ihn auch immer gerne mit Ersatzteilen. Schließlich wurde Schober der erste Chirurg, der offene Herzchirurgie in der DDR (ab 1962) betrieb. Drei Jahrzehnte später konnte ich ihm beim Chirurgenkongress den Jubiläumspreis überreichen.

Unvergessen ist für uns die wohltuende Atmosphäre der Gesellschaftsabende geblieben. Alle Teilnehmer (es waren nur etwa drei Dutzend) waren in Schobers Wohnung zu guten, nicht politischen (!) Gesprächen versammelt. Zum Festessen – es gab Gulasch – steuerte jeder Gast etwas bei. Vor allem Zwiebeln, denn die waren just zu der Zeit in der „Zone" schwer zu besorgen. Welch ein Kontrast zu unseren Festabenden, bei denen sich die Tische unter Gebirgen von Delikatessen bogen, wobei einem auch schon mal ein lebensgroßer, kunstvoll aus echter Butter modellierter Hirsch begegnen konnte (!).

1968 waren es bereits sechs Kongresse – aber nur von dreien soll hier die Rede sein:

Vom 17. European Cardiovascular Congress im Juli in London, ist mir nur diese eine Szene im Gedächtnis geblieben: Ich sitze in der Covent Garden Opera und erlebe den „Nussknacker" mit Nurejew in der Hauptrolle. Links neben mir sitzt Lord (Russell) Brock, Senior der britischen Herzchirurgen – mit Gattin, die uns zwei Jahre zuvor in Heidelberg besucht hatten. Aber was mich an diesem Abend fesselt ist nicht Nurejew auf der Bühne (der auch!), sondern ein ellenlanger Riss in His Lordships rechtem Hosenbein, von der Tasche bis zum Knie. Als ob Lord Brock dies auch gerade erst bemerkt hätte, versucht er den Riss zu kaschieren – mit der Hand, durch Überschlag des linken Beines. Alles vergebens. Und so lässt er es bleiben. Souverän bekennt er sich zu diesem Missgeschick. Ein Lord kann sich das leisten.

## 9. Kapitel

Eine Woche nach meinem 40. Geburtstag wurde die Jahrestagung der „Mittelrheinischen Chirurgen" in Heidelberg gefeiert. Ja, gefeiert, denn das gehörte seit jeher zum besonderen Flair dieses Regionalkongresses. Und Linder scheute keine Mühe, ein Fest daraus zu machen. Ich war sein Tagungssekretär. „Eine Grande Soirée der Chirurgen" überschrieb unsere Rhein-Neckar-Zeitung ihren Bericht über den Festabend auf dem Heidelberger Schloss. Was konnte schon missglücken, bei dieser Kulisse? Es wurde ein Feuerwerk im Schlosshof und eine parodistische Sketch von Horst Busse (dem Lokalsatiriker und genialen Karikaturisten) geboten. Wir tanzten zu den Klängen einer Klinikband, aus der später die „Neckartown Jazz Babies" hervorgingen.

Die eigentliche Musik aber („Eine kleine Kongressmusik") erklang in der Schlosskapelle als Auftakt. Es spielte ein bekannter Solocellist der Berliner Philharmoniker in Begleitung seiner Schwester (Abb. 25). Diesen beiden widmete dann auch jene Zeitung den Löwenanteil ihrer Eloge. Hier traten sie erstmals exklusiv vor Chirurgen auf. Natürlich mit K.H. Bauer in der ersten Reihe. Und es ist mir fast unangenehm zu erwähnen, wie oft sich das – ohne mein Zutun – in den folgenden 33 Jahren wiederholte. Sie spielten allein, mit ihren Schülern oder gemeinsam, wo immer Chirurgen sich trafen: Von München bis Oxford, von Hong Kong bis Basel und Berlin. Und sie spielten regelmäßig zu Fritz Linders Festen – zuletzt bei seiner akademischen Gedenkfeier. Denn Linder hatte diesen „Oberarzt Karajans" in sein Herz geschlossen (die Schwester wohl auch) – und das beruhte auf Gegenseitigkeit.

Kaum war der „Mittelrhein" verklungen, da flog eine kleine Heidelberger Delegation mit ihren Frauen zum Israelischen Chirurgenkongress nach Jerusalem. Es war unser aufregender erster Besuch in diesem jungen Land und das ausgerechnet ein Jahr nach dem siegreichen Sechs-Tage-Krieg! Das ganze Land – es war ja nun viel größer geworden und schloss Jerusalem mit ein – das Land schien auf einer Woge der Euphorie zu schweben. Noch hatte sich der palästinische Widerstand nicht formiert; noch gab es keine Terroranschläge oder Flugzeugentführungen.

Jeder von uns hielt einen Vortrag (ich über chirurgische Forschung) und dann versuchten wir Land und Leute kennenzulernen.

## Assistent und Oberarzt in Heidelberg (1962 – 1972)

Mit einigen israelischen Kollegen hatten wir bereits bei ihren Besuchen in Heidelberg und Nussloch Freundschaft geschlossen. So kam es, dass wir in einer Jerusalemer Emigrantenwohnung Schumann und Bach vom Blatt singen (mussten!); den legendären Festungsfelsen Masada am Toten Meer vor Sonnenaufgang bestiegen; im smaragdgrünen Wasser der Oase En Geddi zwischen rotgebrannten Wüstenfelsen badeten; in (bzw. auf) dem Toten Meer die obligate Zeitung lasen; in mehreren Kibbuzim übernachteten, um bei Tisch mit den Mitgliedern zu diskutieren; Auf Christis Spuren in Bethlehem, Nazareth und Gethsemane wandelten; vom israelischen Staatspräsidenten Shalman Schazar empfangen wurden; zu jiddischen Rhythmen und Weisen tanzten – und erst in Yad Vashem still wurden.

Wir bewältigten das alles und mehr in nur zehn Tagen mithilfe von Freunden, einem Mietwagen, den wir unbehelligt durch die besetzten Gebiete steuerten und einer geführten Autobustour. Unser eloquent-polyglotter Busfahrer hatte neben einem Reservekanister Benzin immer seine Bibel parat, mit deren Hilfe er mühelos nachwies, dass die Kinder Israels schon immer hier gewohnt hätten und dass dies *ihr* Land sei. Manchmal drohte diese engagierte Unterweisung in aufdringliche Gehirnwäsche auszuarten. Wir deutschen Teilnehmer hielten uns wohlweislich zurück und überließen gelegentliche Widerreden den Engländern, Schweden oder Italienern der Reisegruppe. Und noch immer schienen die Trümmer syrischer Panzer am Straßenrand zu qualmen ... .

Im folgenden Jahr (1969) wäre meine erste Reise über den Äquator auch fast meine letzte geworden. Ich hatte für einen Vortrag beim Internationalen Chirurgenkongress in Buenos Aires („Gehirndurchblutung bei Hochverdünnungsperfusion") einen Reisekostenzuschuss bekommen, unterbrach aber den Flug in Rio de Janeiro, um einen Gefäßchirurgen zu besuchen. Er zeigte mir neben seiner Klinik den Strand von Copacabana, wo flinke braune Kerls zwischen ungezählten Torpfosten versuchten, es Pele nachzutun. Er zeigte mir tropische Bäume mit leuchtend roten Blüten in den Himmel ragend (bei uns heißen sie „fleißige Lieschen" und kommen in Blumentöpfen vor). Und zwischen den Blüten flatterten lapislazuli-blaue, handtellergroße Schmetterlinge.

# 9. Kapitel

Mitten im Weiterflug nach Buenos Aires riss mich ein Knall buchstäblich aus allen Wolken. Während unsere Maschine im Sturzflug von 10.000 auf 3000 m absackte, redete der Pilot beruhigend auf die Passagiere ein: erst Portugiesisch, dann Spanisch. Als der Flieger sich wieder gefangen hatte, erfuhr man auf Englisch, dass eine Cockpitscheibe geborsten und der Druck entwichen sei. Ob Meteorit, Materialschaden oder ein Schuss verantwortlich war, haben wir nie erfahren. Notlandung in Sao Paulo also. Erst hier in der Wartehalle wurde uns klar, wie viele „Leerstühle" es auf einen Schlag in Deutschland gegeben hätte (von Oberarztposten gar nicht erst zu reden), wenn ... . Das war der erste (und der einzige) Vortrag, zu dem ich nicht erschienen bin, nicht erscheinen konnte, denn wir erreichten unser Ziel mit einer Ersatzmaschine erst einen Tag später.

Aber dann habe ich wenigstens noch die Millionenstadt der „guten Winde" kennengelernt, bin im Rennboot eines Kollegen – schon wieder lebensgefährlich! – einen Seitenarm des Rio de la Plata hinaufgedonnert (wobei das Wasser auf einmal zur Betonpiste wurde); machte mir Sorgen, ob es Magenkrebs oder eben doch nur die frisbee-großen Fleischmassen waren, die uns bei den täglich obligaten Asados (Grillfesten) aufgedrängt wurden. Ich konnte kein Fleisch mehr riechen und wäre fast Vegetarier geworden. Schließlich wurde auch noch eine Galaveranstaltung im legendären Teatro Colón kurzfristig abgesagt (im bedeutendsten Opernhaus der südlichen Hemisphäre, bis in Sydney ein schöneres entstand). Es gab eine Bombendrohung und so wurde nur für einen Augenblick der Vorhang gelüftet, hinter dem unsere juntafreundlichen Gastgeber versuchten, die um sich greifende *anarquia argentina* vor uns zu verbergen.

Vor dem Rückflug schrieb und schickte ich meiner Frau einen rüh-ren-den „Abschiedsbrief" – vorsichtshalber.

Bemerkenswert war unsere Reise zum Kongress der Internationalen Gesellschaft für Chirurgie 1971 in Moskau. Was wir erwartet hatten, das war die propagandistisch aufwendige Kongresseröffnung im Kreml Palast; die endlosen Schlangen im GUM (dem größten Kaufhaus der Welt) vor Verkaufsständen mit schlichten Handtüchern; das wächserne Antlitz Lenins in seinem Mausoleum; die zugenagelten Kirchentüren und der unerschütterliche Agitprop-Ton unserer allgegenwärtigen Tourbegleiterinnen.

Was wir nicht erwartet hatten, war „Mütterchen Russland", z. B. vor den Toren des Klosters Sagorsk. Ein halbes Jahrhundert kommunistischer Propaganda hatte der Frömmigkeit nichts anhaben können, mit der sie sich zum Gebet auf dem heiligen Fußboden ausstreckte, nachdem sie zuvor, geduldig auf den Klostertreppen wartend, Mitgebrachtes aus einem Weckglas verzehrt hatte. Natürlich war es nicht nur *ein* Mütterchen, mit Kopftuch, sondern es waren ganze Pilgerscharen.

Dasselbe Mütterchen saß als Wachposten auf jedem Flur des scheußlich überdimensionierten „Rossija", in dem wir untergebracht waren. Als ein Mütterchen endlich meine Frau einmal alleine erwischte – ich war wohl tatsächlich mit einem Vortrag beschäftigt – versuchte sie ihr mit kreisenden Handbewegungen im Oberkörperbereich klar zu machen, was sie sich so sehnlichst wünschte. Es war nichts weiter als einen B.H., den man offenbar nur in sogenannten Ausländerläden bekommen könne – Läden, zu denen das russische Volk keinen Zugang hatte. Meine Frau kramte in ihrem Koffer und holte gleich zwei der Dinger hervor – zwar gebraucht und sicher fünf Nummern zu klein – aber *westlich* (!). Diese Umarmung und diese Tränen der Dankbarkeit! Natürlich waren sie viel zu klein – aber für die Schwiegertochter vielleicht …. Diese Geschichte war nur zu gut zu verstehen, obgleich kein verständliches Wort gewechselt wurde. Und am nächsten Tag brachte unser Mütterchen mehrere „Puppen in der Puppe" für unsere Kinder an.

In Moskau hielt mein englischer Lehrer Sir Thomas Holmes Sellors die prestigiöse Hauptvorlesung (gen. „Grey-Turner-Lecture") über Speiseröhrenchirurgie und mein Lehrer Fritz Linder (wenn man so will: Ein Deutscher in Russland) wurde zum Präsidenten der Internationalen Gesellschaft für Chirurgie gewählt.

Kontakt zu russischen Menschen wurde weitgehend verhindert. Kontakte zu russischen Kollegen ließen sich nicht ganz unterbinden. Besonders gerne erinnere ich mich an die langen Gespräche, die ich – übrigens nicht nur in Moskau, sondern überall in der Welt (wo immer gerade die Société Internationale de Chirurgie tagte) – mit Michail Kuzin führte, einem der führenden Chirurgen

# 9. Kapitel

Russlands, der auf die ungeheuere Zahl von mehr als 600 Thymektomien zurückblicken konnte (Entfernungen der Thymusdrüse, welche im vorderen Mittelfell, dem Herzen aufliegt). Einem ebensolchen Eingriff konnte ich in Kuzins Klinik beiwohnen, wobei die Narkose angeblich allein auf der Anwendung chinesischer Akupunktur beruhte. Es war mir allerdings unmöglich, diesen Sachverhalt einwandfrei zu überprüfen.

Die Gespräche mit Kuzin waren auch für meine Frau ein Genuss, da er neben Russisch auch Englisch und Deutsch perfekt beherrschte. Ein Genuss – bis ich ein lobendes Wort über Alexander Solshenyzin verlor. Da fiel eine Klappe herunter, sein Gesicht versteinerte sich und er lenkte die Diskussion in eine andere unverfänglichere Richtung.

Merkwürdig surreal entwickelte sich damals unsere einzige nicht eingeplante Begegnung mit russischen Menschen. Es war am Abend unserer Ankunft in Moskau. Wir waren hungrig und fuhren zum Restaurant im obersten Stockwerk des unsäglichen „Rossija". Es war halb leer und hoffnungsfroh näherten wir uns einem der vielen freien Tische – nur um von einem mürrischen Kellner zurückgeschickt zu werden. Niet! Wahrscheinlich hatte er keine Lust zu später Stunde noch weitere Gäste (obendrein noch westliche Ausländer) zu bedienen. Während wir noch unschlüssig herumstanden, erhob sich ein junger Mann und lud uns ein, ihm und seiner Frau Gesellschaft zu leisten. Diese Russen hätten nicht liebenswürdiger sein können. Ihre Flasche Krimsekt war noch halbvoll und so nötigten sie den Kellner, uns wenigstens zwei Gläser zu bringen, auf dass wir sie gemeinsam leeren konnten. In kurzer Zeit waren mithilfe von Papier und Bleistift, sowie einigen englischen und russischen Brocken (die unsere Gegenüber von der Schule, bzw. meine Frau aus ihrer DDR-Vergangenheit hinübergerettet hatten) alles wesentliche über unsere beiden Familien berichtet. Sogar Adressen wurden ausgetauscht; sie arbeitete im GUM, wo wir sie unbedingt am nächsten Tag besuchen sollten. Dazu kam es aber nicht. Mühsam hatten wir uns an den Menschenschlangen (wegen Handtücher) vorbei bis zur Glastür ihres Büros vorgearbeitet. Der Name stimmte – sie erkannte uns. Aber sie „kannte" uns nicht mehr. Ein kurzes Augenflackern deutete hilfloses Bedauern an. Sie *durfte* uns nicht kennen. Wir verstanden, hinterließen

## Assistent und Oberarzt in Heidelberg (1962 – 1972)

unauffällig ein kleines Präsent und entschwanden Richtung Mausoleum. Nun wollten wir doch endlich einmal dem Mann ins Gesicht schauen, der dieses Paradies auf Erden ermöglicht hatte.

Und dann – in meinem letzten Heidelberger Jahr – kam der Kongress zum 100-jährigen Jubiläum der Deutschen Gesellschaft für Chirurgie in München. Diesmal musste der Präsident einer sein, *„der allgemein international anerkannt ist und in der weiten Welt einen besonderen Ruf genießt"*, wie der Vorgänger des Jahres 1971 verkündete. Selbstverständlich fiel die Wahl auf Prof. Fritz Linder – und damit viel mehr Arbeit auf die engeren Mitarbeiter seines sofort gegründeten Organisationskomitees – (Encke – Röher – Trede).

Zusammen mit Albrecht Encke wurde ich im Oktober '71 über den Atlantik zum Kongress des American College of Surgeons in Atlantic City geschickt, um Anregungen, Tipps und Tricks zu sammeln. Natürlich war diese US-Mammutveranstaltung mit über 15.000 Teilnehmern weder nachahmbar, noch nachahmenswert. Aber einzelne Bausteine, wie etwa das Chirurgische Forum für Forschung oder die Filmsitzungen ließen sich gut nach Deutschland importieren, wo sie inzwischen zum bewährten Kongressprogramm gehören.

Von diesem glanzvollen Jahrhundertkongress (1972) habe ich die Eröffnungsansprache des Präsidenten in Erinnerung. Nicht wegen ihres Inhalts, den man im 332. Band von Langenbecks Archiv nachlesen kann[14] – sondern weil sie erst in den frühen Morgenstunden des 1. Kongresstages überhaupt fertig wurde.

Ich erinnere mich an die eindrucksvollen 14 Vorträge über „Fortschritte in der operativen Therapie"; an ein Rundgespräch über die Behandlung des Magengeschwürs, die gerade im Begriff war von den traditionellen Resektionen zu schonenderen Vagotomie-Verfahren (Magennervendurchtrennungen) überzuleiten; und an die Schlussveranstaltung unter dem Titel „Humanitas im Krankenhaus". Der Kollege Hans Graf von Lehndorff nahm daran teil und auch der Schriftsteller Rudolf Hagelstange, der sich als Patient unseres Präsidenten schmunzelnd über das morgendliche Wecken um 5.30 Uhr in der Klinik beklagte: „Ein Akt der Inhumanität!".

Für Fritz Linder war dieser Kongress wohl der Höhepunkt seiner grandiosen Laufbahn. Zwar lief er ein Jahr später noch einmal als „Weltpräsident" in Barcelona (wo diesmal die Internationale

# 9. Kapitel

Gesellschaft für Chirurgie tagte) zu Hochform auf – aber bald darauf wurde er schwer krank. Sein altes Rückenleiden zwang ihn nicht nur sich einer letztlich frustranen Operation zu unterziehen – sondern die fast andauernden Schmerzen medikamentös zu lindern. Zusätzlich haben ihm die Heidelberger Studentenunruhen bis in seine Vorlesungen hinein arg zugesetzt. Trotz all dieser Probleme, hat er seine Klinik noch weitere neun Jahre erfolgreich und unerbittlich gegen sich selbst weitergeführt.

## 7. Skizze: Der Ruf

„.... schon gut. Aber kann er stehen? Er sieht so schmal aus. Kann er das überhaupt durchstehen?!"

„Haben Sie schon mal seine Waden gesehen? Hier, – das ist eine seiner Postkarten aus dem Urlaub – in den Dolomiten ...".

„Ja, was erwarten Sie? Soll ich etwa alle Kandidaten in Bermuda-Shorts vorbeidefilieren lassen?"

Das ist die authentische Aufzeichnung aus einem Gespräch zwischen Herrn Dr. Martini (als Bürgermeister zuständig für das Klinikum Mannheim) und Prof. Linder im Juni 1972. Anlass war die Neubesetzung des Lehrstuhls für Chirurgie in Mannheim. Der Kandidat, um den es ging war ich. (Die Postkarte zeigte übrigens die „Guglia", eine Felsnadel in der Brentagruppe, auf deren Spitze ich – allerdings am Seil eines tüchtigen Führers – einige Jahre zuvor gestanden hatte (Abb. 32). Der Zusammenhang zwischen bergsteigerischer und chirurgischer Leistung muss aber letztlich offen bleiben.

Nach einer 100-jährigen Tradition wurden die Chefarztposten der großen Nachbarklinik in Mannheim, mit wenigen Ausnahmen, durch den „ersten besten" Oberarzt aus Heidelberg besetzt – wobei „erster" durchaus wörtlich zu nehmen war. Seit Ende '71 war ich (inzwischen zum apl-Professor avanciert) Leitender Oberarzt der Heidelberger Klinik. Und als dann der Mannheimer Klinikchef, Prof. Hans Oberdalhoff, nach tapferem Kampf gegen die Folgen eines leichten Schlaganfalls die frühzeitige Emeritierung beantragte, schien mein Schicksal besiegelt: Ich *musste* wohl nach Mannheim. Aber ich wollte gar nicht (!).

# Assistent und Oberarzt in Heidelberg (1962 – 1972)

Eigentlich kannte ich diese quadratische Industriestadt nur aus der Entfernung von 16 km durch die übelriechenden Ausdünstungen ihrer Fabrikschlote. Ich schickte trotzdem eine Bewerbung. Es waren drei schlichte Schreibmaschinenseiten. In späteren Jahren habe ich noch oft an diese Bewerbung (immerhin für ein Ordinariat) denken müssen, im Vergleich zu jenen für eine Assistentenstelle, von denen zwei bis fünf täglich auf meinen Schreibtisch flatterten. Was heißt „flattern"? – zuletzt waren es ganze „Bücher", computergeschrieben und in Leder gebunden; es fehlte nur noch der Goldrand. Meine Unterlagen gingen also nach Mannheim. Aber insgeheim hoffte ich, dass die Darmstädter und vor allem die Innsbrucker schneller sein würden.

In Darmstadt, wo ebenfalls die chirurgische Chefarztposition vakant wurde, hatte man mich bereits zu einem Vortrag über das Magenkarzinom eingeladen. Das Ärztekollegium dort schien mir gewogen und wir wären gerne die wenigen Kilometer nach Norden an die blühende Bergstraße gezogen.

Aber die Innsbrucker Pläne waren bereits viel weiter gediehen. Der Traum künftig in der Hauptstadt des „schönen Land Tirol" arbeiten zu dürfen, nahm immer deutlichere Konturen an. Meine Unterlagen hatte die dortige Fakultät schon im Frühjahr '71 angefordert. Jetzt wurde ich zu einem Vortrag vor der Innsbrucker Ärztegesellschaft eingeladen und zu einem „Probeessen" mit der Berufungskommission im „Wilden Mann" zu Lans – ein Essen, das – (mitten im Fasching) – durch die „unsinnigen Weiberleut" arg durcheinander gewirbelt wurde.

Und dann – ich hatte die Arbeit in Mannheim bereits aufgenommen – erreichte mich im Januar '73 die Nachricht, dass ich auf der Innsbrucker Berufungsliste an erster Stelle – primo et aequo loco – mit einem schwedischen Chirurgen platziert war. Als dann drei weitere Monate später die Frau Ministerin in Wien doch den Drittplatzierten (nämlich einen Tiroler) ernannte, hatte ich mich in Mannheim bereits ganz gut eingearbeitet. Letztlich hatte diese unerwartete Wendung für alle ihr Gutes. Mich hat die Innsbrucker Episode beim Start in Mannheim irgendwie beflügelt. Die Aussicht auf frische Bergluft ließ den Industriequalm (im übertragenen Sinne) erträglich erscheinen – bis ich mich an ihn gewöhnt, bzw. er durch umweltschützende Maßnahmen (bald leider auch

## 9. Kapitel

durch etliche Fabrikschließungen) kaum noch wahrgenommen wurde. Erst viel später erfuhr ich, dass Innsbruck auch so seine Smog-Probleme hat – im übertragenen Sinne.

Aber zurück zum Sommer 1972. Allmählich lernte ich Mannheim und vor allem sein Klinikum besser kennen.

„*Gott Lob und Dank, dass ich wieder in meinem lieben Mannheim bin ...... Mit einem Wort, wie ich Mannheim liebe, so liebt auch Mannheim mich, und ich weiß nicht, ich glaube, ich werde doch noch hier angestellt werden!*"[15]

Also schrieb kein geringerer als Wolfgang Amadeus Mozart am 12.11.1778 an seinen Vater. Wer war *ich* denn überhaupt, der ich mich gegen eine Anstellung in derselben Stadt sträubte?! Man könnte diesen hanebüchenen Vergleich noch steigern: Mozart's Hoffnung in Richtung Mannheim wurde enttäuscht. Aber ich, – ich erhielt einen Ruf dorthin (!).

Nicht nur Mozart als Hofcompositeur, sondern berühmte Chirurgen früherer Zeiten hätten gerne in Mannheim gearbeitet:

„*Ja, wenn ich hier an der Mündung des Neckars in den Rhein mein Leben lang bleiben könnte, als Herr in einem Hospital, wie dasjenige ist, das ich jetzt dirigiere, ich wäre der glücklichste Mensch auf Erden,*" schrieb der große Ernst von Bergmann im April 1871.[16] Dabei musste/durfte er damals von einem Kriegslazarett, in dem er zusammen mit Theodor Billroth, Vincenz Czerny und Richard von Volkmann am Neckarufer gewirkt hatte, an seine Universitätsklinik in Dorpat zurückkehren.

Jetzt – 100 Jahre später – gab es in Mannheim ein Großklinikum mit über 1700 Betten und einer 500 m langen Front am gegenüberliegenden Neckarufer. Bei seiner Einweihung im Jahre 1922 war dieses das größte und modernste Krankenhaus Europas. Die Siegermächte des 1. Weltkrieges betrachteten es mit Bewunderung und Neid zugleich. Sie waren sogar der Meinung, dass ein Land, das sich ein derart aufwendiges Gebäude leiste, auch in der Lage sein müsse, exorbitante Reparationsforderungen zu erfüllen ....

Die Geschichte der Mannheimer Chirurgie geht zurück bis ins 18. Jahrhundert, als der musische Kurfürst Carl Theodor, dem die schönen Künste (schöne Frauen übrigens auch) eigentlich mehr am Herzen lagen, als die Kriegsführung, eine militärische Chirurgenschule gründete (1756).

## Assistent und Oberarzt in Heidelberg (1962 – 1972)

Es dauerte aber noch ein weiteres Jahrhundert, bis der „erste beste" Oberarzt von Heidelberg nach Mannheim übersiedelte. Das war Heinrich Braun (1884), der Vater der Jejuno-Jejunostomie (Dünndarm-Querverbindung). Ihm folgten Gustav Heuck (1884 – 1923), Entdecker der Osteomyelosklerose (Knochenmarksvernarbung) und Franz Rost (1923 – 1935), Autor des auch ins Englische übersetzten Buches „Pathologische Physiologie für Chirurgen". Dann kam als Ausnahme Walter Sebening von Schmieden in Frankfurt (1935 – 1942). Sein Enkel Christian war später mein Assistent, bevor er sich für die Herzchirurgie entschied.

In den schweren Jahren des Zusammenbruchs und allmählichen Wiederaufbaus leitete Rudolf Zenker (1943 – 1951) – von Kirschner aus Heidelberg kommend – die Mannheimer Klinik, an der er die ersten Herzoperationen durchführte. Mein unmittelbarer Vorgänger war Hans Oberdalhoff (1951 – 1972), ein guter Chirurg und vornehmer Gentleman, der unter K.H. Bauer in Heidelberg die chirurgische Radiologie eingeführt und darüber auch ein zweibändiges Werk verfasst hatte.

Als dann in den 60er Jahren Engpässe in der Medizinerausbildung immer bedrohlicher erschienen, entschloss sich die Baden-Württembergische Landesregierung zwei weitere universitäre Einrichtungen in Ulm und Mannheim zu etablieren. So kam es, dass 1964 der amtierende Chefarzt Oberdalhoff erster Ordinarius für Chirurgie an der „Fakultät für Klinische Medizin der Universität Heidelberg am Klinikum Mannheim" wurde. Und mit einem Schlag wurden auch seine wackeren Mitarbeiter zu Assistenten an einer Universitätsklinik. Etliche von ihnen hatten ursprünglich andere Pläne, sie konnten oder mochten sich nicht für die zusätzlichen Herausforderungen von Lehre und Forschung begeistern.

Kein Mannheimer Mitarbeiter war 1964 habilitiert, so dass sich Oberdalhoff gezwungen sah, Privatdozenten von auswärts zu importieren. Ich erwähnte bereits, dass man mich seit sechs Jahren für die herzchirurgischen Vorlesungen nach Mannheim holte – einmal auch für die Entfernung eines Fremdkörpers (es war ein abgerissener Infusionsschlauch) aus dem rechten Herzen.

Es kamen aber noch zwei weitere Dozenten an die Mannheimer Klinik. Der eine, Professor F. hatte sich wissenschaftlich mit der Blutgerinnung – speziell mit dem Faktor XIII befasst. Der andere,

9. Kapitel

Professor S. war einer der ersten Gefäßchirurgen in Deutschland, der Strömungsprobleme in Gefäßprothesen experimentell bearbeitete. Beide waren sie integere Persönlichkeiten, beide konnten den Mannheimer Chef durchaus bei Vorlesungen und Prüfungen entlasten. Aber keinem von beiden gelang es, die Vorurteile der Mannheimer Assistentenschaft betreffs „akademischer Chirurgie" zu zerstreuen. Sie waren eben nicht in erster Linie Kliniker.

Hans Oberdalhoff hat es seinem alten Heidelberger Stallgefährten Rudolf Zenker nie ganz verziehen, dass dieser seinen damaligen Mitarbeiter Professor S. auf das wärmste von München nach Mannheim (weg-)empfohlen hatte. Man kann die Situation dadurch verdeutlichen, dass einerseits gefäßchirurgische Problempatienten fortan von Mannheim nach Heidelberg überwiesen wurden, während Professor S., nach mehreren Zwischenfällen, vom ärztlichen Direktor in Mannheim mit einem Verbot für gewisse Gefäßoperationen belegt wurde. (Es handelte sich um portocavale Anastomosen, d. h. druckentlastende Querverbindungen der Pfortader mit der unteren Hohlvene, die bei Leberzirrhose-Patienten manchmal lebensrettend wirkten).

Verglichen mit den mir vertrauten englischen Verhältnissen (Sir Thomas Holmes Sellors z. B. konnte am „Middlesex" über 20 Betten und drei Mitarbeiter verfügen), fand ich mich in Mannheim mit einer Mammutaufgabe konfrontiert. Ich sollte Verantwortung für 374 Betten und 30 Mitarbeiter übernehmen! Dabei war es ein Problem – nicht für mich, aber für die Mannheimer – dass ich als Gefäß- und Herzchirurg galt. Tatsächlich befassten sich nur 12 meiner eingereichten 81 Publikationen mit allgemeinchirurgischen Themen. Aber inzwischen hatte ich mich längst als „Leitender" in Heidelberg mit den Problemfällen der Allgemein- und Thoraxchirurgie vertraut gemacht.

Die Mannheimer chirurgische Großklinik genoss unter Prof. Oberdalhoff einen ausgezeichneten Ruf. Aber sie beschränkte sich auf die Routineversorgung. Bei meinen ersten Sondierungsgesprächen mit Verwaltung und Fakultät wurde mir angedeutet, dass ich auf keinen Fall dort mit der offenen Herzchirurgie beginnen dürfe und dass man die Aufteilung in kleinere Abteilungen anstrebe. Beides war mir sehr recht, zumal Abteilungen für Unfall-, Kinder-

## Assistent und Oberarzt in Heidelberg (1962 – 1972)

und Neurochirurgie vorgesehen waren, von Gebieten also, die ich bislang kaum gestreift hatte.

Die Verhandlungen, bei denen mich Prof. Oberdalhoff freundschaftlich beriet, liefen sehr harmonisch. Aber es war keineswegs von vorne herein sicher, dass man mich auch wählen würde. Eine kleine, aber einflussreiche Fronde, die gar nichts gegen mich persönlich hatte, wollte endlich mit dem Automatismus des „ersten besten Heidelbergers" brechen. Das war aus Sicht dieser jungen Fakultät auch durchaus verständlich. So bedurfte es des ganzen Einsatzes von Fritz Linder aus Heidelberg und Horst Lutz, der inzwischen Ordinarius für Anästhesiologie in Mannheim geworden war, um die dortige Fakultät zu überzeugen, dass dieser Trede eben nicht *nur* ein Herz- und Gefäßchirurg sei.

Im August erhielt ich den Ruf des Kultusministers aus Stuttgart. Am 1. Oktober 1972 sei Dienstbeginn. Im Ministerium gab es für den Oberarzt Trede nichts zu verhandeln. „Take it or leave it" war die Devise. Mir war auch das recht, nachdem mir bei der damaligen wirtschaftlichen Konjunktur – es war noch vor der ersten Ölkrise – bedeutet wurde, dass für alle Wünsche, die das Land nicht erfüllen könne, die Stadt einspringen würde. Und umgekehrt.

Die letzten Heidelberger Wochen waren vollgepackt mit Operationen, einem letzten Bergurlaub, einem Abstecher zur Olympiade und Abschiedspartys.

Meine letzte Operation am 25.9.1972 war die Ausschälung einer verschlossenen Arterienstrombahn von der Beckenetage bis zum Knie. Der Abschied war nicht so herzerschütternd – war doch Mannheim nicht aus der Welt und blieben wir doch zunächst in Nussloch wohnen. Von unserem Abschiedsessen mit meinem verehrten Chef habe ich bereits berichtet (4. Kapitel, 11. Skizze).

Die Familie fuhr noch einmal nach Sexten, wo diesmal alle Drei Zinnen (und mehr) bestiegen wurden und ich mir aus Spaß einen Schnurrbart wachsen ließ. Als ich ihn am Ende der Ferien wieder abrasieren wollte, gab es Proteste – auch von meiner Frau. Der Bart gefiel offenbar – und er blieb bis heute. So hatte sich also doch Frank Marcus' karikaturistische Prophezeiung erfüllt:

Ich rauche Pfeife, habe einen Bart und bin ein Ordentlicher Professor geworden (!).

10. Kapitel

*Der Chirurg widmet sich dem göttlichsten aller Geschäfte, ohne Wunder zu heilen und ohne Worte Wunder zu tun.*

*Johann Wolfgang von Goethe*

# 10. Kapitel
# Direktor der Chirurgischen Universitätsklinik in Mannheim (1972 – 1998)

## 1. Skizze: Die Kunst des Führens

„Aller Anfang ist schwer". Dieses abgedroschene Sprichwort galt für den neuen Chef, der sich am 2.10.72 um 07.15 einer Phalanx fremder Gesichter im Besprechungsraum der Mannheimer Chirurgischen Klinik gegenübersah, genauso – wie für den Novizen 15 Jahre zuvor in Westberlin. Und der Anfang wurde nicht gerade erleichtert durch Sprüche, die in den letzten Wochen zusammen mit dem Industriequalm von Mannheim nach Heidelberg hinübergeweht kamen. Sprüche wie: „Den lassen wir ins offene Messer laufen!"

Klar, – ich kam von der „Uni" und mit akademischen Chirurgen hatten die Mannheimer (ich erwähnte es bereits) keine guten Erfahrungen gemacht. Außerdem eilte mir der Ruf eines ehrgeizigen und strengen Zuchtmeisters voraus, der aus der friedlichbequemen Klinik eine Kaderschmiede für Nobelpreisträger machen wolle. Ehrgeizig war ich schon, aber nicht streng (genug!). Außerdem war mir auf Anhieb klar, dass es zunächst dringendere Probleme zu lösen galt.

Schließlich hatten sich einige der alteingesessenen Oberärzte wohl Hoffnung auf die eine oder andere der neu zu gründenden Spezialabteilungen gemacht. Hoffnungen, die sich durch meine

## Direktor der Chirurgischen Uniklinik in Mannheim (1972 – 1998)

Berufung und die Absicht der Fakultät, nur akademische Einheiten mit habilitierten Chefs zu bilden, zerschlugen.

So stand ich nun vor Sonnenaufgang meinen neuen Mitarbeitern (mit ihren offenen Messern) gegenüber. Ich hielt eine kleine Ansprache. Sie dauerte drei Minuten und endete mit der Bemerkung:

„*... Wir sitzen alle sozusagen im selben Boot. Es ist Platz für jeden, der kräftig mitrudert*".

An diesen ersten Tag als Klinikchef musste ich zurückdenken, als ich weitere 22 Jahre später dem Staatsintendanten und Präsidenten des Deutschen Bühnenvereins, Prof. August Everding, gegenübersaß, um ihn zu überreden, bei unserem Chirurgenkongress den abschließenden Festvortrag zu halten. Und ihm dazu noch das Thema aufzugeben. Es lautete: „Die Kunst des Führens – Führung in der Kunst".

Und Everding hat daraus ein wahres Kunstwerk – mehr noch ein rhetorisches Feuerwerk – gemacht. Es war die beste seiner vielen Reden[1] und ich habe damals alle Kollegen bedauert, die sie verpasst hatten – -ähnlich wie Heinrich V. seine zuhause gebliebenen Landsleute nach der glorreichen Schlacht von Agincourt:

„*and gentlemen in England now-a-bed*
*shall think themselves accurs'd, they were not here*"[2]

Was hat er denn nun gesagt? Was hat er einem, der sich anschickt, ein Theater, eine Fußballmannschaft oder eine Klinik zu führen mit auf den Weg gegeben? Die Antwort ist von existentieller Bedeutung, denn man muss wissen, dass die große Mehrheit derer, die als Klinikchefs scheitern, nicht wegen irgendwelcher Kunstfehler, sondern über Führungsprobleme zu Fall kommen.

Jetzt aber Everding: „*Wenn ich derjenige bin, der die Kunst der Führung anderer* können *muss, dann muss ich zuerst fragen: Wer bin ich? ..... . Mit Selbsterkenntnis muss man beginnen, bevor man andere führt*".

Und später: „*Ich muss Autorität haben. Ich darf nichts vorgaukeln, was ich nicht bin*".

Das meine ich ist schon der Kern des Ganzen. Es ist mit einer Klinik wie mit der Familie: Man kann noch so viele gescheite Ratgeber lesen, noch so viele Schulungskurse belegen, – am Ende muss man sich selbst treu bleiben. Auf *Dauer* geht es nicht anders,

# 10. Kapitel

weil kein Vater seiner Familie, kein Chef seiner Klinik über Jahre oder gar lebenslang etwas vorgaukeln kann. Letztlich kommt es darauf an, ein Beispiel – ein möglichst gutes – zu geben und zu *leben*. Man kann eine Klinik nicht vom Schreibtisch aus führen. Man muss es an vorderster Front tun, d. h. am Krankenbett und im Operationssaal. Man muss die Fürsorge für die Patienten und für die Mitarbeiter zur Chefsache machen – 24 Stunden lang, wenn's sein muss – auch an den Wochenenden. Die Krankheit kennt keine Sonn- und Feiertage.

Und im OP muss der Chef jeden Eingriff des Klinikspektrums selber beherrschen. Möglichst besser als alle anderen – und auch selber durchführen. Gepaart mit „Peer Review" und Selbstkritik hat das nichts mit Hybris zu tun, sondern mit gelebtem Vorbild.

Als ich Klinikdirektor wurde, gab es noch keine der (kostspieligen) Schulungskurse für Führungskräfte. Mit Skepsis habe ich später beobachtet, wie einige meiner Oberärzte – bevor sie in selbstständige Führungspositionen aufrückten – vorsichtshalber derartige Seminare doch aufsuchten. Ich hatte immer gemeint, die Kunst des Führens kann man nicht lernen, musste aber schließlich erkennen, dass einzelne Techniken sehr wohl erlernbar sind.

Hierzu Everding: *„Was man lernen kann, was man können* muss, *ist das* Gespräch *mit den anderen. Oft weiß man sehr wohl, was man dem anderen sagen will, aber man kann es ihm nicht sagen..... Hilft dem Künstler die „Wahrheit", dass er nicht mehr singen kann?"* Wir fügen hinzu: Oder dem Assistenten, dass er besser nicht operieren sollte?!

Dies ist eines der Kardinalprobleme in der Klinikführung, welches ich auch nur unvollkommen lösen konnte. Dabei ist Sprachlosigkeit gerade auf diesem heiklen Gebiet ein Unrecht, das zu Chirurgenschicksalen führt, wie jene des Berliner Prof. H. (erwähnt in der 2. Skizze des 8. Kapitels) und der Mannheimer Professoren S. und F..

Unter meiner „Führung" durfte Prof. S. weiterhin alle Gefäßpatienten operieren, die ihm zugewiesen wurden und Prof. F. wurde auf einer operativen Station eingesetzt. Ein enigmatisch-tragisches Schicksal löste kurz darauf beide Probleme: Prof. S. brach mitten in einer Operation zusammen und verstarb innerhalb weniger

## Direktor der Chirurgischen Uniklinik in Mannheim (1972 – 1998)

Wochen an einem unheilbaren Gehirntumor; Prof. F. zog souverän die Konsequenzen und sich in sein Gerinnungslabor zurück, um sich den Faktor XIII-Studien zu widmen.

Und noch ein Everding-Zitat: „*Man sollte bei der Kunst der Führung wissen, wer der Partner ist – also: Nicht nur seine biographischen Skizzen, sondern den Partner als Partner kennen und um seine Schwierigkeiten wissen*".

Diesen wichtigen Rat hatte ich bereits als Leitender Oberarzt in Heidelberg vorweggenommen. Nun in Mannheim konnte ich ihn verwirklichen. Man hatte den Eindruck, dass die Chefs der damaligen Mammutkliniken viele ihrer Assistenten überhaupt nicht kannten – gar nicht kennen konnten. Ehrgeizige schafften es, nicht immer ohne sich ihrer Ellenbogen zu bedienen, nach oben zu drängen. Ungeschickte – sicher auch Ungeeignete – verschwanden in irgendeinem „Bermuda-Dreieck". Eine geordnete, leistungsbezogene, aber faire und transparente Weiterbildung gab es nicht.

Das haben wir in Mannheim vom ersten Tag an geändert – und zwar durch sechs Maßnahmen:

1. Für jeden Mitarbeiter hatten wir ein Ansteckschild (vielleicht nur eine Äußerlichkeit) mitgebracht, damit uns gleich zu Beginn die Namen vertraut wurden.
2. Jede(r) Mitarbeiter(in) wurde zu einem ausführlichen Gespräch über seinen/ihren Werdegang, seine/ihre Zukunftspläne und – wünsche eingeladen. Das nahm neben dem übervollen Klinikprogramm ganze acht Wochen in Anspruch.
3. In der Zwischenzeit durfte jeder ein vorbereitetes Formular ausfüllen, in das der bisherige Weiterbildungsweg (auf welchen Stationen und für wie lange man wo gewesen war) und eine detaillierte Auflistung der bisher durchgeführten Operationen einzutragen war.
4. Alle diese Daten wurden auf einer großen Magnettafel in meinem Dienstzimmer aufgetragen. Ab jetzt fand die tägliche Operationsplanung vor dieser Tafel statt. Man konnte so auf einen Blick erkennen, welcher Assistent für eine gewisse Operation einsetzbar sei und wo es noch Lücken gab.

## 10. Kapitel

5. Wir ließen für jeden Mitarbeiter ein „Logbuch" drucken (angelehnt an die Fahrtenbücher der Seeleute), in das nicht nur die erwähnten Daten und jede zukünftige Operation einzutragen waren, es gab auch noch eine Rubrik für Kongressbesuche und eigene Veröffentlichungen – und am wichtigsten – es gab eine „Jammerecke". Hier konnte jeder seine Hoffnungen und Wünsche, besondere Ereignisse, Verbesserungsvorschläge und Kritik loswerden.
6. Diese Logbücher wurden halbjährlich eingesammelt, sorgfältig von mir durchgelesen und schriftlich beantwortet (!). Sie wurden dann zur Aktualisierung der großen Tafel herangezogen und in einer ausführlichen Oberarztsitzung einzeln durchgesprochen. Daraus ergaben sich schließlich die Beförderungen und geordneten Umbesetzungen auf den Stationen.

So wurde die Weiterbildung leistungsbezogen und transparent zugleich. Als die Mitarbeiter die Auswirkungen zu spüren begannen, fassten sie Vertrauen und machten begeistert mit. Nie habe ich ein „offenes Messer" gesehen. (Das war wohl ohnehin nur ein Gerücht). Im Gegenteil: Auch die älteren Mannheimer – allen voran Prof. Oberdalhoffs letzter „Leitender", Dr. Friedrich Dittmar, den ich als solchen gerne weiterbeschäftigte, waren durchaus kooperativ. Nach und nach verselbstständigten sie sich oder wurden zu Chefärzten benachbarter oder ferner Kliniken (z. B. Dittmar in Schwetzingen und Bussmann in Herne).

Natürlich gab es im Laufe der Jahre auch in Mannheim einige wenige Problemfälle. Das waren Mitarbeiter, die durch mangelnden Einsatz oder eigenartiger Persönlichkeitsstruktur nicht in unsere bald so harmonische Mannschaft passten. Die wenigsten hatten „10 Daumen" – waren also handwerklich nicht für die große Chirurgie geeignet. Kein einziger wurde entlassen. Von keinem haben wir uns im Streit getrennt. Aber wir haben uns getrennt. Einvernehmlich. Durch meine „Zensuren" im Logbuch vorgewarnt, in zusätzlichen Gesprächen konkretisiert – (wobei mir die Gespräche stets schwerer fielen, als schriftliche Bewertungen) – auf diese Weise hatte der Betroffene genug Zeit, um sich entweder zu „bessern" oder eine andere Stelle zu suchen. Der Wechsel erfolgte fast immer in ein anderes Fach – und er war

## Direktor der Chirurgischen Uniklinik in Mannheim (1972 – 1998)

mehrheitlich von Erfolg gekrönt, so dass am Ende diese „Ehemaligen" ihrem Mannheimer Chef auch noch Dank bekundeten. Diese Weiterbildungsmaßnahmen sind selbstverständliche Bausteine einer ordentlichen Klinikführung. Und dennoch waren sie damals noch so ungewöhnlich, dass mit der Zeit angehende Klinikchefs aus anderen Kliniken – unter ihnen auch zukünftige Ordinarien – den Weg nach Mannheim fanden, um sich darüber zu informieren.

Wie lässt sich Erfolg oder Misserfolg einer Klinikführung messen? Ich weiß, dass das heute mit Budgeteinhaltung, Impact Faktor, Drittmitteleinwerbung u.ä.m. erledigt wird. Aber in dieser Skizze geht es vornehmlich um Weiterbildung, um Menschen und ihre Schicksale im Beruf. Mehr noch als die Zahl der Selbstständigen (36 Chefärzte, 1 Ordinarius, 32 niedergelassene Chirurgen in 26 Jahren) zählt die Tatsache, dass sie erfolgreich und glücklich in ihrer Tätigkeit sind, dass keiner gescheitert ist, keiner ins „Mutterhaus" zurückgeschickt werden musste.

Ein weiterer Parameter ist die Antwort auf die Frage: „Gehen Sie jeden Morgen gerne in Ihre Klinik?" Dass ich selber diese Frage (mit ambivalenter Ausnahme des allerersten Tages!) über 26 Jahre hinweg positiv beantworten konnte, spricht für das Arbeitsklima, das von allen Mitarbeitern getragen und gefördert wurde (Abb. 28).

Wenn ich in dieser Skizze oft das „wir" benutzte, so soll das nicht den majestätischen Plural markieren. Wir waren tatsächlich drei. Karl Heinz Kersting, nach vier und Ulrich Rückert nach zwei Jahren an der Heidelberger Chirurgie hatten sich freiwillig (!) erboten, mich nach Mannheim zu begleiten. Ich hatte das große Glück, zwei zuverlässige sympathische Mitarbeiter zu gewinnen, die sich zudem anschickten, Ausnahmechirurgen zu werden. Mit ihrem unauffälligen und unermüdlichen Einsatz eroberten sie schnell Respekt und Sympathie der Mannheimer Mannschaft. Beide arbeiteten sich u. a. in die Gefäßchirurgie ein, beide habilitierten sich mit Arbeiten auf diesem Gebiet und beide verließen uns wieder nach fünf Jahren. K.H. Kersting übernahm die Chirurgie des Loretto Krankenhauses in Freiburg, wo er bis heute einer der gesuchtesten Chirurgen im Südwesten der Republik ist. U. Rückert zog ebenso erfolgreich nach Landstuhl.

# 10. Kapitel

In den ersten Mannheimer Jahren wich „K. H." nicht von meiner Seite. Gemeinsam diskutierten wir alle Probleme – nicht nur die chirurgischen – und meisterten sie fast alle. Wenn ich durch mein OP-Buch blättere, so sehe ich, dass in den ersten Monaten fast nur K.H. als erster Assistent fungierte: Bei Speiseröhrenresektionen, porto-cavalen Anastomosen (die waren inzwischen wieder gestattet, nachdem wir 21 konsekutive Eingriffe ohne Todesfall vorlegen konnten), Aortenisthmusstenosen (plastische Erweiterung von Hauptschlagaderverengungen), Lungenlappenentfernungen und bei der ersten Whipple'schen Operation (von der noch die Rede sein wird). K.H. war ein selten effektiver, weil so wohltuend unaufdringlicher Assistent. Dabei war er genial innovativ und erfand immer neue Instrumente.

Es reicht! Ich komme ins Schwärmen. Dabei gab es auch noch andere gute Mitarbeiter. Aber das höchste Lob, das ich in späteren Jahren manchmal nach langer schwieriger Operation austeilte, war dieses: „Er wollte mich Kersting vergessen machen – es ist ihm fast gelungen!"

## 2. Skizze: Das Spektrum der Klinik

*„Man muss immer in dieselbe Ecke pinkeln – bis es stinkt!"*

Dieser unappetitliche Ratschlag eines Spezialisten – von einem der immer mehr über immer weniger weiß, also – hat natürlich auch mich im Laufe meines akademischen Werdeganges erreicht. Stets habe ich versucht, mich taub zu stellen und immer eine neue Ecke zu finden. In Heidelberg und Mannheim gab es ja viele Ecken.

Heute schütteln wir den Kopf über eine Klinik mit 374 Betten, in denen Patienten mit viszeral-, thorax-, gefäß-, unfall-, und kinderchirurgischen Leiden unter der Verantwortung eines einzigen Klinikdirektors liegen. Aber 1972 kam es offenbar auf die Bettenzahl an. Betten füllten sich mit Patienten – benötigten Assistenten – brachten Mittel und Macht – und am Ende noch mehr Betten (!). Dass dieser Circulus vitiosus die Kostenspirale immer höher schraubte, schien niemanden zu beunruhigen.

## Direktor der Chirurgischen Uniklinik in Mannheim (1972 – 1998)

Aber nicht genug, bei meiner allerersten Chefvisite waren nicht nur alle 374 Betten voll belegt. Die Patienten lagen auch noch dicht gedrängt auf Notbetten und Tragen in den Fluren, Gängen und Alkoven der Klinik. Unter ihnen ältere, aber durchaus gehfähige Großmütterchen mit Speichenbrüchen oder Patienten, die nach Schilddrüseneingriffen mit breiter Halskrause 14 Tage lang hochaufgerichtet das Bett hüten mussten. Andere Zeiten, andere Sitten: Heute verlassen Schilddrüsenpatienten die Klinik ein bis zwei Tage postoperativ, während Unterarmbrüche gar nicht erst aufgenommen werden.

Innerhalb weniger als drei Wochen waren die Notbetten verschwunden – die Gänge frei. Und in weniger als drei Jahren war die Bettenzahl unserer Chirurgischen Klinik praktisch halbiert. Das wurde durch den Umbau der großen Krankensäle in freundlichere Zweibettzimmer erreicht und durch die Einrichtung neuer Spezialabteilungen:

Ab 1.1.73 die Neurochirurgie (mit ca. 40 Betten), ab 1.3.73 die Kinderchirurgie (ca. 60 Betten) und ab 1.2.75 die Unfallchirurgie (ca. 80 Betten).

Bei der Auswahl der neuen Abteilungsleiter ließ man mir freie Hand. Und ich wählte – im Einvernehmen mit der Stadtverwaltung natürlich – kongeniale, bewährte Spezialisten. Und natürlich waren alle drei „erste beste" Oberärzte aus Heidelberg:

Prof. Wolfgang Piotrowski, der zuvor die Heidelberger Neurochirurgie kommissarisch geleitet hatte, Priv.-Doz. Ingolf Joppich, der seinem Chef Prof. Hecker von Heidelberg an die Münchner Kinderchirurgie gefolgt war und Priv.-Doz. Rochus Plaue, der als unfallchirurgischer Oberarzt von der Orthopädie in Heidelberg-Schlierbach kam (Abb. 29). Alle drei leiteten nun als apl-Professoren ihre Kliniken völlig selbstständig. Die geplante Umwandlung in Ordinariate allerdings kam erst später ihren Nachfolgern zugute.

Das „Mannheimer Modell", wie wir es nannten, funktionierte ein Vierteljahrhundert lang harmonisch und zu aller Zufriedenheit mit gemeinsamen Morgenrapport, Morbiditäts- und Letalitätskonferenzen, Fortbildungen, Jahresberichten und vor allem einer gut funktionierenden Rotation aller Assistenten zwischen den Abteilungen. Im Laufe der Jahre schrumpften die gemeinsamen

# 10. Kapitel

Veranstaltungen zusammen – sei es durch zunehmende zeitliche Beanspruchung jedes Einzelnen oder hie und da auch durch Abgrenzungstendenzen. Die Rotation, das Gespräch miteinander oder die Harmonie wurden dabei nie gestört.

Für unsere „Chirurgische Klinik" – ganz bewusst hielten wir an diesem allgemeinen Titel fest – gab es noch immer ein großes Spektrum zu bewältigen. Allerdings galt das hauptsächlich für Klinik und Lehre. In der Forschung mussten wir uns gezielt auf spezielle, überwiegend klinische Forschungsprojekte konzentrieren.

Die Graphik einer meiner „künstlerischen" Mitarbeiter, Dr. Werner Schaupp (der später ein hochangesehener Chefarzt in Weinheim wurde) umreißt das Spektrum unserer Klinik in den 90er Jahren (Abb. 30): Der Patient steht ganz in der Mitte. Schließlich geht es nur um ihn. Das heißt, dass es keinen Baustein in diesem Spektrum geben darf, der mit seinen Ergebnissen den Vergleich mit anderen Kliniken im In- und Ausland nicht standhält. Das gilt für die Ausschälung verstopfter Hirnschlagadern genauso wie für erweiterte Lungenresektionen, für die Entfernung von dreivierteln einer Leber, wie für die Transplantation einer vom Bruder gespendeten Niere.

Um das zu gewährleisten genügte es nicht nur möglichst viel und gut zu operieren. Wir bemühten uns, die Ergebnisse unserer Klinik stets auf dem letzten Stand abrufbar zu halten. Dazu wurden 18 kleine Arbeitsgruppen mit einem Oberarzt an der Spitze gebildet, die sich jeweils einem der Bausteine besonders annahmen. Mit Hilfe der Operationslisten, Letalitäts- und Morbiditätskonferenzen (das waren die regelmäßigen „Vollversammlungen", auf denen alle Todesfälle, alle Komplikationen offengelegt und besprochen wurden) konnten unsere Ergebnisse analysiert werden. Sie wurden außerdem in unseren Jahresberichten sowie wissenschaftlichen Zeitschriften veröffentlicht und mit „den anderen" über Literaturstudium und Kongressbesuche verglichen. Etliche Jahre später bekam dies alles einen Namen: „Interne Qualitätssicherung" – fast so, als ob es zuvor keine Qualität gegeben habe. Dabei hatte Theodor Billroth alles schon vor über einem Jahrhundert vorweggenommen.[3]

Inzwischen machte ich für mich selber als Klinikchef zwei verblüffende Entdeckungen:

## Direktor der Chirurgischen Uniklinik in Mannheim (1972 – 1998)

Erstens, ausgestattet mit einer soliden Grundtechnik, mit Kenntnissen in der Anatomie und Pathophysiologie, mit Vorsicht und Selbstkritik kann man sich durchaus erfolgreich an „neue" Eingriffe heranwagen.

Und zweitens, ein Chirurg, der bereits als Oberarzt nicht ohne Erfolg operiert hatte, erlebt als alleinverantwortlicher Chef noch mal einen Quantensprung nach oben. Das belegen u. a. meine Erfahrungen mit der Pankreas (Bauchspeicheldrüsen)-Chirurgie.

Diese geheimnisvolle Drüse, von weisen Ärzten als „Sitz der Seele" apostrophiert, galt wegen ihrer versteckten Lage hinter dem Bauchfell, umgeben von gefährlich pulsierenden Blutgefäßen und angefüllt mit alles zersetzenden Verdauungssäften von jeher als das Chirurgie-feindlichste Organ. Eine beiläufige Verletzung, eine undichte Naht an diesem Organ kann tödlich sein. Als Paradigma eines schwierigen Pankreaseingriffs gilt bis heute die sogenannte Whipple'sche Operation – der „Cadillac" unter den Baucheingriffen. Dabei war es eigentlich gar nicht Allan O. Whipple, der im Jahre 1935 diesen Eingriff inaugurierte[4], sondern der Berliner Chirurg Walter Kausch, der schon 25 Jahre früher über den ersten erfolgreichen Eingriff dieser Art berichtete[5].

Worum geht es dabei? Bei dieser Operation – auch Duodenopankreatektomie genannt – wird der Kopfanteil der Drüse, meist wegen eines bösartigen Tumors, in einem Stück mitsamt Zwölffingerdarm, Gallenblase und unterem Magendrittel entfernt. Heikler noch als dieser erste Schritt der Resektion ist der zweite, nämlich die Wiederherstellung der Magen-Darm-Passage und -funktion durch Neuverbindungen von Gallengang, Magen und Pankreasrest mit dem Dünndarm.

Während Whipple gegen Ende seiner Laufbahn eine Sterblichkeit für den nach ihm benannten Eingriff von 35 % billigend in Kauf nahm, war diese Quote im Jahre 1972 auf 20 % herabgesunken. Aber wenn man die Ergebnisse einiger großer Zentren ausklammert, dann hat sich diese Operationsletalität bis heute weltweit kaum weiter verbessert.

In Heidelberg durfte ich zwei dieser damals noch seltenen Operationen durchführen: Der eine Patient war Morphinist, der andere bereits sechs Monate zuvor woanders wegen „Inoperabilität" seines Tumors mit einer Notlösung versehen. Keiner dieser beiden Patienten überlebte länger als zehn Tage. Ich trat also kaum in Mannheim als Pankreaschirurg an und ich wollte auch keiner werden.

Aber nach und nach suchten auch Patienten mit Pankreasproblemen unsere Hilfe. Der erste, im Dezember '72, war sogar Kollege – ein Radiologe. Schließlich hatten wir 36 Whipple'sche Operationen hintereinander erfolgreich und ohne einen Todesfall durchgeführt. Die 37. Patientin erlag dann leider einer akuten Entzündung im verbliebenen Pankreasrest. Damit lag die Sterblichkeit für diesen Eingriff an der Mannheimer Klinik bei 2,7 % (wenngleich man bei der geringen Zahl noch nicht von Prozenten sprechen sollte). War das nun „beginners luck" oder war es Zufall? Was immer es auch war – als ich 26 Jahre später nach 642 Whipple'schen Operationen das Skalpell an meinen Nachfolger weitergab, lag die Gesamtmortalität immer noch bei 2,3 %. In diesem Krankengut enthalten ist übrigens eine konsekutive Serie von 144 Duodenopankreatektomien, die zwischen 1985 und 1990 ohne einen Todesfall durchgeführt werden konnten.

Ich beeile mich hinzuzufügen, dass außer dem Chef, der bei (fast) jedem „Whipple" zugegen war, weitere 14 Oberärzte als Operateure (letztlich die ganze Klinik) beteiligt waren.

Natürlich ist eine niedrige Operationssterblichkeit nur *ein* Parameter von mehreren. Eine niedrige Komplikationsrate, lange Überlebenszeiten und eine gute Lebensqualität der operierten Patienten – sie alle tragen zum Gesamtergebnis bei. Und das war in Mannheim doch offenbar so, dass wir ganz unverhofft sozusagen „unsere Ecke" (siehe oben!) gefunden hatten. Das heißt, man stellte uns schließlich in diese Pankreas-Ecke. Und ich dachte mir: Wenn schon „Ecke", dann lieber Pankreas als Krampfadern oder etwa Hämorrhoiden – obgleich auch das durchaus behandlungswürdige Leiden sein konnten.

Als wir nach Mannheim zogen, gab es dort noch keine große Leber-, Pankreas-, Lungen- oder Gefäßchirurgie – keine Transplantationen. Mit der Zeit konnte das Spektrum um all diese Punkte und weitere bemerkenswerte Varianten erweitert werden. Wir waren keine Pioniere, aber wir gehörten zu den ersten, die aussichtsreiche Neuerungen aufgriffen. Hierzu nur zwei Beispiele

## Direktor der Chirurgischen Uniklinik in Mannheim (1972 – 1998)

– und vorweg ein treffendes englisches Sprichwort: „It's the *second* mouse that gets the cheese!" (mit Blick auf die Falle).

Es waren zwei Gastprofessoren, die uns Ende der 70er Jahre auf eine segensreiche Innovation aufmerksam machten, bei deren Entwicklung sie maßgeblich mitgewirkt hatten. Die Gäste: Mein Freund Eric Fonkalsrud, Kinderchirurg in Los Angeles, und John Nichols, Chirurg am Londoner St. Marks Hospital für Mastdarmerkrankungen. Die Neuerung: Die *kontinenzerhaltende Prokto-Kolektomie*, d. h. die Entfernung des gesamten Dick- und Mastdarmes unter weitgehender Erhaltung der natürlichen Schließmuskelfunktion. Diese Operation war vor allem bei zwei Erkrankungen lebensrettend: Bei der schweren Entzündung des gesamten Dickdarms (Colitis ulcerosa gravis) und beim generalisierten Polypenbefall desselben Darmabschnitts (familiäre Adenomatosis coli), die als Krebsvorstufe gilt.

Erst 1981 stießen wir auf eine ganze Familie (es waren sechs Geschwister!) mit diesen gefährlichen Dickdarmpolypen. Das war der Beginn einer langen Serie dieser neuen Operation, die vielen unserer Patienten nicht nur das Leben rettete, sondern gleichzeitig einen künstlichen Darmausgang ersparte. In Deutschland waren wir damit die ersten und unser Operationsfilm wurde sogar in London ausgezeichnet. Bald aber wurden wir von unseren Heidelberger Nachbarn unter ihrem Chef Christian Herfarth, dem Nachfolger Fritz Linders überholt, zumal man dort über ein größeres Krankengut von entzündlichen Darmerkrankungen verfügte.

Die Anfänge der *minimal-invasiven Chirurgie* wurden von mir skeptisch verfolgt und sogar mit kritischen Kommentaren begleitet. Das galt besonders für den Gynäkologen Prof. Kurt Semm, der in Kiel frevelhaft seine Fachgrenzen überschritt und die Entfernung des Wurmfortsatzes (eines sakrosankt chirurgischen Organs!) auf laparoskopischem Wege, d. h. durch das sprichwörtliche „Schlüsselloch" propagierte[6]. Obgleich Sinn und Unsinn der Appendektomie, einem ohnehin kleinen Eingriff, auf laparoskopischem Wege auch heute noch umstritten sind, konnte ich Prof. Semm, der als Pionier die ganze neue Richtung angestoßen hatte, zehn Jahre später beim Deutschen Chirurgenkongress Abbitte tun und ihn mit dem Mikulicz-Kelling-Laparoskopiepreis entschädigen.

## 10. Kapitel

Aber zurück. Als im November 1989 die erste laparoskopische Gallenblasenentfernung an der Kölner Universitätsklinik im „Stern" veröffentlicht wurde, hat auch das mich wenig überzeugt. Die vier kleinen Schnitte zur Einführung der Endoskope und Instrumente seien aneinander gereiht auch kaum kürzer als unsere konventionelle Inzision, meinte ich.

Im April '90 folgte ich einer Einladung als Gastprofessor am Johns Hopkins Hospital in Baltimore. Dort erlebte ich zufällig die 12. und 13. laparoskopische Cholezystektomie von Tom Gadacz. Blitzartig wurde ich vom Saulus zum Paulus. Ein schönes Beispiel dafür, dass ein Gastprofessor oft mehr lernt, als er lehrt. Ich konnte die Heimkehr kaum abwarten. Es bedurfte keiner zehn Tage, um die damals schon restriktive Verwaltung von der Notwendigkeit der neuen Richtung zu überzeugen, Apparatur und Instrumente von der uns gewogenen Firma Storz zu besorgen, einen erfahrenen Experten, Prof. Sir Alfred Cuschieri aus Dundee einzufliegen, und mit der laparoskopischen Chirurgie zu beginnen.

Diese erste Mannheimer laparoskopische Cholezystektomie war eine Katastrophe – *beinahe!*. Die Engländer würden sagen: „We made it *look* difficult!" – Wir haben uns die Sache unnötig schwer gemacht. Die Patientin hatte zwar Gallensteine und am Ende strahlte sie glücklich, als diese auf ihrem Nachttisch lagen und ihr die vier kleinen Oberbaucheinstiche kaum Beschwerden bereiteten. Aber sie hatte nicht miterlebt, dass dieser Eingriff fünf (!) Stunden gedauert hatte, weil die Gallenblase in schwerste Verwachsungen eingemauert war und weil Alfred Cuschieri nicht nachgeben und auf die konventionelle Operation „umsteigen" wollte – was man heute problemlos getan hätte.

Erst drei Wochen später mit günstigeren Patienten und mit Nat Soper aus St. Louis als Mentor platzte sozusagen der Knoten. Jetzt konnten wir uns kaum retten vor Patienten, die sich plötzlich alle entschlossen, ihre lange ertragenen Gallensteine loszuwerden. Und dennoch, die ersten 20 Eingriffe mit der ganz und gar ungewohnten Technik kosteten uns so manches Herzklopfen. Getreu seiner bereits erwähnten Prinzipien hat der Chef die ersten 20 Operationen höchstpersönlich durchgeführt. (Ich meine zu wissen, dass nicht allzu viele Ordinarien derselben Generation sich der Mühe unterzogen, so „kurz vor Schluss" die laparoskopische Technik

## Direktor der Chirurgischen Uniklinik in Mannheim (1972 – 1998)

noch zu erlernen). Schrittweise wurden alle Mitarbeiter in das neue Verfahren eingewiesen. Und wie das so geht (nach dem Motto „See one – do one – teach one") haben wir noch im selben Jahr zwei gutbesuchte laparoskopische Kurse in Mannheim abgehalten – bevor die Industrie sich dieser Aufgabe sozusagen professionell annahm.

Das böse Schlagwort von der „learning curve" traf sicher für jeden einzelnen von uns zu. Wir haben aber nicht riskiert, dass es auch für unsere Patienten gelten könne. So hatten zwar auch wir eine der gefürchteten Gallengangsverletzungen. Es war aber nur ein seitliches Leck und es passierte nicht in der Lernphase, sondern bei Fall Nummer 1597!. Ich habe die laparoskopischen Eingriffe mit großer Begeisterung bis zum Ende meiner Tage durchgeführt.

Es schien wie eine Offenbarung, wenn ein gestresster Zahnarzt am Freitag seine Gallenblasenentfernung erledigen ließ, um am folgenden Montag bereits wieder die anberaumte Sprechstunde zu versorgen; oder wenn ein 62-jähriger Patient vier Stunden nach einer Rezidivleistenbruchoperation ohne Hilfe das Bett verlassen und vergnügt auf und davon spazieren konnte. Aber das vorausgesagte Ende der Bauchchirurgie, so wie ich sie gelernt hatte, das hat bislang der minimal-invasive Zugang doch nicht bewirken können.

Mit Glück und vielleicht ein wenig Gespür gelang es uns noch drei weitere wichtige Techniken in unser chirurgisches Spektrum einzubinden: Die Endoskopie, den Ultraschall und die interventionellen Arterieneingriffe.

Schon unter meinem Vorgänger hatte sich Dr. Bernd C. Manegold für die *chirurgische Endoskopie* entschieden. Unter meiner Ägide konnte er sich 1975 auf diesem Gebiet habilitieren und eine Abteilung aufbauen, die bald den Neid der anderen Chirurgischen Kliniken in unserem Lande erwecken sollte. Auch Internisten der weiteren Umgebung (die späteren Gastroenterologen) ließen ihre Problempatienten bei Manegold in Mannheim endoskopieren – insbesondere die Notfälle außerhalb der Dienstzeiten. Seit 1980 ist eine selbstständige Abteilung innerhalb der Chirurgischen Klinik etabliert. Die enge Zusammenarbeit hat sich segensreich auf beide ausgewirkt: Chirurgische Assistenten rotieren in die Endoskopie,

# 10. Kapitel

werden dort ausgebildet und beteiligen sich an der Rund-um-die-Uhr Rufbereitschaft der Endoskopie. Sie ist vor allem aus unserer Aktivität in der Pankreas- und Gallenwegschirurgie nicht mehr wegzudenken.

Dass der *Ultraschall* zum zweiten Stethoskop jedes Mannheimer Chirurgen (mit Ausnahme des Chefs!) wurde, verdanken wir der Einstellung eines Assistenten, der seine Dissertation diesem Thema gewidmet hatte und sein Know-how rasch an andere weitergab. Bald konnte ein eigenes fahrbares Ultraschallgerät für die Chirurgie angeschafft werden, das pausenlos im Einsatz war: In der Notaufnahme (z. B. bei stumpfen Bauchverletzungen), im Operationssaal (v. a. in der Leberchirurgie), auf der Wachstation (zur Diagnostik postoperativer Komplikationen) – und im Nachtdienst auch in allen anderen Kliniken.

1978 nahmen wir Dr. Hans-Wolfgang Menges in unsere Klinik auf. Bevor er sich für die Chirurgie entschied, hatte er zwei Jahre beim Pionier der interventionellen Radiologie, Prof. Andreas Grüntzig (dem Erfinder des Ballonkatheters) in Zürich gearbeitet. So kam es, dass am Klinikum Mannheim die Radiologen die perkutane *Angioplastik* (die unblutige Dehnung verengter Arterien mittels eines durch die Haut eingeführten Ballonkatheters) von den Chirurgen lernen konnten. Inzwischen – 20 Jahre später – ist diese Technik längst von den Radiologen weiterentwickelt und übernommen worden, während Professor Menges Chefarzt der Klinik für Allgemein-, Thorax- und Gefäßchirurgie in Eschweiler ist. Unsere Gefäßpatienten haben auf jeden Fall auch von dieser Neuentwicklung profitiert und gleichzeitig ist die Zahl der rekonstruktiven Gefäßoperationen sogar noch angestiegen.

Wenn man dieses Spektrum der Mannheimer Klinik – Allgemein-, Viszeral-, Thorax- und Gefäßchirurgie – Revue passieren lässt, so erscheint es kaum noch zeitgemäß. Zu seiner Zeit aber hat es auf hohem Niveau gut funktioniert („although I say it, who shouldn't"!).

Über die Jahre sind insgesamt 193 Chirurg(inn)en von dieser Atmosphäre geprägt worden und – was optimistisch stimmt – 16 der Chefs, die aus dieser Kaderschmiede hervorgingen, tragen drei oder vier Säulen des Mannheimer Spektrums in ihren eigenen Kliniken auch ins 21. Jahrhundert hinein.

## 3. Skizze: Zwei Tage im Leben des Michail T.

*"Mannheimer Nächte ersetzen die Kriegsjahre!"*
Es war schon was dran, an diesem markig übertriebenen Schlachtruf meiner Assistenten. Immerhin, im Vergleich zu Heidelberg, war Mannheim eine Großstadt mit einem Hafen, einem Milieu und einem hohen Anteil an Asylsuchenden aus anderen Kulturen. Da gab es eine Menge Arbeit und nur wenig Schlaf für die Nachtdienstmannschaft. Und wenn wir uns um 07.15 Uhr zum Morgenrapport versammelten, dann las sich die Tafel, auf der die nächtlichen Ereignisse aufgezeichnet und vom „ersten Dienst" vorgetragen wurden, wie das Inhaltsverzeichnis eines Lehrbuchs für akute Notfälle und Verletzungen. Und manchmal wurde obendrein die eine oder andere Tatwaffe (z. B. ein Messer, das einen Bauchstich verursacht hatte) mit Heftpflaster an dieselbe Tafel geklebt.

Diese nächtlichen Katastrophen haben allerdings auch den Chef nicht verschont:
*"Herr Professor! – Schnell! Herzstich in Saal 4. Wir bekommen die Blutung nicht zum Stehen. Kommen Sie schnell!"*

In aller Regel waren unsere acht Oberärzte thoraxchirurgisch geschult und in der Lage, solche Notfälle zu meistern. Auch diesmal wurde zunächst alles richtig gemacht. Aber jetzt sprudelte das dunkle Blut nicht nur aus der Wunde der rechten Herzkammer, sondern aus sämtlichen Stichkanälen der bereits angelegten Nähte. Je mehr Nähte – umso verzweifelter wurde die Lage. Mit jedem Herzschlag spritzte ein zyanblauer Springbrunnen auf die grüne Abdeckung und über sie hinaus. Der Anästhesist kam kaum noch mit dem Blutersatz nach.

Jetzt half nur eines: Aufhören mit Nähen – und Ruhe bewahren. Die Blutung ließ sich durch den sanften Druck dreier Fingerkuppen solange beherrschen, bis die Schwester zwei Teflonstreifen zurechtgeschnitten hatte. Mit diesem weichen Kunststoff als Widerlager, genügte eine einzige elastisch fest geknüpfte Naht, um die Gefahr zu bannen.

Wieder einmal hatte *ein* chirurgischer Noteingriff *zwei* Menschenleben verändert, hatte aus einem Mord einen Fall von Körperverletzung gemacht. Erst jetzt erfuhren wir das Drama: Ein jäh-

## 10. Kapitel

zorniger Bosnier hatte seinen 16-jährigen Sohn niedergestochen. Und die Tat auf der Stelle bereut. Der Sohn hat sich rasch erholt. Dem Vater wurde verziehen. Er kam mit einer symbolischen Haftstrafe davon.

In den ersten vier Mannheimer Jahren, als wir noch in Nußloch wohnten, bedeuteten diese Hilferufe z. B. wegen rupturierter Aortenaneurysmen eine halbstündige Fahrt auf der Autobahn – durch die Nacht. Und oft genug auch noch durch Nebel und über Glatteis. In einer solchen Nacht hatte ich es besonders eilig, weil der Oberarzt L. bei einem Bauchschuss nicht weiterkam. Die Kugel hatte die Hauptschlagader durchschlagen. Nun stand der gute L. am Operationstisch mit einem Finger im Loch und konnte weder vor noch zurück. „Lass den Finger, wo er ist – und rühr Dich nicht, bis ich komme!" (Bei Notfällen wurde geduzt, um Zeit zu sparen).

Der Rest war dann Routine: Freilegung und Abklemmung der Aorta – sozusagen um den Finger herum – dann Reparatur des verletzten Arterienabschnitts. Schon wieder ein verhinderter „Mord". Meistens verbrachte ich dann den Rest einer so angebrochenen Nacht auf der (arg schmalen) Sitzbank meines Dienstzimmers. Denn um 07.15 Uhr wartete ja schon der nächste Arbeitstag.

Und das bringt uns zum Titel dieser Skizze. Wer kennt ihn nicht, den Roman, der Alexander Solschenizyn auf einen Schlag berühmt machte?![7]

Natürlich hinkt der Vergleich: Die Chirurgische Klinik ist kein Archipel Gulag. Außerdem waren es für Iwan Denissowitsch nicht nur 24 Stunden, sondern 3653 Tage. Aber für mich waren es immerhin 51 Stunden mit nur knappen sechs Stunden Schlafpausen. In meinem Terminkalender habe ich die exakten Aufzeichnungen gefunden:

|  |  |
|---|---|
|  | Donnerstag, 4.12.89: |
| 06.25 | Aufstehen |
| 07.15 | Klinikrapport |
| 07.30 – 09.00 | Vorlesung |
| 09.00 – 09.30 | Frühstück – Post und Diktate |
| 09.30 – 15.00 | OP: Cholezystektomie; Pankreatektomie (Frau Sch.) |
| 15.00 – 15.30 | Siesta |

## Direktor der Chirurgischen Uniklinik in Mannheim (1972 – 1998)

| | |
|---|---|
| 15.30 – 19.00 | Visiten auf Station und Schreibtisch |
| 19.30 | Vorbereitungen zur Nierentransplantation |
| 20.30 – 00.30 | Nierentransplantation (Herr P.) |
| 01.30 – 05.45 | Nierentransplantation (Herr H.) |
| 05.50 – 06.45 | Schlafen |

Freitag, 5.12.89

| | |
|---|---|
| 07.15 | Klinikrapport |
| 07.30 – 09.30 | Visiten auf Wachstation, CH2, Post und Frühstück |
| 09.30 – 14.00 | OP: Herniotomie; Subtotale Gastrektomie (Herr H.) |
| 14.00 – 15.00 | Siesta |
| 15.00 – 16.30 | Sprechstunde |
| 16.30 – 19.30 | Visiten, Besprechungen, Schreibtisch |
| 20.00 | Abendbrot zuhause, Diktat eines Briefes über Schwesternnotstand auf CH16 |
| 24.00 | Schlafengehen |

Samstag, 6.12.89:

| | |
|---|---|
| 03.11 | Telefon! Nachblutung (Herr H.) → Klinik |
| 03.45 – 05.45 | Re-Laparotomie: Blutung gestillt |
| 06.00 – 07.00 | Visite auf CH2 |
| 07.30 – 08.15 | Cholezystektomie (OA H.) |
| 8.30 | Visite auf CH16 |

um 9.00 endlich nach Hause.

Bevor sich der allfällige Sturm der Entrüstung über den Hauptschuldigen entlädt („*Verantwortungslos!*", „*Macho!*", „*Was will er überhaupt beweisen?*", „*Heldenchirurg!*", „*Vor's Berufsgericht mit ihm!*") – seien einige Erläuterungen dieser Notiz gestattet:

Cholezystektomie = Gallenblasenentfernung (wegen Gallensteinen)

Pankreatektomie = Diesmal assistierte ich dem OA R. bei einer „Duodenopankreatektomie" wegen Bauchspeicheldrüsenkrebs; es handelte sich um eine 57-jährige Patientin, die 19 Tage später wieder nach Hause gehen konnte.

Siesta = Mittagsschlaf. Ihn habe ich mir noch immer geholt, wo ich ihn finden konnte. Diese zwei Siestas waren vielleicht schlachtentscheidend.

# 10. Kapitel

Nierentransplantation = Einpflanzung einer von einem tödlich Verunglückten entnommenen Niere in einen 28-jährigen Patienten, der bereits zwei Jahre Dialysebehandlungen wegen Nierenversagen hinter sich hatte. *Zwei* Transplantationen hintereinander kamen ausnahmsweise vor, wenn Dringlichkeit und Gewebeübereinstimmung der Empfänger auf unserer Warteliste Vorrang vor den vielen anderen Wartenden ergaben. Aus organisatorischen Gründen war es uns versagt, früher mit Transplantationen zu beginnen. So waren diese beiden Nr. 7 und 8 unserer Serie. Und deshalb wurden sie noch vom Chef selber durchgeführt, bzw. assistiert (die zweite!).

Subtotale Gastrektomie = Entfernung von 2/3 des Magens wegen bösartigem Geschwür bei extremer Fettleibigkeit.

Die Nachblutung betrifft die Anastomose bei demselben Patienten. Er kann zwölf Tage später entlassen werden.

Bei der letzten Operation am samstagfrüh handelte es sich um die Cholezystektomie bei einem Oberarzt der Anästhesie, dem dieser Termin bereits Wochen zuvor zugesagt war. Also wurde er auch eingehalten. Weder der sachkundige (durchaus „mündige") Patient, noch sein Operateur hatten irgendwelche Zweifel bezüglich der Konzentrationsfähigkeit des Letzteren.

Aber Sie, liebe Leser, haben Zweifel und ich kann sie gut verstehen. Schließlich muss jeder Pilot, jeder Busfahrer vorgeschriebene und ausreichende Pausen einlegen. Weniger als sechs Stunden Schlaf innerhalb von 51 Stunden sind auf Dauer nicht ausreichend, aber dies war tatsächlich eine Ausnahme.

Ich könnte jetzt viel erzählen über die *Zeit*, die im Operationssaal lautlos, pfeilschnell und unbemerkt vorübergleitet. Mein längster Eingriff dauerte 14 Stunden (es war eine schwierige, aber letztlich erfolgreiche Pankreatektomie). Acht Stunden waren keine Seltenheit für diese Operationen. Der Durchschnitt lag bei 5½ Stunden. Zusammengerechnet habe ich demnach 20 Wochen, einen Tag und 1¼ Stunden meines Berufslebens allein mit der Durchführung von Duodenopankreatektomien verbracht. Jeder Operateur wird bestätigen, dass man den Flug der Zeit nicht spürt (für den Assistenten mag das allerdings anders sein!). Für den Operateur immer erst *nachher*.

## Direktor der Chirurgischen Uniklinik in Mannheim (1972 – 1998)

Ich könnte erzählen von der *Konzentration*, die ja einen Chirurgen ganz anders in ihrem Bann hält, als den Piloten oder den Busfahrer etwa. Am Operationstisch gibt es keine langweiligen Strecken geradeaus. (Die gibt es allenfalls für den Assistenten). Hier lassen sich wenn nötig immer neue Reserven der Leistungsfähigkeit abrufen.

Aber da Sie das alles nicht überzeugt, hat der fürsorgliche Gesetzgeber das Arbeitszeitschutzgesetz mit Wirkung vom 1.1.96 erlassen. Schon vorher war die Wochenarbeitszeit auf 38 ½ Stunden begrenzt. Jetzt mussten alle Assistenten im Anschluss an den Nachtdienst nach Hause geschickt werden. Auch wenn sie die ganze Nacht über kein Auge aufgekriegt, d. h. geschlafen hatten. Auch das kam manchmal vor.

Das gesetzlich ausgeklügelte System von Freizeitausgleich für geleistete Überstunden hat dazu geführt, dass ein chirurgischer Assistent in der Weiterbildung gerade mal 200 Tage pro Jahr in der Klinik verbringt. Folgerichtig müsste die auf sechs Jahre angelegte Weiterbildungszeit entsprechend verlängert werden – wenn das Gesetz strikt befolgt würde. Wird es das nicht, dann drohen dem verantwortlichen Chefarzt Strafen von DM 30.000 bzw. ein Jahr Haft. Beruhigend ist nur, dass das Ganze, laut §18 Nr. 1 für Chefärzte nicht gilt (!). Da mir die Verjährungsbestimmungen was meine Assistenten betrifft aber nicht so geläufig sind, werde ich diese Skizze besser an diesem Punkt abbrechen ... .

Oder – vielleicht noch dieses, wo wir gerade bei gut gemeinten Verordnungen, sprich Gesetzen, vom sprichwörtlich „grünen Tisch" sind. Es gibt sie zum Strahlenschutz. Es gibt sie zum Schutz vor Infektionen. Alles gut gemeinte, schrecklich komplizierte – und deshalb impraktikable Verordnungen. Also werden auch diese Gesetze ständig unterlaufen, ohne dass jemals auch nur ein Patient oder ein Chirurg *nachweislich* dadurch zu Schaden gekommen wäre. Irgendwann kommt der Verdacht auf, dass es sich vielleicht auch um Arbeitsbeschaffungsmaßnahmen für Gesundheits- oder Gewerbeaufsichtsbeamte handelt. Beamte, die den Patienten, den Chirurgen längst aus den Augen verloren haben. Oder die vielleicht noch nie einen bei der Arbeit gesehen haben.

## 4. Skizze: „Papa, sind wir wohlhabend?"

„Papa, sind wir wohlhabend"?
„Ja, mein Kind, j e t z t sind wir wohlhabend. Und ich will Dir auch gerne erzählen, wie das gekommen ist:
Dein Papa hat sechs Jahre lang Medizin studiert. Und als er mit 24 Jahren alle Prüfungen bestanden hatte und ein erstes Monatsgehalt bekam, da waren es vierhundert Mark.
Zu diesem Zeitpunkt hatte der Maler Lampl (den kennst Du doch) – er wohnt gegenüber – auch seine Lehr- und Gesellenzeit beendet. Nur hatte er bis dahin schon zehn Jahre lang einen viel höheren Lohn bekommen. Damals machte er sein eigenes Malergeschäft auf und verdiente als Malermeister bald zehn mal so viel wie Dein Papa.
Danach war ich zwanzig Jahre lang Assistent an der Chirurgischen Klinik und verdiente zum Schluss (als Oberarzt) dasselbe Geld, mit dem der Herr Lampl zwanzig Jahre zuvor angefangen hatte.
Seit zwei Jahren bin ich nun Chefarzt – Professor gar – und wohlhabend. Aber kaum waren wir wohlhabend, erregte das auch schon das Interesse (oder vielleicht auch den Neid?) der Politiker und der Medien – erstaunlicherweise nicht der Patienten (die wundern sich nur darüber, dass sie für Pankreaseingriffe weniger zahlen müssen, als ihre Ehefrauen für Krampfaderoperationen – woanders). Aber die Zeitungen, das Radio und das Fernsehen! Um den Maler Lampl kümmern sie sich dabei nicht und es interessieren sie auch nicht folgende weitere Vergleiche:
Wenn der Maler Lampl einen roten Klecks auf eine weiße Tapete macht, dann lässt er sich leicht überpinseln – kreuzweise mit Deckweiß. Wenn aber Dein Papa sozusagen einen „roten Klecks" macht, dann gibt es auch ein Kreuz – ein schwarzes.
Der Malermeister Lampl hat noch nie an Sonn- und Feiertagen gepinselt (außer vielleicht hin und wieder eine Schwarzarbeit). Dein Papa geht nun schon 22 Jahre lang – auch sonntags, in die Klinik und oft wird er nachts aus dem Bett geholt.
Diese Arbeitsweise bekommt offenbar dem Malermeister Lampl sehr gut. Er wird sich mit 63 Jahren frühzeitig zur Ruhe setzen. Deinem Papa bekommt seine 72-Stunden-Woche vielleicht

## Direktor der Chirurgischen Uniklinik in Mannheim (1972 - 1998)

nicht so gut. Wer weiß? Am Ende bekommt er mit 50 einen Herzinfarkt. Dann gibt es wieder ein schwarzes Kreuz und wir werden wohlhabend *gewesen* sein. Sechs Jahre lang.
Und außerdem – und das kommt noch hinzu: Von einhundert Mark, die Dein Papa verdient, muss er dreißig an die Klinik abgeben. Dazu kommen noch zwanzig bis dreißig Mark, die er an seine Mitarbeiter weitergibt (an die Oberärzte mehr, Assistenten weniger). Und von den fünfzig Mark, die ihm bleiben, nimmt das Finanzamt noch zweiunddreißig weg. Also behält er von einhundert Mark ganze achtzehn – oder – wenn Du willst, von einhunderttausend immerhin achtzehntausend".
Diese larmoyante Glosse, offenbar 1974 aufgeschrieben, fand ich in meinen Unterlagen. Sie berührt ein Thema, über das zu reden – oder gar zu schreiben – verpönt ist. (Und wenn der werte Leser sich daran stört, mag er geschwind zu nächsten Skizze eilen. Ich bin sowieso gleich fertig).
Unter den Berliner Philharmonikern hält sich das folgende Gerücht: „Wenn Ärzte sich treffen unterhalten sie sich immer über Musik. Wenn Musiker beisammen sind, reden sie – über's Geld!" Es ist dies aber nur ein Gerücht. Auch Chirurgen reden früher oder später über's Geld: Über Budgets, Drittmittel, Gängelung durch die Krankenkassen und über die hohen Abgaben.
Mein Schlusswort zu diesem Dauerbrenner:
*„Es gibt viele viele Chirurgen, zu denen ich mich auch zähle, die sich täglich erneut über e i n e n Tatbestand wundern: Nämlich, dass die Ausübung dieser schönsten aller Berufungen obendrein auch noch s o gut honoriert wird (!)"*[8]

## 5. Skizze: Grabenkämpfe und Fettnäpfchen

Man könnte unser schönes großes Fach, DIE Chirurgie, mit dem Reich der Ottomanen vergleichen, das ja bekanntlich als „Der kranke Mann am Bosporus" apostrophiert wurde. Wie jenes ist auch DIE Chirurgie aus heutiger Perspektive ein viel zu großes, unüberschaubares Gebiet (gewesen). Die Grenzen sind unscharf und wecken Begehrlichkeiten bei den zahllosen kleineren Nachbarn. Und das besonders in diesen Zeiten eines nie zuvor gesehe-

## 10. Kapitel

nen Verteilungskampfes. Davon soll hier die Rede sein. Man hat mir zwar dringend geraten, doch wenigstens diese „Fettnäpfchen" zu meiden. Aber ich will, ich muss dennoch hinein! Mit einer Einschränkung: Nichts – oder fast nichts – von dem, was jetzt folgt, trifft auf das Mannheimer Klinikum in den Jahren 1972 bis '98 zu! Zumindest haben wir es niemals zu einem wirklichen „Kampf" kommen lassen.

Immer dann, wenn meine guten Nachbarn an der Peripherie unseres „Reiches" die Grenzen überschritten – einen Leistenbruch hier, eine Schilddrüse dort „mitgehen" ließen – musste ich an jenen von Hybris angehauchten (zugegeben dubiosen) Grundsatz denken, dass „Jeder *begeisterte* Mediziner irgendwann einmal gerne Chirurg geworden wäre (!)". Dass sie es nicht alle werden konnten, ist ihr Lebenstrauma. Ich hatte Verständnis. Sie taten mir leid. Schließlich kamen solche Piraterien nicht oft vor und wir hatten doch alle mehr als genug zu tun. Also lohnte es sich nicht, aus einer derartigen Unbill gleich einen „Kampf" zu inszenieren. Auch wenn die Heißsporne unter meinen prinzipientreuen Mitarbeitern mich nur zu gerne dazu angestachelt hätten. Nun aber hinein in die Fettnäpfchen!

Als paradigmatisch für das hier angeschnittene Thema mag das Verhältnis zwischen Chirurgie und Anästhesie gelten. Als ich meine chirurgische Lehrzeit in Berlin antrat, war die deutsche Anästhesie – mit erheblicher Verspätung hinter ihrem anglo-amerikanischen Vorbild – gerade dabei, sich aus der Bevormundung durch die Chirurgie zu emanzipieren. Noch wurden die jüngsten – vielleicht auch die manuell unbegabteren? – Assistenten zur Narkose verdonnert (Schlimmer noch: Vielerorts wurden die Narkosen von Schwestern erledigt – mit recht guten Ergebnissen übrigens). Eines war klar: Ein gestandener Chirurg mochte sich nicht mit Narkosen abgeben. Er hatte auch gar keine Zeit dazu. Und trotzdem taten sich die Chirurgen schwer, die Anästhesisten in die Unabhängigkeit zu entlassen. Das hinterließ Verletzungen, die sicher bei der ersten Generation selbstständiger Anästhesiechefs noch lange schmerzten.

Endlich in die Selbständigkeit entlassen begannen die Anästhesisten bald etwas zu vermissen. Eigentlich wollten Sie ja einmal Chirurgen werden – oder?! Jetzt fehlte ihnen der Kontakt mit den

## Direktor der Chirurgischen Uniklinik in Mannheim (1972 - 1998)

wachen Patienten, das Erfolgserlebnis nach gelungener Operation. Sicher, sie hatten einen entscheidenden Beitrag geleistet. Aber so verantwortungsvoll dieser auch sein mag, die Kunst der eigentlichen Narkose ließ sich relativ schnell erlernen. Und so wurde sie auch bald wieder den Jüngeren überlassen. Währenddessen saßen die Arrivierten an ihren Schreibtischen und in Konferenzen, mit dem Ziel – wer kann es ihnen verdenken? – das neue Fach attraktiver und vielseitiger zu organisieren.

Inzwischen sind 40 Jahre ins Land gegangen und aus der anfänglichen Anästhesie-Abteilung („mit 15 Mitarbeitern, einem Schreibtisch und einem Haken für meinen Hut" – so Horst Lutz 1972) ist ein „Institut für Anästhesiologie, Notfallmedizin, perioperative Intensivmedizin und Schmerztherapie" mit über 70 Mitarbeitern geworden, die an 11 verschiedenen Kliniken bis zu 30 Operationstische täglich (und gleichzeitig!) bedienen. (Im gleichen Zeitraum ist die Chirurgische Klinik – sie erinnern sich – von 374 auf 134 Betten (Stand '99) und einem Mitarbeiterstab von 25 zusammengeschrumpft.

Aber es geht noch weiter: Als jüngste Errungenschaft haben die Anästhesisten das sogenannte „OP-Management" auf ihre Fahnen geschrieben. Mit dem vorgegebenen Ziel der optimalen Ausnutzung aller Operationskapazitäten eines Klinikums, sollen nun s i e – als unabhängig übergeordnete Instanz – und nicht mehr die Operateure selber bestimmen, wann, welcher Chirurg, an welchem Operationstisch operieren darf. Nicht der Chirurg bittet jetzt den Anästhesisten um die Dienstleistung einer Narkose bei seinen Patienten, sondern der Anästhesist „vermietet" sozusagen Operationszeit in *seinem* OP-Zentrum an den Chirurgen. Und der muss aus seinem Budget dafür aufkommen.

Die Rollen sind vertauscht! Während der Chirurg sich Tag (und Nacht) ganz auf seine Operationen konzentrierte, hatte der Anästhesist viel Zeit für die Berufspolitik. Etwas überspitzt formuliert: Der Patient soll nun *vor* der Operation vom Anästhesisten begutachtet (Stichwort Risikoambulanz), *während* der Operation von ihm narkotisiert und *anschließend* im Aufwachraum und auf der Intensivstation von ihm betreut werden; und für die Nachwehen ist die Schmerzambulanz der Anästhesie zuständig. Der Chirurg des 21. Jahrhunderts soll wieder dorthin zurückkehren, von wo er

# 10. Kapitel

vor 500 Jahren einmal aufbrach – zum Handwerk. Ihm bleibt nur noch der manuelle Eingriff selber. Der Anästhesist indessen kann sich mit steter Ausweitung seiner Tätigkeit einen entsprechenden Zuwachs an Personal, Macht und Mitteln gutschreiben. Gegen diese Entwicklung wäre gar nichts einzuwenden, wenn sie wirklich zum Wohle unserer Patienten und obendrein auch noch kostensparend wäre. Der Beweis dafür aber steht noch aus. „Evidence-based-medicine" ist hier das modische Stichwort!

In Mannheim allerdings war die Welt noch in Ordnung, solange über allem die weise Einsicht meiner anästhesiologischen Partner, Prof. Horst Lutz (bis er 1987 allzu früh einem Krebsleiden erlag) und Prof. Klaus van Ackern (seit 1989) stand: „Herr Trede, kein Patient kommt zu *uns,* um sich narkotisieren zu lassen. Sie gehen alle zu Ihnen in die Chirurgie, um sich operieren zu lassen. Dafür benötigen sie dann allerdings eine Narkose". Und so ist es doch – oder? So haben die Mannheimer Anästhesisten begeistert und tatkräftig mitgemacht bei der Bewältigung unserer vielseitigen Operationsprogramme. Gerade weil es im OP lautlos, blutsparend und zügig zuging, haben sie uns niemals kleinliche Steine in den Weg gestreut (etwa auf der Intensivstation, durch Absetzen von Operationen u. a. m. ...), wie es andernorts nicht selten vorkommt (Abb. 38).

Neben den kleinen Grabenkämpfen mit Spezialitäten, die sich erst kürzlich aus dem Mutterfach Chirurgie entwickelt haben, der Unfall- und Kinderchirurgie z. B., gibt es solche, mit benachbarten Operationsgebieten und sogar mit jenen, die dem Skalpell von Berufswegen eigentlich abgeschworen hatten. Diese Neben- „kriegs"schauplätze – Mannheim natürlich immer ausgenommen – will ich im folgenden nur kurz skizzieren und dabei das gemeinsame Ziel – nämlich das Wohl unserer Patienten – nicht aus dem Auge verlieren.

Ein Hauptproblem der *Unfallchirurgie* – die es in der anglo-amerikanischen Chirurgie übrigens *so* nicht gibt – entsteht, wenn sie ihren Titel zu wörtlich nimmt. Wenn sie neben den Verletzungen des Stütz- und Bewegungsapparates (der Knochen und Gelenke also) meint, auch noch alle *Unfallfolgen* an den inneren Organen versorgen zu müssen. Es gibt einige ganz wenige Unfallchirurgen, die auch hier kompetent ausgebildet sind. Aber in aller Regel wird

## Direktor der Chirurgischen Uniklinik in Mannheim (1972 – 1998)

wohl jeder Patient seine zertrümmerte Leber, seine zerrissene Bauchspeicheldrüse lieber von einem Chirurgen reparieren lassen, der täglich mit diesen Organen umgeht.

Die *Kinderchirurgie* hat von vorne herein das Problem, dass sie das Kind als Ganzes mit all seinen Fehlbildungen, Erkrankungen und Verletzungen beansprucht, seien diese nun neuro-, thorax-, viszeral-, gefäßchirurgischer oder urologischer Natur. So großartig die Leistungen der Kinderchirurgie bei den Fehlbildungen – also bei Neugeborenen sind, so überzogen erscheint es, wenn sie das „Kindesalter" und damit ihr Tätigkeitsfeld bis zum 18. Geburtstag auszudehnen versucht. Dabei gab es nie Probleme, wenn meine kinderchirurgischen Partner Prof. Ingolf Joppich (von 1973 bis er 1990 die Nachfolge von W. Ch. Hecker in München antrat) oder Prof. Karl Ludwig Waag (ab 1991) das Schicksal der von ihnen operierten Kinder mit Fehlbildungen auch über das 14. Lebensjahr hinaus verfolgen wollten.

Konflikte mit benachbarten operativen Fächern können entstehen, wenn diese ihr im Weiterbildungskatalog klar definiertes Tätigkeitsfeld um die eine oder andere Operation ausdehnen, Eingriffe, die bis dahin von Chirurgen inauguriert, weiterentwickelt und wissenschaftlich bearbeitet wurden. Die *Ohr*speicheldrüse lockt manchen Hals-Nasen-*Ohren*arzt, genauso wie die Neben*niere* den Urologen.

Dass die Chirurgie der weiblichen Brust in Deutschland (übrigens *nur* hier!) in den letzten 30 Jahren fast gänzlich von den Frauenärzten übernommen wurde, werden die Patientinnen kaum registriert haben. Dabei hatten sich Gynäkologen und Geburtshelfer bis in die 60er Jahre ausschließlich mit allem, was unterhalb der Gürtellinie lag, beschäftigt.

Es ist eine Ironie der Geschichte, dass der Einstieg in die Brustchirurgie für Frauenärzte durch die Vorsorgeuntersuchung angestoßen wurde – eine Untersuchung, die den Chirurgen damals übrigens verwehrt blieb. Mein erster gynäkologischer Partner Prof. Peter Stoll (bis 1984) hatte zunächst noch alle von ihm durch Vorsorge entdeckten Brustknoten zur Operation in die Chirurgie überwiesen. Aber allmählich machten sich die Frauenärzte mit der Brustkrebschirurgie vertraut. Ja, sie scheuen inzwischen nicht vor plastischen Eingriffen (einschließlich sog. „Schönheitsoperatio-

379

nen") an der weiblichen Brust zurück. Was wiederum zu Ärger mit den hierfür zuständigen Spezialisten, den Plastischen Chirurgen führt....

Die erwähnte Ironie liegt darin, dass inzwischen der Nutzen dieser Vorsorgeuntersuchung für die Patientinnen durch eine Reihe von wissenschaftlichen Studien, zuletzt aus den Niederlanden, in Frage gestellt wird.

Am Ende muss man sich wohl auf die Formel einigen, dass derjenige Operateur den Eingriff (sei es wegen Brustkrebs, Schilddrüsen – oder Nebennierengeschwulst) durchführen soll, der ihn am besten beherrscht. Und wer das ist, entscheiden letztlich die Patient(inn)en selber.

Bleiben noch die „Grabenkämpfe", mit jenen Disziplinen, die ursprünglich alles andere als chirurgisch ausgerichtet waren – z. B. die Dermatologie (Lehre von den Hautkrankheiten). Wer dieses schwierige Fach wählt (schwierig, weil relativ arm an Erfolgserlebnissen) verdient unseren Respekt. Aber nur wenn man sich daran erinnert, dass jeder *gute* Dermatologe eigentlich einmal Chirurg werden wollte (?!) kann man die Schlagzeile verstehen, mit der ein Kongress der Deutschen Gesellschaft für Dermatologie 1988 eröffnet wurde. Sie lautete: „Das Skalpell ist die wichtigste Waffe der Hautärzte geworden"!

Seitdem haben viele Hautkliniken ihren eigenen Operationssaal und da die Haut das ausgedehnteste Organ des menschlichen Körpers darstellt, gibt es ein reiches Betätigungsfeld. Die Rede ist nicht von Warzen oder Muttermalen, die sich heute so sauber mit Laserstrahlen beseitigen lassen. Nein, die Rede ist z. B. von Krampfadern. Diese liegen zwar *unter* der Haut – aber wie soll die Patientin das wissen. Einige Hautärzte sind wahre Meister der Krampfaderchirurgie geworden, obgleich dies eigentlich in den Bereich der Gefäßchirurgie gehört(e).

Die Rede ist von Hautgeschwülsten, v. a. dem gefährlichen schwarzen Melanom. Natürlich kann ein solcher brauner Tumor im Frühstadium von jedem Arzt erfolgreich entfernt werden. Aber nicht immer lässt sich das Stadium mit Sicherheit voraussagen. Und wenn dann eine Nachoperation, ein ausgedehnter Eingriff, der eventuell die örtlichen Lymphknoten miteinbezieht doch notwendig wird, begibt sich der Hautarzt in Gefahr - sich, aber vor allem seine Patienten. Schließlich sind die Grenzen der Haut eine Frage der Definition. Die Schleimhaut des Afters geht unmerklich in jene des Mastdarms über und diese reicht kopfwärts bis ins Ungewisse. Also operieren Hautärzte auch Hämorrhoiden, Afterfisteln und kleinere Mastdarmgeschwülste. Wiederum machen manche von ihnen das ausgezeichnet.

„Lass' sie doch machen! Seien wir doch froh, wenn sie uns die lästigen Krampfadern und Hämorrhoiden abnehmen ...", war man geneigt (entgegen allen berufspolitischen Überlegungen) zu sagen. Und so gab es auch hier keine Grabenkämpfe.

## 6. Skizze: Das Kongress(un)wesen

In der Eröffnungsrede zum 111. Chirurgenkongress, der ja unter dem Leitmotiv „Ist weniger mehr?" stand, habe ich auch einen Absatz den Kongressen selber gewidmet - mit der Frage: „Gibt es derer etwa zu viele?" Und es ging weiter:

*„Schon vor zehn Jahren hat unser damaliger Präsident Leo Koslowski das Überhandnehmen von Kongressen, Tagungen, Symposien und Workshops in seiner Ansprache beklagt. Hat sein damaliger Appell geholfen? Er hat es wohl selber kaum erwartet. Und tatsächlich ist die Zahl chirurgischer Tagungen in der letzten Dekade um weitere 41% angestiegen. Oft werden an ein und demselben Wochenende die gleichen Themen auf mehreren Veranstaltungen gleichzeitig abgehandelt.*

*Nun werden Sie mir vorhalten, es gibt nicht zu viele - es gibt nur zu wenige g u t e Kongresse. Aber wie will man das beurteilen?*

*Sie werden antworten: Die Tagungen sind doch gut besucht, das belegt doch ihre Notwendigkeit und ihren Wert.*

*Darauf kann ich nur erwidern, dass inzwischen mangels Beteiligung so manche Tagung abgesagt werden musste und was den guten Zuspruch betrifft, so ist z.B. Deutschlands meistgelesene Zeitung nicht schon allein deshalb die beste ...".*

*Nein, so kann es nicht weitergehen! Schon gar nicht was die Unterstützung solcher Tagungen durch die Industrie betrifft. Vielleicht werden wir hier bald eine heilsame Bremswirkung zu spüren bekommen.*

# 10. Kapitel

*Wir müssen einfach wegkommen von den Kongresshotels und den hektischen Autobahnen, die dorthin führen. Wir müssen zurückkehren an unsere Krankenbetten, in die Labors und an den Operationstisch, wo wir hingehören. Ich appelliere an alle Chirurgen in leitender Stellung, einem neuen „Kongresswaffensperrvertrag" beizutreten – und das nächste Symposium erst dann auszuschreiben, wenn es wirklich etwas Neues zu präsentieren oder allenfalls etwas besonderes zu feiern gilt".* [8]

Für diese Sätze gab es großen Applaus – aber geändert hat sich nichts.

Vor über 20 Jahren hat Rudolf Walter Leonhardt einmal in der „Zeit" eine Pro- und Contra-Diskussion zu diesem Problem angestoßen, unter dem sicher nicht nur Chirurgen zu leiden haben.[9]

Als CONTRA zählte er auf, dass

1. von 10 Kongressen noch nicht einer ein greifbares, ein nützliches Ergebnis erbracht habe.
2. Das meiste von dem, was auf Kongressen vorgelesen und besprochen wird, ließe sich auch schriftlich unter den Interessenten verbreiten. Erst recht heute übers Internet.
3. Kongresse sind ein eminent luxuriöser Zeitvertreib, was nur dadurch nicht zu sehr auffällt, da ihre Kosten selten von den einzelnen Teilnehmern getragen werden, bzw. von den Steuern abgesetzt werden können. Das hat sich inzwischen allerdings geändert.
4. Kongresse ruinieren das Familienleben und – würde ich hinzufügen – die eigentliche Arbeit in der Klinik, wenn sie überhand nehmen.
5. Kongresse dienen nur der Image-Pflege ihrer Veranstalter. Sicher nicht *nur* – aber dieser Punkt spielt eine größere Rolle als gemeinhin zugegeben wird im heutigen Konkurrenz- und Verteilungskampf. Das war es, was ich mit der Kongress*waffe* andeuten wollte.

Natürlich hat das Kongresswesen auch seine Vorteile. Auf der PRO-Seite verbuchen wir:

1. Es ist im Leben gar so schön, wenn Freunde – oder immerhin Kollegen – sich mal wiedersehen.
2. Es wird auf Tagungen so manches vermittelt, was sich schriftlich eben doch nicht so gut erfahren ließe. Etwas –

## Direktor der Chirurgischen Uniklinik in Mannheim (1972 – 1998)

und sei es nur ein technisches Detail, eine Idee für ein Projekt – nimmt man von jedem Kongress mit nach Hause.
3. Ganze Dienstleistungsberufzweige (Gastgewerbe, Kongressorganisationsfirmen etc.) müssten ohne Kongresse verdorren. Das war übrigens ein Grund, warum sogenannte „Kur"kliniken wieder geöffnet werden mussten, nachdem ihre Schließung (aus Kostengründen) ganze Landstriche ins Arbeitslosenelend stürzte. Übrigens: „In Kur" gehen offenbar nur die Deutschen, v.a. die Sekretärinnen (meine natürlich ausgenommen). So etwas ist in der anglo-amerikanischen Medizin vollkommen unbekannt.
4. Familien erholen sich, wenn Vater ein paar Tage weg ist. Vater erholt sich auch (sagt Leonhardt). Ich aber fand es immer viel lohnender, wenn meine Frau oder eins der Kinder mich begleiten konnte.
5. Für den Teilnehmer verbindet sich in einem Kongress ein wenig Arbeit mit Freizeitgestaltung bei gutem Gewissen.

Am Ende entschloss sich R.W. Leonhardt PRO Kongresse zu stimmen. Und wenn ich ehrlich bin, gebe ich zu, dass auch ich einigen der vielen Kongresse und Vortragsreisen positives abgewinnen konnte. Waren es Anfang der 70er Jahre noch etwa acht Vorträge oder Diskussionsleitungen pro Jahr, so wuchs diese Zahl gegen Ende meiner Laufbahn auf durchschnittlich 35. Das war der bekannte Schneeballeffekt: Wenn ein Vortrag gut ankommt, führt er bald zu zwei weiteren. Insgesamt war ich in 26 Jahren 530-mal als Vor-tragender oder -sitzender, davon 44-mal als „Eponymous Lecturer" oder „Visiting Professor" unterwegs: Von Lund bis Hongkong, von Melbourne bis Mexico-City und Kapstadt.

Dabei habe ich mir die Vorträge nicht leicht gemacht – sie etwa nur wiederholt aus derselben Schublade hervorgeholt oder gar von einem Oberarzt schreiben lassen. Ähnlich wie bei meinen Studentenvorlesungen, für die ich mich bis zum letzten Semester an jedem Sonntag- bzw. Mittwochabend vorbereiten (musste!), haben mich diese Vorträge viel Zeit gekostet. Ich ließ mich ständig durch ehrenvolle Vortragseinladungen unter Druck setzen und vermisste die Muße, um eigenen wissenschaftlichen Themen nachzugehen.

Entschädigt wurde ich durch die Reisen selber. Sie waren zwar anstrengend, aber sie boten einen entspannenden Ausgleich zum

## 10. Kapitel

Klinikalltag (s. 3. Skizze!). Obendrein verfolgte ich die Maxime: „Keine Vortragsreise ohne ein Bild, einen Berg oder Enkel!" – damit es sich auch lohne.

Unsere Enkel waren gegen Ende der 80er Jahre über drei Kontinente verteilt, so dass Vorträge nahe Amsterdam, Boston oder Sydney bevorzugt angenommen wurden. Meinen Aquarellkasten hatte ich immer dabei und angeregt durch den Besuch der lokalen Kunsthallen fand ich meist noch Zeit für eine oder zwei eigene Skizzen.

Die schönsten Erinnerungen verbinde ich allerdings mit den Bergen. Drei Beispiele:

Als ich 1988 zu einem Vortrag (über das „Bauchaortenaneurysma") von der Kardiovaskulären Gesellschaft Japans nach Kobe eingeladen war, fragten meine freundlichen Gastgeber, was ich in Japan noch zu sehen wünsche. Der Fujijama war mein Wunschtraum. Aber: „Not possible to climb Fuji-San in Feblualy" war die Antwort. Dann aber erbot sich der Himalaja-erprobte Präsident des Kobe University Mountaineering Club, der Physiologe Dr. Hiromishi Kitaguchi, mich zu begleiten. Die Ausrüstung hatte ich dabei und so stapften wir durch einen Wintersturm im knietiefen, aber federleichten Schnee bis auf den Gipfel (Abb. 34). Zwei Tage lang hatten wir den schönsten und höchsten Berg Japans (3776 m) ganz für uns allein – einen Berg, auf den an einem Sommertag bis zu 3000 Menschen durch staubige Asche pilgern. Ganz allein waren wir allerdings doch nicht: Während Dr. K. in der Hütte auf halber Höhe ein Feuer machte, um das Eis im mächtigen Kupferkessel zu schmelzen („Japanese supper – or Western?") tanzten um uns herum niedliche Mäuse.

Nur vier Tage nach der Landung in Mexico-City, wo ich über die laparoskopische Chirurgie vortrug, stand ich von Schwefeldämpfen und wenig Sauerstoff eingehüllt auf dem Gipfel des legendären Popocatepetl (5335m). Zugegeben, ein Auto hatte uns zur Hütte in 4000 m Höhe gebracht – und wieder abgeholt. Die restlichen 1 ½ tausend Höhenmeter aber mussten wir selber schaffen – über Eis und durch tiefe Asche. Das war im Mai 1992. Als wir fünf Jahre später zu einer Zwischenlandung in Mexico-City ansetzen, waren wir Zeugen eines apokalyptischen Wetterleuchtens am tropischen Nachthimmel. Der „Popo" war wieder ausgebrochen und ist seitdem für alle Besteigungen gesperrt.

Auf etwas niedrigerem Niveau wanderte ich im Oktober 1985 einem Vortrag entgegen, zu dem mich Prof. Alfred Zängl nach Salzburg eingeladen hatte. Ich fuhr am Vortage bis Berchtesgaden und kletterte quer über den langgestreckten Untersberg und seine Eishöhlen bis hinab zur Mozartstadt. Verdreckt und verschwitzt erreichte ich zwei Stunden vor der Veranstaltung die Endstation der Straßenbahn und bat den misstrauischen Schaffner, mich beim „Österreichischen Hof" abzusetzen.

„Haben *Sie* ein Zimmer da?" fragte er ungläubig.

„Ja, – aber ich brauch' es nicht selber bezahlen", konnte ich ihn beruhigen.

Aufregender als die Kongressfahrten in exotische Länder waren jene in die näherliegende und doch so bedrohlich weit entfernte andere Hälfte Deutschlands – in die DDR. Insgesamt sieben mal war ich nach Ost-Berlin, Halle, Dresden und Jena als „Gast der Republik" eingeladen worden. Nach jeder Rückkehr schwor ich „nie wieder", wegen der Schikanen an den Grenzübergängen:

Die langen Spiegel schräg überm Genick, die den „Gast" am Übergang Friedrichstraße auch von hinten ausleuchteten;

das lange Warten beim Check-out an der Hotelrezeption bis endlich die dunkle Gestalt im Trenchcoat eintritt und eine Aktenmappe über die Theke reicht; da waren dann unsere Pässe drin, die die Nacht über bei der Stasi zugebracht hatten.

Oder die „Vopoline" bei der Ausreise am Grenzübergang hinter Eisenach. Wir hatten uns eine Dreiviertelstunde lang mühsam in der Schlange nach vorne gequält. Dann kam s i e:

„Hamse Gäld dor Deitschn Demogrotschn Räbublik?!"

Nichtsahnend greife ich in meine Tasche und krame treuherzig ein paar Scheine hervor:

„Da ..., drei Mark!"

„Da müssen'se umgehrn und alles umdauschn?!"

„Waas muss ich?!"

„Umgehrn – umdauschn!"

„Ach, kommen Sie – drei Mark! Die schenk' ich Ihnen".

„Gomm'se mo raus. Off Bestächung steht Zuchthoos bis zu ...".

# 10. Kapitel

Ich bin trotzdem wieder hingefahren – der Kollegen wegen. Und ich habe möglichst meine Kinder mitgenommen – als Anschauungsunterricht in Heimatkunde. Wenn wir dann z. B. im Hotel Metropol (wegen seiner „Wanzen" berüchtigt) unsere Koffer ausgepackt hatten, hielt ich jeweils eine kurze Ansprache an den Staatsratsvorsitzenden – Richtung Zimmerdecke. Oder ich flocht einige zwischendeutsche Bemerkungen in meine Vorträge ein, z. B.:

„Bevor wir hierher fuhren, habe ich mit meiner Tochter den Atlas studiert. Jetzt wissen *wir*, wo Jena ist. Aber wissen *Sie*, wo Mannheim liegt?!" Oder anlässlich der Demonstration eines Ausgusspräparats der rechten und linken Pfortaderäste innerhalb der Leber:

„Meine Damen und Herren, hier ist nun ausnahmsweise einmal *rechts – rot*!"

Das waren nun beileibe keine Geistesblitze – und Heldentaten schon gar nicht. Aber diese Anspielungen wurden immer mit dankbarem Gelächter und Sonderapplaus quittiert.

Mit den Kollegen habe ich mich immer gut unterhalten. Politische Reizthemen wurden allerdings ausgespart. Nur bei einem nicht. Das war Wolff.

Prof. Dr. Dr. h. c. Helmut Wolff saß sozusagen auf Sauerbruch's Lehrstuhl in der Charité in Berlin. Der schwere Schreibtisch aus Eiche war noch derselbe. Als einziger Chirurg hinter dem Eisernen Vorhang hat er die Lebertransplantation erfolgreich auf den Weg gebracht. (Er hat auch Erich Honnecker operiert). Vielleicht genoss er deshalb Narrenfreiheit. Er durfte reisen, v.a. zu den Transplantationszentren Amerikas. Aber auch uns hat er einige Male in Mannheim besucht. Mit ihm konnte man über alles reden. Über Missstände hüben wie drüben – und das sogar laut (!).

Als im Sommer '83 der „Nato Doppelbeschluss" – die Aufstellung neuer Pershing-2-Raketen in der Bundesrepublik als Antwort auf die sowjetischen, in der DDR stationierten SS-20 – zu schweren Protesten und Demonstrationen im Westen führte, fand ich einen Brief von Helmut Wolff in meiner Post:

„*Sehr geehrter Herr Kollege Trede – (*dabei hatten wir uns längst geduzt!)

## Direktor der Chirurgischen Uniklinik in Mannheim (1972 – 1998)

„*Die Aufstellung der Pershing Raketen in der B.R.D. gefährdet den Frieden und könnte auch unsere Freundschaft belasten. Ich bitte Sie daher, Ihren Einfluss – (was stellt er sich vor!?) – geltend zu machen ...*" u.s.w.

Noch am selben Tag schickte ich meine Antwort auf die Reise: „*Sehr geehrter Herr Kollege Wolff, Auch mich beunruhigt das Wettrüsten mit Atomraketen, wenn ich auch nicht glaube, dass es unsere Freundschaft wirklich belasten wird. Darf ich Sie aber trotzdem bitten, Ihren Einfluss geltend zu machen, um die Stationierung von SS-20-Raketen auf dem Gebiet der D.D.R. zu verhindern?!*"

Kaum war mein Brief im Kasten, als ich einen Zettel von meiner Sekretärin auf dem Schreibtisch fand:

„Anruf von Prof. Wolff. Brief in Papierkorb schmeißen!"

Ich wusste, warum ich so schnell geantwortet hatte. Ich wollte, dass Wolff nicht nur seinen Brief (den er offenbar schreiben *musste*) sondern auch meine Antwort „seiner Behörde" vorlegen könne.

Nach der Wende erfuhren wir, dass Prof. Wolff offenbar als I. M. der Staatssicherheit geführt wurde. Er musste deshalb neun Monate vor der Emeritierung die Klinikleitung aufgeben. Das habe ich bedauert, denn unter den vielen seiner Mitarbeiter, die ich kannte – solche die in den Westen „getürmt" und jene die im Osten geblieben waren – hat Wolff keinem einzigen Schaden zugefügt. Im Gegenteil: Er hatte seine Mitarbeiter gewarnt, geschützt und ihnen geholfen, wo er konnte.

Aber es sind ja nicht nur Kongresse, Tagungen, Symposien von der galoppierenden Inflation befallen. Dasselbe gilt für andere Bereiche unserer sogenannten Wissenschaft – den wissenschaftlichen Zeitschriften und Gesellschaften. Immerhin entstehen auf diese Weise mehr Möglichkeiten für mehr Menschen, auch einmal Redakteur oder Präsident (oder *Vize*-Präsident) zu werden.

Waren es am Anfang noch die wenigen altehrwürdigen Zeitschriften, die ich abonniert (oder sogar redigiert) hatte, so wurde mein Schreibtisch zunehmend überschwemmt von Fachblättern, Journalen und Organen – gratis, ungebeten und auch noch bunt. Wer kann, wer will das alles lesen?

# 10. Kapitel

Es ist erstaunlich, wie Verleger bereit sind, immer neue Journale auf den Markt zu werfen, die unter anderem auch ihren eigenen Traditionsorganen Konkurrenz machen. Die seriösen Zeitschriften darben darunter und gehen ein. Aber viele der Neuerscheinungen überleben auch nicht lange.

Mit den Fachgesellschaften ist es nicht anders. Es war zu erwarten, dass die zunehmende Spezialisierung bzw. Fragmentierung der Fächer zur Bildung vieler kleiner spezialisierter Vereine führen würde. Aber das Fieber hat auch größere Dachorganisationen ergriffen. Als ich vor 40 Jahren meine ersten chirurgischen Kongresse besuchte, da gab es eine internationale und d i e Deutsche Gesellschaft für Chirurgie.

Inzwischen schießen „Europäische" Chirurgenvereine wie Pilze aus dem Boden. Sie verfolgen alle die gleichen Ziele und haben Mühe, sich durch ihre Logos voneinander zu unterscheiden. Bei meinen Versuchen, diese Entwicklung zu bremsen (weniger sei mehr!) habe ich nicht nur Beifall geerntet. Unverdient und völlig schuldlos bin ich sogar 1993 auf den Präsidentenstuhl einer dieser neuen überzähligen (um nicht zu sagen überflüssigen) Vereinigungen gehoben worden. Das war „Euro-Surgery". Der Kongress war in London. Deutschland hatte das Vorschlagsrecht. So fiel (folgerichtig?) mein Name. Eigentlich hätte ich ablehnen sollen... .

Dann erinnere ich mich an jene hochkarätige Gründungsversammlung für eine geplante „European Surgical Association" (E. S. A.) als Pendant zur angesehenen American Surgical Association. Mit großer Geste hatte Prof. Henri Bismuth hierzu ins Schloss von Versailles eingeladen. Simone Weil, die französische Bildungsministerin hielt den Festvortrag beim feierlichen Diner im selben Saal, an dessen Wand eine Bronzetafel an die Unterzeichnung des Versailler Vertrags erinnerte. Als die Reihe an mich kam, ein paar Worte zu sagen, meinte ich:

„Wir sollten nach 66 Jahren an dieser Wand eine zweite Tafel befestigen mit dem Wortlaut, dass hier am 7.9.1985 eine Gruppe von Chirurgen aus ganz Europa beschlossen hat, eine weitere neue Gesellschaft NICHT zu gründen".

Es lag sicher nicht nur an meiner Intervention (die u. a. von nüchternen Kollegen aus England sekundiert wurde), dass die Gründung einer E. S. A. noch weitere acht Jahre auf sich warten

## Direktor der Chirurgischen Uniklinik in Mannheim (1972 – 1998)

ließ. Dann war ich dabei. Sogar als Gründungsmitglied – meinem Freunde Henri zuliebe ... .

## 7. Skizze: Dürfen Chirurgen lachen?

„... aber Sie haben nicht erlebt, wir Ihr verehrter Präsident mich zu einer Kür verführte und hat, doch einen Untertitel in mein Referat aufzunehmen: „Dürfen Chirurgen lachen?"
Ich habe lange nachgedacht, was das mit Führung der Kunst zu tun hat? Doch es ist einfach: Humorlosigkeit ist die Unfähigkeit, eine andere Wirklichkeit, als die eigene wahrzunehmen, und da Chirurgen keine Politiker, also nicht humorlos sind, ist der Untertitel zu akzeptieren ...".[1]

August Everding hatte den Ball aufgefangen und nun begann er meisterhaft mit ihm zu jonglieren. Da war vom priesterlichen Osterlachen am Ende der Passionszeit die Rede, vom Heiligen Laurentius, der auf dem Rost noch gelacht hatte, von Clowns, die (für $ 32/Stunde) am Columbia Presbyterian Hospital in New York mit auf Visite gehen u. v. a. m.. Er kommentierte das gelehrte, 5-Seiten-lange Streitgespräch zwischen Bruder William und dem blinden Jorge (in Umberto Ecos „Der Name der Rose"[10]) über die Frage, ob Jesus jemals gelacht habe: „Wenn dieser Heiler und Wundertäter nie gelacht hat, was haben Chirurgen dann zu lachen?"

Aber natürlich! Die Chirurgie ist ein ernstes Fach. Da gibt es nichts zu lachen. Andererseits tötet tierischer Ernst jede Kreativität und den Optimismus, dessen Übertragung auf unsere Patienten den Unterschied zwischen Genesung oder Misserfolg ausmachen kann. Es geht mir auch nicht um Gelächter – sondern um Heiterkeit, Humor und Harmonie, die uns die schwere Arbeit erleichtern helfen. Das spüren auch die Patienten.

Nehmen wir als Beispiel die „Aufklärung" des Kranken besonders bei düsterer Prognose, vor schwerem Eingriff. Wie viel kann ich ihm sagen? *Wie* sage ich es ihm? Es gibt viele Kollegen, die setzen selbst bei vergleichsweise unbedenklichen Situationen eine ernste Mine auf. Sie schildern alle möglichen Komplikationen und Gefahren (so wie der Gesetzgeber es übrigens verlangt). Wenn dann „trotzdem" alles gut geht, steigt ihr Ansehen in den Augen

## 10. Kapitel

der Patienten und ihrer Angehörigen; geht es schief (was eigentlich nicht zu erwarten war) dann haben sie es ja schon immer gewusst.

Immer habe ich versucht, meinen Mitarbeitern die umgekehrte Strategie beizubringen: Wenn nach unserem Kenntnisstand die Operation weit mehr Vorteile für den Kranken bringt, als ihre Unterlassung, dann muss man ihm diese positive Botschaft zuerst sagen. Erst dann folgt die schonende Erwähnung einiger typischer Komplikationsmöglichkeiten (einschließlich funktioneller Beeinträchtigungen nach dem Eingriff). Bemerkenswerterweise waren es immer die Juristen unter meinen Patienten, die mehr als die erste ausgewogene Botschaft nicht hören wollten.

Bei der Aufzählung der sieben Gaben, die einen guten Arzt auszeichnen, sagte Sir Robert Hutchinson (1947 bei einer Rede vor Londoner Medizinstudenten) zu allerletzt:

*„Das wichtigste und beste Geschenk ist der H u m o r. Er wird dem Arzt helfen, die Irrungen nicht nur der Patienten, sondern auch ihrer Verwandten zu ertragen. Man wird dann auch Belustigung statt Unwillen empfinden bei mancher Anmaßung der Kollegen. Ein humorvolles Wort am Krankenbett hat meist einen Erfolg, der mit den besten Anstrengungen der Psychotherapeuten konkurrieren kann".*[11]

Warum sucht man meist vergeblich nach einem Funken Humor in den Referaten deutscher Chirurgentagungen? Ausnahmen – Hans Wilhelm Schreiber und Friedrich Stelzner – bestätigen die Regel. *„Das hohe Piedestal, das Sich-selbst-zu-wichtig-Nehmen verlangt ein Korrelativ. Der hehre Ort braucht den Abort"* (Everding).[1] Da können wir noch viel von den Angelsachsen lernen, die obendrein gewiss auch Ernstes zu sagen haben.

Für August Everding war es keine Frage. Chirurgen dürfen nicht nur lachen, sie müssen. *„Das ist ihre Katharsis, das ist die erlösende Tonika, die Entspannung nach so viel Anspannung und Überspanntheit".*[1] Aber um letztere gar nicht erst aufkommen zu lassen, hilft Harmonie. Genauer: Die Musik. Ja, sogar Musik im Operationssaal!

In den ersten zwei Mannheimer Jahren mussten wir fünf Operationstische in zwei alten Sälen mit Urologen, Neuro- und Kinderchirurgen teilen. Da war an Musik nicht zu denken. Aber mit unserem Umzug in den Neubau und seinen sieben, mit laminarer Luftströmung, eingebauten Registrier- und Röntgenanlagen,

## Direktor der Chirurgischen Uniklinik in Mannheim (1972 – 1998)

modernst ausgestatteten Operationssälen wurde auch das möglich.

Es begann mit einem meiner ausrangierten Tonbandapparate und dem „Wohltemperierten Klavier" von Joh. Seb. Bach. Inzwischen haben wir eine zentrale Anlage mit Lautsprechern in allen vier chirurgischen Operationssälen. Tagsüber galt die Devise: „Hier kann jeder hören, was der Chef will!" Also: Klassik. Inzwischen gibt es ernstzunehmende Untersuchungen, z. B. an der New York State University in Buffalo, die unseren, in Deutschland zunächst kritisch gesehenen Vorstoß wissenschaftlich untermauern. Mit Musik im Hintergrund – wohlgemerkt *klassischer* Musik, – hatten 50 getestete Chirurgen einen niedrigeren Blutdruck, langsameren Pulsschlag und waren geistig leistungsfähiger als die „unmusikalischen" Kollegen, d. h. jene, die keine Musik hörten.

Die Sache sprach sich rum. Und so baten manche Patienten um ein Schubert Quartett oder eine Chopin Nocturne, auch wenn ihr Eingriff nicht in örtlicher Betäubung stattfand. Die ferne Musik erleichterte sicher das Eintauchen in die Narkose – und das Wiederaufwachen. Nur bei letzterem habe ich von Mozart abgeraten, weil ja bekanntlich Beethoven auf die Frage, welche Musik wohl die Engel im Himmel spielten „Mozart!" geantwortet hatte … .

Schließlich profitierten von der Musik im OP auch meine Mitarbeiter. Einem Ondit zufolge sind alle Mediziner musikalisch. Das ist aber nur ein Gerücht. Viele Assistenten wurden erstmals im OP mit klassischer Musik konfrontiert. Viele wurden allerdings auch bekehrt. Musik war also durchaus ein Nebenfach in ihrer Weiterbildung.

Neu Hinzugekommene mussten sich erst daran gewöhnen, dass meine Frage „Was wird hier gespielt?" – etwa gegen Ende einer Duodenopankreatektomie – eben nicht mit: „Sie nähen gerade die Hinterwand der Choledocho-Jejunostomie, Herr Professor" beantwortet werden wollte. Nach und nach lernten sie dann die ausgefallensten Komponisten und Stücke fehlerfrei zu identifizieren – auch wenn die OP-Schwestern durch heimliche Zeichen hinter meinem Rücken oft unerlaubte Hilfe leisteten. Aber in all den Jahren konnte nur ein Student auch noch sämtliche Köchel-Verzeichnis-Nummern korrekt angeben. Und der kam aus Chicago (!).

# 10. Kapitel

In den Mannheimer Jahren habe ich meine Geige leider nur noch zu „feierlichen" Anlässen aus ihrem Kasten geholt. Zu Weihnachten in der Kirche oder bei Semesterabschlussfeiern im Großen Hörsaal der Klinik. Dafür gewannen die dilettantischen Versuche in der bildenden Kunst zumindest im Urlaub die Überhand (für mich kommt der abwertende Begriff „Dilettant" aus dem Italienischen „dilettare = ergötzen. Und so war es auch. Das Malen macht mir Spaß).

Und da wir dabei sind, Fragen zu stellen, sei noch eine letzte hinzugefügt: „Dürfen Chirurgen malen?"

Das war nämlich der Untertitel einer Ausstellung, in der 41 Chirurg(inn)en anlässlich des 111. Chirurgenkongresses es wagten, ihre Gemälde in München zu präsentieren; und sie dann auch noch als „Kunst-Fehler" zu titulieren (!). Dass diese Frage gar nicht so abwegig ist, zeigt die Kritik einer Ausstellung meiner Bilder in Heidelberg (1995). Und die begann so:

„Warum nur warum? Warum muss ein Hochschullehrer auch Romane schreiben? ... Und warum muss ein weltberühmter (Sic!) Chirurg malen?" Was dann folgte, will ich dem Leser (und mir) ersparen. Ich wurde nach allen Regeln der Kunst auseinandergenommen! Mit dem Ergebnis, dass diese Ausstellung statt der üblichen vier ganze acht Wochen lief – sehr zur Freude des zahlreichen, schaulustigen (ein wenig schadenfrohen) Publikums und natürlich des Veranstalters.

Aber zurück zur eingangs gestellten Frage. Sie wartet noch immer auf eine Antwort. Und die will ich jetzt versuchen zu formulieren. Beginnen wir mit der Gegenfrage: „Warum eigentlich nicht?" Wie arm und steril wäre doch unsere Welt, wenn wirklich jeder „bei seinem Leisten" bliebe. Der Hochschullehrer, der auch Romane schreibt, heißt nämlich Umberto Eco. Und gerade Ärzte mit Doppelbegabungen (zugegeben von anderem Kaliber als der hier malende Chirurg) gibt es viele in der Kulturgeschichte von Carl Gustav Carus bis Friedrich von Schiller, von Hans Carossa und Gottfried Benn bis Giuseppe Sinopoli. Hat nicht der Geheimrat J.W. von Goethe auch gemalt? In meiner Generation ragt Ernst Kern als ein solcher „Renaissancemensch" heraus – als Naturwissenschaftler, Künstler und Sammler, Musiker und Musikwissenschaftler, als Schriftsteller – und Chirurg.

# Direktor der Chirurgischen Uniklinik in Mannheim (1972 – 1998)

Mein Schulfreund, der schon erwähnte Maler Frank Auerbach schrieb mir zu diesem Thema: „*I have noticed that many doctors, constantly working under the pressure of necessities to bring organisms back to a state of normality, become interested in the arts, perhaps because they need the feeling of something positive, unforseen and with – at least the illusion of – freedom*". Das ist es, genau! Darüber hinaus gibt es zahlreiche Parallelen zwischen Chirurgie und Kunst.

Da ist zunächst einmal das Handwerkliche. Beide – Chirurg und Künstler – arbeiten mit ihren Händen und (so wollen wir hoffen) auch mit ihren Köpfen. Und beide hatten jahrhundertelang unter demselben Stigma zu leiden gehabt: Sie wurden als Handwerker eher gering geschätzt.

Beide – Chirurg und Künstler – teilen miteinander eine erwartungsvolle Spannung: Der Künstler vor der leeren Leinwand, der Chirurg vor dem steril abgedeckten Bauch.

Beide fragen sich, was wohl daraus wird – denn ganz genau wissen es vorher beide nicht.

Beiden gemeinsam ist eine gewisse Entschlussfreude. Es kostet beide Überwindung und braucht Mut, den Pinsel, bzw. das Skalpell anzusetzen. Das muss so sein, sonst bliebe die Leinwand leer und der Bauch sozusagen zu.

Gehört schon Mut zum Anfangen – wie viel mehr Mut braucht es zum (rechtzeitigen!) Aufhören. Hier haben Maler und Chirurgen mitunter gleichermaßen ihre Probleme. Wer kennt ihn nicht, den Kollegen, der auf eine an sich adäquate Anastomose noch zwei oder drei Nähte draufsetzt – überflüssige, möglicherweise sogar schädliche Nähte. Von Pierre Bonnard wird andererseits erzählt, dass er sich heimlich mit Palette und Pinsel in die Museen schlich, in denen seine Bilder längst aufgehängt waren, um hie und da noch eine kleine Verbesserung anzubringen ... .

Als Vergleich zwischen Chirurgie und Kunst lässt sich neben dem Handwerklichen auch die Ästhetik anführen. Ein Operationssitus kann ästhetisch ansprechen. Er sollte dies eigentlich immer tun – sozusagen „wie gemalt" wirken (Abb. 35). Mein kleiner Beitrag hierzu ist „Das Chirurgische Skizzenbuch", das 1997 im Thieme Verlag erschien.[12]

# 10. Kapitel

Und schließlich müssen beide – Chirurg und Künstler – über die Fähigkeit zur Korrektur verfügen; Selbstkritik üben, ehe es zu spät ist. Hierher gehört die altbekannte Anekdote, die eben nur scheinbar zwischen Chirurgie und Malerei zu unterscheiden versucht: Der damals 57-jährige Sauerbruch, ganz Energiebündel, war sicher ein unbequem unruhiges Modell für seinen verehrten Freund und Patienten, den schon 85-jährigen Max Liebermann, so dass dieser ihn mit den Worten zur Geduld mahnte: „Wenn Du in Deinem OP einen Fehler machst, dann deckt das morgen der grüne Rasen; mach ich einen Fehler, hängt er noch in 100 Jahren an der Wand!"

Bekanntlich hingen meine Bilder 26 Jahre lang an den Wänden meiner (nicht-mehr-so-genannten) Privatstation. Das war auch nötig, denn zuhause waren längst alle Wände (und der Keller) voll. In der Klinik hingen nur die unverfänglichen Berglandschaften, von denen ich alljährlich aus unseren Bergferien zwei, drei Exemplare zurückbrachte, – keine „Problem"bilder und auch nicht die Früchte meiner Aktstudien. (An mehreren Winterabenden ließ ich mich im Studio eines Patienten in die Kunst des Aktzeichnens einweihen – und dachte dabei zurück an die Anfänge in Cambridge).

Zwar fehlt eine kontrollierte Studie zum Thema, aber ich werde den Eindruck nicht los, dass mit dem Hängen meiner Ölbilder an den Krankenzimmerwänden, die Liegedauer der Patienten signifikant gesunken ist. Einmal bemerkte ich bei der Morgenvisite, dass ein Bild fehlte. Dann aber entdeckten wir es doch in einer Zimmerecke mit dem „Gesicht" zur Wand. Auf die vorsichtige Frage meiner Stationsschwester, rief die ahnungslose Patientin: „Ich konnte es einfach nicht mehr sehen! *Wer* hat dieses Bild gemalt?!" Wir schauten einander hilflos an und zuckten mit den Schultern. Dabei gefiel mir gerade diese Landschaft ganz gut. Die Patientin übrigens auch … .

Für alle anderen Patienten waren die Bilder immerhin besser als kahle Wände. Sie konnten in ihnen – sozusagen vom Bett aus – auf Wanderschaft gehen. Und sie boten einigen Gesprächsstoff bei Visiten. Ein Patient, der es eigentlich hätte besser wissen müssen (weil er eine große Kunstdruckerei leitete), erbot sich sogar alle meine Bilder (Öl, Acryl, Aquarell, Pastell) farbig zu reproduzieren und in ein Buch zu binden.[13] Das ist zwar ein nostalgisches Souve-

# Direktor der Chirurgischen Uniklinik in Mannheim (1972 – 1998)

nir für die Familie – für den Dilettanten aber eigentlich vermessen (Abb. 41).

## 8. Skizze: Die Ambivalenz des Fortschritts – ist weniger mehr?

*„Am frühen Morgen des 29. Dezember 1991 wurde ich in einer kleinen Pension im Engadin von einem „Blitz" aus dem Schlaf gerissen: Das ganze Zimmer drehte sich im Wirbel (mein Magen drehte sich mit), das Bett stand plötzlich hochkant und ich stürzte hilflos zu Boden.*

*Mein erster Gedanke war: So also beginnt ein Schlaganfall. Oder meldet sich auf diese Art ein Hirntumor? Der zweite Gedanke galt meiner bevorstehenden Kandidatur als Präsident der Deutschen Gesellschaft für Chirurgie. Diese müsste ich nun wohl zurückgeben und darüber hinaus die Emeritierung einleiten – den Chirurgenberuf beenden ... .*

*Der Anfall dauerte 24 Stunden – und da ich im Grunde eher optimistisch und wenig hypochonder veranlagt bin, fuhr ich bereits zwei Tage später ziemlich rasant auf Lagalp – und Diavolezza-Pisten bergab. Hilfreiche Kollegen hatten dann eine beruhigende Diagnose parat: Cupulolithiasis (ja, richtig – auch ich musste das erst einmal nachlesen: Es war ein benigner paroxysmaler Lageschwindel).*

*Warum erzähle ich das? Weil sich allenthalben Stimmen melden, die das „hohe Alter" unserer Präsidenten beklagen und die damit zwangsläufig verbundene erhöhte Gesundheitsanfälligkeit. Sicher, auch ich werde erst mit 65 Jahren den 111. Chirurgenkongress zu leiten haben. Außerdem würden – wie das gegen Ende einer Laufbahn eben so ist – nicht weniger als acht bewährte Mitarbeiter aus der Mannheimer Klinik in den zwei Jahren vor dem Kongress in leitende Positionen aufsteigen.*

*Als eine weitere „Alterserscheinung" mag gelten, dass sich nun gegen Ende meines Berufslebens die Präsidentschaften bedrohlich häufen. Rein zufällig und sozusagen in falscher Reihenfolge sollte ich also Präsident von „Euro-Surgery" (London 1993), von der „Société Internationale de Chirurgie" (Hongkong 1993 und Lissabon 1995), von der „International Surgical Group" (Mannheim 1994) und dann*

## 10. Kapitel

*vor allem von der Deutschen Gesellschaft für Chirurgie 1994 in München sein.*

*Man mag verzeihen, dass erneut Zweifel aufkamen, ob ich nicht besser fünf Jahre zuvor das Präsidentenamt hätte annehmen sollen, als ich ins Präsidium gewählt und eigentlich dafür vorgesehen war. Nun aber – im Rückblick – sind alle diese Zweifel verflogen: Es ist alles zum Besten gewesen, so wie es gekommen ist".*

So begann mein Eintrag in das „Goldene Buch". Eigentlich sind es inzwischen acht geheimnisvolle Goldene Bücher, die die Präsidenten der Deutschen Gesellschaft für Chirurgie hüten wie ihre Augäpfel; in welche sie nicht einmal ihren engsten Mitarbeitern oder gar ihren Ehefrauen Einblick gewähren (dürfen); sakrosankte Tagebücher, die seit Gründung unserer Gesellschaft im Jahre 1872 von Präsident zu Präsident weitergereicht werden. Leider gibt es Lücken. Aber es gibt auch aufschlussreiche Eintragungen aus den 30er Jahren .... Ich kann darauf nicht näher eingehen. Aber mein eigener Eintrag ist unverfänglich. Ich besitze das Urheberrecht und werde die Aufzeichnungen in diese Skizze einflechten, die von den Jahren '93 – '94 erzählen soll.

Die Wahl zum Präsidenten dieser hochangesehenen wissenschaftlichen Gesellschaft ist zweifellos der Höhepunkt im Leben eines deutschen Chirurgen. Umso bedauerlicher ist die Tatsache, dass nicht alle der „Besten" unserer Zunft das hohe Amt bekleiden können. Der Beste von allen, Theodor Billroth, war nie Präsident.

Wie wird man Präsident? Es ist wie mit allen Ehrungen – und Irrungen – auf dem Jahrmarkt der Eitelkeiten. Vieles hängt von Verbindungen ab, vom Zufall, von der Präsenz am richtigen Ort zur richtigen Zeit. Natürlich treffen solche Ehren kaum auf gänzlich Unwürdige. Aber manch Würdigerer geht leer aus.

Vieles habe ich der resoluten Förderung durch meinen verehrten Chef Fritz Linder zu verdanken. In den 60er Jahren nahm er mich einfach mit zu den Sitzungen des Exekutivkomitees der Société Internationale de Chirurgie nach Brüssel – als „Sekretär!". So peinlich mir das anfangs war – man hat mich mit der Zeit akzeptiert. Ich blieb sozusagen sitzen. Und eines Tages wurde ich für die Präsidentschaft vorgeschlagen.

Als einziges deutsches Mitglied im exklusiven Reiseclub Nordatlantischer Chirurgen – der International Surgical Group –

## Direktor der Chirurgischen Uniklinik in Mannheim (1972 – 1998)

betrieb Linder meine Wahl auch in diese Gesellschaft. Hier traf ich auf fast alle Lichtgestalten der anglo-amerikanischen Chirurgie. Einige (William Longmire, Harris Shumacker) kannte ich von früher. Viele wurden gute Freunde. Mit Sir David Carter zusammen brachten wir zum Beispiel eine Monographie über Bauchspeicheldrüsenchirurgie[14] heraus und bestanden gemeinsam manches Bergabenteuer in den Alpen und in Schottland.

Ins Präsidium der Deutschen Gesellschaft wurde ich zweimal gewählt: 1971 als Vertreter der Oberärzte und 1986 als langjähriger Vorsitzender des Konvents der Lehrstuhlinhaber. Das klingt so, als wäre ich ein eifriger Berufspolitiker gewesen. Das Gegenteil trifft zu! Aber lesen wir weiter im Goldenen Buch:

*„In diesem Amtsjahr 1993/1994 kamen vornehmlich drei Aufgaben auf den Präsidenten zu:*

*Die Vorbereitungen für den 111. Chirurgenkongress, die Verabschiedung einer neuen Satzung unserer Gesellschaft und die Entkrampfung der Beziehungen zwischen Chirurgen aus den neuen und alten Bundesländern.*

*Nehmen wir zuerst das „Ost-West-Problem". Verflogen ist die Euphorie, die noch aus dem Bericht meines verehrten Vorgängers Rudolph Häring nach dem Fall der Mauer erklingt. Im Grunde liegt das Problem aber weniger zwischen „Wessis" und „Ossis" als zwischen den letzteren untereinander. Die Opfer des Unrechtregimes (echte oder vermeintliche) tun sich schwer mit der Feststellung, dass viele Klinikchefs (unpolitische Mitläufer oder IMs?) unverändert im Amt sind. Als einer der das unverdiente Glück hatte, bei beiden deutschen Diktaturen dieses Jahrhunderts sozusagen auf der richtigen Seite zu stehen, warnte ich vor Verurteilung von Verhaltensweisen, die ein Außenstehender kaum wirklich beurteilen kann. Ich selber hatte das vor 45 Jahren ebenso wie heute empfunden – und aus vielen Gesprächen weiß ich, dass die Mehrzahl meiner westlichen Kollegen genauso denkt. Ich warnte davor, die wahren Täter (und das waren unter Chirurgen offenbar nur sehr wenige) zu Märtyrern zu stilisieren, sowie die wirklichen Opfer zu verunglimpfen. Ich fügte (frei nach Schorlemmer) einen Appell hinzu, die inneren Gefühle zu enthärten und jedem seine eigene Wende zuzutrauen. Trotz einiger Kritik von Seiten der in DDR-Zeiten benachteiligten Kollegen war das Echo recht positiv. Der messbare Erfolg fiel eher bescheiden aus: Immerhin erhielten wird diesmal*

# 10. Kapitel

*58 Anmeldungen zu freien Vorträgen aus den neuen Bundesländern (im Vergleich zu nur 3 im vergangenen Jahr). Es wird aber noch viele Anstrengungen und vor allem viel Geduld und Zeit kosten, bevor dieses Problem, das ja keineswegs auf die Chirurgenwelt beschränkt ist, zu den Geschichtsakten gelegt werden kann.*

*Kommen wir zur Berufspolitik in diesem Jahr. War die Ausrichtung des Chirurgenkongresses für mich eher eine willkommene Herausforderung, so galt dies keineswegs für die Bewältigung berufspolitischer Probleme. Für einen, der seine „Selbstverwirklichung" (welch überstrapaziertes Modewort!) zeitlebens am Krankenbett und im Operationssaal gesucht hatte und allenfalls noch im Labor und am Schreibtisch, für einen solchen schien es eine schier unlösbare Aufgabe, einen Weg durch diesen undurchdringlichen Dschungel der Berufspolitik zu finden. Umso erstaunlicher war es für mich (und alle die mich kennen), dass ein Weg nicht nur gefunden, sondern einmütig beschritten werden konnte".*

Da die Leser dieser Zeilen (hoffentlich) auch keine Berufspolitiker sind werde ich jetzt zwei Seiten überspringen, die sich mit der neuen Weiterbildungsordnung des Jahres 1992 und der dadurch erzwungenen Änderung in der Satzung unserer Gesellschaft befassen. Im Kern ging es darum, das sich die Herz-, Kinder- und Plastischen Chirurgen vollständig vom Mutterfach getrennt und eigene Fachgebiete (mit eigener Weiterbildung und eigenem Facharzttitel) gegründet hatten. Was übrig blieb: Die Viszeral-, Unfall-, Gefäß- und Thoraxchirurgie wurde in vier selbstständige Schwerpunkte auf der Basis einer gemeinsamen sog. „Allgemeinchirurgie" neu formiert. Während die letzten drei (also Unfall-, Gefäß- und Thoraxchirurgie) längst eigene Gesellschaften gegründet hatten, stand dieser Schritt für die Viszeralchirurgie noch aus.

Inzwischen ist auch er vollzogen. Aber nicht nur die Laien, unsere Patienten, fragen, was das ist – „Viszeralchirurgie"? Der Begriff selber wurde uns erst vor wenigen Jahren aufgedrängt. Ist die Viszeralchirurgie (wörtlich: Chirurgie der Eingeweide) nur das, was bleibt, nachdem alle anderen operativen Schwerpunkte ihre Interessen abgesteckt haben? Oder tritt sie das Erbe des Mutterfachs, der Chirurgie, an? Oder wird dies am Ende nur eine ephemere Entität bleiben, die bald vielen anderen Subspezialitäten

## Direktor der Chirurgischen Uniklinik in Mannheim (1972 – 1998)

weichen muss: Der Magen-Darm-Chirurgie, der Leber-Galle-Pankreas-Chirurgie, der Mast- und Dickdarm-Chirurgie u. v. a. m.? Ein Ende dieser Entwicklung – die Amerika uns schon lange vormacht – ist nicht abzusehen. Meine damalige Befürchtung, dass d i e Deutsche Gesellschaft für Chirurgie dadurch zu einer bedeutungslosen Dachorganisation, einer leeren Hülse, werden könnte – analog der G.U.S. als Nachfolgerin der alten U.d.S.S.R. – ist wohl unbegründet. Diese Gesellschaft, deren Jahreskongresse einmal Mittelpunkt für alle Chirurgen der Welt waren, hat ihre große Tradition und eine unverminderte Ausstrahlung.

Nachdem der *Fortschritt* alljährlich auf unseren Chirurgenkongressen beschworen wird, habe ich diesen 111. bewusst unter das Leitmotiv „Die Ambivalenz des Fortschritts – ist weniger mehr?" gestellt (Abb. 44). Dabei wollte ich auf keinen Fall einem larmoyanten Fortschrittspessimismus Ausdruck verleihen.

Denn Chirurgen sind immer Optimisten – vorsichtig zwar, aber (fast) immer optimistisch. Sie *müssen* es sogar sein, zum Wohle ihrer Patienten. Auch war mit diesem Leitsatz noch lange nicht die Ansicht verbunden, dass „weniger" in *jedem* Fall „mehr" sei.

Und dennoch, nachdem dies gesagt war, fand ich, dass es uns Chirurgen gut anstünde, einmal inne zu halten, um uns der Frage zu stellen, ob nicht doch bei vielem in unserem schönen Beruf, weniger mehr sein könnte.

Die Kongressflut habe ich angesprochen. Auch die Arbeitszeit der Chirurgen – bei der immer weniger sicher nicht mehr ist. Und die minimal-invasive Chirurgie – die nur scheinbar (nur im Zugang) weniger verspricht. Aber auch die Mechanisierung der Diagnostik mit all den labortechnischen, apparativen und mitunter auch invasiven Methoden wurde angesprochen. Methoden, deren Wert bei gezielter Fragestellung und wohldosierter Anwendung kein vernünftiger Chirurg in Frage stellt.

Aber laufen wir nicht Gefahr, über diesen eindrucksvollen Großgeräten, die ganz einfachen Wege zur Diagnostik zu vernachlässigen, wie etwa Anamnese, Befunderhebung und schließlich die heute oft mitleidig belächelte Erfahrung?. Bei richtiger Anwendung bedeuten diese nur scheinbar „weniger". Tatsächlich basieren nämlich 80% unserer Diagnosen und Operationsindikationen

## 10. Kapitel

auf diesen einfachen, übrigens auch wohlfeilen Mitteln – und auf der Erfahrung.

So versuchte ich täglich meine Assistenten etwa bei Wachstationsvisiten auf den diagnostischen Reichtum ihrer eigenen fünf Sinne hinzuweisen und ihnen eine gesunde Skepsis gegenüber allen technischen Befunden einzuflößen.

In einer Zeit, in der sich manche anschicken, die Differentialindikation beim akuten Abdomen einem Computer anzuvertrauen oder sich bei der Diagnose einer akuten Appendicitis auf die Sonographie zu verlassen, in einer solchen Zeit ist es immer wieder ein befreiendes Erlebnis, wenn sich die einfache klinische Beobachtung – der Blick in die Augen des Patienten und auf seine Zunge – wenn sich die Erfahrung eben doch als zutreffender erweist, als alle komplizierten Modalitäten. Wieder einmal war dann weniger mehr gewesen.

Wir hatten die Genugtuung, dass unser etwas ungewöhnliches Leitmotiv nicht nur die gewünschte Aufmerksamkeit in der Öffentlichkeit fand, sondern auch enthusiastisch von den Schwerpunkten und neuen Gebieten für ihre wissenschaftlichen Sitzungen aufgenommen wurde. Wie vielen anderen Großkongressen wurde auch dem deutschen Chirurgenkongress ein baldiges Ende durch „Sklerose" vorausgesagt. Wenn die Stimmung nach dem 111. Kongress wieder etwas optimistischer geworden ist, so war damit sein Hauptziel erreicht.

*„Eine der erfreulichen Aufgaben des Präsidenten ist die Teilnahme (zumindest teilweise) an den Jahrestagungen anderer Fachgesellschaften, sowie chirurgischer Regionalvereinigungen. Spätestens hier kommen aber Zweifel auf, über die Notwendigkeit so vieler Kongresse. Vorrang sollten dabei die Veranstaltungen in den neuen Bundesländern haben, auch wenn das einmal nur mithilfe eines kleinen einmotorigen Privatflugzeugs etwa von Bernburg (Sachsen-Anhalt) bis Straßburg möglich war.*

*Spätestens hier kommt Unmut auf über Eröffnungsveranstaltungen, die durch 80-minütige Grußworte (z. B. Minister Seehofer), die 200-min-Grenze locker überschreiten (z. B. Deutsche Gesellschaft für Innere Medizin, Deutscher Ärztetag u.a.m.). Ich war dem Präsidium sehr dankbar für seine Rückendeckung meiner Planung einer nur 1 ½-stündigen Eröffnung – fast ohne Politikergrußworte. Es war dennoch*

## Direktor der Chirurgischen Uniklinik in Mannheim (1972 – 1998)

*eine würdige Feier im Prinzregententheater, die in der Uraufführung einer der Deutschen Gesellschaft gewidmeten Festmusik: „Pentaphon – Variationen über D-G-f-C-H", gespielt vom preisgekrönten Jugendblechbläserensemble der Mannheimer Musikschule gipfelte".*

Diesen Flug von Bernburg nach Kehl/Straßburg werde ich übrigens nie vergessen. Gejagt von Terminen hatte ich unvorsichtigerweise zwei Zusagen für ein- und denselben Tag im Mai 1993 gegeben: Einen französischen Vortrag über Gefäßprobleme bei der Pankreaschirurgie in Straßburg und vorher ein paar präsidiale Worte bei der Eröffnung einer Regionaltagung in Bernburg. Ich wollte die letztere auf keinen Fall im Stich lassen, zumal man mir versprach, mich noch rechtzeitig nach Straßburg zu befördern.

Und tatsächlich! – Nach einem großzügigen Essen (und Trinken!) – wartete auch schon eine kleine einmotorige Cesna auf einer Wiese an der Saale. Der junge Flugzeugführer, ehemals Agrarpilot der DDR, war glücklich nun nach der Wende frei durch ganz Europa fliegen zu können. Wir zwei zwängten uns hinein und ich genoss den Flug in 500 m Höhe knapp unter einer schütteren Wolkendecke. So hatte ich Deutschland noch nie gesehen!

Aber irgendwo über Gotha wurde meine Aufmerksamkeit durch ein natürliches Bedürfnis zunehmend abgelenkt. Und über Aschaffenburg hielt ich es nicht mehr aus. Fest angeschnallt und eingezwängt konnte ich mich nicht rühren – keine Stewardess weit und breit. Da brachte mein guter Pilot die Lösung: Ich möge einfach die zwei Plastikbeutel zweckentfremden, die eigentlich wegen meiner Flugreiseanfälligkeit mitgekommen waren. Bald hingen sie prall (doppelt hält besser) am Kabinenfenster. Der Pilot flog noch umsichtiger und ich widmete mich erleichtert dem Tiefblick auf Heidelberg und Nußloch, bevor wir ganz behutsam auf einer holprigen Wiese in Kehl landeten.

Die letzten zwei Absätze des Eintrags im Goldenen Buch lauteten:

*„Es bleibt zum Schluss der Dank. Zu allererst der Dank an meine liebe Frau Ursula, die diesen Präsidenten mit viel Geduld und Verständnis ertragen hat. Das Kulturprogramm hat sie ganz wesentlich mitgestaltet. Dann hatte ich das große Glück in Wilhelm Hartel einen kongenialen Generalsekretär zu haben, der mir vieles abnahm, selbstlos zuarbeitete und mir ansonsten völlig freien Spielraum ließ.*

# 10. Kapitel

*Die Organisation eines so großen Kongresses wäre unmöglich, ohne einen Beraterstab und ohne zuverlässige Mitarbeiter vor Ort in der Klinik. Obgleich so viele bewährte Oberärzte gerade in den zwei Jahren vor dem Kongress aus unserer Klinik aufbrachen, blieb mir dennoch als umsichtiger Kongresssekretär Dr. Dietmar Lorenz und als mein Vertreter in der Klinik Dr. Gunther Schwall.*

*Schließlich danke ich meinem verehrten Lehrer Fritz Linder (Präsident 1971/72 und Ehrenmitglied unserer Gesellschaft), nicht nur für all das, was ich von ihm lernen durfte, sondern für seine aufmunternden Worte, als mir dieses Präsidentenamt drohte: „Pass auf, am Ende wird es Dir noch Spaß machen!"*

*Er hat Recht behalten".*

## 9. Skizze: Bunte Blätter aus Mannheim

Zwei Jahre vor seinem endgültigen Zusammenbruch band Robert Schumann einige willkürlich zusammengestellte Stücke in einen Strauß, den er „Bunte Blätter" nannte. Mit den folgenden sechs Episoden hat es eine ähnliche Bewandtnis (auch wenn ich noch nicht am zusammenbrechen bin). Das Band, das sie zusammenhält heißt „Mannheimer Zeiten":

„*Ein guter Film muss mit einem Erdbeben anfangen – und sich dann ständig steigern!*" Mit dieser Forderung, die Louis B. Mayer (von Metro-Goldwyn-Mayer) zugeschrieben wird, begann ich eine kleine Ansprache anlässlich einer unserer **Klinikausflüge** im Oktober '73. Nach einer Wanderung auf den Drachenfels in der Südpfalz saßen wir Chirurgen nun gemütlich mit unseren OP-Schwestern und Pflegern bei der Vesper im Slevogthof hoch über Leinsweiler. Und ich sollte also reden. Doch kaum hatte ich begonnen, da hörte ich ein hartnäckiges Prasseln auf dem Restaurantdach. Doch noch Regen? – an diesem bislang wolkenlosen Tag?

Nichts ahnend ging ich hinaus, um ein wenig Luft zu holen, denn es war warm mit so vielen Menschen im Raum. Doch draußen war es noch wärmer: Das Anwesen brannte lichterloh! Und keiner hatte es gemerkt.

## Direktor der Chirurgischen Uniklinik in Mannheim (1972 – 1998)

Im Handumdrehen rannten alle ins Freie und flohen in die höher gelegenen Weinberge. Alle bis auf einige beherzte Mitarbeiter (allen voran der westfälische „Bauernsohn" K.H. Kersting), die mithalfen, die Kühe aus der brennenden Scheune zu zerren. Glücklicherweise blieb das Wohnhaus des Künstlers mit den kostbaren Wandmalereien verschont.

Als wir uns zu Fuß auf den Heimweg durch die Rebhänge machten – zu Fuß, weil unser Autobus nicht mehr an den vielen Feuerwehren vorbeikam – da schlugen die Flammen noch immer hoch in den Nachthimmel. Trotz dieses Fanals wurden die Ausflüge mit dem OP-Schwestern alljährlich wiederholt – abwechselnd in den Odenwald oder in die Pfalz.

Eigentlich sollte es eine ganze Skizze werden mit dem Titel **„Ehrungen und Irrungen"**. Doch dafür reichen Papier und Tinte nicht. Nur so viel: Im allgemeinen gelten Ehrungen – also Mitgliedschaften in Gesellschaften und Akademien, Ehrenpromotionen etc. – als Alterserscheinungen (Abb. 36). Nur eine kann einen früher treffen – sie muss es sogar, vor dem 52. Geburtstag. Es ist die Berufung auf einen anderen Lehrstuhl, besonders auf den des Lehrers.

Um es vorweg zu nehmen: Nach „Mannheim '72" habe ich keinen Ruf mehr erhalten. Nicht einmal nach Innsbruck. Aber um 1980 herum wurden meine treuen Mannheimer unruhig. Gerüchte waren im Umlauf: „Der Chef geht nach Heidelberg. Oder nach Zürich".

Das Züricher Abenteuer beschränkte sich auf eine Einladung des dortigen Dekans zu privatem Vorgespräch und einem Vortrag im Hörsaal der Chirurgie. Doch ich kam nicht einmal auf die Liste. Das war gut für mich. Und gut für meine Freundschaft mit dem bald darauf erfolgreichen Kandidaten Felix Largiadèr. So konnten wir uns weiter über unsere alpine Leidenschaft unterhalten – ja, sie sogar in gemeinsamen Unternehmungen (Vrenelisgärtli!) ausleben.

Mit Heidelberg war es schon ernster. Als ich mir 1972 zum letzten Mal zusammen mit Fritz Linder vor einer Operation die Hände wusch, sagte er: „In acht Jahren sind Sie wieder hier!"

Nun war es soweit. Ich hatte mich zwar gar nicht beworben, bekam aber die meisten Voten. Und dann beschloss die Berufungs-

# 10. Kapitel

kommission auch noch einstimmig den folgenden Listenvorschlag: Primo et unico loco: Trede. Er passierte auch problemlos Fakultät und Senat. Aber der Minister in Stuttgart entschied sich gegen eine Hausberufung, da die Mannheimer Fakultät de jure als Teil der Heidelberger Universität galt.

So ist dieser Kelch an mir vorüber gegangen. Nie hätte ich entgegen dem Wunsch des alten Chefs einen Ruf nach Heidelberg ablehnen können. Nun war ich erleichtert, in Mannheim weiter arbeiten zu dürfen. Und letztlich denke ich, ist alles zum Besten gewesen, für Mannheim – und für Heidelberg.

Am Rand der Mittelrheinischen Chirurgentagung, die 1982 von der Mannheimer Klinik ausgerichtet wurde, hatte Prof. Allgöwer (Basel) eine konspirative Sitzung einberufen mit dem Ziel, zwar keinen Kongress, aber einen alljährlichen Workshop ins Leben zu rufen. Die Idee kam von Prof. Siewert (München), dass man chirurgische Nahttechniken an realistischen Eingeweiden und Modellen vermitteln und einüben solle – nicht an Versuchstieren oder Menschen. Wir – sieben süddeutsche und Schweizer Chirurgen – sollten das Lehrmaterial in Form von Videos erstellen und dazwischen durch systematische Vorträge als Dozenten auftreten. Die Idee war zeitgemäß, doch ich zögerte zunächst angesichts einer weiteren zeitraubenden Verpflichtung.

Aber nach dem 1. *Praktischen Kurs für Gastroenterologische Chirurgie* im Februar 1984 in Davos (!) wurde ich vom Saulus zum Paulus. Und der Kurs selber, für 200 Teilnehmer aus vielen Ländern Europas zu einem Riesenerfolg. Seitdem war diese eine Woche – Nähkurs und Skifahren – fest im Kalender eingeplant. Meinen letzten Vortrag hielt ich dort im Frühjahr 2000. Aber da hieß der Titel: „Einmal Everest Base Camp und zurück – ohne Sauerstoff".

Die Beteiligung der Mannheimer – neben zwei Münchner Kliniken (Rüdiger Siewert und Hardl Schweiberer), Freiburg (Eduard Farthmann), Heidelberg (Christian Herfarth), Basel (Martin Allgöwer und Felix Harder) und Chur (Thomas Rüedi) – brachte einen Motivationsschub auch für meine Mitarbeiter. Alljährlich durften drei bis vier Ältere (als Dozenten) und zwei Jüngere (als Schüler) – sozusagen als Belohnung – nach Davos fahren.

## Direktor der Chirurgischen Uniklinik in Mannheim (1972 – 1998)

Ab 1990 führten wir dann die Unterweisung in laparoskopische Techniken ein, wofür sich ein derart durchorganisierter Lehrgang mit seinen individuellen Arbeitsplätzen bestens eignete. Es wurde hart gearbeitet von 8 bis 12 und von 4 bis 7 Uhr. Dazwischen wurden viele Freundschaften geschlossen beim Skifahren oder abends bei Diskussion und Bier.

Zu den **Freundschaften**, die dort geschmiedet wurden, zählt auch jene zwischen den benachbarten Kliniken in Mannheim und Heidelberg. Das galt für die beiden Chefs genauso, wie für die jeweiligen Oberärzte und Assistenten. Ab 1985 trafen wir uns regelmäßig einmal pro Semester, abwechselnd in Heidelberg oder in Mannheim. Dabei war es Herausforderung und Ehre zugleich für je drei jüngere Matadore über ausgewählte Themen der eigenen Klinik zu berichten und sich der offenen Diskussion zu stellen. Die wurde dann anschließend bei Bier, Brezeln (und besserem) bis in die Abendstunden fortgesetzt.

Im Juni '96 wurde das Messen der Kräfte um ein Achter-Ruderrennen der Männer erweitert. Den Farben des Initiators entsprechend, traten die Mannheimer in Cambridge-hellblau an (und gewannen!), während die Heidelberger zu Oxford-dunkelblau verdonnert wurden (und prompt beim nächsten Vergleich siegten).

Das Doppelviererrennen der Damen folgte ein Jahr später und 1998 fand die erste große Chirurgen-Regatta auf der Olympiastrecke Berlin-Grünau unter der Präsidentschaft von Christian Herfarth am Ende seines Chirurgenkongresses viele begeisterte Teilnehmer aus ganz Deutschland. Vielleicht wurde hier eine Tradition geboren, die ähnlich wie Oxford vs. Cambridge Jahrzehnte andauern möge.

Eine weitere Skizze hätte „**Worthülsen**" heißen können. Im Grunde gibt es ja keine Einwände gegen Vokabeln, wie „Qualitätssicherung", „Standards und Leitlinien", „Impact Factor", „Evidence-based medicine" oder „Theoretische Chirurgie". Es sind durchaus erhabene Begriffe. Sie reflektieren den Trend der Zeit, in der wir alles genau definieren, reglementieren und messen wollen. Das mag den Versuch wert sein. Es mag sogar das Argument stimmen: Wenn wir – die Chirurgen – es nicht selber tun, dann tun es andere – die Politiker – für uns. Außerdem gibt es sicher

# 10. Kapitel

"schwarze Schafe", die derartige Nachhilfen nötig haben – wenn sie denn auch mit wirksamen Sanktionen verbunden wären.

Aber nachdem das gesagt ist, sehe ich allenthalben nur die Betriebsamkeit und den enormen Aufwand an Menschen, Kosten und Zeit, mit dem versucht wird, diese Worthülsen mit Inhalt zu füllen. Leitlinien, z. B., die heute mühsam erstellt werden, stehen schon morgen für eine Revision an. Und verbindlich können sie ohnehin niemals sein.

Schließlich stört mich der erhobene Zeigefinger, mit dem angedeutet wird, dass die Chirurgie unserer Vorgänger – als noch keiner diese Worthülsen überhaupt kannte – ohne Qualitätssicherung, ohne Standards und ohne wissenschaftliche Evidenz betrieben wurde. Oder basiert die in unseren Tagen eingeführte Minimal-Invasive Chirurgie etwa auf evidence-based medicine?!

Eigentlich müsste der Beweis wissenschaftlich erbracht werden, dass sich der ganze Aufwand wirklich lohnt; dass der Fortschritt (der ohnehin unaufhaltsam ist) *durch* und nicht *trotz* dieser Bemühungen stattfindet. Das wäre dann evidence-based medicine. Aber genug! Ich sehe schon, dass die Feder meinen Gedanken davonläuft. Also weiter zur letzten Episode.

Von wegen: "No sport!" Winston Churchill genoss in jungen Jahren – neben "good whisky and a good cigar" – sehr wohl auch den Sport, nämlich das Reiten und das Polospiel. Auch ich bin geritten: Täglich, bei jedem Wind und Wetter auf dem Drahtesel in die Klinik. Zum 50. schenkten mir meine Mitarbeiter ein gutes neues Fahrrad. Für meinen Dienstweg von 3,5 km stand mir ein verkehrsberuhigter Radweg parallel zum Neckar zur Verfügung. Er läuft durch eine duftende Lindenbaumallee – mit allen Vor- und Nachteilen. Als nachteilig erwiesen sich die Wurzeln dieser Bäume, die meine Fahrbahn allmählich in ein Waschbrett verwandelten.

"Hier fährt man Rodeo – nicht Rad!", schrieb ich leicht genervt an den Polizeipräsidenten der Stadt. Drei Tage später konnte ich den Weg erst recht nicht benutzen. Ein Baukommando war ausgerückt, um ihn neu zu asphaltieren. So kam es zu einer regen Korrespondenz zwischen Chirurg und Polizist (besonders nach jedem Sturm mit den vielen herumliegenden Ästen). Die

## Direktor der Chirurgischen Uniklinik in Mannheim (1972 – 1998)

Stadt sorgte dafür, dass der Chirurg sicher an seinen Arbeitsplatz und wieder nach Hause gelangte.

Das Radfahren machte Schule unter den Mitarbeitern, die oft weitaus größere Strecken zurückzulegen hatten. Für mich war es, wenn auch nur ein kurzes, so doch ein tägliches Training. Ein Training für weitere Unternehmungen.

Und die galten den Bergen. Unmöglich, sie alle aufzuzählen; es muss genügen, wenn ich schreibe, dass wir alle Sommerferien in den Alpen und im Winter ein paar Wochen beim Skifahren verbrachten. Ich will nur zwei Abenteuer herausgreifen.

Die Haute Route von Saas-Fee bis Chamonix bewältigte ich in acht Maitagen (1980) auf Tourenski mit meinem Freund und Schwipp-Schwiegervater, Dr. Reinhart Freudenberg, unter Leitung des geduldigen und bärenstarken Bergführers Xaver Bumann. Er musste auch viel Geduld aufbringen, denn erstens waren Wetter und Sicht teilweise so schlecht, dass wir kaum merkten, ob es bergauf oder bergab ging; und zweitens bin ich ein miserabliger Tiefschneefahrer. Bemerkenswert war diese Tour von Hütte zu Hütte vor allem wegen der Menschen, die unseren Weg immer wieder kreuzten:

Tagsüber sind wir zwar mutterseelenallein in der Schneewüste – aber kaum nähern wir uns am Nachmittag der nächsten Hütte, ist diese bereits überfüllt. Wir Ankömmlinge werden etwas misstrauisch beäugt. An einem dünnen Bindfaden, quer über den verrauchten Hüttenraum gespannt, hängen 54 Paar Klebefelle zum Trocknen. Ich hänge meine dazu. Und das war ein Paar zuviel (für den Bindfaden). 54 Männer (und Frauen) suchen fluchend im Gewühl ihre klebrigen Felle wieder zusammen. Aber dann wird Freundschaft geschlossen mit Franzosen, Italienern, wenigen Engländern – und einem Amerikaner.

Das war Al Greenberg aus New York, Chefredakteur der größten amerikanischen Skizeitschrift. Schreiben konnte er – Skifahren weniger! – Und so erschien neun Monate später mein Name zusammen mit Ingemar Stenmark in „Skiing". Zwar nicht im selben Satz, – nicht einmal in ein und demselben Artikel, – aber immerhin in derselben Nummer.[15]

Der leicht übergewichtige Al Greenberg spielte jede Hüttennacht mit seinem Schnaufen und Schnarchen das Solofagott im

# 10. Kapitel

„Arbeiterorchester", wie man es mit seinen Grunz-, Bläh- und Rülpslauten in Baubaracken nennt. Sonst war er ein sympathischer Weggenosse. Der „Professor from Germany" kam gut weg in jenem Artikel. Nicht so Lucky, sein ungeduldiger und launischer Führer aus Zermatt. Über ihn schrieb Al: „Ich muss nicht erwähnen, dass mir Lucky auf Anhieb unsympathisch war. Im Laufe der Tour wandelte sich das – in einen abgrundtiefen Hass!"

Das zweite Abenteuer (unter so vielen) war eine Tour über elf Viertausender in sieben Tagen im Sommer 1989. Hier begleitete mich K.H. Kersting und unser Südtiroler Freund und Bergführer Engl Weirather. Es ging von Zermatt über das Breithorn, Castor und Pollux, den Lyskamm und sämtliche Gipfel des Monte Rosa Massivs (4634 m) (Abb. 33). Aber nicht davon will ich erzählen, sondern von dem Glücksgefühl, das sich einstellt, wenn man nach 6-tägigem Schwitzbad, unrasiert und ungewaschen anfängt von der Dusche im Hotel drunten im Tal zu träumen. Aber das Hotel war die urige Pension Gabelhorn und die Etagendusche lieferte nur eine jeweils rationierte Wassermenge – auf Einwurf einer Schweizerfrankenmünze. Und wir hatten gemeinsam nur *einen* Franken dabei ... .

Aber auch das Problem wurde gelöst und erfrischt pilgerten wir ins alpine Museum des Bergsteigerdorfs. Und was sahen wir da? Nicht nur Whymper's gerissenes Seil, sondern das Faksimile eines Bergführerbuches. Und darin wird bescheinigt, dass dieser Führer „beim Aufstieg auf den Monte Rosa einer der stärksten war, die ich je hatte!" Unterschrift: Winston Spencer Churchill, 23. VIII. 1894.

Von wegen: „No sport!"

## 10. Skizze: Was ist aus ihnen geworden?

Gegen Ende dieses Berichtes fällt mir auf, dass ich kaum von unseren Patienten und ihren Schicksalen erzählt habe. Die ärztliche Schweigepflicht verbietet ja die Preisgabe, irgendwelcher Einzelheiten oder Anekdoten über meine (wenigen) prominenten Patient(inn)en. Auch wenn Deutschlands meistgelesene Zeitung das alles längst besorgt hat. Aber die Geschichte einer einfachen tapferen

## Direktor der Chirurgischen Uniklinik in Mannheim (1972 – 1998)

Hausfrau, die ein hartnäckiges Tumorleiden schließlich besiegt hat, möge dem Leser – sei er Patient oder Chirurg – Mut machen. Sie war bis dahin eine lebensfrohe Frau und Mutter gewesen, als sie mit 51 Jahren einen Leistungsabfall, Gewichtsverlust, Verstopfung, Blähungen und unklare Fieberschübe verspürte. Aber erst als Blut- und Schleimbeimengungen im Stuhl auftraten, wurde eine Dickdarmspiegelung veranlasst. Die Diagnose war ernst: Darmkrebs 40 cm über dem Schließmuskel!

Als mein damaliger Assistent, Dr. Hans-Detlev Saeger 1978 die linke Dickdarmhälfte entfernte, schien der Krebs auf den Darm begrenzt – ohne Anhalt für Metastasen (Geschwulstabsiedelungen) in den Lymphknoten oder gar in der Leber. Nach vier Wochen konnte die Frau entlassen werden und ihr Leben wieder aufnehmen.

Fünf Jahre lang ging alles gut – bis ihr Arzt bei einer Ultraschallkontrolle doch eine große Metastase im rechten Leberlappen entdeckte. Nach einem auswärtigen (natürlich) wirkungslosen Behandlungsversuch mit Chemotherapie, wurde sie uns erneut zur Operation überwiesen. Diesmal entfernte ich den gesamten rechten Leberlappen. Ein großer Eingriff, bei dem damals noch Brust- und Bauchhöhle eröffnet wurden. Die mikroskopische Untersuchung der Metastase bestätigte ihren Ursprung aus dem originären Dickdarmkrebs. Nach 13 Tagen war die Patientin wieder zuhause.

Es vergingen weitere drei Jahre bei bester Gesundheit. (Die Leber hat eine erstaunliche Regenerationsfähigkeit, wie wir schon seit Prometheus wissen). Die Patientin war auch noch beschwerdefrei, als ein Röntgenschatten im linken Lungenunterlappen Aufmerksamkeit erregte. Als die Frau mir schließlich zur dritten Operation überwiesen wurde, war diese Metastase – denn darum handelte es sich – auf 3 cm im Durchmesser angewachsen. Diesmal entfernte ich die unteren Segmente des linken Unterlappens mit der darin enthaltenen Tochtergeschwulst.

Nach weiteren drei gesunden Jahren bemerkte die Patientin beim Bergsteigen ein Bluthusten. Durch Spiegelung der Atemwege konnte jetzt eine Geschwulst entdeckt werden, die in den linken Hauptbronchus eingebrochen war. Zugegeben, wir Chirurgen waren versucht, es nun gut sein zu lassen. Nicht so die rüstige,

## 10. Kapitel

inzwischen 62-jährige Patientin! Sie bestand auf einem vierten Eingriff. Er hätte ihr fast das Leben gekostet.

Der Laie macht sich keine Vorstellung von dem Gefühl der Verpflichtung und Motivation, das ein solches Vertrauen seiner Patientin im Chirurgen auslöst. Johannes sagte es (in leicht abgewandelter Form) im 15. Kapitel, Vers 13: „Niemand hat größeres Vertrauen, denn dies, dass er sein Leben legt in die Hände eines anderen". Gibt es ein ähnliches Vertrauen in irgendeinem anderen Beruf? Etwa dann, wenn ein Passagier einen Jumbojet besteigt oder ein Kletterer seinem Bergführer in die Steilwand folgt? Es ist nicht dasselbe.

Aber zurück zu unserer Patientin. 1989 habe ich also den restlichen linken Lungenflügel mit einem Teil des Herzbeutels – und damit die Metastase an der Lungenwurzel komplett – entfernt. Aber beim Anlegen des Wundverbands nach gelungenem Eingriff fiel die Patientin noch auf dem Operationstisch in einen Blutungsschock. Der Anästhesist meldete einen kaum noch messbaren Blutdruck. Zum Glück waren ich und mein Assistent (übrigens derselbe Saeger, inzwischen Privatdozent und Leitender Oberarzt) noch in voller Operationsmontur neben dem Tisch. Den Brustkorb erneut zu öffnen – der Griff nach der Lungenschlagader, aus der das dunkle Blut durch immer schwächer werdende Herzschläge heraussprudelte – das Absaugen von drei Liter Blut und Gerinnsel (wobei der Mensch ja nur fünf in seinem Kreislauf hat) – und schließlich das Anlegen einer zarten Klemme an die so überempfindliche Schlagader – das alles dauerte keine Minute.

Was war geschehen? Trotz doppelter Absicherung war die Naht am Stumpf der pulsierenden Lungenschlagader abgerutscht. Aber jetzt war die fatale Öffnung ja wieder abgeklemmt. Die Patientin und ihr Blutdruck erholten sich schlagartig. Ich habe die Naht in aller Ruhe ein zweites Mal gelegt. 18 Tage später konnte die Patientin nach Hause entlassen werden.

Inzwischen sind weitere elf Jahre (insgesamt 22 nach dem ursprünglichen Krebseingriff) vergangen. Die Patientin – nun 74 Jahre alt – lebt tumor- und beschwerdefrei mit halbem Dickdarm, halber Leber und halber Lunge. Und, was mindestens so wichtig ist, sie genießt ihr Leben: Geht Schwimmen, Bergwandern (bis

## Direktor der Chirurgischen Uniklinik in Mannheim (1972 – 1998)

2000 m) und spielt Tennis (wenn auch nur im Doppel). Gestern habe ich noch mit ihr telefoniert.

Das also ist *eine* Patientengeschichte – eine von 119.522![16] Die anderen erspare ich dem Leser. Wenden wir uns lieber noch dem zweiten wichtig(er)en Teil im Leben eines Chirurgen zu: Seiner Familie.

Sie waren sicher zu kurz gekommen, meine Frau und die fünf Kinder. Auf der anderen Seite konnten alle sechs sich sehr gut selbst beschäftigen (ich sage nicht „verwirklichen!") – auch ohne den Papa. Doch der war immerhin da, wenn er gebraucht wurde.

Meine Frau hat am Klavier ihren Bruder und auch ihre Schwester auf vielen Konzertpodien in Deutschland, Europa und Übersee begleitet. 1984 war sie Jurorin beim ältesten und angesehensten Musikwettbewerb – der A.R.D. in München – einem Wettkampf, bei dem sie zusammen mit ihrem Bruder 20 Jahre zuvor auch einen Preis erringen konnte. Als Organistin gibt sie nicht nur Orgelkonzerte – vor allem an den edlen Arp Schnitger-Orgeln auf den Nordseeinseln – sie versieht auch den Orgeldienst an unserer Kirche in Feudenheim und organisiert dort eine Konzertreihe.

Hierher, in diesen intakten freundlichen Vorort Mannheims, sind wir erst Anfang '77 gezogen – teils weil wir unseren Kindern die Nußlocher Heimat so lange wie möglich erhalten wollten, aber auch weil wir sehr lange brauchten, um das ideale Wohnhaus zu finden. Nun hatten zwar die Kinder einen längeren Schulweg (nach Heidelberg), aber ich konnte endlich das Auto gegen ein Fahrrad tauschen – und täglich eine Stunde Fahrzeit und viele Nerven sparen. Und was ist nun aus den Kindern geworden?

Katharina, die erste (geb. 19.12.57) lebt in einem fünfstöckigen schmalen Haus an einer Gracht im Zentrum Amsterdams mit ihrem Partner Machiel Keestra, einem niederländischen Philosophen. Soweit es die zwei Kinder (Amos und Sarai) zulassen, arbeitet sie als Fachärztin für Psychiatrie.

Nikolaus (geb. 10.5.60) hat nach seiner Dissertation in Freiburg, eine zweite Doktorarbeit am Institut Pasteur in Paris absolviert und ist seit neun Jahren pädiatrischer Hämatologe/Onkologe am Children's Hospital der Harvard Medical School. Vor allem betreibt er Genforschung am Dana-Farber-Cancer Center. Seine Frau „Bina" Freudenberg lernte er in seiner Heidelberger Schule kennen. Sie haben vier Kinder (Felix, Basile, Sophie und Victor), und leben in Boston, wo seine Frau ebenfalls in der Psychiatrie arbeitet.

Franziska (geb. 13.3.62) wurde nach ihrer Magisterarbeit über „Clinical Expertise in Physiotherapy" als Assistant Lecturer in Health Promotion an die University of New South Wales berufen. Dort arbeitet sie aber nur an zwei Wochentagen, um genügend Zeit für ihre drei Kinder (Natascha, Jesse und Antonia) zu haben. Ihr Mann, Rick Flowers, ist Director im Department of Adult Education an der Technischen Universität von Sydney.

Melanie (geb. 29.6.63) ist Professor für Japanische Kunstgeschichte am Fine Arts Institute der New York University, schräg gegenüber dem Metropolitan Museum. Sie lebt mit ihrem Mann Dr. Lorenz Bichler, einem Schweizer Sinologen, mitten in Manhattan.

Bleibt noch Tanja, die jüngste (geb. 7.3.72). Als einzige hat sie sich nach dem Abitur, der Musik – genauer ihrer Bratsche – verschrieben. Nach dem Studium in Freiburg und Saarbrücken wurde sie (bei ihrem ersten Probespiel – "beginner's luck!„) ins „Residentie Orkest" in Den Haag aufgenommen, ein großartiges Orchester, das gerade eine Japantournee absolviert.

Dem aufmerksamen Leser wird es nicht entgangen sein: Der Vater ist ein „Rückkehrer" – aber seine fünf Kinder haben Deutschland (zumindest derzeit) den Rücken gekehrt. Das hat keine ideologischen Gründe. Es ergab sich einfach so – in diesen Zeiten der Globalisierung, da die Grenzen immer unschärfer werden und Entfernungen schrumpfen. Das bedeutet anstrengende Reisen für die Großeltern. Aber mindestens einmal im Jahr kommen alle Kinder nach Hause – zu Weihnachten '98 sogar alle zusammen (Abb. 37).

Gleich nach den Kindern und Enkeln, rangieren für einen Klinikchef seine Schüler(innen). Irgendwie sind mir alle 193 sehr ans Herz gewachsen. Aber hier kann ich nur kurz die leitenden Oberärzte an meinem geistigen Auge vorbeiziehen lassen.

Nach Dittmars Weggang (s. 1. Skizze), war Fritz Pulvermacher an der Reihe (von 1974 – '83). „Puma" hatte seit 1957 der Mannheimer Chirurgie gedient. Er war ein vorbildlicher Arzt und Chirurg, still und bescheiden – ein souveräner Operator mit einer

## Direktor der Chirurgischen Uniklinik in Mannheim (1972 - 1998)

unerschütterlichen Ausgeglichenheit und liebenswürdigen Ausstrahlung. Das Angebot des Chefposten am Weinheimer Krankenhaus hat er ausgeschlagen, weil er an unserer Klinik bleiben wollte. Dass er dabei niemals eine wissenschaftliche Arbeit – ja, noch nicht einmal eine Dissertation – schrieb, das war sogar für die Mannheimer Universitätsklinik eine Ausnahme. Dann traf uns wie ein Blitz die Nachricht beim Skifahren in Flims: Puma wurde mit 58 Jahren das Opfer eines Herzinfarkts. Wir haben ihn begraben, aber nicht vergessen.

Als nächster war Malte Linder an der Reihe (von 1984 bis '86). Er ist der Sohn meines Lehrers. Im allgemeinen gelten „Kollegensöhne" als besondere Herausforderung für den Ausbilder (und das ist eher euphemistisch ausgedrückt). Aber ich hatte eigentlich immer Glück mit ihnen – besonders mit Prof. Linder, jun., der die Last des großen väterlichen Vorbilds tapfer ertrug und bereits zwei Jahre später ein sehr erfolgreicher Chef der fürs 21. Jahrhundert konzipierten funkelnagelneuen Klinik in Ingolstadt wurde.

Prof. Jürgen Reiter bekleidete das hohe Amt in Mannheim kaum sechs Monate, bevor er 1986 Chef in Frankenthal wurde. Reiter war einmal Badischer Blitzschachjugendmeister gewesen. Ich will nicht sagen, dass er genauso operiert hat, nein, – aber er ist so erfolgreich und beliebt an seiner neuen Klinik, dass fortan keine Patienten mehr aus dieser Nachbarstadt nach Mannheim überwiesen wurden.

Nun kam Prof. Hans-Detlev Saeger, auch er Kollegensohn und mehr als nur ein hervorragender Chirurg. Sieben Jahre lang war er meine rechte Hand. Dann übernahm er – kurz vor „unserem" Chirurgenkongress – das Ordinariat für Viszeral-, Thorax- und Gefäßchirurgie in Dresden. Hier wurde dieser „Wessi", aufgrund seines Charismas und seines Könnens als einer der ganz wenigen auf Anhieb akzeptiert. Man wollte ihn auf keinen Fall wieder gehen lassen, als ihn der Ruf nach Mannheim (auf den Lehrstuhl seines Lehrers!) 1997 erreichte. Und als er sich tatsächlich für Dresden entschied – und nicht wie allgemein erwartet für den Westen – hatte das eine große Signalwirkung für den Osten. Ich habe ihn verstanden und letztlich ist es gut ausgegangen für alle – für Dresden allemal, aber auch für Mannheim.

# 10. Kapitel

Die letzten vier „Leitenden" (darunter noch zwei Kollegensöhne): Prof. Christian Petermann, Dr. Gunther Schwall, Priv.-Doz. Egbert Hagmüller und Priv.-Doz. Dietmar Lorenz haben mir jeweils für ein knappes Jahr großartig beigestanden. Sie ließen mich bis zum Schluss niemals eine Lücke spüren (Abb. 39).

Nach den Schülern zum Schluss noch einmal der Lehrer, *mein* Lehrer. Ich kann dieses Lehrer-Schüler-Verhältnis nicht besser schildern, als durch das Zitieren aus zwei Briefen, die mir handschriftlich vorliegen. Sie stammen aus der ersten Oktoberwoche '72, als ich Heidelberg verließ, um die Arbeit in Mannheim aufzunehmen:

*„Nußloch, d. 1.10.72.*

*Sehr verehrte liebe Frau und Herr Professor Linder,*

*zum Abschied möchten wir Ihnen etwas aus jenem Land überreichen, das uns damals vor 16 Jahren zusammenführte – aus England.*

*Sie hatten den ehrenvollen Auftrag ein Paper vor der Royal Society of Medicine zu präsentieren – ich drei Knöpfe auf der Schulter meiner englischen Uniform.*

*Inzwischen sind Sie mehrfacher britischer Ehrendoktor geworden, während ich aus purer Nachlässigkeit meine britische Staatsangehörigkeit verlor.*

*Auch sonst hat sich einiges getan in diesen 15 – nein 16 – gemeinsamen Jahren.*

*Sie haben (so etwas wie) einen Chirurgen aus mir gemacht, der ich eigentlich gar kein Chirurg werden wollte. Ich verdanke Ihnen alles, was ich bin und kann. Die Rückkehr nach Deutschland haben Sie mir ermöglicht.*

*Das Operieren habe ich aus erster Hand von Ihnen gelernt und*
*die Fenster zur weiten Welt haben Sie mir geöffnet.*

*Und vieles, vieles mehr. Nur eines haben Sie nicht vermocht: Die Rätsel der deutschen Interpunktion für mich zu lösen. (Aber sagen Sie das bitte keinem unserer Kollegen – den Ordinarien – weiter!).*

*Mit ganz herzlichem Dank an Sie beide für alles*
  *Stets Ihre*
    *Ursula und Michael Trede."*[17]

## Direktor der Chirurgischen Uniklinik in Mannheim (1972 - 1998)

Heidelberg, den 8.X.72.
Lieber Herr Trede!
*Am heutigen Sonntagmorgen möchte ich Ihnen doch noch einmal auf diesem Wege danken für den 15-jährigen gemeinsamen Weg, der mir in der Erinnerung stets unter Sonnenschein lag. Sie haben mir in Wort, Schrift und Bild in einer heute besonders ungewöhnlichen Weise zu erkennen gegeben, dass Sie wohl nicht mit sehr viel anders gefärbten Gefühlen zurückschauen. Und das hat mir in einer Zeit, in der in corona oft nur „Enttäuschungen" vordergründig werden, natürlich gut getan. Aus diesem Grunde möchte ich Ihnen wegen der verständlichen eigenen Reserve in der „Öffentlichkeit" noch einmal hier bestätigen, welche uneingeschränkte Freude ich immer bei der Beobachtung Ihrer Entwicklung empfunden habe. Die Rückkopplung mit potenten Jüngeren gibt beste akademische Befriedigung.*

*Durch die Nähe Mannheims und die Zusammenarbeit „in Sachen Langenbeck" wird ja der Kontakt ohnehin erhalten bleiben. In der eigenen Klinik fehlt nun „Medaillen-Sammler Nr. 1". Potentielle Ersatzmänner sind dünn gesät. Ihr Training zu beraten, wird mir jedoch in glücklicher Erinnerung an Ihren Erfolg ein Anliegen höchster Priorität sein, soweit Kräfte und Jahre es erlauben sollten.*

*Ihnen und Ihrer Familie nochmals alles erdenklich Gute – auch von meiner Frau – mit herzlichen Grüßen*
*Stets Ihr Fritz Linder*

Und so ist unser Verhältnis bis zum Schluss geblieben. Ich hatte Linder's beste Jahre miterleben dürfen. Sicher war es ein Zufall, dass bald nach meinem Weggang die letzte und bittere Periode seines Wirkens als Ordinarius für Chirurgie begann – durch die Studentenrevolte gekränkt und durch eine langwierige Krankheit geschwächt. Dabei wurde er wunderbar gestützt durch seine verbliebenen Mitarbeiter – allen voran Prof. Albrecht Encke. Und auch sein Nachfolger im Amt, Prof. Christian Herfarth, hat sich zusammen mit seiner Frau vorbildlich um die Linders gekümmert und sie in den verbliebenen 13 Jahren des Ruhestandes begleitet.

Linder war 1994 nicht mehr in der Lage, nach München zum Chirurgenkongress seines Schülers zu fahren. Trotzdem wollte er noch einmal Sonne und Wärme erleben. Auf dieser letzten Reise nach Zypern begleitete und umsorgte den Schwerkranken mein Oberarzt Axel Richter. Fritz Linder verstarb am 10.9.94 in einer

## 10. Kapitel

Heidelberger Klinik. Noch drei Tage zuvor hatten ihn drei seiner transatlantischen Freunde am Krankenbett besucht, die gerade zusammen mit der International Surgical Group in Mannheim weilten: William Longmire, Jonathan Rhoads und Harris Shumacker.

Dieses Skizzenbuch begann mit meiner Mutter. Ihr gilt nun der letzte Absatz. Nach dem Tode von Margaret Haig im Jahre 1985 blieb sie alleine zurück in den beiden alten Häusern am Meer. Über viele Jahre führte sie dort – schwerhörig, aber noch immer enorm rüstig – ein offenes Haus für Freunde und Enkel. Offen waren diese Häuser (die sie von Margaret geerbt hatte) allerdings auch für Einbrecher. Daraufhin hat meine Mutter, sie an die Nachkommen der Haigs zurückgegeben und ist nach Deutschland zurückgekehrt – in unsere Nähe, nach Heidelberg.

Zur Feier ihres 90. Geburtstages nahmen wir sie mit ins Engadin in ihre geliebten Berge. An einem klaren Augustmorgen – ich war bereits vorausgeeilt, um hoch oben ein Aquarell zu malen (Abb. 40) – stapfte sie zielstrebig (von ihrem Rückenleiden gebeugt und mit künstlichem Hüft- und Kniegelenk!) an der Seite meiner Frau den steinigen Weg von der Corvatsch-Bahnstation auf die Fuorcla Surleij (2755 m). Natürlich staunten die vielen anderen Wanderer, blieben allenthalben stehen und stellten offenbar immer wieder voller Bewunderung dieselbe Frage:

„Sagen Sie, wie alt sind Sie eigentlich?!"

Worauf meine innerlich jung gebliebene Mutter etwas unwirsch zurückgab:

„Fast *Hundert!!*"

Nun, 100 ist sie nicht geworden. An ihrem allerletzten Lebensabend – inzwischen 95-jährig und absolut taub – begleitete sie noch mit Bravour und völlig ungeniert ihre Enkelin Tanja in Freiburg bei einer heiklen Hummelsonate – vom Blatt. Die zahlreichen Musikstudenten, Tanjas Freunde, die dabei waren, haben diesen Abend nicht vergessen. Am nächsten Morgen, es war der 16.10.96 fuhr meine Mutter vergnügt zurück nach Heidelberg. Dort – auf der Straße vor ihrer Wohnung – hörte das tapfere Herz auf zu schlagen. Ihre fünf Enkel haben den schweren Sarg auf dem Feudenheimer Friedhof – mit Blick hinüber zum herbstlichen Odenwald – zu Grabe getragen (Abb. 43).

*Die Erinnerung ist das einzige Paradies,
aus dem wir nicht vertrieben werden können.*

*Jean Paul*

# Ausklang

Für den Ruhestand bekommt man viele gute Ratschläge. Es gibt auch hier Vorbereitungsseminare und eine beachtliche Literatur zum Thema. Doch irgendwie hatte ich für beides keine Zeit.
Auch vor dem „letzten" Semester im Amt wird gewarnt:
1. Die Mitarbeiter werden in Scharen das sinkende Schiff verlassen. (Tatsächlich soll es Ordinarien gegeben haben, die in ihrem letzten Amtsjahr (erstmals) so richtig selber operieren mussten, weil ihre Oberärzte gerade noch rechtzeitig andernorts untergekommen waren).
2. Man wird nicht so recht wissen, ob man jenes Projekt noch starten, diesen Operationssitus wirklich noch nachzeichnen, jenes Diapositiv noch rahmen lassen sollte ...
3. Es „langsamer angehen lassen", „einen Gang zurückschalten", „den Mittwochnachmittag frei nehmen" – das sei die Devise.

Nichts von alledem! Aus einem „letzten" Semester wurden drei. Das vierte war angebrochen und ich näherte mich meinem 70. Geburtstag, bevor ich schließlich die Klinik meinem Nachfolger übergeben durfte.

Diese letzte Zeit habe ich allerdings – allen Warnungen zum trotz – in vollen Zügen ausgekostet. Und noch nie wurden in einem vergleichbaren Zeitraum so viele Neuerungen eingeführt – im Operationssaal, auf Station und in der Organisation. Von den 14 Innovationen, die z.T. auf Mitarbeitervorschlägen beruhten, erwähne ich nur vier:
1. „Das Chirurgische Skizzenbuch" wurde geschrieben und die zweite Auflage unserer „Surgery of the Pancreas" zusammen mit Sir David Carter herausgebracht.

2. Es wurde „das Wort zum Sonntag" eingeführt. Ja, einen Vers oder zwei, die vom König Salomo, von Jesus Sirach oder dem Apostel Jakobus direkt an uns Chirurgen gerichtet schienen. Sie wurden vor der sonntäglichen Wachstationsvisite vorgetragen. Lach' nicht Leser! Das sind alles Texte „ungehaltener chirurgischer Predigten", die noch auf ihre Ausarbeitung warten ...

3. Die Lebend-Nieren-Spende wurde mit schönem Erfolg inauguriert, nachdem bereits erwähnten Prinzip, dass *eine* Operation zwei Menschenleben verändern kann. Genau genommen waren es natürlich doch zwei Eingriffe. Am Ende waren aber immer zwei Betroffene – der Empfänger und der Spender – glücklich.

4. Schließlich haben wir ein klinisches Forschungsprojekt innerhalb von sechs Monaten konzipiert, durchgeführt und zum Abschluss gebracht. Alles ohne irgendwelche Drittmittel übrigens (!).

Es ging dabei um den doppelt-blinden und prospektiven Vergleich verschiedener bildgebender Verfahren in der Evaluierung des Pankreaskarzinoms an 58 Patienten, die mit dieser ernsten Diagnose zwischen August '96 und Februar '97 in unsere Klinik zur Operation eingewiesen wurden. Das Projekt wäre unmöglich in so kurzer Zeit durchgezogen worden, ohne die enthusiastische Mitarbeit unserer Internisten, Endoskopiker, Anästhesisten, Pathologen und vor allem der Radiologen. Die Ergebnisse durfte ich im April '97 in Quebec den kritischen Kollegen der American Surgical Association vortragen und in Annals of Surgery (mit einem Impact-Factor von 4,4!) veröffentlichen. Der Impact (im Sinne von *Auswirkung*) namentlich der von unseren Radiologen (Prof. Georgi, Dr. Gaa) erstellten ultraschnellen Kernspinbilder wirkt bis heute in allen Pankreas-Zentren der Welt nach. Denn die Qualität und Aussagekraft dieser „Mannheimer" Bilder wurde bislang nirgends erreicht. Und sie kam unseren Patienten zugute.

Diese Verlängerung meiner Tätigkeit (über das Semester mit dem 68. Geburtstag hinaus) war nicht von mir vorgesehen. Schon

## Ausklang

zwei Jahre zuvor hatte ich die Fakultät um die Regelung meiner Nachfolge gebeten. Aber das Berufungsverfahren – aus dem ich mich strikte heraushielt – zog sich in die Länge. Es war nicht so, dass ich mich vom OP nicht trennen konnte. Aber am Ende musste ich doch noch bis kurz vor Mitternacht an meinem allerletzten Dienst-Tag operieren. Der Fall war lehrreich.

Es war spät am Abend (Sonntag, d. 3.5.98) als ich von einer Berliner Chirurgenkongresswoche zurückgekehrt noch einen letzten Gang über die Wachstation machte. Da fiel mir Dr. H. auf, bei dem ich drei Wochen zuvor eine Whipple'sche Operation wegen Pankreaskrebs durchgeführt hatte. Ich wähnte ihn längst zuhause. Nun lag er da und sah gar nicht gut aus. Das hatten meine Assistenten auch gemerkt und eine Reihe von Labor- und Ultraschalluntersuchungen veranlasst. Aber keiner dieser Befunde sprach zwingend für eine Relaparotomie (Wiedereröffnung der Bauchhöhle), um nachzusehen, was die Ursache sein könnte.

Und hier, bei meinem allerletzten Patienten, bewährte sich noch einmal der klinische Blick und die Erfahrung. Ein Blick auf die Zunge, eine tastende Hand auf den Bauch genügte: „Sofort in den OP mit ihm!"

Wir fanden einen Douglas-Abszess (eine tief im untersten Becken liegende Eiterung) mit Bauchfellentzündung. Im Operationsgebiet selber war alles in Ordnung. Eine tödliche Sepsis konnte gerade noch abgewendet werden. Mit Entfernung des Eiters erholte sich der Patient. Und das Wunderbare (angesichts der Pankreaskrebsdiagnose) ist, dass Dr. H. heute noch lebt. Am nächsten Tag fand dann meine Feierliche Verabschiedung und die Einführung meines Nachfolgers statt.

Mit Prof. Stefan Post habe ich einen kongenialen Nachfolger gefunden. Ich kannte und schätzte ihn seit seiner Zeit in Heidelberg bei Herfarth und auch vom gemeinsamen Nähen und Skifahren in Davos. Prof. Post hat die Übernahme der Klinik sehr einfühlsam und weise gestaltet. Schon vorher hatte er uns im OP besucht und bei Pankreaseingriffen zugeschaut, denn diesen gilt auch sein Interesse. So wurde dann in seinen ersten beiden Mannheimer Jahren die Zahl der Duodenopankreatektomien (im Vergleich zu meinen letzten zwei Jahren) um ein Drittel erhöht. Ab und zu besucht er mich in meinem schönen Emeritus-Zimmer –

# Ausklang

mit Blick über den Neckar und die Stadt – um sich ein Diapositiv oder einen Rat zu holen.

Alle hatten geglaubt, ich würde nach der Verabschiedung in ein tiefes Loch fallen. Keiner ahnte, wie tief das Loch sein würde. Es ist das tiefste auf unserem Planeten: der Grand Canyon! Noch im Mai '98 habe ich mir diesen Jugendtraum erfüllt: einmal auf einem Floß die wilden weißen Wasser des Grand Canyon zu erleben. Für dieses Abenteuer muss man sich normalerweise lange vorher anmelden. Für mich war aber gerade noch ein Platz frei im Schlauchboot, neben Eric Fonkalsrud (der immer noch an der U. C. L. A. die Kinderchirurgie leitete).

Es war eine wundersame Woche: ohne Radio, Telefon, Fernsehen, ohne Zeitung und ohne Uhr. Nur Natur. Tagsüber brüllten wir vor lauter Übermut, wenn die drei Meter hohen (aber relativ ungefährlichen) Wellen der Stromschnellen über uns zusammenschlugen. Nachts schliefen wir auf Sandbänken unter freiem Sternenhimmel, von dem wir freilich meist nur einen schmalen Streifen zu sehen bekamen.

Die Erfüllung eines zweiten Jugendtraumes verdanke ich meinen Mitarbeitern.

Man erzählt, dass die Navaho-Indianer ihre greisen Häuptlinge mit einer Kanne Wasser in die Wüste schicken. Dort wandern sie dann, soweit die Füße tragen – ihrem Ende entgegen.

An diese Form der Entsorgung musste ich unwillkürlich denken, als mir meine Assistenten zum Abschied einen Trek zum Everest Base Camp schenkten.

Diesmal begleiteten mich K.H. Kersting, sein Sohn Stefan (der gerade sein medizinisches Staatsexamen bestanden hatte) und ein junger nepalesischer Kollege, Dr. Rajesh Shrestha. Neun der vierzehn Achttausender dieser Erde befinden sich in Nepal. Wir haben sie alle gesehen. Sechs von ihnen sind wir sehr nahe gekommen – dem höchsten am nächsten.

Vier Wochen lang sind wir durch diese Märchenlandschaft gewandert, wo jeder Schritt einen neuen überwältigenden Ausblick in schwindelnde Höhen schenkt. Meine geduldigen Begleiter ließen mich sogar malen – zwölf Bilder in dünner Luft (Abb. 45).

Zehn Tage nach meinem 70. Geburtstag erreichten wir den Kala Pattar – mit 5545 m noch gut zweihundert Meter über'm Base

## Ausklang

Camp und dem höchsten Berg der Welt zum Greifen nahe direkt gegenüber gelegen (Abb. 42). Als wir zurückkehrten hatten wir zusammen 21 kg an Körpergewicht verloren – aber einen unermesslichen Schatz an Erfahrung gewonnen.

Doch meine Mitarbeiter gaben noch nicht auf:

„Diesmal schicken wir ihn auf den Kilimanjaro – der ist noch höher!" Und ich bin darauf eingegangen. Im November '99 stapfte ich mühsam und ziemlich außer Atem auch auf diesen Berg. Mit dabei war mein Freund und Mitarbeiter Sebastian Freudenberg (der zwei Jahre in Afrika als Chirurg gearbeitet hatte) und der Chef der Chirurgischen Universitätsklinik in Dar es Salaam, Prof. Charles Mkony, der noch nie in seinem Leben Fuß auf einen Berg gesetzt hatte. Obgleich nur wenige Kilometer vom Äquator entfernt, arbeiteten wir uns die letzten Meter durch tiefen Schnee nach oben. Dann lag ganz Afrika unter uns.

Aber nun ist es genug.

Wie schließt Georg Kreisler doch so treffend seine „Nichtarischen Arien"?:

„Mal müss' ma Schluss machen, also -- mach' ma Schluss!"

Ich sitze an meinem kleinen Schreibtisch mit Blick in unseren Garten. Bald ist Weihnachten. Aber noch immer blühen zwölf rote Rosen – jetzt in der Abendsonne, die gerade den Horizont entlangrollt. Hier habe ich nun schon viele Stunden gesessen, habe geträumt, habe nachgedacht und dieses Buch geschrieben. Eben kommt meine Frau herein. Es ist Zeit zu gehen.

# Anhang

## Abkürzungen

G.T. = Gertrud Trede
M.T. = Michael Trede
U.B. = Ursula Boettcher

## Verzeichnis der Fußnoten im Text

**1. Kapitel: Über die Eltern und andere Vorfahren**

1 Brief von Anna Daus an G. T. vom 19.4.40.
2 Dr. James Daus, Stenographische Berichte über die Sitzungen der Bürgerschaft zu Hamburg, 58. Sitzung, 1920, S. 1733.
3 Boettcher, Hans „Beethoven als Liederkomponist", 1928, Benno Filser Verlag, Augsburg
4 Freeman, Thomas: Hans Henny Jahnn – Eine Biographie, Hoffmann und Campe, 1986.
5 Brief von Hilmar Trede an Charlotte Trede vom 14.3.1933.
6 Brief von Hilmar Trede an Charlotte Trede vom 22.3.1933.
7 Brief von Hilmar Trede an Charlotte Trede vom 1.4.1933.
8 Brief von Hilmar Trede an G.T. und M. T. vom 22.5.1946.

**2. Kapitel: Eine Kindheit in Deutschland (1928 – 1939)**

1 Kasenow, K.; „300 Jahre Schulwesen in Blankenese und Dockenhuden", Universitätsbibliothek Hamburg 1977.
2 Bents, H.: „Störtebeker, Dichtung und Wahrheit", Verlag Soltau Kurier Norden, 1990.
3 Petersen M. und Rohde H.: „Sturmflut", Karl Wachholtz Verlag, Neumünster 1979.
4 Untersuchungs-Bericht über den Untergang des Feuerschiffes Elbe 1, 1937.
5 Tagebuch M.T. vom 2.6.1938.
6 Jäger, Herbert: „Makrokriminalität, Studien zur Kriminologie kollektiver Gewalt", Suhrkamp 1989.
7 Grützner, W, Lehmann-Stöcker, M., Plank H.: „Die Blankeneser Kirche", J. Chr. Petersen Verlag, Hamburg 1996.
8 Beck, Gad „Und Gad ging zu David", DTV, München 1997

## Verzeichnis der Fußnoten im Text

9 Singer, Israel J.: „Die Familie Karnovsky", Paul Zsolnay Verlag, 1997
10 Reich-Ranicki, Marcel: „Mein Leben", Deutsche Verlagsanstalt, Stuttgart 1999
11 Strauss, Herbert A.: „In the Eye of the Storm – growing up Jewish in Germany 1918-1943". Fordham University Press, New York 1999.
12 Kremer, G.: „Kindheitssplitter". R. Piper 1993
13 Tagebuch M.T. vom 11.8.1938.
14 Tagebuch M.T. vom 14.7.1938.
15 Tagebuch M.T. vom 15.7.1938.
16 Tagebuch M.T. vom 3.8.1938.
17 Tagebuch M.T. vom 24.7.1938.
18 Schäfer, Stefan: „Hitler und die Schweiz".Quintessenz Verlag, Berlin 1998.
19 Stevens, Austin: „The Dispossessed", Barrie and Jenkins, London 1975.
20 Wasserstein, Bernard: „Britain and the Jews of Europe 1939-1945", Clarendon Press, Oxford 1979.
21 Wamser, U., Weinke, W.: „Ehemals in Hamburg zuhause: Jüdisches Leben am Grindel", VSA-Verlag, Hamburg 1991.
22 Rabe, J.: „Grindel – kleine Stadtteilgeschichte". Projektarbeit, Hochschule für Bildende Künste, Hamburg 1994.
23 Schröder, G. „Heimatlos auf hoher See", Becherdruck, Berlin 1949.

## 3. Kapitel: Die Emigration – eine Flüchtlingsschule in England (1939 – 1943)

1 Essinger, Anna: „Bunce Court School, 1933/1943", Headley Brothers, Ashford, Kent [1943]
2 Trott, Uta-Elisabeth, „Essinger, Anna": New Dictionary of National Biography, London 1998.
3 Major, Alan: „Bunce Court, Anna Essinger and New Herrlingen School, Otterden", in BygoneKent [1989], Vol. 10, Nr. 8 – 10, S. 547
4 Brief von M.T. an G.T. vom 5.6.43.
5 Dante Alighieri, Die Göttliche Komödie: Das Paradies, 17. Gesang, 58
6 Bentwich, N. „They Found Refuge", London 1956
7 Notizbucheintrag v. G.T. vom 29.5.39.
8 Fest, Joachim C.: „Hitler", Ullstein Verlag 1973
9 Brief von M.T. an G.T. vom 17.1.40
10 Brief von M.T. an G.T. vom 6.2.40
11 Brief von Anna Daus an Margaret Haig vom 19.4.40
12 Allday, E.: „Stefan Zweig", London 1972
13 Brief von G.T. an M.T. vom 16.5.40
14 Stevens, A.: „The Dispossessed", Barrie and Jenkins Ltd., London 1975.
15 Wasserstein, B.: „Britain and the Jews of Europe, 1939-1945", Oxford University Press, 1979.
16 Zit. bei Judex „Anderson's Prisoners", London 1940.
17 Kössler, M.: „Enemy Alien Internment", Polit. Science Quart 57: 98 (1942).
18 Pearl, C.: „The Dunera Scandal", Angus and Robertson, Sydney 1983.

423

Anhang

19 Tagebuchnotiz von M.T., 25.5.42
20 Tagebuchnotiz von M.T., 7.5.42
21 Tagebuchnotiz von M.T., 24.4.42
22 Brief von M.T. an G.T., 16.1.41
23 Brief von M.T. an G.T., 1.10.41
24 Tagebuchnotiz von M.T., 29.4.42
25 Tagebuchnotiz von M.T., 12.5.42
26 Brief von M.T. an G.T. vom 10.3.42
27 Somervell, T. Howard: „After Everest, The Experiences of a Mountaineer and Medical Missionary", London, Hodder and Stoughton, 1936
28 Brief von M.T. an G.T. vom 22.1.41
29 Brief von M.T. an G.T. vom 11.11.41
30 Brief von M.T. an G.T. vom 26.11.42
31 Brief von M.T. an G.T. vom 31.6.43
32 Tagebuchnotiz von M.T., 14.6.42
33 Tagebuchnotiz von M.T., 14.5.42
34 Brief von M.T. an G.T. vom 26.11.42
35 Tagebuchnotiz von M.T., 8.5.42
36 Tagebuchnotiz von M.T., 9.5.42
37 Klemperer, V.: „Ich will Zeugnis ablegen bis zum letzten .... Tagebücher 1933 – 1945". Aufbau Verlag, Berlin 1995
38 Brief von M.T. an G.T. vom 26.11.42
39 Briefe von M.T. an G.T vom 9.5.43
40 Brief von M.T. an G.T. vom 26.11.42
41 Brief von M.T. an G.T. vom 9.12.42
42 Brief von M.T. an G.T. vom 29.6.43
43 Brief von Frank Auerbach an M.T. vom 9.8.95
44 Brief von M.T. an G.T. vom 17.7.43
45 Pringsheim, Klaus Jr.: „Wer zum Teufel sind Sie?" Weidle Verlag, Bonn 1995
46 Hoffnung, G.: „The Hoffnung Musical Festival", Dobson 47
Bernard, B.: „Painter Friends", in „From London", The British Council, London 1995
48 „I Came Alone", Hsg. Leverton, B., Book Guild Ltd. Lewis 1990

## 4. Kapitel: In Englischen Eliteschulen – als Public School-Boy (1943 – 1947)

1 Scholes, P.A.: The Oxford Companion to Music, Oxford University Press, London, 1956
2 Craze, M.: King's School, Worcester, Baylis and Son Ltd., London, 1972
3 Gathorne-Hardy, J.: The Public School Phenomenon, Hodder and Stoughton, London, 1977
4 Stanley, A.P.: The Life and Correspondence of Thomas Arnold, D.D., John Murray, London, 1881
5 Churchill, W.S.: My Early Life, Fontana Books, London, 10. Ausgabe, 1972
6 Brief von M.T. an G.T. vom 19.11.1944

## Verzeichnis der Fußnoten im Text

7 Raban, J.: Coasting, Collins Harvill, London, 1986
8 Brief von M.T. an G.T. vom 26.9.1943
9 Brief von M.T. an G.T. vom 17.10.1943
10 Brief von M.T. an G.T. vom 3.10.1943
11 Brief von M.T. an G.T. vom 4.3.1945
12 Brief von M.T. an G.T. vom 18.2.1945
13 Brief von M.T. an G.T. vom 12.10.1944
14 Brief von M.T. an G.T. vom 18.3.1945
15 Brief von M.T. an G.T. vom 9.12.1944
16 Brief von M.T. an G.T. vom 11.2.1945
17 Brief von M.T. an G.T. vom 23.9.1944
18 Brief von M.T. an G.T. vom 14.5.1944
19 Brief von M.T. an Rosa Lawes vom 12.11.1944
20 Brief von M.T. an G.T. vom 25.6.1944
21 The Vigornian, Vol. XIII, S. 358, Juli 1945
22 Brief von M.T. an G.T. vom 19.11.1944
23 Brief von M.T. an G.T. vom 26.11.1944
24 Brief von M.T. an G.T. vom 17.10.1943
25 Brief von M.T. an G.T. vom 7.5.1944
26 Brief von M.T. an G.T. vom 12.10.1943
27 Brief von M.T. an G.T. vom 17.10.1943
28 Tagebuchnotiz von M.T. vom 22.4.1942
29 Wasserstein, B.: Britain and the Jews of Europe 1939 – 1945, Clarendon Press, Oxford 1979, S. 118
30 Herbert A. Strauss „In the Eye of the Storm, Growing up Jewish in Germany 1918-1943". Fordham University Press, New York, 1999
31 Klemperer, V: „Ich will Zeugnis ablegen bis zum letzten … . Tagebücher 1933-1945". Aufbau Verlag, Berlin, 1995
32 Sereny, G.: „Das Ringen mit der Wahrheit, Albert Speer und das deutsche Trauma". Kindler Verlag, München, 1995
33 Interview Peter Daus vom 24.7.1999
34 Posener, J.: „Fast so alt wie das Jahrhundert", Birkhäuser Verlag, Basel, Berlin, Boston, 1993
35 Klüger, R. „Weiterleben – eine Jugend". Wallstein Verlag, Göttingen 1992
36 Brief von Franz Daus an Peter Daus v. November 1939
37 Interviews Johannes Rabe 1947/1999
38 Interview Jürgen Freundlich v. 4.10.1999
39 Interview Hildegard Maywald geb. Ofterdinger v. 9.9.1999
40 Vieth, H.: „Hier lebten sie miteinander in Harvestehude-Rotherbaum", Hamburg 1993
41 Gunn, D.: „The Best of the Highlands", Jarrold, Norwich 1983
42 Brief von M.T. an G.T. v. 30.9.45
43 Brief von M.T. an G.T. v. 7.10.45
44 Brief von M.T. an Rosa Lawes v. 4.11.45
45 Houghton, G. und P. „Well-Regulated Minds and Improper Moments. A History of the Leys School", Cambridge 2000.

Anhang

46 Brief von M.T. an G.T. v. 20.1.46
47 Brief von M.T. an G.T. v. 12.2.46
48 Brief von M.T. an G.T. v. 8.12.46
49 Brief von M.T. an G.T. v. 2.6.46
50 Brief von M.T. an G.T. v. 28.9.46
51 „The Leys Fortnightly" 70, 176 (1946)
52 Brief von M.T. an G.T. v. 21.7.46
53 Kreisler, Georg: „Nichtarische Arien", Preiser Records, 1966
54 Herweg, Rachel M: „Die jüdischeMutter", Wiss. Buchges. Darmstadt, 1994
55 Brief von Brigitte Steinhausen an M.T. v. 18.10.96

## 5. Kapitel: Medizinstudent in Cambridge (1947 – 1950)

1 Sullivan, J.W.N. „Beethoven", Penguin Books, 1927
2 Brief von M.T. an G.T. vom 12.10.47
3 Brief von M.T. an G.T. vom 7.11.48
4 Brief von M.T. an G.T. vom 25.1.48
5 Brief von M.T. an G.T. vom 23.11.47
6 Brief von M.T. an G.T. vom 1.12.47
7 Brief von M.T. an G.T. vom 22.10.49
8 Brief von M.T. an G.T. vom 16.10.49
9 Briefe von M.T. an G.T. vom 22.10. und 13.11.49
10 Brief von M.T. an G.T. vom 19.10.47
11 Brief von M.T. an G.T. vom 30.10.49
12 Briefe von M.T. an G.T. im Oktober '48
13 Brief von M.T. an G.T. vom 9.11.48
14 Brief von M.T. an G.T. vom 9.11.48
15 Brief von M.T. an G.T. vom 30.10.49
16 Brief von M.T. an G.T. vom 26.10.47
17 Brief von M.T. an G.T. vom 16.11.47
18 Brief von M.T. an G.T. vom 16.11.47
19 Brief von M.T. an G.T. vom 7.12.47
20 Brief von M.T. an G.T. vom 7.3.48
21 The Poetical Works of Rupert Brooke, Faber and Faber, London, 1946
22 Medicus, Thomas:„Im Schatten junger Apfelblüten, der Dichter Rupert Brooke im Gedächtnis der Nation", F.A.Z., 17.7.99
23 Frankl, Viktor E.: „Bergerlebnis und Sinnerfahrung", Tyrolia Verlag, Innsbruck u. Wien, 1992
24 Brief von M.T. an G.T. vom 25.1.48
25 Brief von M.T. an G.T. vom 17.10.48
26 Postkarte von M.T. an G.T. vom 28.6.51
27 Trede, M.: „18 hours on the Matterhorn", Middlesex Hospital Journal, 53: 111, 1953
28 Hartmann, Klaus, Vorgeschichte – Erinnerungen 1925 – 1948, Universitas Verlag, München, 2000
29 Hartmann, Klaus: „Besuch in England", 1949

30 Hartmann, Klaus: „Lebenswege nach Heimerziehung"; Raubach Verlag, 1996
31 Brief von M.T. an Klaus Hartmann vom 14.10.49
32 Wolfrum, Edgar: „Die Rache der Franzosen", Die Zeit 21, S. 82, 2000
33 Posener, Julius: „Fast so alt wie das Jahrhundert", Birkhäuser Verlag, Basel, Berlin, Boston, 1993
34 Geissler, Christian: „Anfrage", Claasen Verlag, Hamburg, 1960

## 6. Kapitel: Medizinstudent und House Surgeon in London (1950 – 1954)

1 Wolff L, Parkinson J, White PD: Bundle-branch-block with short P-R-interval in healthy young people prone to paroxysmal tachycardia. Am. Heart J. 5: 685 (1930)
2 Brief von M.T. an G.T. vom 17.3.51
3 Brief von M.T. an U.B. vom 31.10.51
4 Brief von M.T. an U.B. vom 18.11.51
5 Brief von M.T. an U.B. vom 24.11.51
6 Brief von M.T. an G.T. vom 25.3.51
7 Brief von M.T. an G.T. vom 4.2.51
8 Brief von M.T. an G.T. vom 12.8.51
9 Brief von M.T. an U.B. vom 19.4.52
10 Brief von M.T. an U.B. vom 4.5.52
11 Brief von M.T. an G.T. vom 25.3.51
12 Fath, Rolf, Reclams Opernführer, Stuttgart, 1994
13 Harenberg, Bodo (Hrsg.) „Chronik des 20. Jahrhunderts", Chronik-Verlag, Dortmund 1993
14 Brief von M.T. an U.B. vom 1./2.6.53
15 Brief von M.T. an U.B. vom 19.6.53
16 Brief von M.T. an U.B. vom 23.8.53
17 Brief von M.T. an U.B. vom 23.8.53
18 Brief von M.T. an U.B. vom 27.8.53
19 Brief von M.T. an U.B. vom 11.10.53
20 Brief von M.T. an U.B. vom 5.6.54
21 Brief von M.T. an U.B. vom 28.7.54
22 Brief von M.T. an U.B. vom 31.7.54

## 7. Kapitel: Als britischer Militärarzt zurück nach Deutschland (1955 – 1957)

1 Menuhin, Yehudi: „Unvollendete Reise, Lebenserinnerungen", R. Piper Verlag, München 1976
2 Frankl, Viktor E.: „Was nicht in meinen Büchern steht, Lebenserinnerungen". Quintessenz, M.M.V. Medizinverlag, 1995
3 Frankl, Viktor, E.: „… trotzdem Ja zum Leben sagen". dtv, München, 13. Aufl. 1995
4 Konrád, Györgi: „Die Freiheit des Erinnerns", Die Zeit, 22.12.1998

5 Henningsen, Manfred: „Das Jahrhundert der Demozide", Die Zeit, 4.6.1998.
6 von Dohnanyi, Klaus: „Zum Streit zwischen Ignaz Bubis und Martin Walser", FAZ 10.11.1998
7 Trede, M.: Eröffnungsansprache, Langenbecks Arch. f. Chir. Suppl (Kongressbericht) 1994
8 Brief von M.T. an U.B. vom 8.4.55
9 Brief von M.T. an G.T. vom 6.8.55
10 Brief von M.T. an U.B. vom 4.6.55
11 Brief von M.T. an U.B. vom 24.6.55
12 Brief von M.T. an U.B. vom 14.7.55
13 Brief von M.T. an G.T. vom 5.10.55
14 Brief von M.T. an G.T. vom 12.11.55
15 Linder, F.: Proceedings of the Royal Society of Medicine, 50, 153 [1957]
16 Churchill, Edward: „Wanderjahr, The Education of a Surgeon", Watson Publ. Int., Massachussetts 1990

## 8. Kapitel: Assistenzarzt in Berlin (1957 – 1962)

1 Linder, F.: Pathophysiologie und Indikationen der Hypothermie bei Operationen am offenen Herzen. Langenbecks Archiv f. Chirurgie 289: 188 (Kongressbericht 1958)
2 Trede, M.: „Die Entwicklung der offenen Herzchirurgie". Ruperto Carola 19: 245 (1967)
3 Haecker, R.: „Experimentelle Studien zur Pathologie und Chirurgie des Herzens". Langenbecks Arch. Klin. Chir. 80: 1035 (1907)
4 Swan, H. et al.: „Foreign bodies in the heart. Indications for and technique of removal with temporary interruption of cardiac blood flow". Ann. Surg. 135: 314 (1952)
5 Lewis, F.J. and M. Taufik: „Closure of atrial septal defects with aid of hypothermia". Surgery 33: 52 (1953)
6 Gibbon, J.H.: „Application of a mechanical heart and lung apparatus to cardiac surgery". Minn. Med. 37: 171 (1954)
7 Shumacker, Harris B.: „A Dream of the Heart – The Life of John H. Gibbon, Jr.", Fithian Press, Santa Barbara, 1999
8 Trede, M.: „Das Verhalten der Kreislaufgrößen vor, während und unmittelbar nach Kreislaufunterbrechung bei Herzoperationen in Hypothermie". Langenbecks Archiv f. Chirurgie 293: 322 (1960)
9 Bücherl, E.S., B. Hölscher, G. Horkenbach, O. Just, F. Linder, K.J. Schmutzer, W. Schütz, M. Trede und H. Winzer: „Erste klinische Erfahrungen mit der Anwendung eines künstlichen Herz-Lungen-Systems", Der Chirurg 30: 97 (1959)
10 Trede M., A.V. Foote, J.V. Maloney: Pathophysiologic Aspects of Profound Hypothermia with Extracorporeal Circulation . Ann. Surg. 154: 210 (1961)
11 Trede M., A.V. Foote, J.V. Maloney: Physiologic Aspects of Profound Hypothermia. The Physiologist 3 (1960)

12 Foote A.V., M. Trede, J.V. Maloney: An Experimental and Clinical Study of the Use of Acid-Citrate Dextrose (ACD) Blood for Extracorporeal Circulation. J. Thoracic and Cardiovasc. Surg. 42: 99 (1961)
13 Foote, A.V., M. Trede, J.V. Maloney: The Use of Stored Acid-Citrate-Dextrose (ACD) Blood for Clinical Extracorporeal Circulation. Surg. Forum 11: 230 (1960)
14 Exil, Flucht und Emigration europäischer Künstler 1933-1945, Hrsg.: Stephanie Barron, Prestel Verlag, München, New York 1997

## 9. Kapitel: Assistent und Oberarzt in Heidelberg (1962 – 1972)

1 Röher, H.D.: Einheit und Vielfalt – Arbeitskonzepte eines Chirurgen. In Memoriam Fritz Linder, Springer Verlag 1995
2 OP-Bucheintrag von M.T. 14.2.63
3 Holder, E.: Operationstaktik und technik beim Colon- und Rektumkarzinom. Langenbecks Archiv für Chirurgie 329: 320 (1971)
4 Hearsh, F.M.: The Dark Side of Camelot. Little, Brown and Co., Boston, 1997
5 Sereny, G.: „Das Ringen mit der Wahrheit. Albert Speer und das Deutsche Trauma". Kindler Verlag, München 1995
6 Linder, F., M. Trede: Chirurgie am offenen Herzen, Ciba-Symposium 10: 204 (1962)
7 Cooley, D.A., E.S. Crawford, J. S. Howell and A.C. Beall: Open-heart surgery in Jehova's witnesses. Am. J. Cardiol. 13: 779 (164)
8 van Dongen, R.J.A.M.: Vaatchirurgie. Actuele Zaken 10: 1 (1980)
9 Vollmar, J.: Rekonstruktive Chirurgie der Arterien. Thieme Verlag Stuttgart, 4. Aufl. (1996)
10 Trede, M.: Thromboembolektomie mit dem Ballonkatheter. Langenbecks Arch. Chir. 329: 1174 (1971)
11 Wickert, J.: Albert Einstein. Rowohlt, Hamburg 1972
12 Trede, M., K. Laubach: Operative Wiederherstellung chronisch verschlossener Arterien der unteren Gliedmaßen. Chirurg 44: 215 (1973)
13 Mitgliederversammlung. Langenbecks Arch. Chir. 329 (Kongressband), 33-45 (1971)
14 Linder, F.: Eröffnungsansprache des Präsidenten. Langenbecks Arch. Chir. 332: 3 (1972)
15 Opel, R.D.: Mozart in Schwetzingen und Mannheim, Heidelberger Verlagsanstalt 1981
16 Lampe, H.: „Kleine Geschichte der Chirurgie in Mannheim", zur 73. Tagung der Vereinigung Mittelrheinischer Chirurgen, 1982.

## 10. Kapitel: Direktor der Chirurgischen Universitätsklinik in Mannheim (1972 – 1998)

1 Everding, A.: Zur Sache, wenn's beliebt! W. Heyne Verlag, München 1996
2 Shakespeare, W.: Henry V., Akt IV., Szene 3.

# Anhang

3 Billroth, Th. Chirurgische Klinik. Wien 1871-1876 nebst einem Gesamtberichte über die chirurgischen Kliniken in Zürich und Wien während der Jahre 1860-1876. Hirschwaldt, Berlin 1879
4 Whipple, A.O.: W.B. Parsons, C.R. Mullins, Treatment of Carcinoma of the Ampulla of Vater. Ann. Surg. 102: 765 (1935)
5 Kausch, W. Das Karzinom der Papilla duodeni und seine radikale Entfernung. Beitr. Z. Klin. Chir. 78: 29 (1912)
6 Trede, M. Kommentar zu K. Semm „Endoskopische Appendektomie". Chir. Praxis 32: 61 (1983/84)
7 Solschenizyn, A. Ein Tag im Leben des Iwan Denissowitsch, Droemer, Knaur, München, 1963.
8 Trede, M. Eröffnungsansprache zum 111. Kongress der Deutschen Gesellschaft für Chirurgie, Langenbecks Arch. (Kongressband 1994)
9 Leonhardt, R.W., „Kongresse", Die Zeit, ca. 1980.
10 Eco, Umberto, Der Name der Rose, Carl Hauser Verlag, München 1982
11 Hutchinson, R. Zitiert bei Nissen, R., Vom Geist des Krankenhauses, Münch. Med. Wschr. 99: 869 (1957)
12 Trede, M.: Das chirurgische Skizzenbuch. Thieme Verlag Stuttgart, New York, 1997
13 Trede M.: Erlebnisse in Farbe, Rastatt 1998
14 Trede, M. and D.C. Carter (eds) Surgery of the Pancreas, Churchill Livingstone, New York, Edinburgh, London, Tokyo 1993, $2^{nd}$ Edn. 1997
15 Greenberg, A.: Pain and pleasure on the Haute Route. Skiing 33: 68, 1981
16 25 Jahres-Bericht der Chirurgischen Universitätsklinik, Mannheim, 1972-1997.
17 Brief von M.T. an Fritz Linder vom 1.10.72.
18 Brief von Fritz Linder an M.T. vom 8.10.72.

# Namensverzeichnis

Ackern, Klaus van 378
Adenauer, Konrad 230
Adler, Gabi 99
Adrian, Lord Douglas 157, 175–76
Albert, Prinzgemahl 81
Alison, Philip 311
Allgöwer, Martin 299, 328, 404
Anderson, Mr. & Mrs. 80
André, Maurice 266
Andrews, Michael 113
Angelico, Fra 113
Aquin, Thomas von 26
Ahrens, Josef 259–60
Arletty 194
Arnim, Carola von 147
Arnold, Thomas 119, 133
Ashcroft, Peggy 131
Auerbach, Frank 96, 100, 108, 113, 115, 392
Avercamp, Hendrick 193
Bach, Johann Sebastian 16, 18, 22, 26, 101–2, 131, 190, 390
Bacon, Francis 113
Baer, Frau 108
Bahnson, Henry 285
Bahnson, Otto 10
Baldwin, Dr. 176

Band, George 198
Barcroft, Sir Joseph 153
Barnard, Christian 321–22
Barrault, Jean-Louis 194
Bartók, Bela 18, 125
Bates, Michael 237–8, 324
Bauer, Karl Heinrich 270, 277, 308, 311, 313, 316, 322, 328, 330, 342, 351
Beaumont, G.E. 215–17
Beck, Gad 44
Beck, Miss J.K. 214
Becke, Margot 325
Becker, Boris 245, 335
Beethoven, Ludwig van 16, 101–2, 130, 158, 190, 339, 391
Beltz, Hans 260
Benig, Renate 335
Benn, Gottfried 392
Bentwich, Sir Norman 68
Bergas, Hanna 50, 51, 62, 64, 115
Bergmann, Ernst von 350
Bernstein, Leonard 297
Bichler, Lorenz 412
Bilgram, Hedwig 266
Billingham, Rupert 114

Billroth, Theodor 308, 350, 362, 396
Birkett, Sir Norman 158
Bircks, Wolfgang 320
Birmberg, Benedict 69
Birmberg, Edward 69
Birmberg, Naomi 68
Bismarck, Otto von 94, 111
Bismuth, Henri 388
Blake, William 125
Blalock, Alfred 285
Blaiberg, Philip 321
Blair, Tony, 121
Boccaccio, Giovanni 108
Bock, Eberhard 316
Boettcher, Hans (*Schwiegervater*) 15–17, 19–20, 26, 147, 164
Boettcher, Hildegard (*Schwiegermutter*) 19, 20, 147, 225, 228, 259
Boettcher, Marianne (*Schwägerin*) 147, 225, 228, 259, 314, 411
Boettcher, Regine, geb. Vollmar 324
Boettcher, Ursula (*Verlobte*) 147, 164, 167, 201, 225–29, 230, 234–5, 240, 245, 254–7, 259–61
Boettcher, Wolfgang (*Schwager*) 147, 158, 225, 227–8, 245,

431

# Namensverzeichnis

259, 261-2, 267-8, 288-9, 309, 314-16, 324, 342, 411
Bogner, Willi 293
Böhm, Karl 324
Bois, Curt 303
Bondy, Max 17, 20
Bonnard, Pierre 393
Boon, Mr. 73
Booth, William 125
Borst, Hans 286, 320
Borwitzki, Ottomar 158
Bourdillon, Tom 265
Brahms, Johannes 11, 188, 189-90
Brainin, Norbert 188
Brandt, Willy 144
Brasher, Christopher 198
Braun, Heinrich 351
Brecht, Bert 263, 296
Brenchley, Mr. 85, 88
Brent, Leslie (Lothar Baruch) 99, 114-16
Breughel, Pieter, 339
Britten, Benjamin 190
Brock, Lord Russell 324, 341
Brooke, Rupert 194-6
Brown, Lancelot 184
Bruch, Max 188
Brückner, Karl 47
Brückner, Marianne 47
Brunner, Alfred 278
Buchanan, Alan 155
Bücherl, Emil S. 276, 279, 283-4, 306
Bumann, Xaver 407
Burge, Anthony 80, 82

Burge, Kathleen & Harry 80
Burge, Stuart 80, 163, 194
Burroughs, John 285
Busch, Adolf 191
Busse, Horst 342
Bussmann, Johannes 358
Buxtehude, Dietrich 16, 18, 102
Bye, Mr. 152, 159
Byrd, William 191
Byron, George 196
Carrel, Alexis 333
Calne, Sir Roy 179, 233
Carl Theodor, Kurfürst, 350
Carossa, Hans 392
Carter, Sir David 396, 417
Carus, Carl Gustav 392
Caspary, Miss 128
Chamberlain, Neville 78
Chaplin, Charly 194
Charles, Prince 118
Chaucer, Geoffrey 93
Chopin, Frédéric 391
Chrustschow, Nikita 301
Churchill, Winston 89, 119, 138, 191, 214, 230, 306, 406, 408
Clemens, Samuel (Mark Twain) 314
Clifton, Miss 67, 93
Cole, Leslie 239
Constable, John 195
Cooley, Denton 291-2, 324
Cooper, Gary 108

Corelli, Domenico 101
Cortot, Alfred 191
Cramer, Werner 276-7
Crick, Francis H. 176
Cromwell, Oliver 136
Cross, Joan 102
Cuschieri, Sir Alfred 366
Czerny, Vincenz 350
Dale, Sir Henry 153, 157, 158
Daniels, Ronny, J. 216, 230
Dante, Alighieri 65
Daus, Anna (*Großmutter*) 10-12, 20-21, 40-42, 48, 84, 141, 142-43, 205
Daus, Clara (*Tante*) 10, 17, 21, 41-42, 48, 91, 141-43, 205
Daus, Franz (*Onkel*) 10-12, 42, 44, 49, 54, 84, 143-44
Daus, James (*Großvater*) 10-11, 13-14
Daus, Martin (*Vetter*) 44, 47, 143-44
Daus, Peter (*Vetter*) 44, 47, 142-45
Davies, Dr. 176-7
Dean, Professor 181
Decker-Hauff, Dr. 27
Dehmel, Richard 28
Dehn, Maria 94, 96, 98, 107-8
Denning, Ffolliot 81
Denning, Mary 80, 81
Derra, Ernst 281, 319
Diana, Lady 118
Dickens, Charles 211
Dickmann, Walter 147

# Namensverzeichnis

Diercks, Herr 44, 46, 57, 148
Dittmar, Friedrich 358
Doerr, Wilhelm 318, 324–5
Dohnanyi, Klaus von 249
Dohrmann, Rolf 304
Dönhoff, Marion Gräfin 33
Dönitz, Karl 263
Döpfner, Kardinal Julius 201, 303
Dongen, R.J.A.M. van 330, 332
dos Santos, J.L. 331
Dowland, John 191
Downing, Sir George 170
Dubost, Charles 332
Dumas, Alexandre 104
Dunphy, Engelbert 179
Duppuy, Bishop 137
Dürer, Albrecht 22
Dvořák, Antonín 102, 190
Eber, Antonie 47
Eber, Sophie 47
Eckstein, Peter 156
Eco, Umberto 389
Edward VIII. 153
Ehlers, Hermann 145
Einstein, Albert 62, 174, 332
Eiseman, Ben 299
Eisenhower, Dwight 229
Elgar, Sir Edward 118, 129
Elisabeth II. 230–31
Encke, Albrecht 318, 323, 347, 415

Erasmus, Desiderius 118, 180
Errazuris, Eugenia 103
Essinger, Anna 56, 61–2, 66, 70, 83, 85, 88, 89, 92, 106, 107, 116, 123
Evans, Charles 265
Everding, August 355–7, 389–90
Farthmann, Eduard 404
Fawkes, Guy 186
Feldberg, John 184, 244
Feldberg, Käthe 157
Feldberg, Lore 184
Feldberg, Wilhelm 156–57, 165, 175, 184, 193, 224, 244–5
Feldberg-Eber, Lore 47, 157
Felsenstein, Walter 262
Fernandel 194
Ferrier, Kathleen 129
Feuchtwanger, Lyon 296
Finke, Eberhard 246
Fischer-Dieskau, Dietrich 191, 223, 360–1
Fleming, Sir Alexander 183
Flowers, Antonia (*Enkelin*) 412
Flowers, Jesse (*Enkel*) 412
Flowers, Natascha (*Enkelin*) 412
Flowers, Richard (*Schwiegersohn*) 412
Fogarty, Thomas 220

Fonkalsrud, Eric 293–4, 365, 420
Fonkalsrud, Peggy 293
Fonkalsrud, Rob 294
Foote, Andrew V. 292
Franck, Caesar 129
Frank, Anne 55
Frank, Reinhard 156
Franke, Meister 22
Frankl, Elli 246
Frankl, Viktor 197, 246–8, 249
Freud, Lucien 113
Freud, Sigmund 20
Freudenberg, Adolf 207
Freudenberg, Reinhart 407
Freudenberg, Sebastian 421
Freundlich, Herr 55, 146
Freundlich, Jürgen 33, 44, 45, 55, 146
Fricke, Eberhard 207, 209
Fricke, Gertrud 207
Friedrich der Große 94
Friedrich, Caspar David 257
Frisch, Max 9
Funk, Walther 263
Furtwängler, Wilhelm 89, 245
Gaa, Jochen 418
Gadacz, Tom 366
Gainsborough, Thomas 297
Gall, Franz 329
Geissler, Brigitte 48, 205
Geissler, Christian 48, 205, 209

433

# Namensverzeichnis

Geissler, Marie 48, 205
Gelbke, Heinz 313
Georg, Heinz 312-13, 326
George V. 153
George VI. 125, 153
Georgi, Max 418
Gerbode, Frank 285
Gesterkamp, Jan 11
Gesualdo, Don Carlo 16
Gibbon, John 281-2
Gibbon, Mary 282
Giehse, Therese 263
Gielgud, John 131
Giotto die Bondone 49
Glushchenko, I. 183
Goddard, Paulette 108
Goethe, Johann Wolfgang von 101, 392
Gohrbandt, Erwin 303
Goldschmidt, Abraham 11
Goldschmidt, Hanna („HaGo") 116
Gollwitzer, Helmut 207, 267
Goossens, Léon 129
Gordon-Taylor, Sir Gordon 213, 218
Göring, Hermann 100
Göttsche, Herr 142
Gottschalk, Robert 24
Götze, Heinz 328
Graham, Billy 185
Greco, El 24, 223
Greenberg, Al 407
Grüntzig, Andreas 368

Grynszpan, Herschel 55
Gütgemann, Alfred 337
Gulda, Friedrich 223
Gundolf, Friedrich 14
Gurlitt, Wilibald 14
Habeler, Peter 200
Hadley, Dr. 223
Hagelstange, Rudolf 347
Hagmüller, Egbert 414
Haig, Charles 73
Haig, Earl 72
Haig, Fergus 78, 80
Haig, Margaret 72, 75, 76, 78, 80, 82, 154, 161-63, 251, 416
Haig, Mildred 80
Haig, Mr. 72, 73, 76
Haig, Mrs. 72, 90
Hallwachs, Otto 323
Händel, Georg-Friedrich 101-2, 118, 130, 190
Handowsky, Ulrich 107
Harder, Felix 404
Häring, Rudolph 397
Harms, Eduard 21
Harms, Gottlieb 16, 21
Harms, Monna 21
Harris, P.D. 119, 129-30
Harris, Professor 175, 177
Hartel, Wilhelm 401
Hartmann, Klaus 202, 204, 288
Hecker, Waldemar Ch. 276, 308, 312, 361, 379
Heidegger, Martin 12, 14, 19

Heidt, Gretel 63-64, 85, 106, 115, 123
Heim, Prof. 303
Heine, Heinrich 11
Heine, Samson 11
Heinrich VIII. 118
Heller, Lya 108
Henley, Mr. 221
Herfarth, Christian 365, 404, 405, 415
Hess, Rudolf 263
Heuck, Gustav 351
Heuss, Theodor 248
Hiemer, Ernst 47
Hillary, Sir Edmund 231, 265
Hindemith, Paul 17, 18, 147
Hirohito, Kaiser 153
Hitler, Adolf 12, 44, 46, 51, 52, 54, 76, 78, 84, 87, 93, 100, 102, 125, 126, 138, 139, 208, 249, 289
Hodgkin, Alan Lloyd 175
Hoel, Arne 224
Hoelscher, Ulf 261
Hoffmann, Herr 259
Hoffnung, Gerd 112
Holder, Erich 313
Holmes Sellors, Sir Thomas 213, 215, 224, 345, 352
Honnecker, Erich 386
Hook, Sidney 202
Howard, Leslie 89
Hübner, Erich 314
Hudson, Vaughan 214, 220, 331
Hume, David 202
Humphrey, W. Gerald 150, 152, 161
Hunt, Holman W. 74
Hunt, John 265

Hurford, Patricia (née Matthews) 193–96
Hurford, Peter 196
Husserl, Edmund 14
Hutchinson, Sir Robert 390
Innerkofler, Thomas 336
Innerkofler, Sepp 50
Irvine, Andrew 198
Isaakson, Lucie 108
Isaakson, Walter 62, 93, 94, 108, 126
Jackson, Mr. 221
Jagdschian, Valentin 278–9
Jäger, Herbert 33–34
Jäger, Wolfgang 316
Jahnke, C. 324
Jahnn, Ellinor 21, 256
Jahnn, Hans Henny 16, 21, 33, 181, 208, 256
Jahnn, Signe 21, 256
James, Mr. 222–23
Jasper, Gisbert 142
Jaspers, Karl 14
Jay, Miss 128
Jeger, Ernst 333
Joachim, Joseph 188
Joppich, Ingolf 361, 379
Just, Otto 277, 278, 308, 312
Kahn-Essinger, Berta 56
Kaiser, Joachim 158
Kalischer, Lotte 101–2
Kapler, Christoph 261
Karajan, Herbert von 158, 261, 314
Kästner, Erich 104
Katz, Frau Dr. 97

Kaufmann, Karl 148
Kausch, Walter 363
Keestra, Amos (*Enkel*) 411
Keestra, Machiel (*Schwiegersohn*) 411
Keestra, Sarai (*Enkelin*) 411
Kennedy, John F. 302, 314–5
Kern, Ernst 392
Kersting, Karl-Heinz 359–60, 402, 408, 420
Kersting, Stefan 420
Kersting, Stefan 420
Kimm, Christian 334
Kirschner, Martin 237, 351
Kissinger, Henry 112
Kitaguchi, Hiromishi 384
Kitson, Barbara 69–70
Kitson, Elisabeth 69–70
Kittermaster, Meriel 121, 129
Kittermaster, Ronald 121, 131, 133, 136
Klar, Ernst 312
Klemm, Richard 259
Klemperer, Victor 104, 140
Klinner, Werner 286, 320
Klüger, Ruth 143
Knef, Hildegard 194
Knorr, Britt-Gun von 314
Knorr, Ernst-Lothar von 17, 314
Koch, Christian 42
Koch, Robert 97
Koehne, Dr. 212, 227
Koncz, J. 276, 284

Konrad, Györgi 248
Körte, Werner 328
Koslowski, Leo 381
Köster, Herr 46
Krebs, Hans Adolf 230
Krebs, Heinrich 316
Krebs, Werner 107–8
Kreisler, Georg 166, 421
Kremer, Gidon 48, 101
Kress, Hans von 276
Kruif, Paul de 97
Kühne, Marlene 267
Kühne, Wolfgang 267
Kunlin, Jean 331
Kurella, Alfred 205
Kuzin, Michail 345–6,
Lang, Fritz 296
Langenbeck, Bernhard von 328
Largiadèr, Felix 403
Lasch, Gotthard 318
Laubach, Klaus 330, 332–3
Lawes, Rosa 73, 74, 76, 80, 81, 82, 83, 91
Lawrence, D.H. 124
Lehar, Franz 145
Lehndorff, Hans Graf von, 347
Lenin 344
Lenz, Siegfried 146
Leonhardt, Rudolf Walter 382–3
LeQuesne, Leslie 215
Lewis, F. J. 281
Lewis, Ivor 237
Lidka, Maria 129
Liebermann, Max 105, 393
Lillehei, C. Walton 282

# Namensverzeichnis

Lincoln, Abraham 136
Linder, Fritz 165, 167, 201, 269–73, 276–7, 279–88, 298, 303–5, 308, 309–13, 317–22, 333, 338, 345, 347–8, 353, 396, 401, 403, 414–15
Linder, Malte 413
Lipmann, Fritz Albert 230
Lloyd Davies, O.V. 215
Lochner, Stefan 22
Locke, John 202
Löhr, Berthold 320
Longland, Jack 126, 198
Longmire Jr., William P. 284, 298–9, 396, 416
Loop, Hans 17, 43
Lorenz, Dietmar 401, 414
Lösekann, Kapitän 32
Low, David 140
Lowman, Mrs. 173, 179
Lübeck, Vincent 16, 22
Lukas, Mr. 95
Lunn, Peter 264
Lunn, Sir Arnold 264
Luther, Martin 340
Lutz, Horst 308, 310, 339, 353, 377–8
Lysenko, Trofim 183
MacDonald, Alec 123–26, 129, 131
MacDonald, Mairis 123
MacDonald, Mrs. 123–24

Malleson, Miles 131
Mallory, George Leigh 198
Maloney, James V. Jr. 285–6, 290–2
Manegold, Bernd C. 367
Mann, Thomas 112, 296–7, 306
Marckwald, Pilar 105
Marckwald, Wilhelm 105–6
Marcus, Frank 96, 100, 104, 107–8, 112, 353
Marcus, Herrmann (*Urgroßvater*) 21
Marcus, Levi 11
Marcus, Renée 108
Marcy, Toni 274
Martini, Hans 384
Marx, Karl 12
Matisse, Henri 303
Matthews, Sir Bryan 175, 193
Maurer, Klemens 33, 40
Maurer, Traute 33
Mausbach, Hans 337
May, Karl 104
Mayer, Louis B. 402
McCarthy, Senator 229
McCormick, William O. 155, 176–7, 186, 254
McKim, Donald 155
McKim, R. Stewart 154
Medawar, Sir Peter 114
Meier, Hans 65, 85, 86, 87, 116
Meier, Josef 85
Mendel, Gregor 183

Mendelssohn-Bartholdy, Felix 125, 188, 190
Menges, Hans-Wolfgang 368
Menotti, Gian Carlo 225
Menuhin, Yehudi 125, 245–6
Merry, Peter 155
Messner, Reinhold 197, 200
Metternich, Klemens von 111
Michelangelo 25
Mkony, Charles 421
Mohr, Frau 37
Molotow, Wjatscheslaw 77
Monteverdi, Claudio 15
Montgomery, Bernard 140
Moore, Gerald 129, 224
Moore, Keith 237
Morley, Thomas 191
Morris, Robert 152, 158
Mozart, Wolfgang Amadeus 102, 129, 131, 350, 391
Mulder, Don 285
Munnings, Sir Alfred 183
Mussolini, Benito 51
Napoleon, Bonaparte 94
Napoleon, Louis 111
Nestroy, Johann Nepomuk 197
Neveu, Ginette 191
Newton, Isaac 180
Nicholas, Mrs. 157, 188, 193
Nichols, John 365

# Namensverzeichnis

Niemöller, Martin 267
Nissen, Rudolf 156, 332
Norton, Edward 199
Nurejew, Rudolf 341
Oberdalhoff, Hans 326, 348, 351–3
Odell, Noel 198
Ofterdinger, Dr. 47, 147
Ofterdinger, Hildegard 34, 40, 47, 147
Ohnesorg, Benno 326–7
Oistrakh, David 263, 297
Olivier, Laurence 132–33
Ord, Boris 190, 191
Osborne, Ursula (geb. Solmitz) 106
Partington, Kendrick, 189
Pasteur, Louis, 97
Patey, David 214
Patterson, Winifred & John 80
Pears, Peter 190–91
Peck, Mr. 265
Peter, Klaus 318
Petermann, Christian 414
Petersen, Herr 29–32, 37, 45, 58, 148, 206
Pevsner, Nikolaus 183–4
Philip, Duke of Edinburgh 153
Picasso, Pablo 103
Pichlmayr, Rudolf 115
Piotrowski, Wolfgang 361
Platzek, Frau 268
Platon 26
Plaue, Rochus 361
Poe, Edgar Allan 211
Posegga, Wilhelm 261
Posener, Julius 142, 208
Post, Stefan 419
Powell, Feng 48
Powell, Wilfred M. 48, 57, 77, 89, 90
Pretzel, Lotte 256
Pretzel, Raimund (Sebastian Haffner) 255–6
Pretzel, Ulrich 254–6, 267
Pringsheim Jr., Klaus 112
Pulvermacher, Fritz 412
Purcell, Henry 118, 191
Purrmann, Hans 303
Raban, Jonathan 121–22
Rabe, Jens 23
Rabe, Johannes 33, 51, 55, 58, 145–46, 206, 208, 302
Rabe, Nikoline 23
Rachmaninoff, Sergej 296
Ramin, Günther 190
Rath, Ernst vom 55
Ratschow, Max 331
Reed, Walter 97
Reger, Max 260, 266
Reich-Ranicki, Marcel 44
Rein, Hermann 276
Reinhard, Max 296
Reiter, Jürgen 413
Remé, Helmut 17
Renoir, Jean 296
Reuter, Ernst 230
Reuter, Fritz 42
Reynolds, Joshua 183
Rhoads, Jonathan 416
Ribbentrop, Joachim 42, 77
Riches, Sir Eric 214
Richter, Axel 415
Richter, Jean Paul 15
Richter, Ludwig 15
Ripke, Thomas 326
Rob, Charles 299, 330
Roberts, Dr. 181, 189
Roch, André 198
Roehl, Lars 312
Röher, Hans-Dietrich 312, 347
Römer, Micha 96
Rommel, Erwin 139
Roosevelt, Delano 59
Ross, Donald 286
Rost, Franz 351
Rostal, Max 188
Roth, Eberhard 323
Roth, Philip 166
Rothmund, Dr. 52
Rückert, Ulrich 359
Rüedi, Thomas 404
Russell, Lord Bertrand 183, 253
Sabiston, David 285
Saeger, Hans-Detlev 409, 410, 413
Salote, Königin 153
Satter, Peter 329
Sauerbruch, Ferdinand 273, 328, 393
Schade, Inge 229
Schaefer, Hans 224
Schaefer, Marie 59, 224
Schaupp, Werner 362
Schazar, Shalman 343

## Namensverzeichnis

Scheffler, Karl 157, 184
Schettler, Gotthard 316, 334
Schiller, Friedrich von 392
Schirach, Baldur von 263
Schmidt, Richard Hinrich Traugott 38
Schmier, Johannes 312
Schmitz, Wolfgang 308, 312, 313, 322, 329
Schneider, Helmut 50, 85, 87, 94, 99, 101-2, 107-8, 115
Schober, Karl-Ludwig 339-41
Schönberg, Arnold 296-7
Schreiber, Hans Wilhelm 390
Schröder, Gustav 59
Schubert, Franz 102, 227, 229, 339, 391
Schumann, Robert 188, 402
Schütz, Heinrich 18, 39, 56, 82, 102
Schütz, Wolfgang 288, 302, 304
Schwaiger, Max 328
Schwall, Gunther 401, 414
Schwarzkopf, Elisabeth 260
Schweiberer, Leonhard 404
Schweitzer, Albert 97, 108, 208
Schwitters, Kurt 137
Scott, Sir Walter 82

Sebening, Christian 351
Sebening, Fritz 320
Sebening, Walter 351
Selbach, Professor 204
Semm, Kurt 365
Senning, Ake 320
Sereny, Gitta 140, 316
Serkin, Rudolf 191
Shakespeare, William 67, 70, 89, 93, 98, 104, 106, 131-2, 163, 165
Shaw, George Bernhard 67, 93, 104
Shelley, Percy Bysshe 67
Sherrard, Tony 199
Shields, Marianne 265
Shields, Sir Robert 265
Shrestha, Rajesh 420
Shumacker, Harris 369, 416
Siewert, Rüdiger 404
Silen, William 300
Silvester, Jacqueline 113
Simon, Michel 194
Sims, Lieut. Col. 253
Sinopoli, Guiseppe 392
Slaney, Sir Geoffrey 165
Smith, David 199, 201
Solschenizyn, Alexander 346, 370
Somervell, Jim 199
Somervell, T. Howard 57, 98, 199-201
Sonnenfeld, Helmut 112

Soper, Nathaniel 366
Souttar, Sir Henry 238
Speer, Albert 140, 263, 315
Speer, Margaret 315
Spencer, Frank 285
Spurling, Generalmajor 148
Stalin, Josef 229
Starzl, Thomas 115
Steiner, Rudolf 12, 62, 123
Stelzner, Friedrich 390
Stenger, Ernst 312, 315
Stenmark, Ingemar 407
Stöhrer, Fred 323
Stokowsky, Leopold 262
Stoll, Peter 379
Storch, Hans-Henning 317, 323
Störtebeker, Klaus 31
Straube, Karl 33, 260
Strauss, Herbert 44, 140
Strawinsky, Igor 18, 103, 107, 190, 296
Streicher, Julius 47
Sudeck, Liese 17
Sudeck, Prof. 17
Sullivan, C. Navin 174, 180, 224
Sweelinck, Jan Pieter 16
Tacitus 202
Tenzing, Norgay 231, 265
Thoma, Georg 293
Thomas, Mr. 127
Tichy, Herbert 198
Töpfer, Ilse 267

# Namensverzeichnis

Trede, Basile (*Enkel*) 412
Trede, Charlotte (*Großmutter*) 23, 206
Trede, Eggert 15, 206
Trede, Felix (*Enkel*) 412
Trede, Franziska (*Tochter*) 266, 309, 326, 335, 336, 338, 412
Trede, Friedemann (*Halbbruder*) 23
Trede, Gabriele (*Cousine*) 206-7
Trede, Gertrud (*Mutter*) 10-16, 18-24, 27, 28, 34-40, 43-45, 47-54, 56-60, 66, 67-71, 77, 79, 80, 82, 83, 85, 89, 90, 92, 96, 101, 102, 103, 117, 131, 141, 150, 161-68, 204, 225, 228, 250-1, 274, 302, 415-16
Trede, Harder (*Onkel*) 23, 206
Trede, Harald (*Cousin*) 206
Trede, Heiner (*Halbbruder*) 23
Trede, Heinrich (*Großvater*) 15
Trede, Helle (*Halbschwester*) 23
Trede, Hilmar (*Vater*) 15-20, 22-27, 43, 141, 206-7
Trede, Katharina („Bina", geb. Freudenberg) (*Schwiegertochter*) 411

Trede, Katharina (*Tochter*) 204, 278, 293-5, 301, 308, 336, 337-8, 411
Trede, Melanie (*Tochter*) 334, 336, 412
Trede, Nikolaus (*Sohn*) 20, 33, 132, 155, 165, 295, 301, 308, 313, 325, 336, 412
Trede, Sophie (*Enkelin*) 412
Trede, Tanja (*Tochter*) 142, 334, 336, 412, 416
Trede, Ursula (*Ehefrau*) 266-8, 271-2, 278, 288-9, 294-6, 301, 308, 309, 313-16, 335, 342, 344-6, 353, 401, 411
Trede, Victor (*Enkel*) 412
Trede, Ursula, geb. Franz 18-20, 23, 26, 207 173
Trede, Yngve (*Halbbruder*) 23, 207, 256
Trenker, Luis 197
Tubbs, Oswald 237, 324
Turner, John William 73
Turner-Warrick, Mr. 214
Ungeheuer, Edgar 328, 337
Usener, Hermann 255
Usellis, Maleen (geb. Zuntz) 102, 123, 164
van Dongen, R.J.A.M. 330, 332

van Gogh, Vincent 17, 254
Vaughan Williams, Ralph 190
Verdi, Giuseppe 132
Vivaldi, Antonio 101-2
Vogel, Heinrich 267
Volkmann, Richard von 350
Vollmar, Jörg 312, 327, 330-4
Vossschulte, Karl 319
Waag, Karl-Ludwig 379
Wallace, Richard 71
Walter, Bruno 295-6
Walton, William 188
Wapnewski, Peter 256
Warburg, Aby 68
Warburg, Anita 67
Warburg, Otto 68
Watson, James D. 176
Waugh, Evelyn 296
Wawersik, Jürgen 308
Webb-Johnson, Lord 213
Weber, Meinrad 320-21
Weigel, Helene 263
Weil, Simone 388
Weirather, Engelbert 408
Wenz, Werner 312
Werder, Felix 86
Werfel, Franz 89, 296
Wheeler, Mr. 127-8
Whipple, Allan O. 363
Whitby, Lady 171
Whitby, Sir Lionel 171, 181-2, 204, 239

439

Whymper, Edward 154, 408
Wikarski, Eleonore 261
Wikarski, Susanne 261
Wild, Frank 172
Wildegans, H. 303
Wilkins, William 170
Will, Albert 47
Will, Elsbeth 47
Williams, Sir Dillwyn 155
Winter, Michael C. 119, 127, 135
Wolff, Dieter 318
Wolff, Helmut 386
Wolter, Helmut 318
Wood, Paul 253
Woolfe, Virginia 196
Wormleighton, Mr. 96
Wulff, Hans 18
Zadek, Peter 132
Zängl, Alfred 384
Zenker, Rudolf 286, 319–20, 351–2
Zuntz, Professor 108
Zweig, Stefan 84

# Weitere Bücher in der Reihe ecomed BIOGRAPHIEN

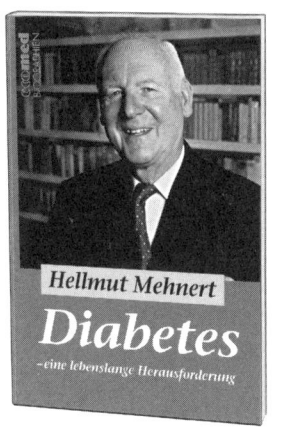

*Prof. Dr. Hellmut Mehnert*
## Diabetes
### eine lebenslange Herausforderung

Hellmut Mehnert ist einer der großen deutschen Diabetologen. Wie er das wurde, welche Stationen er durchlief, was er erlebte, schildert er in seinen Erinnerungen. Die Geschichte der Diabetologie zieht sich wie ein roter Faden durch die Biographie von Professor Dr. Hellmut Mehnert, so dass die privaten Erlebnisse und Erfahrungen stets in dem Kontext der "erlebten Medizingeschichte" zu sehen sind. Der Autor beabsichtigt, das Verständnis des Lesers für das Kranksein zu erleichtern, Einblicke in die medizinische Situation gestern und heute zu geben und damit auch die "Volkskrankheit Diabetes" transparent zu machen. Subtiler Humor und wohltuende Selbstkritik sind Eigenschaften des Autors, die die Lektüre besonders erfreulich gestalten. Das Buch spricht nicht nur Liebhaber spannender Lebensbeschreibungen, sondern gerade auch die Fachleute an.

Hardcover, 364 Seiten, Format 13,5 x 21,5 cm
ISBN 3-609-20171-1

*Professor Dr. Jörg Rehn, Chirurg*
## Erlebte Chirurgie
### Ein Streifzug durch 100 Jahre Zeit- und Chirurgiegeschichte

Für Jörg Rehn ist die Chirurgie Familientradition. Beide Großväter – Hermann Kümmell und Ludwig Rehn – waren große Chirurgen ihrer Zeit, ebenso der Vater Eduard Rehn. Unter den Begriffen Kümmell-Punkt, Rehn-Naht, Rehn-Operation und Rehn-Plastik stehen ihre Namen heute in jedem Medizinlexikon. Und auch Jörg Rehn geht seinen Weg in der Chirurgie. Eine lesenswerte Autobiographie mit vielen Anekdoten und Geschichten!

Hardcover, 220 Seiten, Format 13,5 x 21,5 cm
ISBN 3-609-51420-5

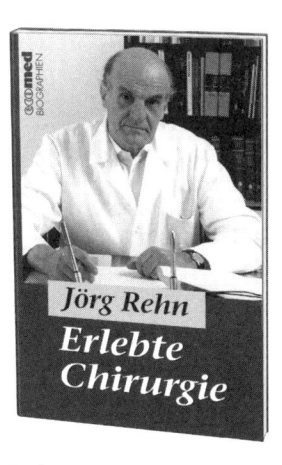

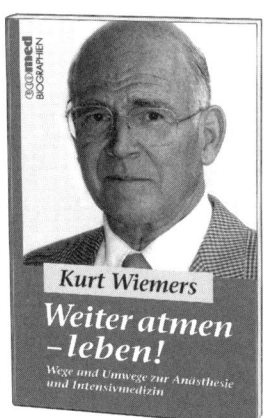

*Prof. Dr. Kurt Wiemers, Anästhesist*
## Weiter atmen – leben!
### Wege und Umwege zur Anästhesie und Intensivmedizin

Kurt Wiemers hat die anästhesiologische Intensivmedizin in Deutschland mitgeprägt. Seinem Engagement ist es u.a. zu verdanken, dass die Entwicklung der Anästhesie von einer Hilfstätigkeit für den Operateur zum selbständigen wissenschaftlichen und klinischen Fachgebiet und bis zur Intensivtherapie tatkräftig vorangetrieben wurde. Dabei setzte er Maßstäbe, fachlich wie menschlich. In seiner Biographie schildert er den Wandel anschaulich. Von der empirischen Erfahrung zur exakten Wissenschaft, von der Äther- und Lachgasnarkose zu modernen Narkosemitteln, von der chirurgischen Wachstation zur anästhesiologischen Intensivtherapie.

Hardcover, 240 Seiten, Format 13,5 x 21,5 cm
ISBN 3-609-51730-1

---

*Erhältlich über jede gute Buchhandlung sowie direkt beim Verlag:*

**ecomed** verlagsgesellschaft

Justus-von-Liebig-Str. 1 · 86899 Landsberg
Tel. (08191) 125-428 · Fax (08191) 125-594
INTERNET: www.ecomed.de

# Weitere Bücher in der Reihe ecomed BIOGRAPHIEN

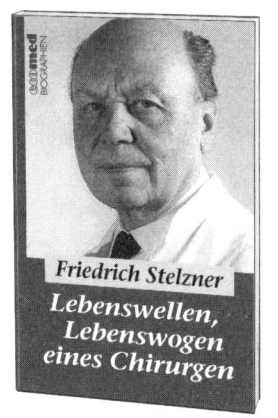

**Professor Dr. Dr. h.c. mult. Friedrich Stelzner, Chirurg**

## Lebenswellen, Lebenswogen eines Chirurgen

**Persönliche Innenansichten der Chirurgie des 20. Jahrhunderts**

Als wacher Zeitzeuge konzentriert sich Stelzner in seinen Erinnerungen auf die Menschen und Schicksale, denen er in den langen Jahren seiner Tätigkeit begegnet ist – Weggefährten, Kollegen, Vorgesetzte und Patienten. Er erlebte während seines Studiums im Zweiten Weltkrieg noch den berühmten Sauerbruch als Operateur. Seine eigenen Forschungen zur vergleichenden Anatomie führten zu schonenderen OP-Verfahren. So entsteht ein überaus facettenreiches und lebendiges Bild über Forschung und Praxis der deutschen Chirurgie im 20. Jahrhundert.

Hardcover, 400 Seiten, Format 13,5 x 21,5 cm
ISBN 3-609-51630-5

**Prof. Dr. Ernst Kern, Chirurg**

## Sehen – Denken – Handeln

### eines Chirurgen im 20. Jahrhundert

Halb "Tagebuch" des Jahres 1999, halb Autobiographie, spiegeln sich Nahes wie Fernes, Privates und Berufliches, vergangene Zeitläufe der europäischen Geschichte und tagesaktuelle Themen des Jahres 1999 in diesen sehr persönlichen Notizen und Betrachtungen.

Prof. Dr. med. E. Kern war Ordinarius für Chirurgie in Würzburg, zuvor u.a. Chefarzt in Lörrach.

Hardcover, 347 Seiten, Format 13,5 x 21,5 cm
ISBN 3-609-20149-5

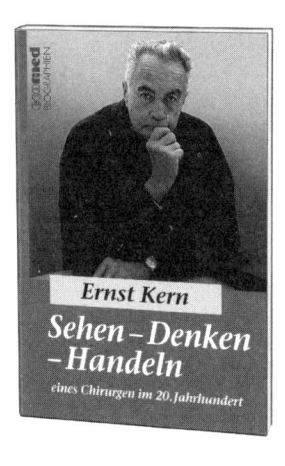

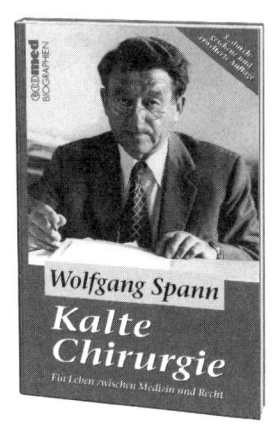

**Professor Dr. Wolfgang Spann, Gerichtsmediziner**

## Kalte Chirurgie

**Zeit- und Kriminalgeschichte aus erster Hand**

Kurzweilig und mitreißend schildert der wohl bekannteste deutsche Gerichtsmediziner, Professor Dr. Wolfgang Spann, in seinem Lebensrückblick Alltag und Höhepunkte seiner langen Karriere zwischen Medizin und Recht. Akribische Spurensuche, Auftritte vor Gericht, heikle Fälle im Brennpunkt des öffentlichen Interesses: Franz-Josef Strauß, Karl Heinz Beckurts, Rudolf Heß, Vera Brühne...

Hardcover, 375 Seiten, Format 13,5 x 21,5 cm
ISBN 3-609-62713-1

*Erhältlich über jede gute Buchhandlung sowie direkt beim Verlag:*

**ecomed** verlagsgesellschaft

Justus-von-Liebig-Str. 1 · 86899 Landsberg
Tel. (08191) 125-428 · Fax (08191) 125-594
INTERNET: www.ecomed.de

# Weitere Bücher in der Reihe ecomed BIOGRAPHIEN

**Prof. Dr. Rudolf Nissen, Chirurg**
## Helle Blätter – dunkle Blätter
### Erinnerungen eines Chirurgen

Ein Zeitzeugnis ersten Ranges: die Autobiographie von Rudolf Nissen. 1896 geboren, erlebt und schildert der Chirurg und Hochschullehrer, was heutige Mediziner nur aus dem Geschichtsbuch kennen: Sanitätseinsatz im Ersten Weltkrieg, Klinikpraxis in den Wirren der Weimarer Zeit, Arbeiten und Leben unter und mit der Koryphäe Ferdinand Sauerbruch, den Kampf gegen die Tuberkulose, die Pionierzeit der Thoraxchirurgie, 1933 und das Verhalten der Kollegen, Emigration und Exil – zunächst in Istanbul, später in den USA. 1952 nimmt er einen Ruf nach Basel an. Diese Ende der 60er Jahre geschriebenen und nun wieder aufgelegten Memoiren sind ein eindrucksvolles Zeitdokument, nicht nur für Mediziner. Denn Nissen skizziert auch etliche persönliche Begegnungen mit Menschen, die Geschichte machten: Hitler, Hindenburg, Pacelli (später Pius XII.), Atatürk...

Hardcover, 400 Seiten, Format 13,5 x 21,5 cm
ISBN 3-609-16029-2

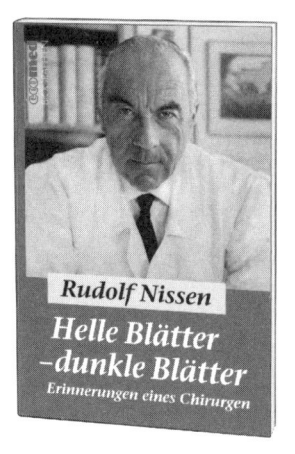

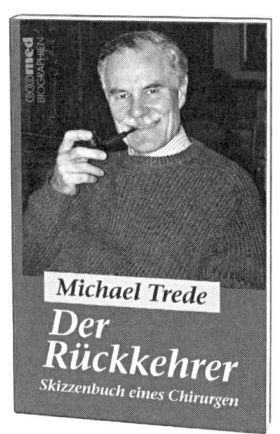

**Prof. Dr. Dr. h.c. Michael Trede, Chirurg**
## Der Rückkehrer
### Skizzenbuch eines Chirurgen

Prof. Michael Trede musste 1939 zusammen mit seiner Mutter Nazi-Deutschland verlassen und emigrierte nach England. Seine Erfahrungen in englischen Eliteschulen, das Medizinstudium in Cambridge, seine Beweggründe nach Deutschland zurückzukehren sowie seine chirurgische Karriere werden anschaulich und spannend wiedergegeben.
Michael Trede, der sich unter anderem im Bereich der Viszeral- und Gefäßchirurgie einen Namen gemacht hat, führte und prägte viele Jahre in Mannheim die große chirurgische Universitätsklinik. Die zahlreichen Anerkennungen, die ihm zuteil wurden – er war u. a. Präsident der Deutschen sowie der Internationalen Gesellschaft für Chirurgie – haben ihm nichts von seiner Menschlichkeit und Natürlichkeit genommen.
Sein Bedürfnis, "ein aufrichtiges Buch" zu schreiben, macht die Biographie, bei der man nicht nur einen Eindruck vom Leben des Autors, sondern auch Einblicke in die Medizin- und Zeitgeschichte dieser Epoche gewinnt, zur kostbaren und lesenswerten Unterhaltung.

Hardcover, 472 Seiten, Format 13,5 x 21,5 cm,
2. Auflage, ISBN 3-609-16071-3

**Biersack · Eccles**
## Sir John Eccles
### In memoriam
### – a tireless warrior for dualism

In dem englischsprachigen Buch portraitieren Kollegen, Mitarbeiter und Weggefährten das Leben, Denken und Wirken der außergewöhnlichen Forscherpersönlichkeit Sir John Eccles. Er hat die Neurophysiologie und Gehirnforschung geprägt wie kaum ein anderer. 1963 wurde ihm für seine Arbeit der Nobelpreis für Physiologie und Medizin verliehen. Aber auch in der Philosophie hat er nachhaltige Akzente gesetzt. Zusammen mit Sir Karl Popper erarbeitete er eine naturwissenschaftlich stichhaltige Begründung für eine dualistische Sichtweise von Geist und Gehirn, die bislang allen Widerlegungsversuchen standgehalten hat.

Hardcover, 192 Seiten, Format 13,5 x 21,5 cm
ISBN 3-609-20148-7

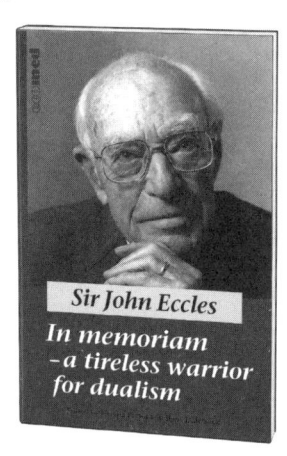

Erhältlich über jede
gute Buchhandlung
sowie direkt beim Verlag:

**ecomed** verlagsgesellschaft

Justus-von-Liebig-Str. 1 · 86899 Landsberg
Tel. (08191) 125-428 · Fax (08191) 125-594
INTERNET: www.ecomed.de